中西医结合肺康复：理论与实践

主编 魏成功 戴 勇 曾崎冈

陕西新华出版

陕西科学技术出版社
Shaanxi Science and Technology Press

西安

图书在版编目（CIP）数据

中西医结合肺康复：理论与实践/魏成功，戴勇，曾崎冈主编. —西安：陕西科学技术出版社，2024.1
ISBN 978-7-5369-8882-8

Ⅰ.①中… Ⅱ.①魏… ②戴… ③曾… Ⅲ.①肺疾病—中西医结合—康复 Ⅳ.①R563.09

中国国家版本馆 CIP 数据核字（2023）第 242989 号

中西医结合肺康复：理论与实践

Zhongxiyi Jiehe Feikangfu：Lilun yu Shijian

魏成功 戴 勇 曾崎冈 主编

责任编辑	潘晓洁
封面设计	曾 珂

出 版 者	陕西科学技术出版社
	西安市曲江新区登高路 1388 号陕西新华出版传媒产业大厦 B 座
	电话(029)81205187 传真(029)81205155 邮编 710061
	http://www.snstp.com
发 行 者	陕西科学技术出版社
	电话(029)81205180 81206809
印 刷	广东虎彩云印刷有限公司
规 格	787mm×1092mm 16 开本
印 张	26.5
字 数	500 千字
版 次	2024 年 1 月第 1 版
	2024 年 1 月第 1 次印刷
书 号	ISBN 978-7-5369-8882-8
定 价	78.00 元

序　一

新冠疫情暴发以来，肺康复这一新兴学科逐渐进入公众视野，肺康复学科的发展进入快车道。疫情三年来，中医药在新冠病毒感染的防治及恢复期康复方面凸显优势，取得了令人瞩目的成绩，挽救了大量患者的健康。也正因如此，举国上下对中医，尤其是中西医结合，在肺康复领域的发展需求可谓更加迫切。

现如今，康复医学的视角逐步从过去的聚焦神经康复、创伤康复、心脏康复等方面，迅速拓展到肺康复，因而其重要性也不言而喻。过去我们熟知的肺康复，多集中于慢性阻塞性肺疾病、支气管哮喘、支气管扩张等典型代表性疾病，而今肺部感染性疾病、肺结节等疾病康复也引起广泛重视。在此情形之下，迫切需要一本内容丰富且涵盖面广、融合中西医康复理念、便于理解掌握的中西医结合肺康复训练专著。

魏成功教授是一位志存岐黄、学贯中西、勇于创新的中医学者，在呼吸系统疾病的研究和诊疗上有极深的造诣。他非常重视临床实践，擅长通过临证反复摸索提炼出宝贵经验。

魏教授近年来在中西医结合肺康复领域方面取得了丰硕的研究成果，对肺康复的中西医结合认识、理论基础、技术方法及实践体系的构建等方面进行了全方位的整理、发掘和阐释。

近期将要出版的《中西医结合肺康复：理论与实践》对其学术思想精华进行了系统的梳理总结，涉及常见慢性肺系疾病九种病证及肺康复治疗手段。全书内容丰富，语言通俗易懂，具有较强的临床指导性和可操作性。更难能可贵的是，此书理论结合实践，针对有关理论，提供了大量实证案例，用以加深读者对肺康复的理解与应用，值得临床推广借鉴。

值此书付梓之际，展卷细读，不甚欣慰！此书诚为中西医结合肺康复学科的里程碑之作，不仅能够造福广大患者，更能够有力推动肺康复学科向前发展，不断壮大。感叹后生可畏，乃医学之幸，患者之幸，是为序。

中国科学院院士

2023 年 8 月 28 日

序　二

魏成功教授，现任广东省中西医结合医院院长，创立广东省中西医结合肺康复专业委员会并兼任主任委员，然无论处在什么职位，魏君总是潜心于中医临床、科研与教学工作，以其执着的信念和逐渐积累的深厚功底，终于在中医学术上取得了优秀的成就。

从医三十余年、悬壶济世，坚持"医心至上、仁心仁术"的医德医风，医治患者无数，在内科常见病乃至某些疑难病，尤其慢性呼吸系统疾病与肺康复领域的研究治疗方面，积累了一定的经验和心得。由于在医、教、研方面做出了一定贡献，为此也成为全国第七批老中医药专家学术经验继承指导老师，成为广东省名中医、佛山市名中医和南海区首席名医。近几年来，传承带徒，团队磋商，学术交流，把医门传薪视为天职，把个人临床经验和学术思想，毫不保留地传授后辈，余认为其实至名归，确为中医界中流砥柱。

本书乃魏君积数十年之临证经验而成，涉及常见慢性肺病病证及肺康复治疗手段。虽洋洋洒洒三十万字，但读后并无冗长乏味之感；相反，作者临证思维酝酿之心得体会、加减进退之遣方用药经验及诸多中西融合康复新解之学术观点，读后颇有启示。本人认为本书有不少亮点。

其一，书中所有案例皆系作者亲诊亲记，虽疗程长短不一，但病案记录完整，病历资料完整详细，足见作者有心。

其二，内容较为齐全，见解独到。全书分为上中下三篇，共三十一章，诚可供临床医师诊疗之参考。部分病证除以中医理论阐述外，尚添加了现代医学中西医肺康复原理与应用实践方法加以阐述分析，衷中参西，洋为中用，增添了不少中医"现代化"的气息。且病案中均有按语评价，多为其实践经验之结晶，而非"人云亦云"或"老生常谈"。愚以为此乃中医类著作中最为可贵和较难做到之处。

其三，书中从中医、西医多个角度对各种慢性肺病进行全面、系统的康复理论、实践方案等做了阐述和解说，事实上，中西医肺康复各有所长和特色，不持门户之见，彼此交流融合，互相取长补短，这对促进中西医结合肺康复的发展是大有裨益的。

古人云：好书一册可作枕。古今中西医著作多如牛毛，但能令人拍案叫绝的好书为数不多。希望有更多的中医学家写出更多、更高水平的中医书籍。

陋见浅识，权为魏君力作之序。

中国中西医结合学会呼吸病专业委员会原主任委员

上海中医药大学龙华医院原院长

2023 年 8 月 24 日

前　言

慢性呼吸系统疾病是以气道或肺结构病变为主的一系列疾病，现已成为危害人类健康的常见病，严重影响患者的生活质量，同时为家庭和社会带来沉重的经济负担。由于大气污染、吸烟、工业经济发展导致的理化因子、生物因子吸入及人口年龄老化等因素，使近年来慢性呼吸系统疾病发病率明显增加，慢性呼吸系统疾病的诊断率和治疗率都非常低，预防手段也很不足。肺康复是一种基于循证、多学科和综合干预的治疗方法，目的是在正确的诊断、治疗、教育和心理支持的基础上为患者提供特定的个体化方案，具有改善其呼吸功能、提高其日常活动耐力和促进疾病趋于稳定的效果，以帮助慢性呼吸系统疾病患者早日回归正常生活。基于我国慢性呼吸系统疾病患者多，且病死率高，肺康复的推广有较大的现实意义。

西医肺康复的主要手段是科学的运动康复，其中运动康复最为核心。中医肺康复是"治未病"思想的具体体现，包括辨证施治、饮食康复、特色康复、中医功法康复等。根据患者的实际情况，运用中药内服或外治手法，改善机体肺腑功能，调节血脉，疏通经络，从而达到防治疾病、养生保健的目的。

全书内容主要以慢性呼吸系统疾病的中西医结合康复冠以其首，涵盖了慢性呼吸系统疾病相关的中西医结合肺康复基本概念、理论与康复评估及训练方案等方面，严格按照肺康复教育的方式进行编写，通过检索文献，收集证据，形成编写内容。此外，本书下篇部分为本书主要编者魏成功教授对临床常见病证之证治及康复经验总结，与传统辨治及康复理论各有不同，更贴合临床，实用性强，可使基层的医师能够更快地进入中西医结合肺康复领域，共同推动基层中西医结合肺康复的良好发展。

2023 年 8 月 20 日

目　录

上篇　理论知识

中篇　实用技术

下篇　个案经验

上 篇

理论知识

第一章

肺康复的起源发展与关键要点

一、肺康复的起源

康复一词来自英文单词 rehabilitation，意思是重新得到能力或适应正常生活的状态。在中世纪和近代，康复曾先后用于宗教和法律，意指让教徒和囚徒得到赦免重新获得教籍和重返社会。20 世纪 40 年代，康复医学才首次作为一门独立的医学学科提出，迄今为止只有短暂的 80 余年的历史。但其基本的组成内容——康复治疗的各种方法和技术，在古代就已萌芽，古代的中国与外国、东方与西方都曾使用过一些简单的康复疗法。

历史上最早有关于治疗性呼吸训练的记载可以追溯到 1781 年，当时温泉、日光、砭针、磁石、按摩、健身运动等方法已应用于治疗风湿、慢性疼痛、劳损等疾患。希波克拉底(Hippocrates)时已形成了系统的、早期的运动疗法、作业疗法、电疗法和光疗法。

肺康复医学出现于 20 世纪 40 年代末、50 年代初，当时主要用于治疗肺结核及小儿麻痹症引起的呼吸肌麻痹。随着疾病谱的改变及肺功能康复医学的发展，肺功能康复越来越广泛地应用于各种疾病所引起的呼吸功能障碍，尤以慢性阻塞性肺病、神经肌肉及脊髓疾病多见。随着对肺功能的认识加深，发现科学的有氧运动可以加速部分肺部疾病如慢性阻塞性肺病、肺囊性纤维化等康复过程，并且可以有效改善肺通气状况、维护现存肺功能。采取呼吸功能训练的同时，也往往与呼吸肌有氧训练和整体运动康复训练关系密切，因而现代肺康复将两者联系在一起，即"肺－运动肌群"为一个整体，任何给一个环节增加负荷而不影响其他环节都是不可能的。因此，肺康复需要从全局出发，提高患者的整体功能。

二、有氧运动训练是肺康复的核心

一般来说，我们将肺康复作为其他所有康复的基础。一个人如果肺脏出现问题，其他的康复就很难完成。我们把肺康复的人群分为健康人、亚健康人和患者 3 个群体。对于健康人和亚健康人来说，怎样获得和维持一个健康的身体，是需要每天对肺功能进行养护，除了膳食调整、戒烟限酒、睡眠心理调整之外，有氧运动训练作为肺功能康复运动训练的重要组成部分也非常重要，从而达到营养与运动平衡（能量代谢平衡）、内环境平衡以及心理与睡眠健康等。对于慢性呼吸系统疾病患者来说，尽可能保留更好的肺功能可以为患者进一步康复治疗与训练创造基本的身体条件，对疾病的恢复及预防二次发作起到积极的作用。

肺康复运动训练的目的包括两个主要效应和两个次要效应。两个主要效应为改善肺功能、降低安静和亚极量运动时的呼吸氧耗。两个次要效应为提高机体肺功能储备、增强运动耐力。临床药物治疗以保持患者生命体征平稳，控制患者基础疾病为主，而肺康复目标则是以功能的恢复为基础。所以我们秉承的肺康复概念旨在给患者一个良好的肺呼吸功能，让患者回归社会。为了达到这个目的，肺康复的运动训练尤其重要。

三、运动训练的循序渐进

目前，我们主张将运动训练分为"四阶五层"。即从患者发现或发病起到肺功能恢复需要经过 4 个阶段和 5 个层次的循序渐进的运动训练。

4 个阶段包括：卧床期的被动训练阶段、恢复期的调整训练阶段、转化期的主体训练阶段、维持期的自主训练阶段。前两个阶段以适应性训练为主，训练强度要低；后两个阶段以有氧训练为主，训练强度相对要高。

5 个层次的运动训练包括完全被动训练层次、早期床上适应性训练层次、早期床下适应性训练层次、自主训练和抗阻训练。前 3 个层次训练的训练强度要低；后 1 个层次训练的训练强度相对较高。具体的训练强度需要随时监控和调整，注意保护患者安全非常重要。

四、肺康复的持续性很重要

每个人的身体其实就相当于一台汽车，肺就相当于发动机。发动机出问题了，修好了只是保证了身体的安全，而肺康复则是解决让身体活得更好的问题。一台车用久了就会出现各种问题，是这台车日常的磨合、运作出现问题。我们的肺康复训练不仅仅是在医院的康复训练，还包括回归社会与家庭后持续肺康复训练和保养，包括饮食问题、心理睡眠问题、生活习惯问题及运动训练问题，都需要达到一个平衡状态。如果这个平衡状态出现问题，慢性呼吸系统疾病就会复发。肺康复就是要教会患者怎么轻松应对疾病，怎么高质量地享受生活。

第二章

中医肺康复的起源和发展

一、中医康复概念

中医传统康复学是以阴阳五行、脏腑经络、气血津液等中医基础理论为依托，运用中医外治法如针灸、推拿等，或以中医功法导引、食疗及情志疗法等多种方法，达到并形成个体化的辨证康复。

"康复"一词真正作为医疗用语首见于明代龚廷贤所著的《万病回春》一书，即："复沉潜诊视，植方投剂，获效如响，不旬日而渐离榻，又旬日而能履地，又旬日而康复如初。"指机体病愈之后恢复到未病之前的状态。这里的"康复如初"是狭义的康复，现代中医康复思想不仅包含身体状况恢复"如初"，同时也囊括了疾病的预防、治疗和疾病的全程管理，包含对疾病的局部治疗和对人体整体功能的干预，不仅注重躯体的治疗，同时关注心理状态的调节。

二、中医肺康复历史沿革

1. 传统中医肺康复理论形成

早在先秦时期，中医传统康复思想便已萌芽于《黄帝内经》。《黄帝内经》中对未病先防、已病早治、既病防变、瘥后防复等内容已有诸多阐述。如《灵枢·五色》："大气入于脏腑者，不病而卒死矣……赤色出两颧，大如拇指者，病虽小愈，必卒死。黑色出于庭，大如拇指，必不病而卒死。"指出未病应先防，不病即未得病；再如《素问·生气通天论》曰："卒然逢之，早遏其路。"指的是已病早治，"病久则传化"，指的是既病防变的内容；《金匮要略·阴阳易瘥后劳复篇》："大病瘥后，劳复者，枳实栀子豉汤主之。"对瘥后防复的思想已经极为重视，并提出了宝贵的治疗方法。

《素问·至真要大论》曰："夫百病之生也，皆生于风寒暑湿燥火，以之化之变也。"提示自然间气候寒温失宜可致人患病，而四时之气，更伤五脏。《素问·金匮真言论》曰："故春善病鼽衄，仲夏善病胸胁，长夏善病洞泄寒中，秋善病风疟，冬善病痹厥。"《素问·生气通天论》曰："平旦人气生，日中而阳气隆，日西而阳气已虚，气门乃闭。"提示人受自然界四时昼夜变化的影响。《素问·异法方宜论》提示："东方之人易生痈疡；西方之人病生于内；北方之人多生胀满；南方之人病多拘挛疼痛；中央之人病多痿厥寒热。"天地自然统一，人与天地相参，从整体出发认识和分析疾病，所谓"盖有诸内者，必形诸外"，把局部功能障碍与全身的脏腑、气血、阴阳的盛衰相联系，做到"治病求本"。

此外，《素问·汤液醪醴论》指出："形弊血尽而功不立者何？岐伯曰：神不使也。……精神不进，志意不治，故病不可愈。"强调了心理疗法的作用，提出了调摄情志、导引、自然疗法等多种康复方法的应用，为后世开拓治疗思路奠定了基础。

2. 中医肺康复从理论走向实践

《黄帝内经》至今看来，尚属空有理论，缺乏实践的不足，后代各医家在此基础上，提出了各自的康复实践。

东汉的华佗模仿虎、鹿、熊、猿、鸟五种动物的动作，创立了五禽戏，对导引术有了更高水平的发展，为中医康复历史长河填上了璀璨的一笔。

晋·皇甫谧《针灸甲乙经》的成书标志着针灸正式成为中医康复治疗的主要方法和手段，书中对推拿、导引等多种方法都有总结，对后世针灸、推拿、导引的发展有着不可磨灭的贡献。

晋·陶弘景吸取道家养生的方法，将丹药、气功吐纳等方法引入中医康复中，丰富了中医康复的内容。陶弘景执笔的《养性延命录》提出"体欲常劳……劳无过极"，认为生命在于运动但不可过度，反映了当时中医康复运动的主流思想。

唐·孙思邈著《千金方》、唐·王焘《外台秘要》总结了汉唐之前的中医康复的经验与方法，记录了中医药物外治法中的熨、敷、蒸、贴、熏、洗、吹、摩、灌、药枕等，还将食疗、针灸、按摩、磁疗、光疗、冷疗、热疗、精神疗法、时序疗法、泉水疗法等丰富的非药物治疗方法纳入书中，丰富了中医康复方法的内容。

及至宋金元时期，经过众多医家的努力，中医康复理论继续充实，如宋代《太平圣惠方》已有不少可用于康复治疗的食疗处方。同时期，《食医心鉴》《食疗本草》《食性本草》《饮膳正要》使中医食疗进一步发展。

至明代，中医康复发展达到了新的高峰。《普济方》中便有记录导引康复的处方，沈金鳌《杂病源流犀浊·卷六·心》提出了针对"心痛""心瘾"等心系疾病的导引方法并记载其相应的运动康复方案，包括"常呵以泄其火，吸以和其心"等。

曹庭栋的《老老恒言》提出老年慢性疾病的康复调养的内容，"导引之法甚多，如八段锦、华佗五禽戏、婆罗门十二法、大竺按摩诀之类，不过宣畅气血，展舒筋骸，有益无损"。

三、现代中医肺康复发展

近年来，由于政府和各级医疗机构强调中医药在康复的主导作用，中医康复开启了引领我国肺康复的新时代。随着我们对中医药学的不断挖掘和整理后，中医康复医学的理论与方法也获得了提升和系统方面的完善。目前中医康复已逐渐发展为与现代康复相结合，专科专病化制定，完全融合在内外妇儿等不同专科，中医康复在不断进步中，尤其是我国肺康复经历了近30年的发展，以中西医结合和专病化为发展方向的肺康复，在临床实践中不断守正创新，在中医药的春天里开出中医肺康复灿烂的花朵。

第三章

中医肺康复在慢性呼吸系统疾病中的应用优势

自 20 世纪四五十年代起，现代肺康复技术广泛应用于各种慢性呼吸系统疾病的预防与康复治疗中，而后肺康复技术发展较为缓慢，在美国心肺康复协会和美国胸科医师协会对肺康复进行准确定义后，肺康复技术便进一步得到长足发展，特别是在各种慢性呼吸系统疾病中的应用效果更为显著，有助于慢性肺系疾病患者住院期缓解症状，提高治疗效果，有利于院外巩固治疗，进而改善患者的生活质量。随着祖国传统医学的发展，其与现代康复医学结合愈发紧密，在很多慢性呼吸系统疾病的预防与治疗中有着独特的优势，中医特色肺康复技术也得到了长足的发展，目前中医特色肺康复技术主要包括药膳、针灸、传统功法训练、穴位贴敷、中药离子导入、中医定向等，其主要目的集中在活血通络、补肺益气、健脾祛湿、纳肾平喘等，对于慢性呼吸系统疾病的预防、治疗以及瘥后康复具有良好的效果。

一、中医肺康复的主要治疗原则

中医特色肺康复源于中医康复学，是具有中医特色优势的肺康复治疗手段，注重对患者全方位进行分析评估、多学科合作、全面肺康复的整体观念，通过康复评定，明确患者肺功能障碍程度，据此制订康复方案，选择合适的康复治疗手段以实现患者在精神、形体、生活等各部分功能最大程度的恢复，达到提高或改善患者生活质量的目的。中医肺康复以整体康复、辨证康复为主要治疗原则。整体康复指在肺康复治疗过程中，对肺功能的恢复应从整体出发，使患者身、心、神相统一，天、地、人相平衡，以人为本，顺应自然，从而改善肺功能，进而回归家庭和社会。辨证康复则是指在肺康复治疗过程中，注重中医辨证应用，审证从因，给予适应的康复治疗手段，使肺康复治疗方案更加具有个体性和针对性。

二、中医肺康复防治慢性呼吸系统疾病

中医肺康复是对慢性呼吸系统疾病患者通过中医综合干预，以求缓解其现

有症状、提高日常生活质量、防止疾病再次发作。肺康复技术则是运用"治未病"思想和现代康复学理论，整合中医内科学和中医养生学方法，针对慢性呼吸系统疾病不同的病因病机，对肺系疾病进行预防和病后巩固治疗，其主要特点与优势是操作简便、成本低、患者依从性佳等。

尽管中医肺康复理论直到 20 世纪 90 年代以后才开始提出，比西医肺康复理论的产生晚了近半个世纪，但是中医肺康复理论却源远流长，如气功、五禽戏等，都是早期中医肺康复技术的典型代表，现代常用的中医特色肺康复技术除了包括情志疗法、药膳、针灸、功法训练等传统技术，还包含穴位贴敷、中药离子导入、中医定向等现代技术，对于慢性呼吸系统疾病的预防和瘥后巩固治疗有着较为突出的作用。

中医特色肺康复技术针对慢性呼吸系统疾病的预防、治疗和康复在现代临床研究中不断改革与创新，其中较为突出的是基于经络学说的穴位贴敷、穴位注射等方法。穴位贴敷通过药物作用于穴位，通过刺激穴位和药物本身治疗作用来进行对疾病的预防、治疗和康复，穴位注射的本质性原理与穴位贴敷大体相似，其主要目的皆是针对慢性呼吸系统疾病肺虚络瘀的基本病机。此外，现阶段许多指南亦将多种中医特色肺康复技术与西医肺康复技术联合运用，以期达到改善患者呼吸系统功能，提高生活质量的目的。

三、中医肺康复的优势特长

慢性呼吸系统疾病在治疗过程中不仅要缓解咳嗽、呼吸困难等呼吸系统症状，消除炎症，更应该注重瘥后的肺康复训练，从而改善患者的生活质量，最大限度地恢复患者独立生活、工作能力。目前西医指南中对于慢性呼吸系统疾病的康复训练主要集中于呼吸、运动疗法，而中医的肺康复技术具有传统医学特色，包括药膳、经络穴位、传统功法等，操作简便，患者依从性高，这些训练方式不仅仅将康复训练目标定为对肺功能的恢复，更重要的是通过中医治未病思想、辨证论治、整体观念等有针对性地对慢性呼吸系统疾病的瘥后巩固治疗以及防止复发提供保障，为解决慢性复杂性肺疾病难治性和病后易复发性提供新思路，不仅可以使患者重新建立良好的生活方式，更重要的是减轻患者身体负担、经济负担和心理负担。尽管中医特色肺康复技术前景广阔，但在未来，中医特色肺康复技术也应该进一步扩大研究，制定疗效评价体系以及公认标准，并从大型医院向社区进行大范围推广。

第四章

西医肺康复基础原理

一、呼吸肌解剖与功能特点

参与呼吸的肌肉可以分成平静吸气肌、用力吸气肌和用力呼气肌。

（1）平静吸气肌：膈肌、斜角肌、肋间肌。

（2）用力吸气肌：上后锯肌、下后锯肌、胸锁乳突肌、背阔肌、竖脊肌的部分（胸髂肋肌和颈髂肋肌）、胸小肌、胸大肌、腰方肌。

（3）用力呼气肌：平静呼气是一个被动过程，主要是胸腔、肺部和膈肌的弹性回弹。用力呼气时，需要 4 块腹肌、胸横肌、肋间内肌的主动收缩。

（一）平静呼吸肌

1. 膈肌

1）解剖

起点：下方第 6 肋骨的内侧面、胸骨的剑突和腰椎；止点：中央肌腱。

2）功能

（1）向上膨隆呈穹窿形的扁薄阔肌，位于胸腹腔之间。

（2）主要的呼吸肌，收缩时，膈穹窿下降，胸腔容积扩大，以助吸气；松弛时膈穹窿上升恢复原位，胸腔容积减少，以助呼气。

3）神经支配

膈肌受膈神经（C3～C5）支配，当斜角肌损伤时可造成膈神经病变，导致膈肌功能障碍。

2. 斜角肌

1）解剖

（1）前斜角肌的起点：C3～C6 横突前结节；止点：第一肋内上缘。

（2）中斜角肌的起点：C3～C7 横突后结节；止点：第一肋外上缘。

（3）后斜角肌的起点：C5～C7 横突后结节；止点：第二肋外侧。

2）功能

（1）三条斜角肌附着在颈椎和上 2 个肋骨上，若颈椎固定，斜角肌收缩可以提肋助吸气。

（2）在每次吸气周期中，斜角肌和膈肌是主动收缩的。

3）神经支配

斜角肌间隙经常卡压臂丛神经，包括尺神经、桡神经、正中神经、肌皮神经、腋神经。其中中斜角肌周围的腱性结构容易造成胸长神经损伤和刺激颈丛神经。

3. 肋间肌

1）解剖

起点：下位肋骨；止点：下位肋骨的上一根肋骨。

2）功能

（1）三层肌：肋间外肌；肋间内肌（胸骨旁肋间内肌和骨间肋间内肌）；肋间最内肌（最薄弱）。

（2）肋间外肌和胸骨旁肋间内肌是主要的吸气肌；骨间肋间内肌是主要的用力呼气肌。

3）神经支配

肋间肌神经支配为肋间神经，当肋间神经（易卡压点在前正中旁开 1 ~ 2cm）出现病变时，可造成肋间肌功能障碍。

肋间神经走行在肋间肌内，因此肋间肌损伤，可卡压肋间神经。

（二）用力吸气肌

1. 上后锯肌

1）解剖

起点：项韧带的下部、第 7 颈椎和 1 ~ 3 胸椎棘突；止点：第 2 ~ 5 肋的后面。

2）功能

作用为上提肋骨以助吸气。

3）神经支配

由第 2 ~ 5 肋间神经支配。

2. 下后锯肌

1）解剖

起点：第 11 胸椎至第 3 腰椎棘突；止点：第 9 ~ 12 肋的后面。

2）功能

呼气时下拉肋骨。单侧收缩能有效地促进躯干转动，双侧收缩参与下胸廓扩张。

3）神经支配

由第 9 ~ 12 胸神经前支支配。

3. 胸锁乳突肌

1）解剖

起点：胸骨柄上部，锁骨内侧 1/3；止点：乳突外侧和枕骨上项线 1/2。

2）功能

上提胸骨和锁骨。

3）神经支配

副神经（易卡压部位为茎突周围）损伤造成该肌肉损伤，同时该肌肉损伤卡压副神经，造成斜方肌功能障碍。

4. 背阔肌

1）解剖

起点：下位 6 胸椎和全部腰椎的棘突，胸腰筋膜，髂嵴后 1/3，下 3～4 肋骨以及肩胛下角；止点：肱骨小结节嵴。

2）功能

肩部固定时，收缩可以提下肋骨。

3）神经支配

胸背神经（易卡压部位为胸廓出口）损伤造成该肌肉损伤。

5. 竖脊肌的部分（胸髂肋肌和颈髂肋肌）

1）解剖

起点：骶骨背面、髂嵴后部和腰椎棘突；止点：肋骨、椎骨及颞骨乳突。

2）功能

通过伸展躯干来增加胸廓体积。

3）神经支配

脊神经后支损伤可造成竖脊肌群的损伤。

6. 胸小肌

1）解剖

起点：第 3～5 肋骨；止点：肩胛骨喙突。

2）功能

当斜方肌和肩胛提肌收缩稳定肩胛骨时，其收缩可以提肋助吸气。

3）神经支配

胸内侧神经（C8～T1）在中斜角肌、前斜角肌、锁骨下肌处受到卡压可造成胸小肌损伤。

7. 胸大肌

1）解剖

起点：锁骨内侧 1/3 段、胸骨前面、第 1～6 肋软骨及肋骨前面、腹外肌腱膜上部；止点：肱骨大结节嵴。

2）功能

手臂固定时，其收缩可以上提中肋部。

3）神经支配

胸内、外侧神经损伤会造成胸大肌损伤。

8. 腰方肌

1）解剖

起点：髂嵴后缘和髂腰韧带；止点：第 12 肋内侧半、第 1~4 腰椎横突。

2）功能

稳定下肋骨，为了膈肌的收缩。

3）神经支配

腰方肌神经支配为腰神经丛（T13~L3）。

（三）用力呼气肌

1. 腹肌

1）解剖

起点：耻骨联合、耻骨嵴；止点：胸骨剑突、C5~C7 肋软骨前面。

2）功能

（1）在脊椎关节处，前屈和侧弯躯干。

（2）在腰骶关节处，向后倾斜骨盆。

3）神经支配

腹直肌的神经支配为肋间神经（T5~T12）。

2. 胸横肌

1）解剖

起点：剑突及胸骨体下部的内面；止点：肋 2~6 肋软骨结合处后面。

2）功能

收缩使肋下降，助呼气。

3）神经支配

由肋间神经（3~6）支配。

3. 肋间内肌

1）解剖

起点：下位肋骨；止点：下位肋骨的上一根肋骨。

2）功能

在胸肋关节和肋骨脊椎关节处，使肋骨提升和降低以助呼吸（一般在吸气时，肋间外肌比较活跃，作用于上提肋骨；吐气时，肋间内肌比较活跃，作用于下压肋骨），肋间内肌使躯干在脊椎关节处向同侧旋转。

3）神经支配

肋间肌神经支配为肋间神经，当肋间神经出现病变时，可造成肋间肌功能障碍。

二、呼吸动力学基础

呼吸是胸腹部高度和谐的过程。膈肌是吸气的主要肌肉，负责所需容积的67%。肋间外肌主要在吸气时活动，肋间内肌没那么有力，主要在呼气时起作用。随着胸廓垂直径、横径和前后径的增加，胸膜腔的容积增加，结果胸膜腔内压力下降，使肺吸入空气。当呼气时，膈肌放松向上运动，同时在重力作用下肋骨下降，胸腔前后和左右径变小，胸腔容积变小，肺排出气体。吸气时，最下部的肋固定，膈肌的收缩向下牵拉中心腱。在这一运动中，膈肌的弯曲仍然存在；其顶向下并稍向前运动，几乎与原来位置平行。由于腹壁的扩展性使腹腔脏器可发生相应的向下移位，但这种扩展性有限，中心腱的下移很快被腹腔脏器抑制，然后以此为固定点。膈肌继续收缩，使第2至第10对肋上提，肋的内侧面上提，由此增加了胸廓的左右径，这种效果在下位肋（7~10肋）最明显。肋椎关节的运动使肋骨前端升高，这推动胸骨体和上部的肋向前移动，这种运动增加了胸腔前后径。

膈肌下降与腹壁前突（腹式呼吸）和肋上提（胸式呼吸）之间的平衡，随着不同个体及呼吸深度而异。在女性，胸式呼吸常较明显，但在深吸气时，男女的胸式呼吸均加强。

平静呼吸时膈的移动幅度约1.5cm，深呼吸时，最大运动范围可达6~10cm。膈的水平不仅受呼吸时相和深度的影响，而且也受胃肠的膨胀度和肝的大小的影响。仰卧时膈的位置最高，在正常呼吸中，仰卧位时呼吸幅度最大。直立时膈下降，其运动幅度变小。坐位时膈顶较低，呼吸幅度最小。身体水平侧卧，两侧膈肌活动不一样。侧卧上半侧部分下降，甚至低于坐位时的水平，呼吸时活动度很小。下半侧部分升高，甚至高于仰卧时的水平，其呼吸幅度也相当大。通过改变姿势，能引起膈肌水平的变化，可以解释呼吸困难的患者为什么在坐直时最舒服且呼吸最轻松。

腹部在呼吸中的作用常被低估。在正常呼吸中，当膈肌收缩时腹部放松。通过紧收腹部可阻止这一运动过程，如仰卧挺胸大口吸气时，腹腔内容物将膈肌中心腱固定，膈肌收缩胸廓上提，这是肋与骨盆缘之间间隙增大的一种调节方式。在睡眠中，当咽喉肌群放松，上呼吸道阻力升高时，呼吸肌仍必须工作。所以某些特定人群特别是肥胖者，在睡眠中的这种放松可导致周期性的呼吸暂停及严重的缺氧。

第五章

中医肺康复基础原理

一、中医"肺"的概念

传统中医学认为，肺位于胸中，位置最高，故有"华盖"之称。又因为肺脏娇嫩，不耐寒热，容易被邪气侵犯而发病，故又叫做"娇脏"。由于肺具有辅心行血的作用，所以《黄帝内经》称肺为"相傅之官"。

肺的功能主要依赖于肺气的推动和固摄作用。肺气运动的特点有宣发和肃降两方面。宣发，是指向上向外的宣通发散；肃降，是指向下向内的清肃下行。这两方面的特点都体现在肺的生理功能之中。

二、肺的生理功能

肺具有主气和主通调水道两方面的生理功能。

(一)主气

肺主气的功能包括主呼吸之气和主一身之气两个方面。

1. 主呼吸之气

肺主呼吸之气，也称"肺司呼吸"，是指肺具有主持呼吸运动的功能。

肺是人体呼吸运动的主要器官，是体内外气体交换的场所。通过肺的呼吸运动，吸入自然界的清气，呼出体内的浊气，如此不断地吐故纳新，维持着人体生命活动的正常进行。

肺司呼吸功能的正常发挥，除了肺阴的滋润作用以外，主要依赖于肺气的宣发和肃降作用。通过肺气向上向外的宣通发散，而呼出了体内的浊气；通过肺气向下向内的清肃下行，而吸入了自然界的清气。因此，肺气的宣发和肃降，既相互制约，又相互依存，共同维持人体正常的呼吸功能。在生理情况下，肺气的宣降保持协调，则气道通畅，呼吸调匀。如肺失宣降，影响其呼吸功能，则出现胸闷、咳嗽、气喘等呼吸不利的症状。

2. 主一身之气

肺主一身之气，是指肺有主持、调节周身之气的功能。其具体体现在如下3

个方面：

（1）宗气的生成：宗气是人体气的一部分，它是由脾通过消化饮食，吸收其中的精微物质而上输于胸中，与肺吸入的自然界之清气互相结合而生成的。宗气生成后，再通过肺的宣发肃降及心主血的功能而布散于全身，以温养各脏腑组织，维持其正常的生理功能。由于自然界之清气是生成宗气的必要条件，它是依靠肺的呼吸功能来吸入的，所以肺司呼吸功能的正常与否，直接影响着人体宗气的生成，也影响着全身之气的生成。

（2）气机的调畅：人体之气是运行不息的，其基本的形式是升降出入。肺具有宣发肃降的功能，直接影响着全身的气机运动，而肺之呼吸也体现出升降出入的特点，对全身之气的运动有重要影响。所以，全身之气的运行调畅与否，与肺气的宣发肃降和肺的呼吸功能都有密切关系。如肺气宣发肃降及呼吸功能正常，则周身各脏腑经络之气就随着肺气的运动而正常地升降出入。可见，肺对全身气的升降出入运动起着重要的调节作用。

（3）辅心行血：心主血脉，心脏的搏动是推动血液运行的基本动力。同时，由于肺与周身的血脉都有密切的联系，血液一方面通过血脉从全身会聚于肺，另一方面又通过血脉从肺散行于全身，这就表现出辅心行血的作用。《黄帝内经》中有"肺朝百脉"的理论，"朝"是"会聚"的意思，周身血脉皆会聚于肺，是肺辅心行血的结构基础。只有通过这一形式，肺司呼吸的功能才得以实现。

从以上3个方面的内容可以看出，肺主一身之气的功能正常与否，与肺司呼吸的功能有密切关系。一方面，肺司呼吸是肺主一身之气的基础和前提；另一方面，肺主一身之气是肺司呼吸功能的目的和意义所在。如果肺司呼吸功能失常，必然会影响到宗气的生成、气机的调节和心血的运行，可出现宗气不足、气机失调以及血行失常等相应的病变；反之，如果宗气生成不足，或宣发肃降失职，或血行失常，也会影响肺司呼吸的功能。

（二）主通调水道

通调，是疏通、调节的意思。水道，指水液输布和排泄的道路。肺主通调水道，即指肺具有推动、调节水液输布和排泄的功能。

摄入体内的水液，经脾的运化功能吸收后，上输于肺。肺气一方面通过其向上向外的宣发作用，将水液输布到体表，经利用后化为汗液而排出体外，同时呼气中也排出了部分水分；另一方面通过其向下向内的肃降作用，将水液输布至内脏，经利用后下行于肾，在肾的气化作用下生成尿液，下输膀胱而排出体外。另外，肺气的肃降有助于大肠的传导功能，大便中也排出了部分水分。由于肺为华盖，位置最高，而肺又参与了体内水液代谢的过程，所以中医学又称肺为"水之上源"。如果肺失宣降，导致肺主通调水道的功能失常，影响水液的输布和排泄，便可出现痰饮、水肿及小便异常等病症。

三、肺与形体官窍的关系

(一)肺在体合皮，其华在毛

皮毛包括皮肤、汗腺、毫毛等组织，是一身之表。皮毛为人一身之表，是人体天然的屏障。具有防御外邪，排泄汗液，调节体温和辅助呼吸的作用。肺与皮毛相合，是指肺与皮毛的相互为用关系。

肺对皮毛的作用，即通过肺气宣发，输精于皮毛，具体说就是将气(卫气)、津液和部分水谷之精向上向外布散于全身皮毛以滋养、温煦，润泽皮毛。

皮毛对肺的作用，即是皮毛汗孔具有宣肺气而助呼吸作用。《内经》把汗孔称作"玄府"，又叫"气门"，是说汗孔不仅是排泄汗液之门户，而且也是随着肺的宣发和肃降进行体内外气体交换的部位，从而起到辅助呼吸的作用。

在生理上，肺气充足，能充养皮毛，则皮毛致密，毫毛光泽。汗孔开合正常，能发挥保卫机体，抵御外邪的作用。

在病理上，如肺气虚弱则皮毛憔悴不泽；汗孔开合失常，卫表不固，抵御外邪能力低下，可见怕冷、自汗、易感冒。

(二)肺开窍于鼻

鼻为呼吸之气出入的通道，与肺直接相连。鼻为呼吸道之最上端，通过喉咙、气道与肺相连，具有通气和主嗅觉等功能。鼻的通气和嗅觉功能都必须依赖肺气的宣发作用。

在生理上，肺气宣畅，则鼻窍通利，呼吸平稳，嗅觉灵敏。

在病理上，肺有病失于宣发，则鼻塞不通，呼吸不利，嗅觉亦差。临床上常把鼻的异常变化作为诊断肺病的依据之一，而治疗鼻塞流涕、嗅觉失常等病症，又多用辛散宣肺之法。

(三)肺在志为忧

忧，即忧愁、忧虑，是一种忧愁焦虑的情志变化。肺在志为忧，是说忧愁情志活动与肺有关。

在生理上，忧是肺气所化，是肺的功能活动的外在表现。因此肺气调和，则忧虑适度。

在病理上，肺气虚衰时，机体对外来非良性刺激的耐受能力下降，易于产生悲忧的情绪变化。过度悲哀或过度忧伤，则是肺气郁闭不舒，出现郁闷不乐、精神不振、胸闷，气短等症状。

（四）肺在液为涕

涕即鼻涕，为鼻黏膜的分泌液，有濡润鼻窍的作用。肺在液为涕，是说鼻涕的生成与病变与肺有密切关系。

在生理上，鼻为肺之窍，涕虽由鼻内分泌，但实为肺精所化。因此，肺的功能正常，气阴充足，则能分泌鼻涕，濡润鼻窍而不外流。

在病理上，若风寒袭肺，肺气失宣，则鼻流清涕；热邪犯肺，则流涕黄浊；若燥邪犯肺，则又可见鼻腔干燥而痛。

（五）肺与秋气相通应

五脏与自然界四时阴阳相通应，肺与秋同属于五行之金。时令至秋，暑去而凉生，草木皆凋。人体肺脏主清肃下行，同气相求，故与秋气相应。故肺金之气应秋而旺，肺的制约和收敛功能强盛。

在生理上，秋季之肃杀，是对夏气生长太过的削减；肺气之肃降，是对心火上炎太过的制约。肺与秋气相通，时至秋日，人体气血运行也随"秋收"之气而衰落，逐渐向"冬藏"过渡。

在病理上，秋季气候多清凉干燥，而肺为清虚之脏，喜润恶燥，故秋季易见肺燥之证，则见干咳无痰、口鼻干燥、皮肤干裂等症。

第六章

肺功能障碍的评价方法

一、肺功能储备评价

呼吸系统许多慢性疾病都需要行肺功能检查，根据肺功能的结果判断疾病对肺的损害程度、类型，帮助临床医生做出正确的诊断和制定治疗方案。

评价肺功能损害的常用指标有肺活量（VC）、残气量（RV）、功能残气量（FRC）、肺总量（TLC）、时间肺活量（FVC）、最大通气量（MVV）、分钟通气量（MV），流速容量（V-V），弥散量（DLCO），通气血流比例（V/Q）等。

肺功能的测定除了需要患者与医生良好的配合外，其正常值受多种因素的影响。主要有年龄、身高、体重、性别、体位等，根据这些影响因素，通过测定正常人群的肺功能值，得出正常人的肺功能预计值公式，受试者的测定值若在正常预计值的80%～120%判为正常。

（一）肺功能损害程度的判定

目前国内大多数医院应用《肺功能测定原理与临床应用》一书中的标准（见表6-1至6-5）。

表6-1　肺功能不全分级

分级	VC 或 MVV	FEV$_1$实/预（%）	SaO$_2$（%）	PaO$_2$（mmHg）
基本正常	>81	>71	>94	>87
轻度减退	80～71	70～61	>94	>87
显著减退	70～51	60～41	93～90	87～60
严重减退	50～21	<40	89～82	<60
呼吸衰竭	<20		<82	

注：1mmHg＝0.133kPa。

表6-2　限制性通气功能障碍分级

TLC 实测值/预计值（%）	TLC 实测值/预计值（%）
轻度 <80	重度 <40
中度 <60	

表6-3 阻塞性通气功能障碍分级

严重程度	FEV$_1$实测值/预计值	FEV$_1$/FVC(%)
轻度	<75%	60%~70%
中度	<60%	40%~60%
重度	<40%	<40%

表6-4 阻塞性通气功能障碍导致的肺气肿分级

严重程度	RV/TLC
无肺气肿	35%
轻度	36%~45%
中度	46%~55%
重度	>56%

表6-5 通气功能障碍分型评定

	阻塞型	限制型	混合型
通气测定			
FVC	N 或 ↓	↓↓	↓
FEV$_1$(%)	↓↓	N 或 ↑	↓
MMF	↓↓	N 或 ↓	↓
MVV	↓↓	↑ 或 N	↓
肺容量测定			
VC	N 或 ↓	↓↓	↓
FRC	↑↑	↓↓	不等
TLC	N 或 ↑	↓↓	不等
RV/TLC	↑	N 或 ↑	不等
FEV$_1$	↓↓	↓	↓
其他			
气速指数	<1.0	>1.0	0.95
气道阻力	↑↑	正常	0.95~1.05
气体分布(氮清洗率)	↓	正常	↑

(二)小气道功能评价

小气道一般指吸气时气道内径≤2mm 的细支气管,在支气管树第 17 级以下,包括全部细支气管和终末细支气管。

1. 小气道的解剖学特点

（1）管壁薄，炎症易侵犯全层。

（2）管腔细，使分泌物易堵塞。

（3）纤毛稀少或消失，有害颗粒易沉积于黏膜造成损伤。

（4）无软骨结构，极易受压而闭塞。

（5）平滑肌组织相对丰富，通过平滑肌的收缩，可控制气体流量，调节通气/血流比例。

（6）总横截面积大，使阻力减小，气流以层流为主，有利于气体的肺内分布。

（7）弹力纤维是维持小气道功能完整的基础，肺弹力纤维的破坏首先影响小气道的功能。

（8）早期功能损害临床不明显。

2. 小气道功能的测定方法及临床意义

小气道功能检查是为了发现临床无症状及常规肺功能检查不能发现的早期小气道病变。

（1）最大呼气流量 - 容积曲线（MEFV）：是以肺活量的 V75%、V50%、V25% 时的流量为定量指标。是最常用的方法，表现在 V75% 正常，用力肺活量正常，最大通气量正常，而 V50%、V25% 下降；高肺容积曲线基本正常，低肺容积曲线出现凹陷性表现。应同时测定静态肺顺应性，若静态肺顺应性正常，则小气道病变可能性大；若静态肺顺应性下降，则可能合并肺弹性减退，小气道陷闭。所以小气道功能受小气道病变本身及肺弹性病变双重因素影响。

（2）闭合容量（CC）：指从肺总量位呼气至下肺区小气道开始陷闭时的肺活量。闭合气量（CV）= CC - RV，即呼气末下肺区小气道开始关闭到全肺小气道关闭时所呼出的气量。小气道的开放和闭合是由作用于其气道壁上的经壁压来决定的，气道外的压力小于小气道内的压力时小气道开放，而大于小气道的压力时小气道关闭。小气道病变是由于小气道内的阻力增加或肺泡弹性回缩的减退使小气道内压力下降，从而使小气道提前关闭。下肺区的小气道由于受到重力的作用则更易发生受压关闭，所以早期小气道病变表现出闭合气量增加。下肺区小气道提前关闭的特性造成肺内气体分布不均，应用这一特征临床上用氦稀释法测定闭合气量。一般以 CV/VC% 表达闭合气量的大小。CV/VC% 在正常成年人是随年龄增长而逐渐增大的，青年人约为 10%，老人约在 40%。CV/VC% 的增大可由小气道阻塞或肺弹力回缩力下降而引起。常见于大量吸烟、严重空气污染、长期接触挥发性化学物质、细支气管的感染、COPD 早期、肺间质病等。

（3）等流量容积（VisoV）：吸入 80% 氦气和 20% 氧气混合气达 TLC 位后，用力呼气至 RV 位，描记出曲线。MEFV（空气）与 MEFV（He/O$_2$）两个曲线相交处所示的肺容量即为等流量容积。因氦气具有高黏度和低密度的特性，正常人吸入氦气后，呼气至 50% 肺总量以前呼气流速明显增加，而小气道病变的患者增加不明显。

（4）最大呼气中期流速（MMEF）：为用力呼出气量在 25% ~ 75% 之间的平均流量，可较好地反映气道阻力情况。MMEF 与低肺容量位的流量相似，主要受小气道直径所影响，流量下降反映小气道的气流阻塞。其临床意义与最大呼气流量 - 容积曲线相似，在轻度小气道病变或肺组织弹性下降的早期可表现异常。

（5）动态顺应性：在轻度小气道功能障碍的情况下，其肺功能表现为肺容量和通气功能正常，静态肺顺应性正常，低呼吸频率时的动态肺顺应性正常；但高呼吸频率时的动态肺顺应性下降，表现出频率依赖性。

（6）阻力测定：气道阻力与气道半径的四次方成反比，第 10 级以后的小气道由于分支倍增，气道总横截面积明显增加，阻力逐渐减小。小气道只占气道总阻力的 15%，除非存在严重而广泛的病变。测定气道阻力不能查出早期的小气道病变。

（三）阻塞性通气功能障碍

指气道阻塞或狭窄而引起的气体流量下降。常见于慢性阻塞性肺病、支气管哮喘、肺气肿等。典型肺功能特征为 FEV$_1$/FVC% 下降，MVV 明显下降，RV、TLC 增高，而 VC、FVC 可以正常，只有病情严重时才下降。MVV 下降与病情严重程度成正比，FEV$_1$ 是诊断中重度气流受限的良好指标，其变异性小、易于操作，是慢性阻塞性肺病肺功能检查的基本项目。吸入支气管扩张剂后 FEV$_1$ 之 80% 预计值，且 FEV$_1$/FVC% < 70% 为确诊不可逆气流受限的金标准。目前国际、国内均制定了诊断慢性阻塞性肺病、支气管哮喘的肺功能分级标准。肺功能指标对这两种疾病的诊断、病情严重程度判断、预后估计均有着不可替代的作用，已广泛应用于临床。

阻塞性通气功能障碍的可逆性测定是指此类患者在吸入支气管扩张剂后，表现出即刻的支气管扩张、气流增高的现象。判断标准为用药前后 FEV$_1$ 相差在 15% 以上。这一检查主要用于支气管哮喘和咳嗽变异性哮喘患者的诊断，但肺功能严重下降或基本正常的缓解期哮喘患者常不能表现出可逆性，而年轻、病程短的哮喘患者可逆性检查肺功能可完全恢复到正常水平。因此，在进行可逆性检查时须与临床医生配合，对轻、中度患者检查才有意义，缓解期患者不能出现阳性结果，而重度患者则不能配合检查。慢性阻塞性肺病患者在急性发作期由于气道炎症引发气道高反应性，可有一定程度的气流可逆性，但不如支气管哮喘明显。

（四）限制性肺功能障碍

指肺组织扩张受限引起肺容量减少而不伴有气体流量下降。常见于：

（1）肺间质疾病如肺间质纤维化、肺泡癌、硅沉着病（硅肺）、肿瘤淋巴管转移、肺水肿等。

（2）肺肿瘤、肺不张、大叶性肺炎等。

（3）肺切除手术后。

（4）胸膜疾病如胸腔积液、气胸等。

（5）胸壁疾病如脊畸形、强直性脊柱炎等。

（6）神经肌肉疾病如重症肌无力，脊髓侧索硬化症、吉兰－巴雷综合征、颈髓损伤等。

（7）其他可见于肥胖、腹水、妊娠等。典型肺功能特征为深吸气量（IC）下降，导致 VC、TLC 下降，流量相对增高，RV、FRC 减少，MVV 下降。

（五）弥散功能障碍

肺的主要功能是进行气体交换，完成这一过程除了保证必要的通气外，O_2 和 CO_2 通过弥散进出肺泡是非常重要的。O_2 和 CO_2 在肺内的弥散包括 3 个步骤，包括气相弥散、膜弥散、血相弥散。气相弥散是指气体在肺泡内的弥散。正常这一步骤可在很短的时间内完成，一般不构成气体扩散的限速因素。但在肺气肿时，由于肺泡结构的大量破坏，形成肺大疱，增大了气体扩散的距离，即延长了气体扩散的时间，使气体扩散受到影响。膜弥散是气体通过呼吸屏障的过程，呼吸屏障的结构特性和气体自身的物理特性将影响弥散的速度，是影响弥散量的最主要因素。影响膜弥散的主要因素有弥散面积、弥散路程的距离、气体的分压差。血相弥散是氧合血红蛋白的结合和二氧化碳的释放，亦是弥散过程的限速因素之一。主要受气体自身的特性和肺血流量、血红蛋白数量的影响。

1. 弥散功能测定方法

（1）单次呼吸法的优点为容易操作、重复性好，精确性为中等，测定时需屏气 10s，有些患者不能配合。

（2）恒定状态法常用于运动试验，精确性较低。

（3）重复呼吸法测定过程符合呼吸生理，对患者的要求低，精确性和重复性高，可用于呼吸困难较严重、肺容量较小、严重气流阻塞、气体分布严重不均而不能屏气的患者。

2. 影响弥散的因素

1）气体的物理特性

气体在液体中的溶解度决定其弥散系数，CO_2 的溶解度是 O_2 的 20 倍，所以其弥散系数是 O_2 的 20 倍。

2）弥散屏障的厚度

弥散膜的厚度决定气体弥散的距离。

3）弥散膜的面积

正常静息下，弥散面积的储备量占 80%，一般不构成影响弥散的因素，但在弥漫性肺间质病晚期，弥散面积的储备完全消耗，弥散面积已经非常小，会出现弥散严重下降。

4）气体分布

一般影响不明显，但重度肺气肿时会受影响。

5）通气/血流比例

6）血红蛋白浓度

7）弥散膜两侧的分压差

8）生理因素

（1）身高：身高与弥散量成正比，身高越高，弥散面积越大，弥散量越大。

（2）年龄：弥散量随年龄的增加而减少，可能与肺毛细血管床的减少有关。

（3）性别：年龄相同者男性弥散量较女性为大，可能与身高差距有关。

（4）体位：由于卧位肺血流量最大，所以卧位最高，坐位次之，立位最低。

（5）运动：运动时肺血管床开放增加，肺血流量增加，使弥散面积增大，弥散速度增快。

（6）体温：体温明显降低时，弥散量减少。

（7）吸烟：吸烟可使肺弥散量减少，可能由于肺通气血流不均引起。

（8）血红蛋白：血红蛋白下降 1g，肺弥散量下降 7%。

（9）胸腔压力：胸腔压力增加，肺血流量减少，弥散量减少。

（10）肺泡氧分压：肺泡氧分压低于 40mmHg 时，弥散量降低，但长期吸入高浓度氧可致肺间质病变，引起弥散量降低。

（11）肺泡二氧化碳分压：肺泡二氧化碳分压增加，肺弥散量增加。

（12）高原：长期居住高原，可使弥散量增加。

（13）其他：高温、饱餐、不同测定方法等都可能影响弥散的测定结果。

3. 弥散功能障碍的临床意义

临床上弥散功能异常与多种因素有关，在疾病过程中，很少由单一因素引起。常见于：

（1）肺组织结构改变：包括肺泡、呼吸屏障、肺间质、毛细血管基底膜的病变。代表性疾病为弥漫性肺间质疾病。

（2）肺外结构改变：胸廓、脊柱畸形、胸腔积液、积气、膈肌麻痹、腹部手术、腹水、腹腔占位，影响弥散面积和通气/血流比例。

（3）肿瘤、肺大疱、肺囊肿。

（4）肺切除。

（5）气道阻塞性疾病：哮喘导致气体分布不均，慢性阻塞性肺病导致肺泡结构破坏，弥散面积减少，厚度增加。

二、呼吸肌功能检测

呼吸肌是人类呼吸系统重要的功能单位之一。呼吸肌的基本功能是在人的一生中通过有规律的、永不停息的收缩和舒张活动提供肺通气的动力。正常情况下，呼吸肌默默无闻地工作对维持生命健康的重要性往往不被察觉。然而在一些病理情况下呼吸肌发生疲劳、功能减退，便会引起肺通气障碍以至呼吸衰竭，影响到正常的生命活动，需要通过适当的临床治疗和康复训练来恢复呼吸肌的功能。因此，从事呼吸系统疾病治疗尤其是呼吸康复的人员，有必要对呼吸肌的组成及生理、呼吸肌疲劳的种种表现、呼吸肌功能的测定方法以及呼吸康复的最主要疾病——慢性阻塞性肺疾病呼吸肌变化的特点等内容加以了解和熟悉。

（一）呼吸肌的组成及生理功能

呼吸肌指与呼吸运动有关的肌肉，包括肋间肌、膈肌、腹壁肌、胸锁乳突肌、背部肌群、胸部肌群等。

为了平衡吸气和呼气的压力关系所必需的肌肉，这些肌肉通过被动放松和积极收缩去增加胸部容积（吸气）或者减少容积（呼气）。

1. 吸气（inspiratory）

用力吸气时，除了膈肌、肋间外肌的收缩，胸锁乳突肌、背部肌群、胸部肌群等发生收缩，参与扩张胸廓。

（1）横膈膜/肌（diaphragm）。

（2）外部肋间肌（external intercostal muscles）：这些肌肉从腹部斜上方向倾斜地从一个肋骨延伸到下一个肋骨，与肋间内肌和肋骨共同形成胸壁，外部肋骨肌肉的收缩使肋骨抬高并使胸腔扩张，促进吸气，同时限制肋骨过度外翻，维持胸廓稳定。

（3）吸气辅助肌（accessory respiratory muscles）。

2. 呼气（expiration）

用力呼气时，除了膈肌、肋间外肌的舒张，肋间内肌、腹肌等发生收缩，参与收缩胸廓。

呼气过度涉及膈肌、肋间内肌和辅助呼吸肌。

（1）膈肌（diaphragm）：弹性塌陷并允许肺部反冲。

（2）肋间内肌（internal Intercostal muscles）：内部肋间肌收缩，降低并缩小胸廓直径。

（3）呼气辅助呼吸肌（accessory respiratory muscles）。

（二）呼吸肌疲劳

1. 呼吸肌疲劳的定义

各种原因引起呼吸肌运动能力和功能的暂时性下降，经休息后可以恢复，此种现象称为呼吸肌疲劳。

2. 呼吸肌疲劳的原因

（1）呼吸中枢驱动不足：如中枢抑制状态、脊髓前角细胞变性、昏迷等。

（2）神经肌肉病变：如颈髓外伤、膈神经损伤、神经肌肉接头病变等。

（3）肌肉初长和形态改变：如慢性阻塞性肺疾病患者。

（4）负荷增加：如支气管哮喘、剧烈运动、发热等。

（5）能量供应不足和代谢障碍：如心力衰竭、缺氧、营养不良、低钾血症、高碳酸血症等。

3. 呼吸肌疲劳的类型

按其发病机制不同可分为以下类型。

1）中枢性疲劳（central fatigue）

即中枢兴奋性下降引起的膈肌收缩力下降。

2）外周性疲劳（peripheral fatigue）

一般由于神经肌肉传递或肌肉兴奋－收缩耦联障碍，或通气阻力增加等原因引起肌肉收缩力下降。外周性疲劳根据其对电刺激或中枢驱动力的反应不同又可分为以下类型。

（1）高频疲劳（HFF）：指在高频（>60Hz）电刺激（或中枢驱动）时肌力特别低，其特点是发生快，伴有肌电图电压的降低，但恢复也快。一般认为主要与神经、肌肉接头传递障碍或肌纤维兴奋性降低有关。

（2）低频疲劳（LFF）：指在低频（<25Hz）电刺激（或中枢驱动）时肌力特别低，其特点是发生慢，肌力的恢复也慢，常不伴有肌电图活动的减少。低频疲劳主要与肌肉本身的兴奋－收缩耦联障碍有关。

在生理状态下，呼吸中枢驱动频率处于低频范围（<25Hz），故人体呼吸肌疲劳主要是低频疲劳。

4. 呼吸肌疲劳的临床表现

（1）呼吸困难：是呼吸肌疲劳最常见的临床表现，主观上表现为呼吸费力，客观上表现为呼吸次数或节律的改变，辅助呼吸肌参与活动，胸腹矛盾运动等。

呼吸困难常随体位的改变而加重或减轻。一般立位时呼吸困难加重，前倾坐位时呼吸困难减轻。

（2）呼吸形态改变：呼吸浅快，或呼气延长，出现哮鸣音，甚至出现点头呼吸。腹壁矛盾运动即胸腹壁扩张不同步，尤其是吸气相腹壁内陷往往被认为是膈肌疲劳发生的可靠征象。

（3）膈肌运动幅度减小：用叩诊法可发现膈肌上、下运动的幅度减小，也可以在 X 线下观察到肺下界移动幅度减小。尤其是用力呼吸时，肺下界的移动幅度下降更为显著。

（4）休息后呼吸肌功能恢复：呼吸肌疲劳经充分休息后功能可得到恢复，或经负压通气、经面罩正压通气等无创人工通气之后，肌力可得到改善。

（5）肺功能变化：肺容量和通气功能如肺活量（VC）、潮气量（VT）、最大通气量（MVV）、一秒用力呼气量（FEV）、肺总量（TLC）在呼吸肌疲劳时均可出现不同程度的降低。尤其是 VC、MVV 下降和 RV（残气量）升高，与膈肌疲劳的严重程度相关，严重膈肌疲劳可使肺泡通气量（VA）下降，导致 CO_2 潴留和低氧血症。由于 VC 测定简单方便，常将其作为判断膈肌疲劳的肺功能指标。

（6）呼吸肌功能测定异常。

（三）呼吸肌功能测定

近 20 年来，国内外对呼吸肌功能测定的方法进行了广泛深入的研究，从肌力、肌电图谱、肌肉负荷试验、中枢驱动、膈神经电刺激或磁电刺激等角度，研究出许多种方法。但目前由于设备条件、专业技术测定要求、经费、时间等方面的限制，大部分呼吸肌功能测定技术还主要用于试验研究，未获广泛应用。故本节仅从呼吸肌力量测定、呼吸肌耐力测定、呼吸肌疲劳测定 3 个方面对部分测试项目及其临床意义作相应介绍，具体的检测方法、步骤及正常值不详细叙述。

1. 呼吸肌力量测定

除颈部肌肉外，其余呼吸肌的力量目前无法直接测定。我们前面反复讲过，呼吸肌的收缩表现为胸膜腔压力的变化，进而导致肺容积的改变，气流得以出入肺内。故人们可以通过测定呼吸系统的压力变化来间接知晓呼吸肌肉的力量。为保证测定结果的稳定可靠，通常要求在相同肺容量位（常用功能残气量位，反映肌肉初长）、短暂气流阻断（最低缩短速度）和最大用力或超强神经刺激（最大中枢驱动）状态下测定。

（1）最大吸气压与最大呼气压。

最大吸气压：是指在功能残气位（FRC）或残气位（RV）、气流阻断时，用最大努力吸气能产生的最大吸气口腔压。它反映全部吸气肌的收缩能力。

最大呼气压：是指在肺总量位(TLC)，气流阻断时，用最大努力呼气能产生的最大口腔压，它反映全部呼气肌的收缩能力。

测定所需的器械：有鼻夹及橡皮咬口、三通阀、压力计及压力传感器。

最大吸气压的临床意义：在神经肌肉疾病或外伤中，对吸气肌组(包括膈肌、肋间外肌和辅助呼吸肌)的收缩力做出评价，并且可以作为疾病诊断的参考。如小于正常预计值的30%，易出现呼吸衰竭；对气道阻力增加，肺脏过度充气、胸廓畸形等继发性呼吸困难的患者，可对吸气肌的收缩功能进行评价，并预测呼吸衰竭是否发生；指导机械通气，常作为判断能否脱离人工通气的参考指标。

最大呼气压的临床意义：可用于评价有神经肌肉疾病患者的呼气肌功能。因最大呼气压是有效咳嗽的重要因素，因此也用于评价患者的咳嗽及排痰能力。

(2)跨膈压(Pdi)与最大跨膈压(Pdi_{max})。

跨膈压(Pdi)为腹内压与胸膜腔内压的差值。常用胃内压来代表腹内压，用食管压来代表胸膜腔内压。它反映膈肌收缩时产生的压力变化，通常取其在吸气末的最大值。正常情况下，吸气时食管内压力为负值，而胃内压力为正值，Pdi实际是胃内压与食管压两个压力的绝对值之和。

最大跨膈压(Pdi_{max})是指在功能残气位、气道阻断状态下，以最大努力吸气时产生的Pdi最大值。

测定所需的器械：两条末端带乳胶气囊的聚乙烯塑料导管(1条末端置于胃内、1条末端置于食管内)、Y形三通阻断阀、压力传感器、载波放大器，示波器和记录仪。

临床意义：Pdi_{max}反映膈肌做最大收缩时所产生的压力。当膈肌疲劳时，Pdi和Pdi_{max}均明显下降，多见于重度慢性阻塞性肺疾患、神经肌肉疾患及膈神经麻痹患者。

(3)外源性刺激诱发的压力。

测定膈肌力量时，其数值在一定程度上受到受试者的努力程度及采用的吸气方式影响，变异程度往往较大。用电刺激运动神经、肌肉本身或用磁电刺激前角细胞、大脑皮质相应的运动中枢使肌肉收缩，再来测定肌肉力量，可避免主观用力程度不足的影响，也有助于鉴别疲劳的类型。目前常用的方法是电刺激或磁电刺激颈部膈神经诱发膈肌收缩而测定Pdi。对膈神经进行磁刺激与进行电刺激相比，前者无痛、易于操作、容易定位；可刺激深部或难以达到的神经；刺激强度易于控制在稳定的水平，因而更有应用前途。但禁用于癫痫发作、颅内挫伤和安装心脏起搏器者。

临床意义：可以较客观地测定膈肌疲劳，不受自主努力程度或呼吸方式的影响；显示外周性疲劳，不受中枢的影响，因而有利于鉴别诊断外周性抑或中枢性疲劳；用此法测定的 Pdi 可反过来推算 Pdi_{max} 的大小，前者为后者的 $17\% \sim 21\%$；如果只做单侧膈神经电刺激可用于单侧膈肌功能测定。

2. 呼吸肌耐力测定

呼吸肌耐力是指呼吸肌肉维持一定的力量或做功时对疲劳的耐受性，对呼吸肌而言，耐力比力量更重要。呼吸肌耐力与肌纤维的组成、血液供应、兴奋 - 收缩耦联和肌肉收缩的持续时间、肌肉缩短的速度、肌肉收缩的力量均有关系。在外加吸气阻力负荷或疾病使膈肌收缩力降低等情况下，膈肌有可能出现疲劳而耐力下降。根据负荷的大小及膈肌耐受该负荷而不出现收缩力下降的时间，可以对膈肌的耐力做出判断。

（1）膈肌张力时间指数（TTdi）。

膈肌张力时间指数（TTdi）是反映膈肌收缩强度与膈肌收缩持续时间的综合指标。吸气时，膈肌所做的功等于膈肌收缩产生的跨心压与其收缩持续时间的乘积。跨膈压越大，收缩持续时间越长，做功越大，这可能产生膈肌疲劳，因此 TTdi 较 Pdi_{max} 更容易反映膈肌疲劳。一般以时间（Trot）的比值来表示，即 TTdi（Pdi/Pdi_{max}）× （Ti/Ttot）。收缩强度以 Pdi 和 Pdi_{max} 的比值来表示，而持续时间以吸气时间（Ti）与呼吸周期总时间（Ttot）的比值来表示。

正常人平静呼吸时膈肌张力时间指数（TTdi）为 0.02 左右。在呼吸阻力负荷增加的情况下 TTdi 明显提高，当 TTdi > 0.15 这个阈值时，膈肌可能在呼吸 45min 内发生疲劳。TTdi 越高，膈肌疲劳发生的速度就越快。

（2）膈肌耐受时间（Tlim）。

膈肌耐受时间（TIim）是指呼吸肌肉在特定强度的吸气阻力或特定的 TTdi 负荷下能够维持收缩而不发生疲劳的时间，常用的耐力试验方法有以下几种。

吸气阻力法：通过调整吸气阻力、吸气时间和呼吸频率（常用 15 次/min），达到一定的 TTdi 值，观察呼吸耐受时间。

吸气阈值负荷法：通常用带重力的活塞或电磁阀，必须用力吸气达到阈值压力时才能把阀门打开产生吸气气流。通过调整阈值压力而调节 TTdi，测得相应 Tlim。

可耐受吸气压：是一种反映吸气肌耐力的简易方法。通过一个可调节的阈值阻力器，调整吸气阻力，观察可耐受 10min 的最大阈值阻力。

最大努力等容吸气法：在气道关闭状态下用最大努力吸气，每次持续 10s，休息 5s，连续 18 次，用最后两次收缩所产生的压力与最初 3 次产生的压力的比值作为耐受数值，通过以上方法测得的 Tlim，对于了解患者膈肌的耐力有较大的价值。

（3）运动过程的膈肌功能动态监测。

使用跨膈压测定所需的器械，让患者蹬踏可控电阻力踏车器或跑台，并连接电脑化心肺功能测定仪，在逐渐增加运动负荷的条件下动态观察膈肌功能的变化，能反映膈肌的耐力情况。

正常人随着运动负荷的增加(氧耗量增加)，Pdi 呈线性增加。而在慢性阻塞性肺疾病患者，运动开始时 Pdi 虽有一定的增加，但运动后期，随着运动负荷的进一步增加，Pdi 不能随之增加，反而逐渐下降。极量运动时，Pdi 显著低于正常人。因此膈肌功能运动试验在评价膈肌力量储备及疲劳方面，具有更高的敏感性。该试验还可以判断膈肌疲劳与通气功能下降程度的关系。

3. 呼吸肌疲劳的测定

呼吸肌肌力测定、耐力测定和疲劳测定这 3 个方面互相联系，部分内容有一定重复。当呼吸肌负荷过重时，随着时间的延长，肌肉内及整个神经 - 肌肉 - 呼吸链发生多种变化，出现呼吸肌疲劳。

呼吸肌疲劳直接的测定有以下方法：

(1)最大等长收缩压力或力量(Pdi_{max}，MIP)下降。

(2)无法达到预设的吸气压力或下降。

(3)膈神经电刺激诱发的 pdi 下降。

(4)电刺激胸锁乳突肌的力量下降。

(5)经呼吸肌休息疗法后肌力明显改善。

反映或预示疲劳的测定有下列方法：

(1)肌电图频谱改变：中位数频率(FC)和高频/低频(H/L)比率下降。

(2)吸气肌肉松弛率下降或松弛时间常数增大。

(3)TTdi 或 TTI 超过疲劳阈值。

(4)体检发现呼吸浅快，辅助呼吸肌动用，呼吸不同步或反常呼吸。

上面提到的测定方法在呼吸肌力测定和耐力测定中部分已经述及，下面介绍膈肌肌电图频谱分析、呼吸肌松弛速率、休息后肌肉功能的改变。

(1)肌电图(EMG)频谱分析。

和其他骨骼肌一样，当刺激神经或中枢冲动传至呼吸肌时，数毫秒之内，其肌纤维膜出现去极化及复极过程，产生肌电信号。众多的肌细胞产生的综合信号可以通过肌电图仪记录下来，即为肌电图(EMG)。EMG 由不同的频率组成，其频率主要在 20 ~ 250Hz 之间。根据频率分布的变化可早期发现呼吸肌疲劳。采用 Pdi 与 EMG 同步分析的方法，发现膈肌疲劳时其 EMG 频谱的低频成分(L：20 ~ 48Hz)增加，高频部分(H：150 ~ 350Hz)相应减少；相应的，其中位频谱(cetroid frequency，CF)，即全部频谱的中位数值降低。目前常做肌电图测定的呼吸肌有膈肌和胸锁乳突肌。膈肌 EMG 可通过食管电极、体表电极或经皮穿刺电极测定。

（2）呼吸肌最大松弛率（MRR）。

呼吸肌最大松弛率（MRR）指肌肉收缩后松弛时相的肌力或压力下降最大速度。松弛速率与峰值压力成正比，通过测量 Pdi 或口腔压在吸气后的下降曲线，以峰值压力坐标化（或占最大值的百分率），分别计算膈肌的 MRR（用跨膈压的波形）和全部呼吸肌的 MRR（用口腔压抑或食管压的波形）。肌肉松弛与温度、肌肉固有收缩速度和肌肉疲劳等因素有关。吸气肌 MRR 下降的程度与肌力、吸气流速度和分钟通气量的下降呈平行关系，且提示有呼吸肌外周疲劳。与其他骨骼肌类似，呼吸肌在阻力呼吸或最大持续通气后，肌肉疲劳早期就有 MRR 减慢。因此 MRR 的测量有利于早期发现肌肉疲劳。但 MRR 的正常范围大，需要动态测量才有临床意义，且 MRR 易受到受试者主观努力程度的影响。

（3）休息后肌肉功能的改变。

依据呼吸肌疲劳的定义可知，单纯的肌力下降不一定是疲劳。通过呼吸肌休息治疗后，肌力恢复，可作为呼吸肌疲劳的诊断标准之一。无创性人工通气如负压通气或经面罩正压通气可使呼吸肌肉充分休息。重度 COPD 患者，尤其是呼吸衰竭患者，经休息治疗后肌力及临床状态可改善。但目前关于休息疗法的方案和肌力改善判断方法等，还没有统一的标准。而且做休息疗法前后呼吸肌功能监测时，要注意在相同肺容量和体位下监测，才能真正反映呼吸肌功能的变化。

三、日常生活活动能力评价

1. 日常生活活动（ADL）能力

日常生活活动能力是指个人为了满足日常生活的需要每天所进行的必要的活动的能力。通常分为基础性日常生活活动（BADL）和工具性日常生活活动（IADL）。基础性日常生活活动能力主要指维持基本生存和生活需要必须每日反复进行的活动，包括生活自理活动和进行功能性移动两类活动。自理活动包括进餐、洗漱、如厕、穿衣等。功能性移动包括翻身、起床、行走、上下楼梯等。完成这些活动是达到回归家庭的必要条件。工具性日常生活活动指人们为了独立生活需要进行的活动，包括购物、做饭、处理家务、使用交通工具、参加娱乐活动、旅游等需要借助工具才能完成的活动，也是达到回归社会的必要条件。

常用的评价方法有很多种，像 Barthel 指数、FIM 等，但是多数是针对评价伴有肢体残疾功能障碍者的，条目很多、很细，例如对于偏瘫、截瘫的患者，评价 ADL 的重点在于完成日常生活动作的能力，对于主要以慢性肺疾病为主要康复对象的肺康复来说过于烦琐，而且慢性肺疾病的患者影响活动的主要原因是呼吸困难和疲乏，因此进行 ADL 评价是了解由于呼吸困难而影响患者 ADL 的程度。ADL 分级方法见表 6-6。

表 6 - 6　ADL 分级方法

分级	分级内容
Ⅰ级	完全自理
Ⅱ级	部分需要他人协助完成
Ⅲ级	全部需要他人协助

2. Barthel 指数

Barthel 指数包括 10 项内容，根据是否需要帮助及帮助的程度分为 0、5、10、15 四个功能等级，得分越高独立性越强。但是达到 100 分并不意味着他能完全独立生活，他也许不能烹饪、料理家务或与他人接触，但他不需要照顾，可以自理(表 6 - 7)。

表 6 - 7　Barthel 指数评定等级

项　目	分数	内容	初期评定	中期评定	末期评定
一、进食	10	□自己在合理的时间内(约 10s 吃一口)可用筷子取食眼前的食物。若需辅具时，应会自行穿脱			
	5	□需部分帮助(切面包、抹黄油、夹菜、盛饭等)			
	0	□依赖			
二、转移	15	□自理			
	10	□需要少量帮助(1 人)或语言指导			
	5	□需 2 人或 1 个强壮、动作娴熟的人帮助			
	0	□完全依赖别人			
三、修饰	5	□可独立完成洗脸、洗手、刷牙及梳头			
	0	□需要别人帮忙			
四、上厕所	10	□可自行进出厕所，不会弄脏衣物，并能穿好衣服。使用便盆者，可自行清理便盆			
	5	□需帮忙保持姿势的平衡，整理衣物或使用卫生纸。使用便盆者，可自行取放便盆，但须仰赖他人清理			
	0	□需他人帮忙			

表 6-7(续)

项目	分数	内容	初期评定	中期评定	末期评定
五、洗澡	5	□可独立完成(不论是盆浴或淋浴)			
	0	□需别人帮忙			
六、行走 (平地45m)	15	□使用或不使用辅具皆可独立行走50m以上			
	10	□需要稍微地扶持或口头指导方可行走50m以上			
	5	□虽无法行走,但可独立操纵轮椅(包括转弯、进门及接近桌子、床沿)并可推行轮椅50m以上			
	0	□需别人帮忙			
七、上下楼梯	10	□可自行上下楼梯(允许抓扶手、用拐杖)			
	5	□需要稍微帮忙或口头指导			
	0	□无法上下楼梯			
八、穿脱衣服	10	□可自行穿脱衣服、鞋子及辅具			
	5	□在别人帮忙下,可自行完成一半以上的动作			
	0	□需别人帮忙			
九、大便控制	10	□能控制			
	5	□偶尔失禁(每周<1次)			
	0	□失禁或昏迷			
十、小便控制	10	□能控制			
	5	□偶尔失禁(每周<1次)或尿急(无法等待便盆或无法即时赶到厕所)或需别人帮忙处理			
	0	□失禁、昏迷或需要他人导尿			
总　分					

四、日常运动耐力评价

(一)6分钟步行试验(6MWT)

6分钟步行试验(6MWT)简便易行,耐受性好,比其他的步行试验更能有效地反映日常生活能力。

6分钟步行试验不需要任何运动设施也不需要训练和先进的技术，只需要一条30m的走廊就足够了，简便易行。除了那些最严重的患者以外，每天都可以进行步行练习。这个试验是让患者在平的硬地上尽可能快地行走6分钟，然后测量行走距离。6分钟步行试验是评价运动能力的次极量水平的试验。大多数患者在此试验中不能达到最大的运动量，患者能够选择他们自己的运动强度，可以随时停止，或休息一段时间再次行走。大多数的日常生活运动也是次极量的运动，因此6分钟步行的距离可以较好地反映日常生活体力活动的水平。

1. 治疗前后的对比

6MWT可以对肺移植、肺切除、肺减容术、肺康复及COPD、肺动脉高压、心力衰竭等疾病治疗前后患者运动能力的改变进行评价。

2. 评价患者机体功能状态

常见疾病包括COPD、囊性纤维化、心力衰竭、外周血管病、纤维性肌痛等，除此之外对于评价老年患者的机体功能状态也是有益的。

3. 预测患病率和死亡率

6MWT可用来预测心力衰竭、COPD、原发性肺动脉高压等疾病患者的预后。

以上适应证中评价中至重度的心肺疾病的患者，药物干预的反应是6分钟步行试验的强适应证。在某些临床情况下，6分钟步行试验的结果比氧耗量峰值能够更好地反映患者的日常生活能力，6分钟步行距离和生活质量的相关性也更好。康复治疗后的6分钟步行距离的改善与患者主观的呼吸困难症状改善也具有很好的相关性，能很好地反映肺康复的干预结果。

6分钟步行预计值的计算公式如下：

男性：$6MWD(m) = 1140m - 5.61 \times BMI(kg/m^2) - 6.94 \times 年龄(岁)$。

女性：$6MWD(m) = 1017m - 6.24 \times BMI(kg/m^2) - 5.83 \times 年龄(岁)$。

（二）简易运动耐量评估表

见表6-8。

表6-8 简易运动耐量评估表

代谢当量（METs）	问题：你能够进行下列活动吗？
1METs	□能照顾自己吗？ □能自己吃饭、穿衣、使用工具吗？ □能在院子里散步吗？ □能按50~80m/min速度行走吗？

表 6 - 8(续)

代谢当量(METs)	问题：你能够进行下列活动吗？
4METs	□能做简单家务(打扫房间、洗碗)吗？ □能上一层楼或爬小山坡吗？ □能快步走(100m/min)吗？ □能短距离跑步吗？ □能做较重家务(拖地、搬动家具)吗？
10METs	□能参加较剧烈活动(跳舞、游泳等)吗？
总分：	

注：运动耐量分级：良好(> 10METs)，中等(4METs ~ 10METs)，差(< 4METs)。

(三)Fugl - Meyer 评定量表

见表 6 - 9、表 6 - 10。

表 6 - 9 Fugl - Meyer 评定量表

运动功能评定					
			评定日期		
部位	运动功能检查	评分标准	月	月	月
			日	日	日
上肢(坐位)					
I 上肢反射活动	(1)肱二头肌腱反射	0分：不能引出反射活动			
	(2)肱三头肌腱反射	2分：能够引出反射活动			
II 屈肌共同运动	(1)肩关节上提	0分：完全不能进行 1分：部分完成 2分：无停顿充分完成			
	(2)肩关节后缩				
	(3)外展(至少90°)				
	(4)外旋				
	(5)肘关节屈曲				
	(6)前臂旋后				
III 伸肌共同运动	(1)肩关节内收内旋	0分：完全不能进行 1分：部分完成 2分：无停顿充分完成			
	(2)肘关节伸展				
	(3)前臂旋前				

表 6 - 9 (续)

			评定日期		
			月	月	月
部位	运动功能检查	评分标准	日	日	日
Ⅳ伴有共同运动的活动	(1)手触腰椎	0分：没有明显活动 1分：手必须通过髂前上棘 2分：能顺利进行			
	(2)肩关节屈曲90°、肘关节0°时	0分：开始时手臂立即外展或肘关节屈曲 1分：肩关节外展及肘关节屈曲发生较晚 2分：能顺利充分进行			
Ⅳ伴有共同运动的活动	(3)在肩关节0°、肘关节90°时前臂旋前或旋后	0分：在进行该活动时肩关节0°但肘关节不能保持90°和完全不能完成该动作 1分：肩关节正确位时能在一定范围内主动完成该动作 2分：完全旋前或旋后活动自如			
Ⅴ分离运动	(1)肩关节外展90°、肘关节0°位时前臂旋前	0分：一开始时肘关节就屈曲、前臂偏离方向不能旋前 1分：可部分完成这个动作或者在活动时肘关节屈曲或前臂不能旋前 2分：顺利完成			

表 6 - 9(续)

运动功能评定					
			评定日期		
部位	运动功能检查	评分标准	月	月	月
			日	日	日
V分离运动	（2）肩关节屈曲 90°~180°、肘关节 0°位时前臂旋前旋后	0分：开始时肘关节屈曲或肩关节外展发生 1分：在肩部屈曲时，肘关节屈曲，肩关节外展 2分：顺利完成			
	（3）在肩关节屈曲 30°~90°、肘关节 0°位时前臂旋前或旋后	0分：前臂旋前或旋后完全不能进行或肩肘位不正确 1分：能在要求肢位时部分完成旋前旋后 2分：顺利完成			
VI正常反射活动（该阶段者要得 2 分那么患者在第 V 阶段必须得 6 分）	（1）肱二头肌腱反射	0分：至少 2~3 个反射明显亢进 1分：1 个反射明显亢进或至少 2 个反射活跃 2分：反射活跃不超过 1 个并且无反射亢进			
	（2）指屈反射				
	（3）肱三头肌腱反射				
腕					
VII腕稳定性	（1）肘关节 90°、肩关节 0°	0分：不能背屈腕关节达 15° 1分：可完成腕背屈，但不能抗阻 2分：有些轻微阻力仍可保持腕背屈			

表 6 - 9 (续)

运动功能评定					
部位	运动功能检查	评分标准	评定日期		
			月	月	月
			日	日	日
Ⅶ腕稳定性	(2) 肘关节 90°、肩关节 0°时关节屈伸腕	0 分：不能随意运动 1 分：不能在全关节范围内活动腕关节 2 分：能平滑地不停顿地进行			
	(3) 肘 关 节 0°、肩关节 30°	评分同(1)项			
	(4) 肘关节 0°、肩关节 30°屈伸腕	评分同(2)项			
	(5)腕环形运动	0 分：不能进行 1 分：活动费力或不完全 2 分：正常进行			
手					
Ⅷ手运动	(1)手指共同屈曲	0 分：不能屈曲 1 分：能屈曲但不充分 2 分：(与健侧比较)能完全主动屈曲			
	(2)手指共同伸展	0 分：不能伸 1 分：能放松主动屈曲的手指 2 分：能充分主动地伸展			
	(3)握力1：掌指关节伸展并且近端和远端指间关节屈曲，检测抗阻握力	0 分：不能保持要求位置 1 分：握力微弱 2 分：能够抵抗相当大的阻力抓握			

表 6 - 9(续)

运动功能评定					
部位	运动功能检查	评分标准	评定日期		
			月	月	月
			日	日	日
Ⅷ手运动	(4)握力2：所有关节于0°位时，拇指内收	0分：不能进行 1分：能用拇指捏住一张纸，但不能抵抗拉力 2分：可牢牢捏住纸			
	(5)握力3：患者拇食指可夹住一支铅笔	评分方法同握力2			
	(6)握力4：能握住一个圆筒物体	评分方法同握力2、3			
	(7)握力5：查握球形物体，如网球	评分方法同握力2、3、4			
Ⅸ手协调性与速度：指鼻试验(快速连续进行5次)	(1)震颤	0分：明显震颤 1分：轻度震颤 2分：无震颤			
	(2)辨距不良	0分：明显的或不规则辨距障碍 1分：轻度的规则的辨距障碍 2分：无辨距障碍			
	(3)速度	0分：较健侧慢6s 1分：较健侧慢2~5s 2分：两侧差别少于2s			
下肢(仰卧位)					
Ⅰ反射活动	(1)跟腱反射	0分：无反射活动			
	(2)(髌)膝腱反射	2分：反射活动			
ⅡA.屈肌共同运动	(1)髋关节屈曲	0分：不能进行			
	(2)膝关节屈曲	1分：部分进行			
	(3)踝关节背屈	2分：充分进行			

表 6 – 9（续）

运动功能评定					
部位	运动功能检查	评分标准	评定日期		
			月　日	月　日	月　日
Ⅱ B. 伸肌共同运动（抗阻运动）	（1）髋关节伸展	0分：没有运动 1分：微弱运动 2分：几乎与对侧相同			
	（2）髋关节内收				
	（3）膝关节伸展				
	（4）踝关节跖屈				
坐位					
Ⅲ 联合的共同运动	（1）膝关节屈曲大于90°	0分：无主动活动 1分：膝关节能从微伸位屈曲但不能超过90° 2分：膝关节屈曲大于90°			
	（2）踝背屈	0分：不能主动背屈 1分：不完全主动屈曲 2分：正常背屈			
站位					
Ⅳ 分离运动（髋关节0°）	（1）膝关节屈曲	0分：在髋关节伸展位不能屈膝 1分：髋关节不屈，膝能屈曲但不到90°或在进行时髋关节屈曲 2分：能自如运动			
	（2）踝背屈	0分：不能主动活动 1分：能部分背屈 2分：能充分背屈			

表 6 - 9（续）

运动功能评定					
			评定日期		
部位	运动功能检查	评分标准	月	月	月
			日	日	日
坐位					
V 正常反射	(1)膝部屈肌	0分：2~3个反射明显亢进			
	(2)膝腱反射	1分：1个反射亢进或2个反射活跃			
	(3)跟腱反射	2分：不超过1个反射活跃			
仰卧位					
VI 协调/速度：跟膝胫试验（连续重复5次）	(1)震颤	0分：明显震颤			
		1分：轻度震颤			
		2分：无震颤			
VI 协调/速度：跟膝胫试验（连续重复5次）	(2)辨距障碍	0分：明显的不规则的辨距障碍			
		1分：轻度的规则的辨距障碍			
		2分：无辨距障碍			
	(3)速度	0分：较健侧慢6s			
		1分：较健侧慢2~5s			
		2分：两侧差别少于2s			
上肢（共33项，各项最高分为2分，共66分）下肢（共17项，各项最高分为2分，共34分）运动功能积分：上肢　　　下肢　　　总分					

表 6 - 10　Fugl - Meyer 运动功能评分的临床意义

运动评分	分级	临床意义
<50 分	I	严重运动障碍
50~84 分	II	明显运动障碍
85~95 分	III	中度运动障碍
96~99 分	IV	轻度运动障碍

第七章

肺康复机制与处方制定原则

一、肺康复的作用机制

1. 提高运动耐力、改善呼吸困难

慢性肺疾病患者运动受限的主要原因是心肺功能减退，心血管和呼吸系统的功能减退限制了最大摄氧量，通过运动训练等康复治疗能改善心肺系统协调能力，显著提高慢性肺疾病患者的最大摄氧量，提高运动耐力。

2. 促进外周组织发生适应性改变

通过运动训练等肺康复治疗能使肌肉的毛细血管密度和数量增加。同时，运动时毛细血管开放的数量和口径增加，肌肉运动时血液－细胞气体交换的面积和效率增加，肌细胞中线粒体大小、数目、呼吸酶容量增加，都可使机体摄氧能力提高，从而增强机体外周组织适应性。

二、肺康复处方的制定原则

肺康复处方的概念是美国生理学家卡波维奇在 20 世纪 50 年代提出的。肺康复运动处方的完整概念是：康复医师或体疗师，对从事体育锻炼者或患者，根据医学检查资料（包括运动试验和体力测验），按其健康、体力以及心肺功能状况，用处方的形式规定运动种类、运动强度、运动时间及运动频率，提出运动中的注意事项。运动处方是指导人们有目的、有计划和科学地锻炼的一种方法。

运动处方的内容应包括运动种类、运动强度、运动时间、运动频率、运动进度及注意事项等。

1. 运动处方的原则

（1）个体化原则：运动处方必须因人而异，切忌千篇一律。不同的疾病，不同的人，运动处方不能相同。

（2）合理化原则：运动处方的制定和实施应使参加锻炼者或患者的功能状态有所改善。在制定运动处方时，要科学、合理地安排各项内容；在运动处方的实施过程中,要按质、按量认真完成训练。

(3)安全化原则:按运动处方运动,应保证在安全的范围内进行,在制定和实施运动处方时,应严格遵循各项规定和要求,以确保安全。

(4)全面化原则:运动处方应遵循全面身心健康的原则,在运动处方的制定和实施中,应注意维持人体生理和心理的平衡,以达到"全面身心健康"的目的。

2. 发展心肺耐力的运动处方

1)准备活动

(1)1~3min轻松的健身操(或类似的活动)练习。

(2)1~3min的步行,心率控制在高水平时的20%~30%。

(3)2~4min的拉伸练习。

(4)2~5min慢跑并逐渐加速。

2)锻炼方式

常见的增强心肺功能耐力的锻炼有步行、慢跑、骑自行车和游泳等,凡是有大肌肉群参与的慢节奏的运动都可以作为锻炼方式。

3)锻炼频率

1周进行两次锻炼就可增强心肺耐力,锻炼3~5次可使心肺功能达到最大适应水平,但1周锻炼超过5次并不能引起心肺功能适应水平的进一步提高。

4)运动强度。

心率在70%~90%时即可增强心肺耐力,年龄为20岁的大学生目标心率的计算方法如下:最大心率=220-20=200次/min,200×70%=140次/min,200×90%=180次/min。

5)持续时间

提高心肺耐力的最有效的一次锻炼时间是20~60min(不包括准备活动和整理活动)。起初每个人的适应水平和运动强度不同,所以锻炼持续的时间应有区别。

6)整理活动

每次完整的锻炼都应包括整理活动。整理活动至少应包括5min的小强度练习(如步行、柔韧性练习等)。

第八章

肺康复常用胸部物理治疗技术

胸部物理治疗（chest physical therapy，CPT）是通过在胸部的综合护理技术的应用及指导患者的自身呼吸训练，以改善呼吸功能的治疗措施。

一、胸部物理治疗的目的

（1）防止呼吸道分泌物潴留，促进分泌物清除。

（2）改善肺的通气/血流分布，提高患者呼吸效能。

（3）通过肺功能锻炼，提高心肺功能。

二、胸部物理治疗基本概念

（1）传统治疗：体位引流、叩击法、摇振法、呼吸锻炼及咳嗽锻炼。

（2）现代治疗：传统治疗 + 体位 + 运动治疗 + 心肺康复。

三、实施胸部物理治疗的步骤

（1）评估：起病、基础肺功能、活动耐量、诊断、既往史等。

（2）体格检查：视、触、叩、听。

（3）监测：心率、心律、分泌物量、呼吸音、SpO_2、BP、呼吸机参数的监测值。

（4）治疗后的评估：痰量、生命体征、血气分析等。

四、胸部物理治疗的适应证

1. 人工气道的患者

缺乏喉保护性反射，湿化不充分，排痰功能的下降，以上因素可增加医源性肺炎的风险。

2. 需要机械通气的患者

黏液增加，纤毛活动减少使排痰不畅，不均的通气导致通气/血流比例失调，以上因素增加呼吸机相关性肺炎的风险。

3. 上腹部手术后的患者

功能残气量下降20%，肺不张，通气/血流比例失调，低氧血症等通过物理治疗可预防因肺不张而导致的肺炎。

4. 慢性呼吸疾病者

易产生复发性肺炎和呼吸衰竭，物理治疗可预防因排痰不畅而导致的肺炎或呼吸衰竭。

5. 长期卧床不动患者

增加压疮及深静脉血栓的风险，易产生骨骼肌的失用性萎缩。

五、胸部物理治疗分类

1. 控制性呼吸技术（又称呼吸锻炼）

主要是为了减轻呼吸困难，提高呼吸肌的工作效率，应用于严重慢性肺疾病患者，作为肺胸疾病长期治疗的组成部分。

包括：缩唇呼吸、前倾位、控制性深呼吸、腹式呼吸锻炼。

（1）缩唇呼吸：患者闭嘴经鼻吸气，然后通过缩唇（吹口哨样口型）缓慢呼气4~5s，缩唇大小以患者舒适为度，呼气时可伴有或不伴有腹肌收缩。

因活动导致呼吸困难或呼吸急促时应用缩唇呼吸，可立即缓解呼吸困难症状。

缩唇呼吸可以和控制性深呼吸联合应用，先经鼻深吸气，然后缓慢缩唇呼气，有利于改善患者通气、换气功能和气道分泌物的排出。

（2）前倾位：患者坐位时保持躯干往前倾斜20°~45°，为保持平衡患者可用手或肘支撑于自己的膝盖或桌上，立位或散步时也可采用前倾位，用手杖或扶车支撑。

前倾位可缓解呼吸困难和改善运动耐力，可与缩唇呼吸同时应用。

（3）控制性深呼吸：训练患者控制呼吸的频率、深度和部位，有意识地进行深而慢的呼吸，呼吸频率减慢，吸气容量增加，还有意识地控制吸气、呼气时间的长短和吸呼比，在吸气末停顿1~3s再行呼吸。

用以克服患者的浅快呼吸，使原来闭合的基底部气道开放，延长呼气时间消除肺内气体陷闭，尤其适用于焦虑、紧张的患者，以利于肺部分泌物的排出，改善V/Q比。

（4）腹式呼吸锻炼：患者取卧位或半卧位，左右手分别按放上腹部和前胸部以便观察胸腹呼吸运动情况。

放松胸壁和辅助呼吸肌，以较慢频率经鼻缓缓吸气，经唇慢呼气，吸气时有意尽力应用膈肌达上腹部最大膨隆，呼气时尽力收缩腹肌，如腹肌无力，可在下腹包裹腹带以辅助腹肌用力。

呼吸期间保持胸廓最小活动度。

腹式呼吸锻炼可增加潮气量、增加肺泡通气量，减少功能残气量，降低呼吸功能消耗，缓解呼吸困难状况，改善换气功能、提高血液氧合。

2. 气道分泌物廓清技术

是充分引流呼吸道分泌物，便于控制感染气体陷闭缓解气促症状。

包括：体位引流、胸部叩拍、振动和摇动、用力呼气技术、咳嗽训练。

（1）体位引流：根据气管、支气管的解剖特点，借助重力的作用促使各肺叶、肺段的支气管的脓液排出，适用于各种支气管－肺疾患，伴有大量脓痰者。

病变部位在上，引流支气管开口在下，体位倾斜度为10°～45°，可从较小角度增加，以便能让患者更好地适应。

如肺上叶引流可取坐位或半卧位；中下叶各肺段的引流取头低足高位。并根据肺段位置的不同转动身体角度。

引流后有意识地咳嗽或运用用力呼气技术，可将分泌物更好地从大气道排出。

夜间分泌物容易潴留，故在清晨后行体位引流效果最好。

不宜在餐后、胃潴留时进行体位引流。

（2）胸部叩拍、振动和摇动：体位引流时经常应用叩拍、振动或摇动技术来松解分泌物在气道壁上的黏附。

叩拍：是将手掌微曲或用机械叩拍器在吸气或呼气时叩击患者胸壁，频率为3～5次/min，一般认为叩拍力可通过胸壁传送到气道，将支气管壁上的分泌物松解。

重点叩击需引流部位，沿着支气管走向由下向上、由周围向中央叩击，叩击时间1～5min。

皮肤易破者可用布垫覆盖叩拍部位。

振动：是用双手掌交叉重叠（类似心肺复苏时）在引流区带间歇施压，振动频率为10～15次/s。

应用手工振动时，呼气时振动较有效；应用机械振动器时，在呼吸时连续应用。

（3）咳嗽训练：患者坐位或立位，上身可略倾斜，缓慢深吸气，屏气几秒，然后张口连咳3声，咳嗽时收缩腹肌腹壁内缩，或用手按压上腹部帮助咳嗽。停止咳嗽，缩唇将剩余气体呼出。

缓慢吸气重复以上动作，连做2～3次后需休息或正常呼吸几分钟再重新开始。

对咳嗽无力的患者，应给予手法辅助，双手掌放在患者的下胸部或上腹部，在咳嗽时加压。

（4）用力呼气技术：由 1～2 次用力呼气组成，呼气由中肺容量开始持续到低肺容量（用力呼气时不关闭声门），接着咳痰或进行有效咳嗽，然后放松呼吸一些时间再重新开始。

呼气时患者以双上臂快速内收压迫自己侧胸壁来辅助用力呼气。

用力呼气技术可减轻疲劳，减少诱发支气管痉挛，提高咳嗽咳痰有效性。

六、胸部物理治疗的疗效标准

（1）分泌物减少 <25mL/d。
（2）病变部位呼吸音改善，无啰音，听诊清晰。
（3）胸部影像学改善。
（4）呼吸模式与呼吸机的设定条件降低。
（5）患者对治疗的反应良好。
（6）SpO_2 与血气分析好转。
（7）患者症状改善。

七、胸部物理治疗的并发症

（1）大出血。
（2）因体位改变引起血管内导管或气管套管移位、骨折移位等。
（3）低氧血症。
（4）急性心肌梗死。

八、胸部物理治疗的注意事项

（1）胸部物理治疗需在患者耐受的情况下进行，并密切观察生命体征，如有异常立即停止。

（2）观察痰液的颜色、性状、量的变化，如为血性、黄色痰或量增多等情况应及时告知医生进行处理。

（3）胸部物理治疗需改变体位时，需事先固定好血管内放置的导管、气管套管。骨折者搬动时需小心以避免移位。

（4）胸骨损伤、肋骨骨折、血气胸患者不宜胸部叩拍、振动和摇动。

（5）外科术后或急性肺疾病患者进行体位引流或胸部叩击后，偶可诱发低氧血症，理疗时给予氧疗可减少发生率。气道高反应性患者理疗后偶可诱发气道痉挛，给予支气管舒张剂吸入可防止发生。颅内高压者应避免头低位和咳嗽训练。

第九章

中医肺康复的外治疗法

一、中医外治技术的起源和发展

中医外治技术是指一切施于体外进行治疗的技术和方法，属于中医外治法的范畴，例如针灸、刮痧和拔罐等应用医疗器械的治疗方法，推拿等的手法治疗方法，以及利用天然物理因素的治疗方法和气功疗法等。

中医外治属于简便易行、独特有效的治疗技术和方法。不仅方法繁多，各具特色，而且应用广泛，具有简、验、效、捷、廉的特点。

中医外治的历史悠久。在远古时期，人们的生活环境艰苦，在日常的打猎生活过程中，人们会因跌打损伤而导致身体疼痛肿胀，古人会有意无意地按摩患处而达到散瘀消肿、减轻疼痛的作用，这就是按摩的源头。当人们不小心被刺伤出血时，用捣烂的草茎、树叶等涂抹伤口，可以促进伤口愈合，有的树脂和植物具有止血、杀菌、防腐作用，还可以促进血液循环，这就是最早的敷贴疗法。

至秦汉时期，中医外治技术已经具备了一定的水平，开始应用于医疗实践。晋代葛洪的名著《肘后备急方》着眼于临床急救，书中近一半内容是介绍中医外治技术。南北朝龚庆宣的《刘涓子鬼遗方》是我国创伤外科专书，记载了脓肿切开排脓和用水银治疗皮肤病等经验。

晋代以后外治技术趋于细化。晋代皇甫谧《针灸甲乙经》，对针灸逐步统一规范。唐代医家孙思邈创造了磁血疗法、磁水疗法、磁粥疗法、磁酒疗法，其著作《千金要方》共 30 卷，其中 23 卷中有外治技术的内容；全书共收集医方4500 多首，有 1200 余首外治方，运用 50 多种外治方法，涉及内、外、妇、儿、五官、皮肤科及备急的各种病症。宋代医学著作《太平圣惠方》和《圣济总录》等书中都载有伤科外治技术。在这个时期，中医外治技术不论是治疗方法的种类还是范围，都有了大幅度的进步。魏晋隋唐时期中医的发展成果，为中医外治技术成熟鼎盛期的到来奠定了坚实的基础。

中医外治发展的鼎盛期是在明清时期，此时的外治技术已应用于各科几百种疾病的治疗。明代陈实功《外科正宗》堪称此时期的代表作，书中还记载有截肢术、鼻息肉摘除术、气管缝合术等，均具有极高的临床价值，体现了当时外治技术的兴旺发达。明代医家李时珍在《本草纲目》辑录了大量外治药方，初步统计外治方法达80余种之多，除皮肤科和伤科外，其余各科还有1600余首外治药方。书中还记载了很多穴位敷药疗法，使药物与经络腧穴相结合，提高了临床疗效。清代程鹏程编纂的外治专书《急救广生集》，又名《德生堂外治秘方》，专门介绍外治技术，全书共10卷，收治病症400余种，选方1500余首，涉及杂症、急症、妇科、儿科、皮肤科等各科，所载诸方具有简、验、效、捷、廉的特点。清代医家赵学敏的医学著作《串雅内编》《串雅外编》，其中《串雅外编》所收的外治技术十分丰富，该书分为禁药门、保生门、针法门、薰法门、贴法门、洗法门、贴法门、取虫门等共28门，其中外治方法共600多条，书中记载内、外、妇、儿、五官等科的疾病均可选择外治技术治疗。

然自清末以后，中医药事业发展不断受到打击，跌入了前所未有的低谷。新中国成立以后，随着中医药政策的贯彻落实，中医外治技术获得新的发展。尤其是与现代科学相结合，催生了新的外治方法。中医外治技术不断吸收现代物理学、药物研究成果，大胆改革创新外用药物的传统剂型，提高用药效率。中医外治技术不断发展进步，说明中医外治技术医疗实践应用方面正在全面复兴，同时也体现了中医外治技术强大的生命力和广阔的发展前景。

二、中医肺康复常用的外治疗法

慢性肺疾病常用的中医传统康复治疗是根据中医肺脏理论形成的治疗指导思想，在辨证施治的基础上实施，目前应用的中医传统外治技术包括针刺疗法、推拿疗法、中药穴位贴敷疗法（包括贴法、敷法及熨帖）、经穴体外反搏疗法、熏洗疗法、耳穴疗法、艾灸疗法、拔罐疗法、中药热奄包疗法等。

（一）耳穴疗法

1. 主要特点

1）适应证广、疗效好

耳针具有调节神经平衡、镇静止痛、脱敏止痒、疏通经络、调和气血、强壮健肾等功能，所以它被广泛地应用于临床。治疗的病症遍及内、外、妇、儿等各科。

它不仅能治疗神经衰弱、自主神经紊乱等功能性疾病，而且能治疗某些器质性疾病，以及病毒、细菌、原虫所致的一些疾病。据文献统计有200余种病症可用耳针来治疗。耳针的疗效一般为 83% ~ 99%，对于一些慢性病，也能收到不同程度的即时疗效。

2）简便易行、花费低廉

由于耳穴绝大多数是人体解剖学名称，并且耳穴的分布排列又有一定规律，故耳针易学易记，经短期训练对一般常用的耳穴、治疗方法、操作技术就能初步掌握。一些简易的毫针法、放血法、压丸法等均无须特殊设备，费用甚为低廉，更适于广大人民自我保健。

3）副作用少

耳针是一种较为安全的治疗方法，它无刺伤内脏之虞，由于耳郭菲薄所以也无滞针，折针等现象。如若注意消毒并详细询问既往针刺治疗史的话，耳郭感染和晕针等副作用就可以预防或减少发生。耳针虽然具有很多特色，治疗病症亦甚为广泛，但不能有万病一针之偏见。耳针是针灸学的一个分支，二者各有特点，配合应用可具有相辅相成之功效。针刺耳郭虽疼痛较著，但近年来已改良和创造了一些新的刺激方法。如压丸、光针等开辟了无痛针刺的方向，克服了针刺疼痛的问题。

2. 禁忌证

（1）严重的心脏病患者不宜使用，更不宜采用强刺激。

（2）患有严重器质性疾病及伴有高度贫血者不宜针刺。

（3）外耳患有显著的炎症，如湿疹、溃疡、冻疮破溃等情况暂不宜针刺。

（4）妇女怀孕期间，迫切需耳针治疗者应慎用，有习惯性流产史的孕妇则应忌用。

（5）妇女月经期内，文献记载不宜行针，但在多年的实践中观察，大多数均无不利影响，个别有经期缩短或月经骤停，停针在下月来潮即自行恢复，后继续治疗，由于对耳针刺激有了适应性，月经常不再受影响。子宫功能性出血、痛经患者行经期内治疗，同样有治疗作用。

3. 选穴原则

取穴原则就是指在用耳穴治病时选取耳穴的依据。当疾病确诊后，用哪些耳穴进行治疗？根据什么原则选择穴位？这是采用耳穴治疗疾病首先要解决的问题，取穴的正确与否直接关系到疾病的疗效。取穴原则一般根据下列 5 个方面考虑：

（1）按相应部位取穴：即根据人体的患病部位，在耳郭的相应部位（耳穴）取穴的方法。许多疼痛性疾病、慢性病，患病部位的相应耳穴，绝大多数可以找到敏感点，刺激这些敏感点，往往可以获得立刻缓解甚至消除病痛的效果。

（2）按藏象辨证取穴：即根据祖国医学中藏象学说的理论，按照各脏腑的生理功能进行辨证取穴的方法。例如，藏象学说认为"心主神明"，故"心"穴可以用于治疗失眠、神经官能症、癔症等；又如治疗脱发，藏象学说认为"肾其华在发"，故可取"肾"穴来治疗脱发；又如治疗皮肤病，藏象学说认为"肺主皮毛"，故取"肺"穴治疗各种皮肤病；再如治疗心血管疾病时，藏象学说认为"心与小肠相表里"，除取"心"穴外，再取"小肠"穴往往能取得满意的效果。

（3）按经络学说取穴：即根据经络学说取穴的方法，分为循经取穴和经络病候取穴。循经取穴是根据经络的循行部位取穴；按经络病候取穴则是根据经络之"是动病"和"所生病"的病候来取穴。

（4）按现代医学理论取穴：耳穴中有许多穴位是根据现代医学理论命名的，如交感、皮质下、肾上腺、内分泌等，这些穴位的功能与现代医学的理论是一致的。

（5）按临床经验取穴：按临床经验取穴是指在临床实践中发现某个（或某些）穴位对治疗某病有效，取而用之。

每个病症取穴的多寡，应根据病情和上述5点取穴原则，进行全面考虑后选用。下面各章列出的"主穴"和"配穴"，可根据上述原则选用2~3个主穴，再选用1~2个配穴。

4. 操作方法

1）毫针法

毫针法是利用毫针针刺耳穴，治疗疾病的一种常用方法。其操作程序如下：

定穴和消毒：诊断明确后，用探棒或耳穴探测仪将所测得的敏感点或耳穴作为针刺点。行针刺之前耳穴必须严格消毒，先用2.5%的碘酒消毒，再用75%的乙醇脱碘，待乙醇干后施术。

体位和进针：一般采用坐位，如年老体弱、病重或精神紧张者宜采用卧位，针具选用26~30号粗细的0.5~1寸长的针具。进针时，医者左手拇食二指固定耳郭，中指托着针刺部的耳背，既可以掌握针刺的深度，又可以减轻针刺疼痛。然后用右手拇食二指持针，在刺激点针刺即可，用快速插入的速刺法或慢慢捻入的慢刺法进针也可。刺入深度应视患者耳郭局部的厚薄灵活掌握，一般刺入皮肤2~3分（1cm=3分），达软骨后毫针站立不摇晃为准。刺入耳穴后，如局部感应强烈，患者症状往往有即刻减轻感；如局部无针感，应调整针刺的方向、深度和角度。刺激强度和手法依病情、体质、证型、耐受度等综合考虑。

留针和出针：留针时间一般为15~30min，慢性病、疼痛性疾病留针时间适当延长，儿童、年老者不宜多留。留针期间为提高疗效，可每隔10min运针1次。出针是一次治疗的结束动作，医者左手托住耳郭，右手迅速将毫针垂直拔出，再用消毒干棉球压迫针眼，以免出血。

2）电针法

电针法是毫针法与脉冲电流刺激相结合的一种疗法。针刺获得针感后，接上电针机两个极，具体操作参照电针法。电针器旋扭要慢慢旋动，逐步调至所需刺激量，切忌突然增强刺激，以防发生意外。通电时间一般以 10 ~ 20min 为宜。

3）埋针法

埋针法是将皮内针埋入耳皮治疗疾病的方法，适用于慢性疾病和疼痛性疾病，起到持续刺激、巩固疗效和防止复发的目的。使用时，左手固定常规消毒后的耳郭，右手用镊子夹住皮内针柄，轻轻刺入所选耳穴，再用胶布固定。一般埋患侧耳郭，必要时埋双耳，每日自行按压 3 次，每次留针 3 ~ 5d，5 次为 1 个疗程。

4）压丸法

压丸法是在耳穴表面贴敷压丸替代埋针的一种简易疗法，安全无痛，无副作用，目前广泛应用于临床。压丸所选材料可就地取材，如王不留行、油菜籽、小米、绿豆、白芥子等。临床现多用王不留行和磁珠，因其表面光滑，大小和硬度适宜，笔者特选用康复芯片颗粒。

应用时将王不留行或磁珠贴附在 0.6cm × 0.6cm 大小胶布中央，用镊子夹住贴敷在选用的耳穴上，每日自行按压 3 ~ 5 次，每次每穴按压 30 ~ 60s，3 ~ 7d 更换 1 次，双耳交替。刺激强度以患者情况而定，一般儿童、孕妇、年老体弱、神经衰弱者用轻刺激法，急性疼痛性病证宜用强刺激法。

5）穴位注射法

穴位注射法是用微量药物注入耳穴，通过注射针对穴位的刺激和药物的药理作用，协同调整机体功能，促进疾病恢复，达到防治疾病的目的。

一般使用结核菌素注射器配 26 号针头，依病情吸取选用的药物，左手固定耳郭，右手持注射器刺入耳穴的皮内或皮下，行常规皮试的操作，缓缓推入 0.1 ~ 0.3mL 药物，使皮肤呈小皮丘，耳郭有痛、胀、红、热等反应，完毕后用消毒干棉球轻轻压迫针孔，隔日 1 次。

（6）耳穴按摩。

5. 注意事项

（1）严格消毒，防止感染。因耳郭暴露在外，表面凹凸不平，结构特殊，针刺前必须严格消毒，有创面和炎症部位禁针。针刺后如针孔发红、肿胀，应及时涂 2.5% 的碘酒，防止化脓性软骨膜炎的发生。

（2）对扭伤和有运动障碍的患者，进针后宜适当活动患部，有助于提高疗效。

（3）有习惯性流产的孕妇应禁针。

（4）患有严重器质性病变和伴有高度贫血者不宜针刺，对严重心脏病、高血压者不宜采用强刺激法。

（5）耳针治疗时亦应注意防止发生晕针，万一发生应及时处理。

二、穴位埋线疗法

穴位埋线疗法是将羊肠线埋入穴位，利用羊肠线对穴位的持续刺激作用治疗疾病的方法。一般选用精选优质羊肠线，先用特制五香神药酒浸泡1个月以上备用。

1. 器材和穴位选择

皮肤消毒用品、洞巾、注射器、镊子、埋线针、持针器、0－1号铬制羊肠线，0.5%~1%的盐酸普鲁卡因、剪刀、消毒纱布及敷料等。埋线针专用穴位埋线针，针芯为是坚韧特制的金属弯针，长8~10cm。

埋线多选肌肉比较丰满的部位的穴位，以背腰部及腹部穴最常用。如哮喘取肺俞，胃病取脾俞、胃俞、中脘等。选穴原则与针刺疗法相同。但取穴要精简，每次埋线1~3穴，可间隔2~4周治疗1次。

2. 操作方法

穿刺针埋线法：常规消毒局部皮肤，镊取一段1~2cm长已消毒的羊肠线，放置在穿刺针针管的前端，后接针芯，左手拇、食指绷紧或捏起进针部位皮肤，右手持针，刺入所需的深度；当出现针感后，边推针芯，边退针管，将羊肠线埋植在穴位的皮下组织或肌层内，针孔处覆盖消毒纱布。

用特制的埋线针埋线时，局部皮肤消毒后，以0.5%~1%的盐酸普鲁卡因作浸润麻醉，剪取羊肠线一段（一般约1cm长），套在埋线针尖缺口上，两端用血管钳夹住。右手持针，左手持钳，针尖缺口向下以15°~40°方向刺入，当针头缺口进入皮内后，左手即将血管钳松开，右手持续进针直至肠线头完全埋入皮下，再进针0.5cm，随后把针退出，用棉球或纱布压迫针孔片刻，再用创可贴敷盖保护创口。

3. 注意事项

（1）严格无菌操作，防止感染。三角针埋线时操作要轻、准，防止断针。

（2）埋线最好埋在皮下组织与肌肉之间，肌肉丰满的地方可埋入肌层，羊肠线不可暴露在皮肤外面。

（3）根据不同部位，掌握埋线的深度，不要伤及内脏、大血管和神经干（不要直接结扎神经和血管），以免造成功能障碍和疼痛。

（4）皮肤局部有感染或有溃疡时不宜埋线。肺结核活动期、骨结核、严重心脏病或妊娠期等均不宜使用本法。

（5）在一个穴位上做多次治疗时应偏离前次治疗的部位。

（6）注意术后反应，有异常现象应及时处理。

4. 术后反应

正常反应：由于刺激损伤及羊肠线（异性蛋白）刺激，在 1～5d 内，局部可出现红、肿、痛、热等无菌性炎症反应。少数病例反应较重，切口处有少量渗出液，亦属正常现象，一般不需处理。若渗液较多凸出于皮肤表面时，可将乳白色渗液挤出，用 70% 的酒精棉球擦去，覆盖消毒纱布。施术后患肢局部温度也会升高，可持续 3～7d。少数患者可有全身反应，即埋线后 4～24h 内体温上升，一般在 38℃ 左右，局部无感染现象，持续 2～4d 后体温恢复正常。埋线后还可有白细胞总数及中性多形核细胞计数的增高现象，应注意观察。

异常反应：

（1）少数患者因治疗中无菌操作不严或伤口保护不好，造成感染。一般在治疗后 3～4d 出现局部红肿、疼痛加剧，并可能伴有发热。应予局部热敷及抗感染处理。

（2）个别患者对羊肠线过敏，治疗后出现局部红肿、瘙痒、发热等反应，甚至切口处脂肪液化，羊肠线溢出，应适当做抗过敏处理。

（3）神经损伤，如感觉神经损伤，会出现神经分布区皮肤感觉障碍；运动神经损伤，会出现所支配的肌肉群瘫痪，如损伤了坐骨神经、腓神经，会引起足下垂和足拇指不能背屈。如发生此种现象，应及时抽出羊肠线，并给予适当处理。

三、天灸疗法

每年的三伏天的第一天，传统的"冬病夏治"是在这天开始应用的。

冬病夏治是中国传统医学的一个重要特色，就是利用夏季气温高，机体阳气充沛的有利时机，调整人体的阴阳平衡，使一些宿疾得以恢复。"冬病"指某些好发于冬季，或在冬季加重的病变，如慢性支气管炎、支气管哮喘。"夏治"指夏季这些病情有所缓解，趁其发作缓解季节，辨证施治，适当地内服和外用一些方药，以预防冬季旧病复发，或减轻其症状。

中医的理论认为，"人与天地相参，与日月相应"，"一体之赢弱，消息皆通于天地"，"天人合一"，因此人体的阳气与自然界生物的阳气相接，季节的变化直接影响到人的健康，中医将之概括为"六淫"。其中，寒为"六淫"之首，主要指体内阴盛阳衰，抵抗力明显下降，寒邪入侵引发的疾病，其发病时间以冬季为主或在冬季加重。

1. 临床技术操作

（1）药物的准备：白芥子40%、细辛40%、甘遂10%、延胡10%共研细末，用时以老姜汁调和成1cm×1cm×1cm的药饼，用5cm²的胶布贴于穴位上。

（2）取穴：慢性肺病病位在肺，发病与外邪侵袭及肺、脾、肾三脏功能失调有关。因此选用膀胱经背俞穴及任脉穴。

第一组穴位：肺俞、胃俞、志室、膻中。

肺俞位于背部第3胸椎棘突下，旁开1.5寸；胃俞位于背部第12胸椎棘突下，旁开1.5寸；志室位于腰部第2腰椎棘突下，旁开3寸；膻中为位于胸部前正中线上，平第4肋间，两乳头连线的中点。

第二组穴位：风门、膏肓、脾俞、天突。

风门位于背部第2胸椎棘突下，旁开1.5寸；膏肓俞位于背部第4胸椎棘突下，旁开3寸；脾俞位于背部第11胸椎棘突下，旁开1.5寸；天突位于颈部前正中线上，胸骨上窝中央。

第三组穴位：肾俞、定喘、心俞、中脘。

定喘穴位于第7颈椎棘突下，旁开0.5寸；心俞位于背部第5胸椎棘突下，旁开1.5寸；肾俞位于腰部第2腰椎棘突下，旁开1.5寸；中脘位于上腹部前正中线上，脐上4寸。

三组穴位相配均有补益肺脾肾、理气平喘的功用。背部俞穴均取双侧，1次1组，3组交替使用。

（3）贴药：将药物贴于穴位上，每次贴药1h，10d贴1次，治疗3个月，共9次。

2. 技术要领

（1）药粉予以姜汁调配应干湿适度，每8g药粉加入9mL姜汁。

（2）药物大小、形态应一致，制成1cm×1cm×1cm大小的药饼。

（3）选穴要准确。

（4）每次贴药时间应该保证1h。

3. 注意事项

（1）最佳敷贴时间为夏季三伏天和冬季三九天。

（2）敷贴药物即做即贴，保证药物有效成分少挥发。做完的药物马上使用，30min后弃用。

（3）在贴药当日戒烟酒、辛辣、海鲜、蘑菇、牛肉、韭菜等易致化脓食物，并避免进食生冷食品及进行冷水浴。

（4）治疗后局部皮肤出现红晕、轻度红肿、小水疱、轻度热痛感属正常现象。可能的不良反应：局部皮肤严重红肿、大水疱、溃烂、疼痛，皮肤过敏，低热。贴药后局部皮肤红肿，无明显不适可不予以处理，但自觉瘙痒、灼痛等明显不适，可外涂皮炎平霜、皮宝霜、皮康霜等减缓刺激；局部皮肤水疱，应穿着柔软衣服，或外覆盖纱布，避免摩擦水疱，防止破损，外涂以氧化锌油、宝肤灵、万花油等烫伤软膏。水疱溃破者应避免抓挠，保护创面，外涂搽红药水、红霉素软膏、金霉素软膏等消炎，防止感染，可适当予以珍珠层粉、云南白药涂抹促使创口愈合。全身皮肤过敏，可自服抗过敏药物：阿司咪唑、特非那定、氯苯那敏、赛庚啶等，全身过敏症状严重或伴有发热，建议前往医院诊治。

四、火针疗法

火针疗法，古称"焠刺""烧针"等，是将针在火上烧红后，快速刺入人体，以治疗疾病的方法。

《灵枢·寿夭刚柔》云：刺布衣者，以火焠之。《灵枢·官针》云："焠刺者，刺燔针则取痹也。"张仲景《伤寒论》中有"烧针令其汗"，"火逆下之，因烧针烦躁者"，"表里俱虚，阴阳气并竭，无阳则阴独，复加烧针……"等记载。直到唐代孙思邈《千金要方》才正式定名为"火针"。明代扬州的《针灸大成》记述最详："频以麻油蘸其针，针上烧令通红，用方有功。若不红，不能祛病，反损于人。"明代高武《针灸聚英》云："人身诸处皆可行针，面上忌之。凡季夏，大经血盛皆下流两脚，切忌妄行火针于两脚内及足……火针者，宜破痈毒发背，溃脓在内，外皮无头者，但按肿软不坚者以溃脓。"说明火针在明代已广泛应用于临床。近代火针使用一般有2种情况：长针深刺，治疗瘰疬、象皮腿、痈疽排脓；短针浅刺，治疗风湿痛、肌肤冷麻。

1. 操作方法

（1）选用22~28号不锈钢针，针柄用布包裹，以不导热为宜。施术时，在患部及其周围用碘酒、酒精消毒，然后用2%~10%的普鲁卡因（可混入0.2%的盐酸肾上腺素以防出血）做浸润麻醉，约2min后，将针在酒精灯上烧红，左手固定患部，右手持针。迅速刺入患部或其周围，然后立即将针拔出。

（2）针刺的深度，视溃疡种类和病变深浅而定。每次针数的多少，根据病变局部面积的大小而定，一般1~3针。

（3）针刺间隔，1~2周针1次为宜。

2. 禁忌证

（1）火针刺激强烈，孕妇及年老体弱者禁用。

（2）火热证候和局部红肿者不宜用。

（3）高血压、心脏病、恶性肿瘤患者禁用。

3. 注意事项

（1）施行火针后，针孔要用消毒纱布包敷，以防感染。

（2）使用火针时，必须细心慎重，动作敏捷、准确，避开血管、肌腱、神经干及内脏器官，以防损伤。

（3）火针必须把针烧红，速刺速起，不能停留，深浅适度。

（4）用本法治疗前，要做好患者思想工作，解除思想顾虑，消除紧张心理，取得患者配合，然后方可进行治疗。

五、艾灸疗法

艾炷灸是将纯净的艾绒用手指搓捏成圆锥状，小者如麦粒大，中者如半截枣核大，大者高约1cm，炷底直径约0.8cm，直接或间接置于穴位上施灸的一种疗法。此法利用温热及药物的作用，通过经络传导，以温经通络、调和气血、消肿散结、祛湿散寒、回阳救逆，从而达到防病保健、治病强身的目的。

1. 操作方法

备齐用物，携至床旁，做好解释，取得患者配合；协助取合适体位，暴露施灸部位，注意保暖；根据情况实施相应的灸法。

（1）直接灸（常用无瘢痕灸）。

先在施灸部位涂以少量凡士林，放置艾炷后点燃，艾炷燃剩至2/5左右，患者感到灼痛时，即用镊子取走余下的艾炷，放于弯盘中，更换新炷再灸，一般连续灸5~7壮。

（2）间接灸（常用隔姜灸、隔蒜灸、隔盐灸和隔附子饼灸）。

施灸部位涂凡士林，根据病情，放上鲜姜片或蒜片或附子饼1片（事先将鲜姜或独头蒜切成约0.6cm厚的薄片，中心处用针穿刺数孔；附子饼是附子研末以黄酒调和而成，厚0.6~0.9cm，中心处用粗针穿刺数孔），点燃施灸。当艾炷燃尽或患者感到灼痛时，则更换新炷再灸，一般灸3~7壮。达到灸处皮肤红晕，不起疱为度。艾炷燃烧时，应认真观察，防止艾灰脱落，以免灼伤皮肤或烧坏衣物等。施灸完毕，清洁局部皮肤，协助患者衣着。整理床单元，舒适体位，酌情通风。

2. 注意事项

（1）凡实证、热证、阴虚发热以及面部大血管附近，孕妇胸腹部和腰骶部，均不宜施灸。

（2）艾绒团必须捻紧，防止艾灰脱落烫伤皮肤或烧坏衣物。

（3）施灸后局部皮肤出现微红灼热，属于正常现象。如灸后出现小水疱，无须处理，可自行吸收。如水疱较大，可用无菌注射器抽取疱内液体，覆盖消毒纱布，保持干燥，防止感染。

（4）熄灭后的艾炷，应装入小口瓶内，以防复燃，发生火灾。

六、推拿疗法

推拿疗法又称按摩疗法。术者运用各种手法于患者体表一定部位或穴位上，以达到治疗疾病的一种疗法。具有扶正祛邪、散寒止痛、健脾和胃、导滞消积、疏通经络、滑利关节、强筋壮骨等作用；更具有保健强身，预防疾病，延年益寿的效果。

1. 操作方法

取适宜体位，协助松开衣着，暴露治疗部位，注意保暖；在治疗部位上铺治疗巾，腰、腹部进行按摩时，先嘱患者排尿；按确定的手法进行操作，操作时压力、频率、摆动幅度均匀，动作灵活。常用操作方法有：

（1）推法：用指、掌或肘部着力于一定部位上，进行单方向的直接摩擦。用指称指推法；用掌称掌推法；用肘称肘推法。操作时指、掌、肘要紧贴体表，用力要稳，速度缓慢而均匀，以能使肌肤深层透热而不擦伤皮肤为度。此法可在人体各部位使用。能提高肌肉的兴奋性，促使血液循环，并有舒筋活络的作用。

（2）一指禅推法：用拇指指腹或指端着力于推拿部位，腕部放松，沉肩、垂肘、悬腕，以肘部为支点，前臂做主动摆动，带动腕部摆动和拇指关节做屈伸活动。手法频率每分钟120～160次，压力、频率、摆动幅度要均匀，动作要灵活，操作时要求达到患者有透热感。常用于头面、胸腹及四肢等处。具有舒筋活络、调和营卫、健脾和胃、祛瘀消积的功能。

（3）揉法：用手掌大鱼际、掌根或拇指指腹着力，腕关节或掌指做轻柔缓和的摆动。操作时压力要轻柔，动作要协调而有节律，一般速度每分钟120～160次。适用于全身各部位。具有宽胸理气、消积导滞、活血化瘀、消肿止痛等作用。

（4）摩法：用手掌掌面或手指指腹附着于一定部位或穴位，以腕关节连同前臂做节律性的环旋运动。此法操作时肘关节自然弯曲，腕部放松，指掌自然伸直，动作要缓和而协调，频率每分钟120次左右。此法刺激轻柔，常用于胸腹、胁肋部位。具有理气和中、消食导滞、调节肠胃蠕动等作用。

（5）擦法（平推法）：用手掌大鱼际、掌根或小鱼际附着在一定部位，进行直线来回摩擦。操作时手指自然伸开，整个指掌要贴在患者体表治疗部位，以肩关节为支点，上臂主动带动手掌做前后或上下往返移动。动作要均匀连续，推动幅度要大，呼吸自然，不可屏气，频率每分钟100～120次。此法用于胸腹、肩背、腰臀及四肢。具有温经通络、行气活血、消肿止痛、健脾和胃等作用。

（6）搓法：用双手掌面夹住一定部位，相对用力做快速搓揉，同时做上下往返移动。操作时双手用力要对称，搓动要快，移动要慢。手法由轻到重，由慢到快，再由快到慢。适用于腰背、胁肋及四肢部位，一般作为推拿结束时手法。具有调和气血、舒筋通络的作用。

（7）抹法：用单手或双手指指腹紧贴皮肤，做上下或左右往返移动。操作时用力要轻而不浮，重而不滞。本法适用于头面及颈项部。具有开窍镇静、醒脑明目等作用。

（8）振法：用手指或手掌着力于体表，前臂和手部肌肉静止性强力地用力，产生振颤动作，操作时力量要集中在指端或手掌上，振动的频率较高，着力较重。此法多用单手操作，也可双手同时进行。适用于全身各部位和穴位。具有祛瘀消积、和气理气的作用。

（9）按法：用拇指端、指腹、单掌或双掌（双掌重叠）按压体表，并稍留片刻。操作时着力部位要紧贴体表，不可移动，用力要由轻而重，不可用暴力猛然按压。指按法适用于全身各部穴位；掌按法适用于腰背及腹部。具有放松肌肉、活血止痛的作用。

（10）捏法：用拇指与食、中两指或拇指与其余四指将患处皮肤、肌肉、肌腱捏起，相对用力挤压。操作时要连续向前提捏推行，均匀而有节律。此法适用于头部、颈项部、肩背及四肢。具有舒筋活络、行气活血的作用。

（11）拿法：捏而提起谓之拿，即用拇指与食、中两指或拇指与其余四指相对用力，在一定部位或穴位上进行节律性的提捏。操作时用力要由轻而重，不可突然用力，动作要和缓而有连贯性。临床常配合其他手法使用于颈项、肩部及四肢等部位。具有祛风散寒、舒筋通络的作用。

（12）弹法：用一手指指腹紧压住另一手指指甲，受压手指端用力弹出，连续弹击治疗部位。操作时弹击力要均匀，频率为每分钟120～160次。此法可用于全身各部，尤以头面、颈项部最为常用。具有舒筋活络、祛风散寒的作用。

（13）掐法：用拇指指甲重刺穴位。掐法是强刺激手法之一，操作时要逐渐用力，达渗透为止，不要掐破皮肤。掐后轻揉皮肤，以缓解不适。此法多用于急救和止痛，常掐合谷、人中、足三里等穴。具有疏通血脉、宣通经络的作用。

2. 注意事项

（1）操作者在治疗前须修剪指甲，以免伤及患者皮肤。

（2）孕妇的腰骶部与腹部、妇女经期均忌用。

（3）年老体衰、久病体虚，或极度疲劳、剧烈运动后、过饥过饱、醉酒均不宜或慎用推拿。

（4）严重心脏病、各种出血性疾病、结核病、肿瘤、脓毒血症、骨折早期（包括颈椎骨折损伤）、截瘫初期、烫伤、皮肤破损部位及溃疡性皮炎的局部禁推拿。

七、刮痧疗法

刮痧是应用边缘钝滑的器具，如牛角刮板、瓷匙等物，在患者体表一定部位反复刮动，使局部皮下出现瘀斑的一种疗法。此法可疏通腠理，使脏腑秽浊之气通达于外，促使周身气血流畅，逐邪外出，达到治疗的目的。

1. 操作方法

协助患者取合适体位，暴露刮痧部位，冬季注意保暖；根据病情，确定刮痧部位。常用部位有头颈部、背部、胸部及四肢；检查刮具边缘是否光滑、有无缺损，以免划破皮肤；手持刮具，蘸水或药液，在选定的部位，从上至下刮擦皮肤，要向单一方向，不要来回刮。用力要均匀，禁用暴力；如刮背部，应在脊椎两侧沿肋间隙呈弧线由内向外刮，每次刮 8~10 条，每条长 6~15cm；刮动数次后，当刮具干涩时，需及时蘸湿再刮，直至皮下呈现红色或紫红色为度，一般每一部位刮 20 次左右；刮治过程中，随时询问患者有无不适，观察病情及局部皮肤颜色变化，及时调节手法力度；刮痧完毕，清洁局部皮肤，协助患者衣着。

2. 注意事项

（1）患者体形过于消瘦、有皮肤病变、出血倾向者均不宜用刮痧疗法。

（2）操作中用力要均匀，勿损伤皮肤。

（3）刮痧后嘱患者保持情绪稳定，饮食要清淡，忌生冷油腻之品。

八、拔火罐疗法

拔火罐是以罐为工具，利用燃烧热力，排出罐内空气形成负压，使罐吸附在皮肤穴位上，造成局部瘀血现象的一种疗法。此法具有温通经络、祛风散寒、消肿止痛、吸毒排脓等作用。

1. 操作方法

点火：可选用下列方法之一，将火罐吸附于所选部位上。

（1）闪火法：是用长纸条或用镊子夹 95% 的酒精棉球 1 个，用火将纸条或酒精棉球点燃后，伸入罐内中段绕一周（切勿将罐口烧热，以免烫伤皮肤），迅速将火退出，立即将罐按扣在所选部位或穴位上。

（2）贴棉法：是用大小适宜的 95% 的酒精棉 1 块，贴在罐内壁中段（不要过湿），点燃后迅速按扣在应拔的部位。

（3）投火法：是用易燃烧纸片或95％的酒精棉球（拧干）1个，点燃后投入罐内，迅速将罐按扣在应拔的部位，此法适用于侧位横拔。

拔罐：根据病情需要，可分为下列几种拔罐方法。

（1）坐罐法：又名定罐法，将罐吸附在皮肤上不动，直至皮肤呈现瘀血现象为止，一般留置10min左右，此法适用于镇痛治疗。

（2）闪罐法：即将罐拔住后，立即起下，如此反复多次地拔住起下，起下拔住，至皮肤潮红充血或瘀血为度。多用于局部肌肤麻木、疼痛等症。

（3）走罐法：又称推罐法，即拔罐时先在所拔部位的皮肤及罐口上，涂一层凡士林等润滑油，再将罐拔住，然后，医者用右手握住罐子，向上、下或左、右需要拔的部位，往返推动，至所拔部位的皮肤红润、充血，甚或瘀血时，将罐取下。此法宜于面积较大，肌肉丰厚部位，如脊背、腰臀、大腿等部位的酸痛、麻木、风湿痹痛等症。

（4）刺血拔罐法：在患部常规消毒后，先用梅花针叩打，或用三棱针浅刺出血后，再行拔罐，留置5~10min，起罐后消毒局部皮肤。多用于治疗丹毒、扭伤、乳痈等。

起罐：右手扶住罐体，左手以拇指或食指从罐口旁边按压一下，待空气进入罐内即可将罐取下。

2. 注意事项

（1）高热抽搐及凝血机制障碍患者；皮肤过敏、溃疡、水肿及大血管处；孕妇的腹部、腰骶部均不宜拔罐。

（2）拔罐时应采取适当体位，选择肌肉较厚的部位。骨骼凹凸和毛发较多处不宜拔罐。

（3）拔罐过程中随时观察检查火罐吸附情况和皮肤颜色。

（4）防止烫伤和灼伤。拔罐时动作要稳、准、快，起罐时切勿强拉。如拔罐局部出现较大水疱，可用无菌注射器抽出疱内液体，外涂龙胆紫，保持干燥，必要时用无菌纱布覆盖固定。

（5）凡使用过的火罐，均应清洁消毒，擦干后备用。

九、穴位贴敷疗法

通过应用中药各种外用剂型将药物施术于特定穴位以刺激局部皮肤，从而达到调理局部及整体阴阳平衡的目的的一种中医外治方法。

1. 操作方法

（1）评估临床表现、主要症状、既往史、药物过敏史、患者体质及敷药部位的皮肤情况及心理状况等。女性患者评估胎、产、经、带。

（2）拇（食）指按压选定腧穴，询问患者感觉，以校准穴位。穴区局部应洗净擦干或用75%的酒精消毒。取5cm×5cm正方形胶布，用油膏刀或小木棍将药物均匀地摊在穴位贴敷贴中间，薄厚适中，贴于穴位上。贴敷过程中观察有无渗漏、滑脱、局部皮肤皮疹等现象。并询问有无不适，交代注意事项。

（3）观察2~6h，局部烧灼、发痒、红晕或稍有发疱即可取下。

2. 注意事项

贴敷药物期间，应减少运动、避免出汗，尽量避免电扇、空调直吹；注意防止药膏污损衣物；应尽量避免食用寒凉、过咸等可能减弱药效的食物；应尽量避免烟酒、海味及辛辣、牛羊肉等食物，以免出现发疱过大现象。可能出现发疱过大现象，致使局部皮肤红肿疼痛，影响美观。可能会弄污衣物。会出现麻木、温、热、痒等感觉。

3. 出现意外的预防及处理

水疱处理：对每位贴敷治疗者提供碘附棉棒1包、干棉棒2包。有些患者贴药处出现针尖至小米大小的水疱，属药物贴敷后的正常反应，如无溃破，仅需保持背部干燥即可，局部涂抹碘附，防止渗出；如果水疱自行溃破，有少量渗出，首先用碘附棉棒轻蘸局部，再用干棉棒轻蘸局部吸收水液，再用紫药水涂抹局部。不可主动用手挤压水疱。尽量留存水疱表面皮肤，不可将水疱皮硬性撕掉。如果水疱体积巨大，或水疱中有脓性分泌物，露出皮下组织、出血等现象，请及时去医院由专业人员进行处理。

十、熏洗疗法

熏洗疗法是将药物煎汤，趁热在患处熏蒸或浸浴，以达到疏通腠理、祛风除湿、清热解毒、杀虫止痒等作用的一种治疗方法。

1. 操作方法

根据熏洗部位协助患者取合适体位，暴露熏洗部位，必要时屏风遮挡，冬季注意保暖；四肢熏洗时，将药物趁热倒入盆内，患肢架于盆上，用浴巾或布单围盖后熏蒸。待温度适宜时，将患肢浸泡于药液中泡洗；坐浴时，将药液趁热倒入盆内，上置带孔木盖，协助患者脱去内裤，坐在木盖上熏蒸。待药液不烫时，拿掉木盖，坐入盆中泡洗。药液偏凉时，应更换药液，每次熏洗15~20min。

2. 注意事项

（1）月经期、孕期禁用坐浴。

（2）熏洗药温不宜过热，一般为50~70℃，以防烫伤。

（3）在伤口部位进行熏洗时，按无菌技术进行。

（4）包扎部位熏洗时，应揭去敷料，熏洗完毕后，更换消毒敷料。

（5）所用物品需清洁消毒，避免交叉感染。

十一、中药熨烫疗法

中药熨烫疗法又称中药热奄包疗法、中药热敷法，是将加热好的中药药包置于身体的患病部位或身体的某一特定位置如穴位上，通过奄包的热蒸汽使局部的毛细血管扩张，血液循环加速，又可通过热蒸汽促使奄包内中药渗透到患者病痛所在，达到温经通络、活血化瘀、祛湿驱寒等目的的一种外治方法。热敷疗法具有扩张血管、改善局部血液循环、促进局部代谢的作用，有益于疾病的恢复。热敷疗法在软组织损伤疾病的治疗中占有重要的位置，热敷本身也可缓解肌肉痉挛，促进炎症及瘀血的吸收，药物热敷还可使药物通过局部吸收，达到直达病所的目的，使治疗更直接、更有效。

1. 操作流程

药液准备好后，可先用热蒸汽熏蒸患处，待药液温度下降适中时，用毛巾蘸取药液敷于患处，或直接取出药包，将其拧至不干不湿的程度，用毛巾将热药包包好敷于病患部位，留药 20～30min，每日 1～2 次。时间结束后，祛除药包擦干局部。热敷疗法在应用中首先应注意温度的掌握，以免烫伤。其次热敷所用中药，一般用量大，药物毒性大，千万不得误服，以免药物中毒。

2. 注意事项

（1）热敷时保持室内温暖无风，治疗部位也要注意保暖，治疗中适当补充水分。

（2）若用毛巾包裹，包裹的毛巾垫应平整，使热力能够均匀渗透。

（3）温度适宜，不宜过烫，一般温度为 50～70℃。

（4）患者使用热奄包过程中，护士应定时询问患者感受，以便出现不适时及时处理。

（5）如果治疗过程中发现局部皮肤出现皮疹、瘙痒或局部皮肤产生烧灼、热烫的感觉或出现烫伤时，应立即停止治疗，严重者报告医生处理。

十二、穴位注射疗法

穴位注射疗法是用注射器的针头代为针具刺入穴位，在得气后注入药液来治疗疾病的方法。它是把针刺与药理及药水等对穴位的渗透刺激作用结合在一起发挥综合效能，故对某些疾病能提高疗效。

凡是可供肌肉注射用的药物，都可供穴位注射用。常用的药物有以下 3 类：

（1）中草药制剂：复方当归注射液、川芎嗪注射液、生脉注射液、人参注射液、鱼腥草注射液、银黄注射液、柴胡注射液、板蓝根注射液、威灵仙注射液等。

（2）维生素类制剂：维生素 B_1 注射液、维生素 B_6 注射液、维生素 B_{12} 注射液、维生素 C 注射液。

（3）其他：强地松龙、盐酸普鲁卡因、利多卡因等。笔者所在科室独创的自血疗法，即是采集患者自体少量血液，加或不加药物，然后穴位回注的治疗方法，技术成熟、安全，对支气管哮喘、过敏性鼻炎、支气管扩张、慢性荨麻疹等过敏性疾病有明显的疗效。

1. 操作方法

根据所选穴位处方选取舒适、持久的体位，按注射药量的不同选用注射器和针头。局部皮肤常规消毒后，用无痛快速进针法将针刺入皮下组织，然后慢慢推进或上下提插，探得酸胀等"得气"感应后，回抽一下，如无回血，即可将药物注入。一般疾病用中等速度推入药液；慢性病或体弱者用轻刺激，将药液缓慢推入；急性病或体强者，可用强刺激，快速推入药液。如需注入药液较多时，可由深至浅，边推药液边退针，或将注射针头向几个方向刺入注射药液。穴位注射的用药剂量取决于注射部位及药物的性质和浓度。作小剂量注射时，可用原药物常规剂量的一半。慢性病一般每日或隔日 1 次，6 ~ 10 次为 1 个疗程。反应强烈者，可隔 2 ~ 3d 注射 1 次，穴位可左右交替使用。每疗程间可休息 3 ~ 5d。

2. 注意事项

（1）治疗时应对患者说明治疗的特点和注射后的正常反应，如注射后局部可能有酸胀感，48h 内局部有轻度不适，有时持续时间较长，但一般不超过 1d。如因消毒不严而引起局部红肿、发热等，应及时处理。

（2）严格无菌操作，防止感染。

（3）注意药物的性能、药理作用、剂量、配伍禁忌、副作用、过敏反应、药物的有效期、药物有无沉淀变质等情况。凡能引起过敏反应的药物必须做皮试，阳性反应者不可应用此药。副作用较强的药物，使用亦当谨慎。

（4）一般药液不宜注入关节腔、脊髓腔和血管内，否则会导致不良后果。此外，应注意穴位注射法避开神经干，以免损伤神经。

（5）孕妇的下腹部、腰骶部和三阴交、合谷等穴不宜用穴位注射，以免引起流产。年老、体弱者，选穴宜少，药液剂量应酌减。

十三、直流电药物离子导入疗法

利用直流电将药物离子通过皮肤或穴位导入人体，作用于病灶，达到活血化瘀、软坚散结、抗炎镇痛的目的。

1. 操作方法

铺一次性中单。协助患者取适当体位，暴露治疗部位；将衬垫吸湿药物置患处，根据导入药物的极性选择电极板，带负离子的药物衬垫放上负极板（黑色导线），带正离子的药物衬垫上放上正极板（红色导线）。隔上塑料薄膜，用尼龙搭扣或沙包固定，检查输出端电门调节器是否至"0"，再接通电源，根据需要调节状态、方式、时间、强度和热度；治疗过程中，根据患者反应，及时调整电流量，治疗时间一般为 20～30min。儿童不宜超过 10～15min。

2. 注意事项

（1）开机时注意电流应由小逐渐增至所需量，以免患者有电击感，电极板不能直接接触皮肤，必须安放在衬垫上。治疗时要防止电极板滑出衬垫灼伤皮肤。

（2）治疗时，若电极板接触处感觉有刺痛，可能是电极与皮肤接触不好，应及时检查处理。

（3）如局部皮肤出现瘙痒等皮肤过敏情况，可用皮炎平霜等抗过敏外用药涂擦，严重时应停止治疗。

（4）高热、恶病质、心力衰竭、湿疹、妊娠、有出血倾向者、治疗部位皮肤破损炎症者、有金属异物者、装有心脏起搏器者、对直流电不能耐受者禁用此疗法。

十四、中医定向透药

指在定向透药仪的导引下，将治病或者镇痛的药物贴粘贴于相应穴位（遵医嘱）或阿是穴及疼痛点上，直接从皮肤定向地推送到组织伤害病灶部位，以舒筋通络，行气活血，消炎镇痛。

1. 操作方法

插上电源线，把治疗线插入对应输出口，然后把治疗电极（附加药物）撕开，并插入到电源线两端，再贴到患者治疗部位，开启仪器后面的总开关，调节时间键，一般定时为 30min。再选择针灸模式，选择对应输出强度键，直至合适的力度。每日 1 次，每次选 2～4 个穴位，时间为 30min。

2. 注意事项

（1）高热，妊娠，装有心脏起搏器，或动态心电图、动态血压监测及不适应电刺激治疗的患者禁用。

（2）治疗过程中出现蚁爬感或锤动感属于正常现象。

（3）电极片一人一用，粘贴部位出现发红或瘙痒及时告知。

（4）如果治疗后局部皮肤颜色改变或有丘疹水疱出现时，立即停用。

第十章

中医肺康复的情志疗法

一、中医情志疗法的起源和发展

"情志病"是指临床症状表现为精神状态异常的疾病，比如大部分的精神疾患；但更深一层的含义，则指与情志因素相关的病证，其中很多病没有明显的精神状态方面的症状表现，这就是中医所说的七情致病。

《黄帝内经》之时就已对情志与脏腑的关系、情志致病规律以及对情志病证的诊疗都做了简要的论述，提出"心主神明学说"，确立了中医学的"五志说"。至东汉时，《伤寒论》开创了情志医学的辨证论治的先河，如记载了"奔豚气""脏躁""梅核气"等情志病证的理法方药。《金匮要略》中，以"常默默，欲卧不能卧，欲行不能行"辨百合病；以"喜悲伤欲哭"辨妇人脏躁等。隋代《诸病源候论》对情志疾病进行了较为全面的记载和详细分类，对不寐、百合病等情志病的病因病候均有具体描述。

宋、金、元时期，《三因极一病证方论》中，将情志致病因素概括为七情，创立"七气汤""大七气汤""小定志丸""菖蒲益智丸"等方剂。朱丹溪提出了"六郁"之说，此六郁者即气郁、湿郁、热郁、痰郁、血郁和食郁，定的行气开郁的方剂越鞠丸。《太平惠民和剂局方》中也收载了不少治疗情志疾病的方剂，其中逍遥散一方尤为著名。

明清时期医家如叶天士在《临证指南医案》中记载的情志病证医案就多达122例，并对其病证作了详尽的分类记载及分析。

二、中医肺康复常用的情志疗法

中国古代情志法主要是用五行相克理论来表述情绪之间的相互制约关系，其基本原理是脏腑情志论和五行相克论的结合，将人体归纳为5个体系并按五行配五脏五志，然后利用情志之间相互制约的关系来进行治疗的心理疗法，即运用一种情志纠正相应所胜的另一种失常情志。因此，它在心理治疗方法上独具特性。

五行相克理论认为，五行之间存在着一种相互制约的相胜关系，即金胜木，木胜土，土胜水，水胜火，火胜金。《内经》具体论述了情志相胜心理疗法的基本程序：喜伤心，恐胜喜；怒伤肝，悲胜怒；思伤脾，怒胜思；忧伤肺，喜胜忧；恐伤肾，思胜恐。

1. 喜伤心，恐胜喜

喜为心志，喜甚伤心气，可致嬉笑不止或疯癫之症。治之以"祸起仓卒之言"或其他方法使之产生恐惧心理，抑其过喜而病愈。清代《冷卢医话》中记一江南书生因金榜题名考中状元，在京城过喜而发狂，大笑不止。名医徐洄溪就诊，佯称其病不可治，告之逾十日将亡。并吩咐他速回家，路过镇江时再找一位姓何的医生，或许能起死回生。书生受到惊吓，果然病愈。但又因此郁郁寡欢往回走。至镇江，何医生就把徐洄溪早已送来的书信给书生一看，并解释其中的缘由，于是书生经开释，病痊愈。

2. 怒伤肝，悲胜怒

怒为肝的情志表达，但过怒因肝阳上亢，肝失疏泄而表现出肢体拘急，握持失常，高声呼叫等症状。治之以"恻怆苦楚之言"诱使患者产生悲伤的情绪，有效地抑制过怒的病态心理。《景岳全书》中记燕姬因怒而厥，张景岳诊后便声言其危，假称要用灸法才能治好。燕姬知道灸法不仅会引起疼痛，而且会损毁面容或身体其他部位的皮肤。于是，继而转悲，悲则气消，将胸中的郁怒之气排解。这样就克制了愤怒的情绪，消除了愤怒引起的疾病。

3. 思伤脾，怒胜思

正常的思虑为生理心理现象。但"过思则气结"，可使人神情怠倦，胸膈满闷，食纳不旺等脾气瘀滞，运化失常。治之以"污辱斯罔之言"激患者盛怒以冲破郁思，使患者重新改变心理状态达到治疗的目的。《续名医类案》中记有一女因思亡母过度，诸病缠身，百药不治。韩世良借此女平时信巫，便离间母女关系，假托母死因女命相克，母在阴司要报克命之仇，生为母女，死为仇敌。女闻后大怒，并骂："我因母病，母反害我，何以思之！"遂不思，病果愈。

4. 忧伤肺，喜胜忧

悲忧皆为肺志，太过则使人肺气耗散而见咳喘短气，意志消沉等症状，还可由肺累及心脾致神呆痴癫，脘腹痞块疼痛食少而呕等，治之可设法使患者欢快喜悦而病愈。《儒门事亲》中记有一患者因闻父死于贼，过度悲伤忧郁，心中结块痛不可忍。张子和便学巫婆的样子又唱又跳又开玩笑，"以谑浪亵狎之言娱之"，使患者畅怀大笑，一二日后心下块皆散，不药而愈。由此可见，我国古代情志相胜疗法对于有明显器质性病变的症状也有很好的疗效。

5. 恐伤肾，思胜恐

过度或突然的惊恐会使人肾气不固，气陷于下，产生惶惶不安，提心吊胆，神气涣散，二便失禁，意志不定等病理变化。可以用各种方法引导患者对有关事物进行思考，以制约患者过度恐惧，或由恐惧引起的躯体障碍。其实这就是一种认知疗法，通过树立正确的认知来治疗心理疾患。《续名医类案》中卢不远治疗一恐死症就是首先用语言开导，然后带他学习一种"参究法"，即参禅，和患者一起研究生命之源，深究生死，使其深入思考后对生死不再恐惧从而病愈。

通过情志之间的制约关系，用一种情志活动来治疗另一种情志引起的疾病，这是中医学对情志疾病的创造发明。此外，将情志活动和人的五脏精气有机结合起来，也为情志活动的药物治疗提供了新的思路。根据五志和五脏精气的关系，我们就可以将各种情志疾病和五脏精气有余或不足直接挂钩，通过调节五脏精气的方法来治疗各种情志疾病。

如嬉笑不休是心中精气有余的结果，可以通过泻心火来治疗；悲伤不已是肺中精气不足的表现，可以通过补肺气的方法来治疗；急躁易怒是肝中精气过旺的表现，可以通过泻肝火的方法来治疗；思虑难解是脾中精气不足的表现，可以通过健运脾土的方法来治疗；易受惊怕是肾中精气不足的表现，可以通过填精益肾的方法来治疗。

情志疗法在中国古代治疗心理疾病方面的确显示出了巨大的功效，作为根植于中国固有文化传统和民族心理的这一疗法，我们应超出直观的感性水平来进一步认识它，并发扬它的长处，使之成为真正适合中国人的科学心理治疗方法。

第十一章

中医肺康复的药膳疗法

一、中医药膳疗法的起源和发展

药膳是中医学的一个重要组成部分，是中华民族历经数千年不断探索、积累而逐渐形成的独具特色的一门临床实用学科，是中华民族祖先遗留下来宝贵的文化遗产。

几千年来，中国传统医学就十分重视饮食调养与健康长寿的辩证关系，它包括食疗，即用饮食调理达到养生防病治病作用，以及药膳，即用食物与药物配伍制成膳食达到养生防治疾病的作用，本书所提到的药膳即包括食疗内容。中医学在长期的医疗实践中积累了宝贵的药膳食疗保健经验，形成了独特的理论体系，因而药膳学是中医学的重要组成部分。积极推行中医药膳食疗保健，不仅为我国人民的健康长寿做出了重要贡献，而且对于促进世界卫生保健医学的发展，也具有深远意义。

药膳发源于我国传统的饮食和中医食疗文化，药膳是在中医学、烹饪学和营养学理论指导下，严格按药膳配方，将中药与某些具有药用价值的食物相配伍，采用我国独特的饮食烹调技术和现代科学方法制作而成的具有一定色、香、味、形的美味食品。它是中国传统的医学知识与烹调经验相结合的产物。它"寓医于食"，既将药物作为食物，又将食物赋以药用，药借食力，食助药威，二者相辅相成，相得益彰；既具有较高的营养价值，又可防病治病、保健强身、延年益寿。

在人类社会的原始阶段，人们还没有能力把食物与药物分开。这种把食物与药物合二而一的现象就形成了药膳的源头和雏形。也许正是基于这样一种情况，中国的传统医学才说"药食同源"。现代考古学家已发现不少原始时代的药性食物。现代民族学也发现一些处在原始时代的民族会制作具有药物作用的食品。这些都证明药膳确实可以说起源于人类的原始时代。当然，这种原始的药膳雏形，还不能说是真正的药膳，那时的人们还不是自觉地利用食物的药性。

真正的药膳只能出现在人类已经有了丰富的药物知识和积累了丰富的烹饪经验之后的文明时代。那么真正意义的药膳在我国究竟起源于何时，又是如何发展演变的呢？

我国自文字出现以后，甲骨文与金文中就已经有了药字与膳字。而将药字与膳字联起来使用，形成药膳这个词，则最早见于《后汉书·列女传》。其中有"母亲调药膳思情笃密"这样的字句。《宋史·张观传》还有"蚤起奉药膳"的记载。这些记载证明，至少在1000多年前，我国已出现药膳其名。而在药膳一词出现之前，我国的古代典籍中已出现了有关制作和应用药膳的记载。《周礼》中记载了"食医"。食医主要掌理调配周天子的"六食""六饮""六膳""百馐""百酱"的滋味、温凉和分量。食医所从事的工作与现代营养医生的工作类似，同时书中还涉及了其他一些有关食疗的内容。《周礼·天官》中还记载了疾医主张用"五味、五谷、五药养其病"；疡医则主张"以酸养骨，以辛养筋，以咸养脉，以苦养气，以甘养肉，以滑养窍"等。这些主张已经是很成熟的食疗原则。这些记载表明，我国早在西周时代就有了丰富的药膳知识，并出现了从事药膳制作和应用的专职人员。成书于战国时期的《黄帝内经》载有："凡欲诊病，必问饮食居处""治病必求其本""药以祛之、食以随之"。并说："人以五谷为本"，"天食人以五气，地食人以五味"，"五味入口，藏于肠胃"，"毒药攻邪，五谷为养，五果为助，五畜为益，五蔬为充，气味合而服之，以补精益气"。与《黄帝内经》成书时间相近的《山海经》中也提到了一些食物的药用价值："栎木之实，食之不老。"上述医籍的记载，说明在先秦时期中国的食疗理论已具雏形。《黄帝内经》中共有13首方剂，其中有8首属于药食并用的方剂，如乌贼骨茜草丸，由茜草、乌贼骨、麻雀蛋、鲍鱼制成。其制作方法是将前3种食物研末为丸，以鲍鱼汤送服。主要用于治疗血枯病。说明这时药膳的制作与应用也较成熟。

秦汉时期药膳有了进一步发展。东汉末年成书的《神农本草经》集前人的研究载药365种，其中大枣、人参、枸杞、五味子、地黄、薏米、茯苓、沙参、生姜、葱白、当归、贝母、杏仁、乌梅、鹿茸、核桃、莲子、蜂蜜、龙眼、百合、附子等，都是具有药性的食物，常作为配制药膳的原料。汉代名医张仲景的《伤寒杂病论》《金匮要略方论》进一步发展了中医理论，在治疗上除了用药还采用了大量的饮食调养方法来配合，如白虎汤、桃花汤、竹叶石膏汤、瓜蒂散、十枣汤、百合鸡子黄汤、当归生姜羊肉汤、甘麦大枣汤等。在食疗方面张仲景不仅发展了《黄帝内经》的理论，突出了饮食的调养及预防作用，开创了药物与食物相结合治疗重病、急症的先例，而且记载了食疗的禁忌及应注意的饮食卫生。汉代以前虽有较丰富的药膳知识，但仍不系统，为我国药膳食疗学的理论奠基时期。

晋唐时期为药膳食疗学的形成阶段。这时的药膳理论有了长足的发展，出现了一些专门著述。晋代葛洪的《肘后备急方》、北魏崔浩的《食经》、梁代刘休的《食方》等著述对中国药膳理论的发展起到了承前启后的作用。

唐代名医孙思邈在其所著的《备急千金要方》中设有"食治"专篇，至此食疗已开始成为专门学科，其中共收载药用食物164种，分为果实、菜蔬、谷米、鸟兽四大门类。孙思邈还指出："食能排邪而安脏腑，悦情爽志以资气血""凡欲治疗，先以食疗；既食疗不愈，后乃用药耳"；并认为"若能用食平疴，适性遣疾者，可谓良工，长年饵老之奇法，极养生之术也"。孙思邈的弟子孟诜集前人之大成编成了《食疗本草》。这是我国第一部集食物、中药为一体的食疗学专著，共收集食物241种，详细记载了食物的性味、保健功效，过食、偏食后的副作用，以及其独特的加工、烹调方法。这时还有医博士昝殷编著的《食疗心鉴》、南唐陈士良的《食性本草》，都是在晋唐时期出现的专门论述食疗功效的专著，将食疗、药膳作为专门的学科进行详细的论述。

宋元时期为食疗药膳学全面发展时期。宋代官方修订的《太平圣惠方》专设"食治门"，记载药膳方剂160首，可以治疗28种病证，且药膳以粥、羹、饼、茶等剂型出现。元朝的统治者也重视医药理论，提倡蒙、汉医的进一步结合和吸收外域医学的成果，由饮膳太医忽思慧所编著的《饮膳正要》为我国最早的营养学专著，收载食物203种，除了谈到对疾病的治疗，首次从营养学的观点出发，强调了正常人应加强饮食、营养的摄取，用以预防疾病，并详细记载了饮食卫生、服用药食的禁忌及食物中毒的表现，颇有见解。

明清时期是中医食疗药膳学进入更加完善的阶段，几乎所有关于本草的著作都注意到了本草与食疗学的关系，对于药膳的烹调和制作也达到了极高的水平，且大多符合营养学的要求。明代的医学巨著《本草纲目》给中医食疗提供了丰富的资料，仅谷、菜、果3部就有300多种，其中专门列有饮食禁忌、服药与饮食的禁忌等。朱橚的《救荒本草》记载了可供荒年救饥食用的植物414种，并将其详细描图，讲述其产地、名称、性味及烹调方法。此外还有徐春甫的《古今医统》、卢和的《食物本草》、宁原的《食鉴本草》；其中较为著名的是贾铭的《饮食须知》、王孟英的《随息居饮食谱》等，它们至今在临床及生活中仍有较大的实用价值。这一时期的食疗学还有一个突出的特点，即提倡素食的思想得到进一步的发展，如黄云鹄所著的《粥谱》、曹庭栋的《老老恒言》均重视素食，这对于食疗、养生学的发展均有帮助。中国药膳起远古至现今，源远流长；自宫廷到民间，广为传播。据有的学者统计，自汉初到明末，有关药膳的著作已有300多部。而今有关食疗药膳的著作更是色彩纷呈，应用空前广泛，以致出现了一些专门的药膳餐馆。在人们的生活中，药膳也得到了空前的普及，并在国外也享有盛誉，备受青睐。药膳是中国传统饮食和传统医学的重要内容。今天，它已成为一门独具特色的科学、艺术和文化走进千家万户，传遍世界各地。

二、药膳的特点

1. 注重整体，辨证施食

所谓"注重整体""辨证施食"，即在运用药膳时，首先要全面分析患者的体质、健康状况、患病性质、季节时令、地理环境等多方面情况，判断其基本证型；然后再确定相应的食疗原则，给予适当的药膳治疗。如慢性胃炎患者，若证属胃寒者，宜服良附粥；证属胃阴虚者，则服玉石梅楂饮等。

2. 防治兼宜，效果显著

药膳既可治病，又可强身防病，这是有别于药物治疗的特点之一。药膳多是平和之品，但其防治疾病和健身养生的效果却是比较显著的。

3. 良药可口，服食方便

由于中药汤剂多有苦味，故民间有"良药苦口"之说。有些人，特别是儿童多畏其苦而拒绝服药。而药膳使用的多为药、食两用之品，且有食品的色、香、味等特性；即使加入了部分药材，由于注意了药物性味的选择，并通过与食物的调配及精细的烹调，仍可制成美味可口的药膳，故谓"良药可口，服食方便"。

三、药膳的作用

1. 以药膳为主治疗疾病

某些疾病或疾病中的某个阶段可以用药膳或食物为主加以治疗。例如桂枝汤就是食疗方，是治疗外感风寒，营卫不和的主方；《金匮要略》中的甘麦大枣汤以治妇人脏躁等，都是以食疗方为主治病的实例。

2. 药食结合以辅助治疗疾病

《内经》提出："药以祛之，食以随之。"食物疗法是综合疗法一种重要的不可缺少的内容。古代医家主张在病邪炽盛阶段依靠药物，一旦病邪已衰，在用药治疗的同时，饮食营养亦须及时予以保证，以恢复正气，增强其抗病能力。金元四大家张从正主张攻邪居先，食养善后，这是典型的药食结合。

3. 辨证施膳治疗疾病

辨证施膳是从辨证论治发展而来的。它是根据食性理论，以食物的四气、五味、归经、阴阳属性等与人体的生理密切相关的理论和经验作为指导，针对患者的证候，根据"五味相调，性味相连"的原则，以及"寒者热之，热者寒之，虚者补之，实者泻之"的法则，应用相关的食物和药膳治疗调养患者，以达到治病康复的目的。

四、药膳的分类

人类的食物主要是植物和动物，而且需要加工处理。由于人们的饮食习惯与爱好及特殊需要，经过不同的配制和加工，制成形态、风格、营养价值不同，花色繁多的加工品。药膳的传统制作是以中医辨证论治理论为指导，将中药与食物相配伍，经过加工，制成色、香、味、形俱佳的具有保健和治疗作用的一种特殊食品。

纵观古代医籍文献中的分类方法记载，结合现代药膳加工、烹调技术引入药膳后所产生的影响，按药膳食品的治疗作用，制作方法和应用及药膳食品原料等方面进行如下分类。

1. 按药膳的食品形态分类

1）流体类

（1）汁类：由新鲜并含有丰富汁液的植物果实、茎、叶和块根，经捣烂、压榨后所得到的汁液。制作时常用鲜品。

热病后烦渴——西瓜汁、雪梨汁。

噎膈饮食难之气阴两虚——五汁饮。

血热出血——鲜荷叶汁。

（2）饮类：将作为药膳原料的药物或食物经粉碎加工制成粗末，以沸水冲泡即可。制作特点是不用煎煮，省时方便，有时可加入茶叶一起冲泡而制成茶饮。

急性肠胃病——姜茶饮。

内寒感冒——姜糖饮。

（3）汤类：将要做药膳的药物或食物经过一定的炮制加工，放入锅内，加清水用文火煎煮，取汁而成。这是药膳应用中最广泛的一种剂型。食用汤液多是一煎而成，所煮的食料亦可食用。

神经衰弱、病后体虚——葱枣汤。

肾虚腰痛疼痛、骨软——地黄田鸡汤。

消化道出血——双荷汤。

（4）酒类：将药物加入一定量的白酒，经过一定时间的浸泡而成。

风湿病——虎骨酒。

补肾助阳——鹿茸酒。

（5）羹类：以肉、蛋、奶或海产品等为主要原料加入药材而制成的较为稠厚的汤液。

补肾益气、散寒止痛——羊肉羹。

壮元阳、强筋骨——什锦鹿茸羹。

2）半流体类

（1）膏类：亦称"膏滋"。将药材和食物加水一同煎煮，去渣，浓缩后加糖或炼蜜制成的半流体状的稠膏。具有滋补、润燥之功，适用于久病体虚、病后调养、养生保健者长期调制服用。

补髓添精——羊肉膏。

须发早白或脱发——乌发蜜膏。

（2）粥类：是以大米、小米、秫米、大麦、小麦等富于淀粉性的粮食，加入一些具有保健和医疗作用的食物或药物，再加入水一同煮熬而成半液体的食品。中医历来就有"糜粥自养"之说，故尤其适用于年老体弱、病后、产后等脾胃虚弱之人。

清肝热、降血压——芹菜粥。

健脾、开胃、止泻——鲜藕粥。

（3）糊类：由富含淀粉的食料细粉，或配以可药食两用的药材，经炒、炙、蒸、煮等处理水解加工后制成的干燥品。内含糊精和糖类成分较多，开水冲调成糊状即可食用。

补肾乌发——黑芝麻糊。

润肺止咳——杏仁粉。

3）固体类

（1）饭食类：是以稻米、糯米、小麦面粉等为基本材料，加入具有补益且性味平和的药物制成的米饭和面食类食品。分为米饭、糕、卷、饼等种类。

益脾胃、涩精气——山药茯苓包子。

健脾利湿——芸豆卷。

益气养血——参枣米饭。

（2）糖果类：以糖为原料，加入药粉或药汁，兑水熬制成固态或半固态的食品。

健脾和胃、祛痰止咳——姜汁糖。

清热、润肺、化痰——柿霜糖。

（3）粉散类：是将作为药膳的中药细粉加入米粉或面粉之中，用温水冲开即可食用。

补中益气——糯米粉。

醒脾和胃、理气止呕——砂仁藕粉。

2. 按制作方法分类

（1）炖类：此类药膳是将药物和食物同时下锅，加水适量置于武火上，烧沸去浮沫，再置文火上炖烂而制成的。

（2）焖类：此类药膳是将药物和食物同时放入锅内，加适量的调味品和汤汁，盖紧锅盖，用文火焖熟的。

（3）煨类：此类药膳是将药物与食物置于文火上或余热的柴草灰内，进行煨制而成的。

（4）蒸类：此类药膳是将药膳原料和调料拌好，装入碗中，置蒸笼内，用蒸气蒸熟的。

（5）煮类：此类药膳是将药物与食物放在锅内，加入水和调料，置武火上烧沸，再用文火煮熟的。

（6）熬类：此类药膳是将药物与食物倒入锅内，加入水和调料，置武火上烧沸，再用文火烧至汁稠、味浓、粑烂的。

（7）炒类：此类药膳是先用武火将油锅烧熟，再下油，然后下药膳原料炒熟的。

（8）熘类：这是一种与炒相似的药膳，主要区别是需放淀粉勾芡。

（9）卤类：此类药膳是将药膳原料加工后，放入卤汁中，用中火逐步加热烹制，使其渗透卤汁而制成的。

（10）烧类：此类药膳是将食物经煸、煎等方法处理后，再调味、调色，然后加入药物、汤汁，用武火烧滚，文火焖至卤汁稠浓而制成的。

（11）炸类：此类药膳是将药膳原料放入油锅中炸熟而成的。

3. 按药膳的功用分类

1）养生保健延寿类

（1）补益气血药膳：适用于平素体虚或病后气血亏虚之人，如十全大补汤、八珍糕等。

（2）调补阴阳药膳：适用于机体阴阳失衡之人，如具有补阴作用的桑葚膏，补阳作用的冬虫夏草鸭等。

（3）调理五脏药膳：适用于心、肝、脾、肺、肾五脏虚弱、功能低下之人，用酸、苦、甘、辛、咸来补养肝、心、脾、肺、肾五脏。如健脾膏、补肾膏。

（4）益智药膳：适用于老年智力低下，以及各种原因所导致的记忆力减退之人，如酸枣仁粥、柏子仁炖猪心等。

（5）明目药膳：适用于视力低下、视物昏花之人，如黄连羊肝丸、决明子鸡肝汤等。

（6）聪耳药膳：适用于老年耳聋、耳鸣，以及各种原因所导致的听力减退之人，如磁石粥、清肝聪耳李实脯等。

（7）延年益寿药膳：适用于老年平素调养，强身健体，养生防病之人，如清宫寿桃丸、茯苓夹饼等。

2）美容美发类

（1）增白祛斑药膳：适用于皮肤上有黑点、黑斑、色素沉着之人，如白芷茯苓粥、珍珠拌平菇等，以美容增白。

（2）润肤美颜药膳：适用于老年皮肤老化、松弛，面色无华之人，具有美容抗衰功效，如沙苑甲鱼汤、笋烧海参等。

（3）减肥瘦身药膳：适用于肥胖之人，如荷叶减肥茶、参芪鸡丝冬瓜汤等。

（4）乌发生发药膳：适用于脱发、白发以及头发稀少之人，如黑芝麻山药米糕、《积善堂经验方》中的乌发蜜膏等。

（5）固齿药膳：适用于老年体虚、牙齿松动、掉牙之人，如滋肾固齿八宝鸭、金髓煎等。

3）祛邪治病类

（1）解表药膳：具有发汗、解肌透邪的功效，适用于感冒以及外感病的初期。如葱豉汤、香薷饮等。

（2）清热药膳：具有清热解毒、生津止渴的功效，适用于机体热毒内蕴，或余热未清之证。如白虎汤、清暑益气汤等。

（3）祛寒药膳：具有温阳散寒的功效，适用于机体外寒入侵或虚寒内生的病证。如当归生姜羊肉汤、五加皮酒等。

（4）消导药膳：具有健脾开胃、消食化积的功效，适用于消化不良、食积内停、腹胀等症。如山楂糕、五香槟榔等。

（5）通便药膳：具有润畅通畅的功效，适用于大便干燥之症。如麻仁润肠丸、蜂蜜香油汤等。

（6）利水药膳：具有利水祛湿、通利小便的功效，适用于尿少浮肿、小便不利等症。如赤小豆鲤鱼汤、茯苓包子等。

（7）活血药膳：具有活血化瘀，消肿止痛之功，适用于瘀血内停、跌打损伤等症。如益母草膏、当归鸡等。

（8）理气药膳：具有行气、理气、止痛功效，适用于肝气郁结、胀痛不舒以及气滞血瘀等证。如陈皮饮、佛手酒等。

（9）祛痰药膳：具有祛痰止咳之功，适用于咳嗽痰多、喉中痰鸣等症。如梨膏糖、栝楼饼等。

（10）止咳药膳：具有宣肺止咳之功，适用于咳嗽等症。如川贝蒸白梨、糖橘饼等。

（11）平喘药膳：具有止咳平喘之功，适用于哮喘等症。如丝瓜花蜜饮、柿霜糖等。

（12）熄风药膳：具有平肝、熄风定惊之功，适用于肝经风热，或虚风内动之证。如菊花茶、天麻鱼头等。

（13）安神药膳：具有养血补心、镇静安神的功效，适用于失眠多梦、心悸怔忡等症。如柏仁粥、酸枣仁汤等。

（14）排毒药膳：具有调节机体状况，改善机体功能，排出体内毒素的作用，适用于机体不适、痤疮等平素火毒易盛之症。如黄芪苏麻粥、鲜笋拌芹菜等。

五、药膳的注意事项

（一）药膳配伍的禁忌

药膳的配伍禁忌，无论是古代还是现在都是十分严格的，现根据历代医学家的用药经验，将中药与食物配伍禁忌、服药食忌、食物忌食、食物相反等部分介绍如下：

1. 配伍禁忌

猪肉：反乌梅、桔梗、黄连；合苍术食，令人动风；合荞麦食，令人落毛发，患风病；合鸽肉、鲫鱼、黄豆食，令人滞气。

猪血：忌地黄、何首乌；合黄豆食，令人气滞。

猪心：忌吴茱萸。

猪肝：同荞麦、豆酱食，令人发痼疾；合鲤鱼肠子食，令人伤神；合鱼肉食，令人生痈疽。

羊肉：反半夏、菖蒲；忌铜、丹砂和醋。

狗肉：反商陆；忌杏仁。

鲫鱼：反厚朴；忌麦门冬、芥菜、猪肝。

鲤鱼：忌朱砂、狗肉。

龟肉：忌酒、果、苋菜。

鳝鱼：忌狗肉、狗血。

雀肉：忌白术、李子、猪肝。

鸭蛋：忌李子、桑葚子。

鳖肉：忌猪肉、兔肉、鸭肉、苋菜、鸡蛋。

以上中药与食物配伍禁忌。是古人的经验。值得重视。所以，在烹调药膳时，应当加以注意。至于这些中药与食物的配伍禁忌的科学道理，有待今后进一步研究。

2. 服药食忌

药物与食物配伍禁忌是古人的经验，后人多遵从。其中有些虽无科学证明，但在没有得出可靠的结论以前还应参用传统说法，以慎重为宜。主要包括：猪肉反乌梅、桔梗、黄连、胡黄连、百合、苍术；猪血忌地黄、何首乌、蜜；羊肉反半夏、菖蒲，忌铜、丹砂；狗肉反商陆，忌杏仁；鲫鱼反厚朴，忌麦冬；蒜忌地黄、何首乌；萝卜忌地黄、何首乌；醋忌茯苓。

食物与食物的配伍也有一些忌讳。其道理虽不充分，但是在药膳应用中似仍宜慎重从事，把它们作为重要参考为宜。这些禁忌是：猪肉忌荞麦、豆酱、鲤鱼、黄豆；羊肉忌醋；狗肉忌蒜；鲫鱼忌芥菜、猪肝；猪血忌黄豆；猪肝忌荞麦、豆酱、鲤鱼肠子、鱼肉；鲤鱼忌狗肉；龟肉忌苋菜、酒、果；鳝鱼忌狗肉、狗血；雀肉忌猪肝；鸭蛋忌桑葚子、李子；鸡肉忌芥末、糯米、李子；鳖肉忌猪肉、兔肉、鸭肉、苋菜、鸡蛋。

药膳的药物配伍禁忌，遵循中药本草学理论，一般参考"十八反"和"十九畏"。"十八反"的具体内容是：甘草反甘遂、大戟、海藻、芫花；乌头反贝母、栝楼、半夏、白蔹、白及；藜芦反人参、沙参、丹参、玄参、苦参、细辛、芍药。"十九畏"的具体内容是：硫黄畏朴硝，水银畏砒霜，狼毒畏密陀僧，巴豆畏牵牛，丁香畏郁金，川乌、草乌畏犀角，牙硝畏三棱，官桂畏赤石脂，人参畏五灵脂。

3. 患者忌口

忌口是中医理论与实践的一个内容。主要包括 3 类：一类是某种病忌某类食物。如：肝病忌辛辣；心病忌咸；水肿忌盐、油煎、生冷等食物；骨病忌酸甘；胆病忌油腻；寒病忌瓜果；疮疖忌鱼虾；肝阳、肝风、癫痫、过敏、抽风患者忌食发物；头晕、失眠忌胡椒、辣椒、茶等。一类是指某类病忌某种食物。如凡症见阴虚内热、痰火内盛、津液耗伤的患者，忌食姜、椒、羊肉之温燥发热饮食；凡外感未除、喉疾、目疾、疮疡、痧痘之后，当忌食芥、蒜、蟹、鸡蛋等风动气之品；凡属湿热内盛之人，当忌食饴糖、猪肉、酪酥、米酒等助湿生热之饮食；凡中寒脾虚、大病、产后之人，西瓜、李子、田螺、蟹、蚌等积冷损之饮食当忌之；凡各种失血、痔疮、孕妇等人忌食慈姑、胡椒等动血之饮食，妊娠禁用破血通经、剧毒、催吐及辛热、滑利之品。另一类是服药后应忌食某些食物。如服发汗药忌食醋和生冷食物；服补药忌食用茶叶萝卜。忌口之说有些已被证明是有道理的，有些则不合实际，在药膳应用中可资参考。

第十二章

中医肺康复的导引技术

一、中医导引技术内涵与源流

导引是古代的一种养生术，指呼吸吐纳，屈伸俯仰，活动关节。是古代的一种健身方法，由意念引导动作，配合呼吸，由上而下或由下而上地运气。相当于现在的气功或体育疗法。亦作"道引"。导气令和，引体令柔的意思。指呼吸俯仰，屈伸手足，使血气流通，促进健康。常与服气、存思、咽津、自我按摩等相配合进行。俗称医疗保健体操，又有俗称肢体导引为外导引、内气运行为内导引者。

导引技术是以少林内功、易筋经、五禽戏、八段锦、太极拳、六字诀等传统功法为主要手段指导患者进行主动训练的推拿医疗技术，以指导患者进行功法训练为主，也可以在功法训练的同时进行手法治疗。导引技术具有扶助正气、强身健体的作用，可以与其他推拿技术配合使用，也适应推拿科各种适应病证，也是自我保健的重要组成部分。

二、中医导引技术的发展渊源

导引术起源于上古，原为古代的一种养生术，早在春秋战国时期就已非常流行，为当时神仙家与医家所重视。后为道教承袭作为修炼方法之一，并使之更为精密，使"真气"按照一定的循行途径和次序进行周流。道教将其继承发展，以导引为炼身的重要方法，认为它有调营卫、消水谷、除风邪、益血气、疗百病以至延年益寿的功效。

"导引"一词最早见于《庄子·刻意》篇："吹呴呼吸、吐故纳新、熊经鸟伸，为寿而已矣；此导引之士、养形之人、彭祖寿考者之所好也。"此段文字说明呼吸吐纳和熊经鸟伸等活动是导引的基本内容，其目的是养形、益寿等。

如呼吸吐纳属导引之列，则有关导引的文献记载就更久远了。如先于《庄子》的《老子》第二十九章就有"或呴或吸"等属于呼吸吐纳类字句。再往前的《山海经》中也有"无骨子食气"等载述，而所谓"食气"即是吐纳导引法之一，类似的还有"咽气""服气"等。此类方法又往往与"辟谷"相联系，"辟谷"就是不食五谷，后世有"辟谷食气"之说。1973 年长沙马王堆汉墓出土文物《帛书》中除"导引图"等内容外，还有"却谷食气"一篇，其中载"食气者为呴吸"，表明食气即呼吸吐纳的意思。

肢体动作类导引的起源，则可上溯得更为古远。有文献可作佐证的，如《吕氏春秋·古乐篇》："昔陶唐之始，阴多郁滞而湛积，水道壅塞、不行其原；民气郁阏而滞著，筋骨瑟缩不达，故作舞以宣导之。"所谓"舞"，即手舞足蹈，是肢体活动的代称，其目的是宣导肢体气血郁滞，此处"宣导"一词，实为"导引"的同义词。再如宋·罗泌《路史·前记》第七卷载："阴康氏之时，水渎不疏，江不行其原，阴凝而易闷；人既郁于内，腠理滞著而多重腿，得所以利其关节者，乃制为之舞，教人引舞以利导之，是谓大舞。"《帝王统录》引《教坊记》亦有类似记载："昔阴康氏，次葛天氏，元气肇分、灾诊未洱，民多重腿之疾，思所以通利关节、是始制舞。"由此可见，古人这些"舞"是肢体导引之源。

导引"舞"大多是从模仿多种动物形态动作开始的。随着生活、生产活动内容的丰富，逐渐增加了模仿劳动或搏击格斗动作等内容，在实践、流传中不断演化成各种肢体导引术式，其形态变化多端，大致可分为 3 类，其一类似舞蹈，其二类似健身操，其三类似武术。

除此以外，另有一部分肢体动作类似按摩、拍打等，若追溯其起源，至少在殷商时代就已作为治病保健的手段之一。实际上，按摩、拍打是人类本能，早在文明产生之前就已具备，试观鸡鸭猫狗等常见动物，当其体痒时自会抓搔，受伤后自会舔啄。飞禽走兽尚且如此，更何况万物之灵的人类。由此可以推论，按摩拍打应当是导引术的最早形式。实践或实验都证明，按摩拍打可以引导气血流向，这也是导引养生的本意。后世所出的诸多导引法，大多伴有按摩或拍打，也有单纯按摩或拍打独立成法的。古代，按摩与导引往往混称，而唐·释慧琳《一切经意义》中更直截了当地说："凡人有自摩自捏、伸缩手足、除劳去烦，名为导引。"因此有些导引法常以"按摩"冠名，如唐·孙思邈《备急千金要方》所载"老子按摩法""天竺按摩法"等，名曰"按摩"，但内容多为肢体导引动作。

传统导引术的最早专著当推 1984 年湖北江陵张家山出土的汉简《引书》。其中"引"是导引之简称，恰如王冰注《素问·血气形志篇》："形苦志乐、病生于筋，治之以熨引。"故《引书》即导引之书。从该书内容看，其中有论述四季饮食起居、房事等养生理法，还有 60 余种导引术式的具体操作方法，40 多种病症的导引对治方法等，涉及内、外、眼、耳、鼻、口腔、精神病等多科。综观全书，主题突出，层次分明，结构紧凑，前后呼应，既有养生导引理论阐发，又有具体操作描述，确系一部完整的导引专著。从书中所载 60 余种导引术式中，肢体动作导引占多数，包括徒手操作、按摩，借助器械、双人合作导引等，其余还有不少吐纳行气、意想导引等方法，甚至闭气闭息导引法。从《引书》所载内容看，传统导引术的基本方法皆已具备。后世流传的诸多导引术，包括著名的"五禽戏""六字诀""八段锦"等中的具体式式，皆可从中找出其雏形。

在"引书"出土前，长沙马王堆汉墓出土的《帛书·导引图》成书年代相距"引书"不远，该帛图中绘有 40 余幅导引术，每图式旁皆有简略文字说明，帛图虽残缺不全，能看出文字者不足 1/4，但仍被视为导引术发展史上之至宝。现在看来，从系统完整性、内容丰富性来说，《帛书·导引图》远非《引书》可比。但"导引图"中的某些图式名称与《引书》中所载某些导引术式名称相同或相近似，尤其是其中许多仿生类肢体导引术式，两者可互相印证，而图画更为直观，一图可胜过数十乃至数百文字的描述。

肢体动作导引除按摩拍打类之外，主要还有类似于舞蹈、体操和拳术等内容。前述原始"舞"作为防病治病的手段，是肢体类导引术的较早形式（晚于按摩拍打类）。随着文明的发展进步，"舞"转用于社交、娱乐、宗教仪式等各种活动，并逐渐向艺术化发展，而其原始防病治病的功能逐渐让位于效果更好、更专业化的导引形式。以后的宫廷舞蹈乃至现代舞等当属导引术原始舞之衍变。形体类导引术起初是独立的、分散的术式。前述《引书》和《帛书·导引图》中的导引术式皆如此。后来，精于此道者于众多散在的导引术式中精选编排、甚或综合创造，形成了各种导引术套路。其中最早面世的导引套路当推"五禽戏"，据文献记载，系汉末名医华佗所创编。其后，相继面世的有"灵剑子导引法""赤松子导引法""八段锦""十六段锦""二十四节气导引图"等，其中以"五禽戏""八段锦"等最为著名，且各自衍化出数十种同名不同内容的套路。虽然导引套路层出不穷，但仍以散在导引术式为多，如隋·巢元方《诸病源候论》收载导引散式达 200 多种。事实上，所谓导引套路只是导引散式的组合而已，大多套路包括"五禽戏""八段锦"等，其中各式皆可分可合，并非一气呵成、缺一不可。如《后汉书·方术列传》载华佗对其亲子说："我有一术，名五禽之戏，一曰虎、二曰鹿、三曰熊……体有不快，起作一禽之戏……身体轻便，腹中欲食。"可见，五禽戏不必全套皆作，有病痛不适之时，有针对性地选作一戏也可，习练"八段锦""十六段锦"同样如此；而练习"五脏导引法"可以根据辨证选练一、二脏，"二十四节气导引图"则据一年二十四个节气依次而行，每个节气只选其相应一式。"易筋经"是此类导引术的代表之一。

所谓"易筋"是改易筋骨之意。据有关文献及行家秘传，"易筋经"原是练武者强身壮体过程的初步功夫，后续部分还有"洗髓经"等，整个练功过程要数年而达到"脱胎换骨"，是独特的技击和抗击打的基本功。类似的情况还有"太极拳"。太极拳起初是武术家模仿道家太极门修炼过程中自发出现的"九宫太极手"外架的一些动作并加以艺术化、赋予技击意义而编成的套路。在原理上，太极拳从一开始就类同于导引术。近代太极拳日益普及，但大多注重外在肢体动作而忽略其技击意义，因而更接近于导引术。

肢体动作类导引原先有相当部分是单纯的肢体运动，类似于现代体操。有学者认证，由欧洲兴起的现代体操，其真正源头即是中国传统导引术。从现有的文献、文物中可看出，现代体操的所有要素皆早已出现于传统肢体导引术中。因此可以说，现代体操也是导引术的衍变之一。

随着实践经验的积累，从事导引术的研究者发现以意念活动配合肢体动作远较单纯肢体导引效果明显，于是人们更注重于运用心理调节来导引，所谓"以意引气"即属此说。用意念作用于肢体导引的倾向至少在汉代已初见端倪，这在前述汉简《引书》所载导引术式中已可证实。随着时代的变迁，这种倾向越来越明显。仍以隋·巢元方《诸病源候论》为例，其中所载200多种导引术式中，不注明用意念的单纯肢体导引占58种，有意念倾向明显的"行气"导引36种，其余为肢体动作配合吐纳、意念等的综合导引法。至明·曹士珩《保生秘要》所载导引法则已是用意念导引者为多。意念活动包括集中注意力（即称"意守""意注"等）和想象（即称"存思""存想"等），其作用可以引导气血流向，改善人体内部状况，所谓"意到气到"。

总之，传统导引术包含了肢体动作（含按摩拍打）、呼吸吐纳、行气意想等一系列方法，包含了当代健身气功的主体内容。

三、中医肺康复常用的导引技术

（一）六字诀

动作要领：包括预备势、起势、嘘字诀、呵字诀、呼字诀、呬字诀、吹字诀、嘻字诀、收势，每个动作都配以引导动作。六字诀是将呼吸吐纳与动作相结合的一种导引术，通过嘘、呵、呼、呬、吹、嘻6个字的不同发音口型配合肢体运动，以达到调节脏腑经络气血运行、疏通经络的效果。

运动功效：在全面评估患者的基础上，中医辨证治疗配合六字诀康复锻炼，能够提高IPF患者的生命质量，提高运动耐力，改善呼吸困难的症状，改善肺功能，减轻症状。

应用方法：嘘字诀、呵字诀等6式，每式中每字锻炼6遍，锻炼30min/次，每天 1 次，每周锻炼 4d 以上，3 个月为 1 个疗程。

（二）八段锦

动作要领：包括预备势、两手托天理三焦、左右开弓似射雕、调理脾胃须单举、五劳七伤往后瞧、摇头摆尾去心火、两手攀足固肾腰、攒拳怒目增气力、背后七颠百病消、收势，共 10 式。在练习过程中，需要排除杂念，呼吸与动作协调配合，意念集中在动作部位，是神、气、形一体的锻炼方式，效果优于单纯的肢体运动。

运动功效：在全面评估患者的基础上，进行八段锦康复锻炼，能够提高患者的运动耐力，提高生命质量，改善肺功能，减轻患者的抑郁症状。

应用方法：锻炼 30min/次，每天 1 次，每周锻炼 4 天以上，3 个月为 1 个疗程。

（三）简化太极拳

动作要领：包括起势、左右野马分鬃、白鹤亮翅、左右搂膝拗步、手挥琵琶、左右倒卷肱、左揽雀尾、右揽雀尾、单鞭、云手、单鞭、高探马、右蹬脚、双峰贯耳、转身左蹬脚、左下势独立、右下势独立、左右穿梭、海底针、闪通臂、转身搬拦捶、如封似闭、十字手、收势。目前应用最为广泛的是国家体育总局在杨式太极拳的基础上改编而成 24 式简化太极拳。太极拳动作刚柔兼济，在习练中可以调节和平衡人的形、气、神。

运动功效：在全面评估患者的基础上，使用太极拳康复锻炼，能够提高患者的运动耐力，改善肺功能，改善抑郁症状。

应用方法：30min/次，每天 1 次，每周锻炼 4 天以上，3 个月为 1 个疗程。

（四）易筋经

动作要领：包含预备势、韦陀献杵第一势、韦陀献杵第二势、韦陀献杵第三势、摘星换斗势、倒拽九牛尾势、出爪亮翅势、九鬼拔马刀势、三盘落地势、青龙探爪势、卧虎扑食势、打躬势、掉尾势、收势。易筋经是一种变易经络、内壮脏腑、外强筋骨的锻炼方法。它是通过用"调心、调息、调姿"来锻炼身体，以增强肢体关节的力量性、稳定性、柔韧性和灵活性，改善人体组织器官的生理功能。

运动功效：在全面评估患者的基础上，进行易筋经康复锻炼，能够改善患者的肺功能，提高运动耐力，提高生命质量。

应用方法：30min/次，每天 1 次，每周锻炼 4 天以上，3 个月为 1 个疗程。

（五）五禽戏

动作要领：包括预备势（起势调息），虎戏（虎举、虎扑），鹿戏（鹿抵、鹿奔)、熊戏(熊运、熊晃)、猿戏(猿提、猿摘)、鸟戏(鸟伸、鸟飞)、收势(引气归元)，共 12 个动作。五禽戏是在中医理论的指导下，模仿虎、鹿、熊、猿、鸟的动作而形成的锻炼方法。五禽戏的 5 个动作分别具有疏肝理气、益气补肾、调理脾胃、养心安神、补肺宽胸的功效。

运动功效：在全面评估患者的基础上，进行五禽戏康复锻炼，能够提高患者的生命质量，提高运动耐力，改善抑郁、焦虑症状，改善肺功能。

应用方法：30min/次，每天 1 次，每周锻炼 4 天以上，3 个月为 1 个疗程。

(六)少林内功

少林内功是推拿导引技术中的基本功法之一，也是武术的基本功法之一，运动量较大，注重腰腿的霸力和上肢力量的训练。有基本裆势、基本姿势和双人锻炼等内容。少林内功的基本裆势包括站裆势、马裆势、弓箭裆势、大裆势、并裆势、悬裆势、低裆势、坐裆势等。基本姿势锻炼包括：前推八匹马、倒拉九头牛、凤凰展翅、霸王举鼎、顺水推舟、怀中抱月、仙人指路、平手托塔、运掌合瓦、风摆荷叶、两手托天、丹凤朝阳、海底捞月、顶天抱地、力劈华山、乌龙钻洞、三起三落、饿虎扑食等。双人锻炼有推把上桥、双虎夺食等。锻炼时，根据具体情况，可以选用其中一势或几势，并应注意顺其自然、循序渐进。

(七)其他

1. 舒心平血术

两手重叠，用手心对应心脏，随心脏的跳动而以气感摇动手不要对心脏用力，而后轻轻按摩 36 次。并轻咬舌尖。此法可用于治疗冠心病、高血压、高血脂、心肌梗死、中风后遗症、失眠、健忘等疾病。

2. 疏肝利胆术

两手对应肝脏的相应位置，以气感通络，缓转 36 次，手心不要对肝脏用力，然后十指合拢，两手心对应胆的相应位置揉 36 次，以促进胆经通顺，表里相和；用食指、中指、无名指合拢，轻揉眼轮，引肝血上行濡养眼球。此法可治疗肝炎、胆囊炎、胆结石、头晕、头痛等疾病。

3. 和胃健脾术

两手重叠，手心对应脾脏相应位置，先以气感，启醒脾阳，绕脾转动 36 次；手心不要对脾脏用力，然后再用手心按住脾脏对应的位置轻揉 36 次，最后两手心在脾、胃之间，上下揉按，似揉面状，以促进升清降浊。以舌尖轻洗牙龈，口水自出，当口水丰沛时，吞咽，反复 36 次。此法可治疗胃炎、胃溃疡、糖尿病、消化不良、高血脂等疾病。

4. 益肺养气术

两手外展后，头顶交叉，接天之气。做深呼吸，吐故纳新，36 次；两手心对应肺尖位置，以气感宣肺气 36 次，再以两手心贴肺，手从胸口沿肺的脉络向外做梳理状，伴随深呼吸，一次深呼吸，一次梳理 36 次。然后将手放置在大小肠交接处，按大肠走向揉搓，方向：升结肠—横结肠—降结肠—直肠。共 36 次。用手指自鼻旁上部分向下部分推揉，36 次。此法可治疗感冒、咳嗽、支气管炎、哮喘、鼻炎、便秘、腹泻等疾病。

5. 育真补元术

两手重叠，手心对应肾脏相应位置，先以气感温养双肾，绕肾转动 6 次（手心不要对肾脏用力）；然后双手对搓，热捂肾区，36 次；再以手心紧贴膀胱对应的位置轻揉 36 次。以手心捂耳，指敲脑盖 36 次，似听鼓鸣，激荡脑髓。此法可治疗前列腺疾病、肾炎、膀胱湿热、水肿、脱发、阳痿、早泄、更年期综合征、耳聋、耳鸣、慢性疲劳、小儿"五迟、五软"等疾病。

6. 调三焦导引术

预备势：直立两足自然分开与肩同宽，双臂自然下垂，双目平视。全身放松，手指伸直。呼吸调匀，舌尖轻抵上腭用鼻呼吸。同时足趾抓地，足心（涌泉）上提。两手心向上，两臂自然左右两侧徐徐上举，至头顶上方时，两手十指交叉，翻掌，掌心向上做托举动作，头后仰，眼看手背；同时，两足尽量上提，并吸气，站立片刻。两手十指分开，两臂从两侧徐徐放下，两足跟也随之落地，并呼气，还原至预备姿势，如此反复进行多遍。此法可治疗由三焦不畅通而引起的眩晕、耳鸣、喉痛、胸腹胀闷、小便不利等疾患。

第十三章

中西医结合药物康复治疗

一、中西药物治疗特点

随着中西医结合诊疗技术的不断发展，中西医药物搭配应用也日趋增多，而且中西医药物的合理搭配不仅可以显著提高疗效，还可以减少不良反应。

临床医学认为，中药和西药有着不同的优缺点，通过二者互补，可以达到标本兼治的作用，也可以达到扩大治疗效果的作用。在临床疾病治疗中，无论是中药，还是西药，治疗的本质都在于对症用药，但是因为治疗的机理不同，所以疗效也不同。

结合临床医学研究来看，中西药的优缺点主要在于，中药主要适用于治本，多数是采用口服、外敷的方式，通过慢性的药理作用来改善病情，提高人体免疫力；西药见效比较快，但费用相对比较高。

从来源、成分以及作用机理上来看，中西药有很大的区别，例如西药来源于现代化学成分，是通过化学合成或借助现代工艺在植物、动物身上提取的具有治疗作用的物质，例如在青蒿中提取的青蒿素。而中药则是来源于植物、动物身体中的某个部分，经过传统的工艺加工后，形成不同形式具有治疗作用的药物。

就成分而言，西药的成分较为简单，而中药的成分较为复杂，在药物相互配伍、君臣辅佐等原则下，中药方机理复杂，属于多个成分组成的综合体，所以较为复杂。

就作用机理而言，西药的作用可以理解为简单的一对一治疗，例如人体感染就用抗生素，护理伤口使用抗菌剂，而中药则要讲究成分的配伍，在辨证治疗的指导下，为患者配伍药方，并经过长期治疗，达到治愈的效果。中药在治疗疾病中，针对患者的体质、病情、病发因素来调整药方与用药剂量，达到治疗的作用。

二、中西药有机结合应用

中药与西药结合治疗适用的病症种类较多，在治疗过程中，医生会根据患者的病情开具药方，以达到标本兼治的作用。但是，中药与西药合用期间，因相恶、相反等机理，需要严格按照医嘱用药。

中西药结合的相恶性，指的是两种药物相互作用，导致原有功效降低或丧失。例如甘草有肾上腺皮质激素作用，会引发水钠潴留，临床上通常不会和降压药、利尿药、降血糖药合用；甘草会拮抗水合氯醛的镇静和催眠作用；大黄会降低毛细血管渗透性、收缩血管和止血作用，不可与酚妥拉明合用。

而中西药结合的相反性，指的是两种药物合用时，产生毒性反应，例如麻黄、桂枝、肉桂不宜与阿司匹林等发汗药合用，当合用后会出现发汗过多、失水，以及循环不良等症；麻黄不宜与强心苷合用，避免出现心率过快、心肌兴奋、心律失常等问题。

在慢性肺疾病患者康复过程中，可以发挥中医药在治疗中的独特优势，对于症状稳定或轻型患者以中医药为主导，病情急性加重或危重型患者以中西医结合治疗。对于症状稳定或轻型患者，中医药进行治疗可以缩短西药服用时间、缩短住院时间，缓解临床症状。对于有可能转重的患者，及早进行中医药的干预治疗，可以降低转重率。对于病情反复、急性加重或病情危重型的患者，可以开展中西医结合治疗，可以有效阻断或减缓重症向危重症的发展，促进重症向轻症的转变，提高康复成功概率，减少病亡率。

三、膏方在肺康复中的应用

膏方，又称膏滋，是将多种中药饮片浓缩，将调养与治病结合（治未病、康复、治疗、扶正、祛邪）融为一体，从整体上调节人体气血阴阳、五脏功能、气机升降的一类中药剂型。膏方具有固肺卫、和气血、祛痰浊、除冗寒、疏经脉等功效，既可扶正提高免疫又可祛邪消除病根，对于肺系疾病从多方位全面治疗，疗效确切稳固。

1. 膏方为什么能治疗慢性肺病？

适用膏方调治的慢性呼吸系统疾病比如支气管哮喘、支气管扩张、慢性阻塞性肺病、肺间质纤维化，还有一些慢性肺炎反复发作的患者、肺结核后期、肺源性心脏病、肺结节等，另外，一些体质比较虚弱的、容易感冒的、反复咳嗽的患者，都非常适合使用膏方来调理。

从中医角度而言，人体各脏腑经络之间相互紧密联系，生理上相互制约，病理上相互乘侮。中医治肺不离肺，治肺不独肺，通过全身各脏腑机能的调整，最终有效起到防治肺系疾病的目的。

笔者经过多年临床研究发现，慢性肺系疾病之所以反复急性发作的重要原因就是脏腑机能衰弱，抵抗力低下。慢性肺系疾病的发生，中医认为主要是痰、瘀、虚三者缠绵迁延、反复发作，虚实并见、互为因果是慢性肺病特点。"虚"，尤其是肺、脾、肾三脏虚损是肺系疾病发生、反复发作的重要内因。肺主气，开窍于鼻，外合皮毛，主表，卫外，故外邪从口鼻、皮毛入侵，每多首先犯肺，导致肺气宣降不利，上逆而为慢性咳喘，久则肺虚及脾，脾失健运，则可导致肺脾两虚，日久及肾。反之慢性肺病患者肺脾肾亏虚更容易造成痰、瘀进一步积聚而疾病迁延反复难愈。

膏方调治与其他治疗手段的不同在于，它可调节身体抵抗力，提高免疫功能，扶助正气，体内的寒、湿、热、瘀，都可以在补的基础上将其排出，因此药性更平和、更稳定，对于慢性肺病的患者来说尤为合适。

2. 慢性肺病膏方调治要点有哪些？

笔者长期从事慢性肺系疾病的中西医结合临床诊治，运用传统膏方辨治慢性肺病，效果显著，尤其注重膏方中动、静药的结合和四气五味、引经药、食药结合等特点，对缓解慢性肺病患者喘息气短、咳嗽咳痰等症状，减少反复感冒，取得了良好的效果，大大地提高了慢性肺病患者的生活质量。肺病膏方以下几点尤为重要：

肺为华盖，位居高位，受脏腑之清气，性主乎降，又为娇脏，不耐邪侵，凡六淫之气，一有所著，即能致病。其性恶寒、恶热、恶燥、恶湿，最畏火、风……肺主百脉，为病最多（《临证指南医案》）。肺系疾病的调治用药轻灵，如羽毛之轻扬上达上焦，故临证膏方中每每多见清灵润养之品。肺为燥金，喜凉润而恶温燥，而甘味皆补，故方中多投以质轻性凉甘润之品以润肺燥、清补合一。

肺为贮痰之器，脾为生痰之源，治痰不理脾胃，非其治也。慢性肺病患者多见咳嗽气短、咯痰量多，神疲乏力，食少便溏，舌质淡嫩、边有齿印的肺脾气虚证，故而魏成功教授的中药膏方中多重用健胃补脾之品，意在培土生金，以杜痰源，待痰清气顺，气道宣畅，则咳喘可得平息。此外吃膏的过程中，需要保持良好的吸收能力，因此脾胃功能需要健全，膏方中辅以健胃补脾之品，健脾醒胃，理气化湿，再进滋补膏方，可以更好地吸收药力，防止因补壅塞。

肺主气，司呼吸；肾主精，司摄纳。所谓肺为气之主，肾为气之根，肺肾亏虚可导致呼多吸少、短气不足以息、动则气短尤甚等证候。病及气之本、肾之根，此时宜峻补但不宜呆补，故膏方中常加补肾固本之品，以温而不燥，滋而不腻为要，使补肾无燥热之偏。同时魏成功教授还主张补中有泻，补中有通，补益之中必加用运脾化滞之品，是所谓"微辛以开之，微苦以降之"。如此宣发肃降、温通消补并举，符合五脏之生理特性，合乎轻清肺脏之治也。

3. 慢性肺疾病各证型膏方

见表 13 - 1。

表 13 - 1 慢性肺疾病各证型膏方

证型	主症	舌脉	膏方
肺脾两虚	自汗气短，纳差便溏，每遇风寒咳痰或喘嗽发作加重	苔薄白，脉细弦	党参 250g，白术、白芍药各 250g，茯苓 200g，陈皮 90g，炙甘草 45g，生黄芪 250g，山药 150g，防风 90g，炒当归 100g，黄精 90g，十大功劳叶 90g，半夏 90g，炒薏苡仁 150g，扁豆 120g，莲子肉 150g，细辛 45g，干姜 30g，炒谷麦芽 120g。上药共煎，去渣浓缩，加入鹿角胶 90、白文冰 500g 收膏。每晨 1 匙，开水冲服
肺肾两虚	咳喘久作，呼多吸少，动则益甚，痰稀色白，畏寒肢冷	苔白而滑，脉沉细无力	炙附片 90g，肉桂 60g，熟地黄 200g，山药 250g，山茱萸 150g，猪苓、茯苓各 150g，泽泻 90g，补骨脂 150g，菟丝子 150g，党参 250g，厚朴 60g，五味子 120g，鹅管石（先煎）300g，陈皮 90g，半夏 100g，白术、白芍药各 150g，脐带 30g。上药共煎，去渣浓缩，加入鹿角胶 90g、白文冰 500g 收膏。每晨 1 匙，开水冲服
痰湿犯肺	咳嗽多痰，痰白而黏，胸闷腹胀，纳差	苔白，脉弦滑	桂枝 60g，党参 150g，黄芪 250g，茯苓 120g，半夏 90g，陈皮 60g，甘草 45g，杏仁 90g，苍术 90g，白术 100g，麻黄 60g，枳壳 60g，炙款冬花 60g，山楂、神曲各 45g。上药共煎，去渣浓缩，加入白文冰 500g 收膏。每晨 1 匙，开水冲服
外寒内饮	咳喘，痰白多泡沫，恶寒无汗，口不渴，身疼重	苔白滑，脉弦紧	炙麻黄 60g，桂枝 60g，五味子 45g，白芍药 90g，半夏 90g，细辛 45g，干姜 45g，炙甘草 30g，紫菀 90g，冬瓜仁 90g，薏苡仁 90g，紫苏子 90g，苍白术各 90g，茯苓 100g，杏仁 90g，黄芩 60g。上药共煎，去渣浓缩，加入白文冰 500g 收膏。每晨一匙，开水冲服

表 13 –1（续）

证型	主症	舌脉	膏方
外寒内热	咳嗽，痰浓难咯，恶寒鼻塞，口渴咽痛，或身热，甚则气逆而喘	舌苔白腻或微黄，脉浮滑数	麻黄60g，杏仁90g，生石膏30g，甘草45g，桑白皮90g，黄芩60g，桔梗45g，紫苏叶45g，紫菀90g，陈皮60g，陈胆星60g，百部45g，象贝母60g，千里光90g，牛蒡子90g，葶苈子90g，枇杷叶90g，紫苏子、紫苏梗各60g。上药共煎，去渣浓缩，加入白文冰500g收膏。每晨1匙，开水冲服
肺肾阴虚	咳嗽痰少，胸满烦躁，手足心热，动则气促，口干喜饮	舌红苔少，脉沉细	生地黄150g，熟地黄150g，麦门冬120g，百合120g，赤芍药90g，白芍药120g，当归90g，贝母60g，玄参60g，桔梗30g，五味子60g，茯苓120g，地骨皮90g，当归120g，炙甘草30g，白术100g，太子参120g，山茱萸90g，天花粉120g，陈皮60g，牡丹皮60g。上药共煎，去渣浓缩，加入鳖甲胶90g、龟板胶90g、鹿角胶90g、白文冰250g收膏。每晨1匙，开水冲服
脾肾阳虚	胸闷气憋，呼多吸少，动则气喘，四肢不温，畏寒神怯，小便清长	舌淡胖，脉微细	山药150g，山茱萸90g，熟地黄120g，附子90g，肉桂45g，泽泻90g，茯苓120g，胡桃肉100g，白术150g，白芍药90g，炙甘草45g，栝楼皮90g，郁金90g，黄芪250g，细辛30g，党参180g，桑螵蛸120g，五味子90g，补骨脂120g，赤芍药60g，红花60g。上药共煎，去渣浓缩，加入龟板胶90g、鹿角胶90g、白文冰250g收膏。每晨1匙，开水冲服

第十四章

中西医结合肺康复的未来展望
——全程管理、多位一体、中西医结合

慢性呼吸系统疾病是威胁人类身心健康和生命的重要疾病，成为全球范围内重大的公共卫生问题。面对庞大的患病人群，如何使患者享有高质量的生活并能够返回工作岗位，减少疾病再发及反复住院次数，合理地控制医疗费用，是目前医疗领域关注的热点话题。肺康复在西方国家已有50余年的发展历史，临床研究也验证了循证医学的获益证据，并将肺康复纳入各类慢性呼吸系统疾病防治指南。肺康复作为一项非药物性综合干预措施，已经在慢性阻塞性肺疾病(慢阻肺)的治疗领域获得认可。将其拓展至其他慢性呼吸系统疾病以及胸外科手术患者，不仅可以帮助患者的身体、心理及社会参与能力的提高，还可降低社会卫生经济负担。我国具有五千年的文化底蕴，中医学是我国特色的诊疗方式，中医康复是祖国医学重要组成部分。因此，我国开展肺康复具有中西医结合、优势互补的巨大优势，值得临床挖掘应用与积极推广。

一、我国基层肺康复的现状与原因

尽管已经有众多的循证证据支持慢阻肺患者的肺康复治疗，然而实际上即便是在西方发达国家，也仅有不到1.2%的慢阻肺人群是能够得到肺康复干预的。而在我国，肺康复的开展情况更为严峻。各专病指南中针对肺康复仅有小篇幅的论述，缺乏可供实施的方案。同时，各级医疗机构中的医师、治疗师和护士对肺康复的认识程度参差不齐，缺乏相应的规范化技能训练，难以针对慢性呼吸系统疾病选取合适的评估及治疗措施。此外，患者群体对肺康复的认知也是欠缺的。

虽然肺康复面临的人群巨大，肺康复的疗效明确，但肺康复的实施却仍然面临着挑战：接受与执行肺康复的患者较少，且对于肺康复的依从性不高。其可能原因有：患者或医务工作者对肺康复的信息及其益处了解不够，资金不足，医师给予的肺康复干预计划不足；肺康复概念欠缺清晰，多方意见并不一致，导致许多康复概念的混淆或重复；临床中首先应当明确肺康复不仅仅是某一项

运动训练或某两种技术手段的叠加，因而肺康复的模式不是固定不变的，达成肺康复干预内容的统一认识，即哪些属于肺康复哪些不属于肺康复（如单一形式的运动训练或者单纯的患者教育指导并不是肺康复），是未来肺康复研究的方向。只有将这些问题加以明确，才能为政策制定者或医疗机构提供依据，使肺康复治疗可以成为资金支持的项目或者保险覆盖的内容，以便更多的慢性呼吸系统疾病患者可以得到肺康复干预。

二、全程、早期、多位肺康复建设

近几年来，我国肺康复事业蓬勃发展，康复机构不断健全和完善，医疗领域和群众的康复观念也逐渐树立，经历了由静至动的演变，由运动处方拓展至五大处方并进的全面管理。形成全程管理、多方配合、协同互补、全面参与的中西医结合肺康复特色是未来肺康复的必经之路。

1. 全程管理

何为全程？全程是一个纵向的时间概念。首先，从患者角度讲，确诊为慢性呼吸系统疾病的那一刻起，对于患者个体以及伴随疾病就需要接受全程的康复指导。目前肺康复的临床工作一般分院内以及院外两部分，全程康复即患者从住院期间接受早期康复指导，至院外家庭社区的后续康复，需要连续的"无缝"连接的医疗服务。正如美国倡导的"from hospital to home"的医疗服务模式，慢性呼吸系统疾病患者应有良好的院内与院外的过渡。

其次，从医生角度讲，康复工作的全程管理作为一个系统化的体系，医护人员首次接诊患者即要帮助患者培养康复意识。对于初诊的慢性呼吸系统疾病患者，首先为其讲解康复概念，认识康复在疾病治疗过程中的重要作用，进而全程指导患者康复五大处方的制定和实施。医生在肺康复全程监管中起主导作用，对于培养患者的康复意识以及康复工作的落实有重要作用。另外，肺康复的全程管理还需要形成一套完善的理论体系，并制定相应的规范化标准，以便在康复工作的实施过程中有据可循，保证肺康复全程实施过程中遵循规范化、标准化的步骤，有利于医护人员的操作和患者的全程监管。

2. 早期康复

肺康复是一项全程、全面、持续性医疗服务模式。总体上分为3期，即Ⅰ期康复（院内康复期）、Ⅱ期康复（门诊康复期）和Ⅲ期康复（院外长期康复）。肺康复是对慢性呼吸系统疾病实现综合管理的医疗模式，形成了心理—生物—社会的干预调节模式，涵盖了发病前的预防以及发病后的康复，这与中医学自古提倡的"治未病"思想不谋而合。早期康复有利于患者疾病的控制以及改善预后。因此，重视慢性呼吸系统疾病早期康复与预防，是做好肺康复全程管理的重要环节。

3. 多位一体

医学、人体、社会作为一个复杂的整体有其不可分割性。康复医学是一个整体概念，无法抛开整体，开展单个器官或单纯肢体的康复锻炼，应当全面深入、多层次地开展肺康复建设。一方面，采用"全面干预"，提倡现代康复医学五大处方并用的综合干预模式。运动处方作为肺康复程序中重要的组成部分，因人而异地选择运动种类、运动强度、运动时间以及运动频率，并采用现代设备（如心肺运动试验）做好相应指标的评估。此外，其他四大处方也都需根据患者个体差异开展相应指标的评估及治疗。另一方面，采用"广泛干预"，目前肺康复涉及疾病领域主要包括慢性呼吸系统疾病以及肺部术后患者以及重症人群等，对此类患者尽可能做到早期、全面开展肺康复，甚至其他系统疾病的康复治疗也应同步开展。

三、坚持中西医结合肺康复

中医肺康复的目的是减轻症状，提高生活质量，增加日常生活中机体参与活动比例，中医康复训练的起源"户枢不蠹、流水不腐"认为"动"这个字贯穿人体生命活动的整个周期。溯源中医古籍，其实并无"康复"一词，但"动"的内容却不乏。中医自古也有很多有传统特色的运动锻炼方式，如五禽戏、太极拳、八段锦、易筋经等。中医康复训练的起源在于中医讲究未病先防，康复也同样提倡未病时及早进行。随着"治未病"观念的兴起，现代医学也越来越重视从古典文化中汲取营养，开始运用现代体系的评价方式来研究传统功法锻炼对人体的作用。带有古典文化特色的锻炼方式，简便易学而又可以强身健体，得以代代相传。中医肺康复理论也是基于中医学整体观念、形神一体观、阴阳五行说及脏腑经络论的辩证观；中医肺康复原则为顺应自然、利用自然、形神共复、首先康神，调整阴阳、以平为期、扶正固本、杂合以治。

1. 中西医结合，优势互补

我国具有五千年的文化底蕴，中医学是我国特色的诊疗方式，中医康复是祖国医学的重要组成部分。因此，我国开展肺康复具有中西医结合、优势互补的优势。一方面，要借鉴西方国家的先进经验和技术手段。采用现代医学的康复技术手段，结合现代康复学的研究进展以及先进设备，为肺康复提供可靠的开展途径；另一方面，充分发挥中医特色，借助现代医学的技术手段，创新发展康复的外延，突出中医"未病先防、既病防变"的治病优势，以"中西医结合"为切入点，结合传统的医疗方式，如中医药物、针灸、传统功法（太极拳、八段锦、易筋经）等，针对中医具有优势的特色项目深入开展，突出中医药对肺康复的贡献，达到"East meet West"，实现中西医结合，优势互补。

2. 动静结合，形神共养

现代肺康复实践要求患者有机安排静（早期卧床）至动（康复锻炼）的康复转变。而中医学中早有关于动静结合、适度养生的理论记载，《素问·上古天真论》提到"法于阴阳，和于术数，食饮有节，起居有常，不妄作劳，故能形与神俱"的理念。现代康复医学提出以运动处方为主的五大处方，强调"运动处方"与"心理处方"的结合，表明动静结合是现代肺康复疗法与传统中医运动养生的结合。春秋战国时期传统医学中"导引术""吐纳术"等养生保健方式的记载，以及目前有关太极拳、八段锦等功法相关循证学研究证据均证实了传统功法的临床疗效。但如何将中医学传统的康复手段进行科学合理的转化，以清晰步骤使其成为现代康复的手段之一，并拿出具有确切疗效的证据，有待于肺康复行业的专家进一步深入探讨和研究。

四、探索中西医结合肺康复之路

广东省中西医结合医院肺病科，结合国内外肺康复治疗经验，构建了中西医结合肺病康复体系的技术框架，鉴于中医肺康复特色及优势，形神共复，调整阴阳，扶正固本，杂合以治，所形成的中西医结合肺康复疗法是基于以改善机体功能为导向的医学特点，结合现代医学肺康复特点，以运动训练为核心，能较好地调理呼吸慢病患者的运动耐量，在缓解症状方面针对性较强；在常规内科治疗及现代肺康复治疗时，同时给予中药方剂、中医相关各种特色疗法、中医导引术等措施方法，有形神兼养、调和气血、防治疾病、延年益寿的作用。中西医结合肺康复基于对改善机体功能为导向的医学特点，能较好地改善患者的生活质量。

笔者所融汇的中西医结合肺康复疗法，综合了西医肺康复主流理念，融合呼吸、肌力、平衡训练、气道廓清技术以及中医药特色实施，同时根据患者自身状况及需求和现有的场所及设备因人而异，制定个性化的计划，"量身定做"订制肺康复锻炼计划。而中医肺康复方法包括精神康复、饮食康复、功法康复、中药康复、针灸康复、按摩康复及环境康复、传统物理疗法。

精神康复：疾病过程中和疾病恢复期病残者的自我精神调摄，以及医生以某种言行控制其病态心理而达到心身康复的一类方法。乐观待病，安定神气，尽量减少各种情志刺激因素，建立新型的医患关系；以情胜情，激起病者的某种情志变化，以控制其病态情绪的一类方法。"情志过极，非药可愈，须以情胜。"《医方考》："以喜胜悲、以悲胜怒、以怒胜思、以思胜恐、以恐胜喜。"正是典型精神调摄疗法。

饮食康复(食疗):通过进食天然食物,或食物与中药相配合,经烹调加工而制成的食品(药膳),达到防病治病,调养心神,保健强身,延年益寿目的的一种治疗方法。饮食康复原则是辨证配膳,保养脾胃,谨和五味,重视食禁。

中医功法:五禽戏、八段锦、易筋经、太极拳。基本特点是强调主观能动性,发挥整体调节性,突出顺其自然性,六字诀呼吸操能改善呼吸慢病患者的肺功能和呼吸困难,强调鼻吸口呼,以意领气的深慢呼吸法如"嘘"字呼气法可使小气道内压力相应增强,从而防止小气道塌陷,避免细支气管由于管壁弹力下降而过早闭合,通过尽可能地延长呼气时间,较之缩唇呼吸,能更好地改善患者的呼吸肌功能。六字诀呼吸操、气功的机理,在于通经络、和气血、调补元气、协调阴阳平衡、调和脏腑功能。气功养生三要领为调心(意念)、调息(呼吸)、调身(姿势)。练气功注意事项:松静自然,气意合一,动静结合,练功要适度,循序渐进。

其他还有如中药内治、膏方调补、穴位注射、熏法、蒸法、洗法、贴法、敷法、针灸康复等。总之,中西医结合肺康复方案的目标是让肺康复开展时间前移,增强患者体质,提高整体及肺部的免疫力,锻炼呼吸肌,保护剩余的肺功能,最终减少患者病情反复加重,提高患者的生活质量及运动耐力,走出中国特色的具有中医药优势的呼吸慢病的管理之路。

五、未来与展望

我国中西医结合肺康复的建设和发展正在经历一个由不完善到逐步完善的过程。但由于我国肺康复起步晚,实施过程中仍然存在诸多问题,如群众认知少、经费不足、人才资源不足、社会支持度低等,导致肺康复在我国发展面临巨大困难。发展中西医结合肺康复事业尚需多方面努力,应进一步制定规范化的中西医结合肺康复诊疗标准及临床路径,加强群众对中西医结合肺康复概念的认识,形成全程管理、多方配合、协同互补、全面参与的中西医结合肺康复特色。中西医结合肺康复的质量是追求的终极目标,只有实现全程管理、多位一体,将患者、医疗机构与家庭社区紧密结合,才能真正实现肺康复利益最大化,满足各层次慢性呼吸系统疾病患者的肺康复需求,全面推进我国的中西医结合肺康复事业不断发展。

中 篇

实用技术

第十五章

肺康复的多维评估法

一、肺康复矩阵评估程序

美国心肺康复学会（AACVPR）在 1995 年首先提出结局评估。AACVPR 肺康复计划指南中强化了评估的概念。

AACVPR 开发了 PR 结局矩阵（表 15 – 1），其目的在于对具有一定相似之处的结局评估进行分组，以便选择可综合衡量 PR 计划有效性的评估工具。该矩阵共包括 4 个方面或评估类别。患者结局包括临床的、行为的和健康方面的结局，计划结局为服务的结局。

AACVPR 鼓励肺康复的工作人员进行多维结局评估，从每个方面选择至少 1 个结局评估以维持康复计划的卓越性。选择可评估多个肺康复组成部分的工具将有助于评价该计划对干预措施的依从性的影响。

二、肺康复评估内容

临床方面的评估包括生理和心理的结局变量。生理评估针对症状、运动能力和活动性能。心理评估包括所有情绪的心理过程，如抑郁、认知、记忆和定位。临床评估还包括营养和烟草使用的评估。虽然营养和烟草也反映行为，但它们是涉及客观临床数据的患者评估的组成部分。

1. 症状评估

参与 PR 的患者在训练过程中常见呼吸困难和腿部疲劳，这两点都是功能和健康状况的独立预测因子，因此鉴别与评估这些症状非常重要。可应用 Borg 感觉尽力程度评级或视觉模拟量表来评估运动训练或运动测试时这些症状的严重程度。

ATS 建议，咳嗽和咳痰评估应纳为症状评估的一部分，虽然可用于 PR 的咳嗽 – 特异性工具的效用未知，然而，对于一些患者，症状 – 特异性问卷可能有用，如咳嗽 – 特异性生活质量问卷和 Leicester 咳嗽问卷。

表15-1 AACVPR肺康复矩阵*

护理的核心组成部分	临床	行为	健康	服务
全面管理	BODE 指数 症状评估 血流动力学调节 "日常活动"评估 风险因素	自我效能： 1. 增加知识以及自我护理行动的应用 2. 重获期望的体力活动水平 3. 渴望重返工作岗位 4. 肺部疾病知识得分 5. 对症状和并发症的适当反应 6. 服药依从性 7. 对氧疗的依从性 8. 所需资源的可获得性 9. 活动出席率	发病率和死亡率 1. 医疗保健的利用 　a. 住院/再住院 　b. 急诊科就诊 　c. 患者寻医就诊 2. 监督训练期间的不良事件 3. 健康相关的生活质量 4. 重返工作岗位/工作日的损失	患者满意度： 1. 对护理的满意度 2. 进展 性能评估： 1. 每个患者的成本 2. 计划成本 3. 入组率 4. 退出率 5. 完成率 6. 住院率
运动测试和训练	运动测试： 1. 极量运动试验 2. 次极量运动试验（例如：6min或12min步行试验） 3. 感觉尽力程度评级 4. 运动代谢当量 5. 感知呼吸困难评级（呼吸困难指数） 6. 氧饱和度	运动依从性： 1. 监督下的训练 2. 家庭或户外训练 3. 对运动处方的依从性 能量消耗： 1. 每周体力活动时间（min） 2. 每日/每周消耗的卡路里 3. 起搏技术的有效性 4. 节能技术的有效性 5. 体力活动的变化阶段		

表 15-1(续)

护理的核心组成部分	临床	行为	健康	服务
力量和柔韧性训练	力量评估(如,一次重复最大量试验、握力测定器)柔韧性评估(如,坐位体前屈测试,测角仪)			
呼吸再训练支气管清洁		缩唇呼吸的有效性清洁技术的有效使用 1. 储雾罐的使用 2. 黏液清除		
营养与体重管理	人体测量评估: 1. 身高/体重/体质指数 2. 体脂/去脂体重 3. 腹围 4. 皮肤褶/周长总和 5. 营养生化指标	对饮食和运动的依从性: 1. 饮食与运动的变化阶段 2. 饮食记录日志 3. 体力活动记录日志 4. 饮食习惯评分		
社会心理管理	情绪评估: 抑郁、焦虑、敌对情绪、情绪悲痛 认知功能评估: 记忆、定位、判断	应对机制: 压力管理和放松技巧 社会支持网络 性功能障碍		
戒烟	血清可替宁水平 碳氧血红蛋白 每天吸烟/雪茄支数 吸烟习惯的持续时间(包-年)	吸烟的变化阶段		

2. 运动能力评估

运动能力通常通过耐力评估来衡量。常用的运动工具包括 6 分钟步行试验（6MWT）、穿梭试验和心肺运动试验。6MWT 是一种标准且实用的工具，常在 PR 计划中使用。在 ATS 指南中对 6MWT 方案进行了描述。当进行系列运动评估时，应考虑给氧和给予支气管扩张剂的时机，因其可影响运动性能。

3. 体力活动评估

对运动能力和体力活动应加以区别，因为运动能力并不一定与日常活动表现相对应。患者自我报告和 PR 工作人员观察日常活动是评估体力活动的两种方法。然而，这些方法很难规范化，并且需花费大量时间。因此，可用活动评估问卷来替代。加利福尼亚大学圣地亚哥分校呼吸急促问卷和改良医学研究委员会（mMRC）量表是两种经过验证且有效的问卷。

4. BODE 指数

BODE 指数是一个 10 分的多维量表，可综合评估慢性阻塞性肺疾病（COPD）患者。虽然 BODE 指数最初是为预测死亡率而设计，但最近已证实它也是一个评估 COPD 的干预措施（如 PR）有效性的有用的工具。该指数的组成部分包括体重指数（B）、气流阻塞的程度（O）、呼吸困难（D）和运动能力（E）。阻塞的程度可由 1 秒钟用力呼气容积（FEV_1）来衡量，呼吸困难程度可由 MMRC 评分来衡量，运动能力可由 6MWT 来评估。BODE 指数是一种临床结局评估，因其包含呼吸困难和运动能力的评估。

5. 肌肉力量和柔韧性评估

上、下肢肌肉力量及柔韧性的评估可辅助评估运动能力。可采用一次重复最大量试验，已证实其在 PR 患者中的安全性。该试验可确定只能被举起一次的最大重量。另一项试验为握力试验，包括采用单手握住普通握力计来估计上肢总力量。在进行力量试验时需考虑的是，其结果取决于患者的努力、动机和实践。不推荐原发性肺血管疾病患者进行力量试验，因为潜在的 Valsalva 效应会增加严重副作用的风险。对柔韧性试验而言，关节的运动范围可用测角装置来测量，包括 180 度量角器。

6. 抑郁评估

慢性呼吸疾病患者存在抑郁和焦虑，但其患病率不一。抑郁可影响健康相关生活质量和体力活动状况，因此筛查抑郁很重要。已表明，参加 PR，即使未进行具体的心理社会干预，抑郁仍可得到改善。这进一步证实了将抑郁评估纳入结局评估的合理性。抑郁的筛查和结局追踪都可以用同一问卷来完成。临床常用的抑郁问卷为 Beck 抑郁量表，只需要 5~10min 即可完成并评分。

7. 营养评估

一个全面的 PR 计划应包括营养评估和教育。对许多患有慢性呼吸系统疾病的患者而言，呼吸困难和代谢需求的增加会干扰均衡饮食的适度消耗和正常体重的维持。此外，对于慢性呼吸系统疾病患者，低体重指数与高死亡率有关。

进行结局评估策略将有助于确定营养教育是否有效。常用的营养评估包括患者的体重、体重指数、腰围和皮肤褶。

8. 烟草评估

PR 的核心组成部分是戒烟。虽然关于是否允许仍在吸烟的患者进入 PR 计划存在争议，但应对所有 PR 患者进行烟草评估。烟草使用的客观指标为血清可替宁或碳氧血红蛋白水平，其优点为可确认是否仍在吸烟还是已戒烟，从而确定是否戒烟成功。在行为结局评估部分列出了与烟草使用相关的变化阶段，可作为血清测量指标的辅助工具。

9. 患者知识评估

患者教育应包括自我管理的信息以及如何预防和治疗疾病加重。还应包括疾病过程的基本认识。患者知识评估可用于评估患者教育的有效性，并根据患者的反馈强化重要的概念。

10. 健康相关的生活质量评估

健康结局评估的一个重要组成部分为健康相关的生活质量（HRQL），它可体现身体和情感健康。评估 HRQL 最有用的是多维问卷，相关工具可分为 2 类：通用型或特异型。通用型问卷可广泛用于多种疾病和任何人群，其数值常用于跨人群比较。特异型问卷可评估特定疾病对健康的影响，其特征为针对特定疾病的敏感性提高。

已证实，很多通用型和特异型问卷对慢性肺病患者有用。常见的通用型问卷包括简明健康状况调查表和 Nottingham 健康量表。简明健康状况调查表包含有 36 个项目，对生理、心理和社会功能进行评估。Nottingham 健康量表则对能量、疼痛、情绪、睡眠、活动性、社会孤立状况和日常活动进行评估。适用于肺疾病的特异型问卷包括慢性呼吸系统疾病问卷和圣乔治呼吸问卷。慢性呼吸系统疾病问卷对呼吸困难、疲劳、情绪功能和自我效能进行评估。圣乔治呼吸问卷则评估症状、活动和疾病的影响。

11. 发病率和死亡率评估

发病率和死亡率包括在 PR 期间发生的任何不良事件。不良事件定义为患者在参与 PR 时发生的生理并发症，且必须立即停止运动和（或）需要医师进行紧急医疗援助或多名医师进行干预。PR 时必须监测和记录运动训练期间发生的不良事件，以便根据政策和规程调整计划，用以提高患者的安全性和减少不良事件的可能性。

12. 服务结局评估

服务结局评估可提供关于整体计划和具体方案的有效性的信息。常见的评估包括入组率、完成率、退出率、转诊率和患者满意度的评估。该评估旨在深入了解计划的结构、计划的管理和服务提供。

三、肺康复操作流程

肺康复操作流程如图 15 – 1 所示。

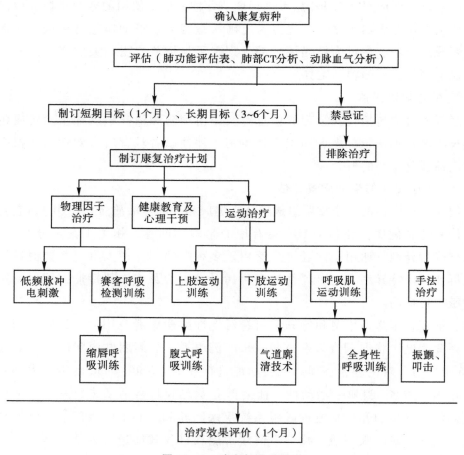

图 15 –1 肺康复操作流程

四、肺康复风险评估

肺康复相关的风险主要来自运动项目本身携带的风险。如果患者本身患有不稳定型心脏病，运动可能增加心律失常或心脏病发作的风险。对于同时患有骨质疏松症的患者，应考虑骨损伤的风险。这一点对已发生骨转移的患者尤其重要。对于接受化疗的患者，应考虑与他人接触时感染的风险。对于术后患者来说，重要的是手术部位要愈合良好，以避免手术伤口裂开的风险。总体肺康复禁忌证如下：

(1)原有基础疾病急性加重高风险。

(2)近期心肌梗死和不稳定心绞痛。

(3)进展期的关节炎导致活动受限。

(4)合并其他器官功能衰竭。

(5)老年痴呆症，听力障碍。

(6)血氧饱和度 $<90\%$ 。

(7)体温 $\geq38.5°$ 或 $\leq36°$ 。

第十六章

肺康复评定常用量表

肺康复过程中，常用的评定量表见表 16 – 1 至表 16 – 17。

表 16 – 1 　肺康复评定常用量表

项目		量表
躯体外观情况		人体形态评定
		身体姿势评定
		体格评定
		身体围度（周径）的测量
心肺功能评定	心功能评定	心脏功能分级及治疗分级（美国心脏学会）
		自觉用力程度分级（RPE）
	肺功能评定	呼吸困难分级
		mMRC 分级
		Borg 呼吸困难分级
平衡功能评定		Berg 平衡量表
		MAS 平衡功能评定
		Fugl – Meyer 评定法
上肢及手功能评定		功能独立性评定（FIM）
认知功能评定		Glasgow 昏迷量表
		简明精神状态检查表（MMSE）
情绪 – 情感障碍评定		抑郁自评量表（DSD）
		焦虑自评量表（SAS）
日常生活活动（ADL）		Barthel 指数评分标准
		功能独立性评定（FIM）
肌力评定		徒手肌力检查（MMT）
耐力评定		自主感觉劳累分级表（RPE）

一、心肺功能评定

1. 心功能评定

表 16-2　心脏功能分级及治疗分级（美国心脏学会）

		临床情况	持续-间歇活动的能量消耗（kcal/min）	最大代谢当量（METs）
功能分级	I	患有心脏疾病，其体力活动不受限制。一般体力活动不引起疲劳、心悸、呼吸困难或心绞痛	4.0~6.0	6.5
	II	患有心脏疾病，其体力活动稍受限制，休息时感到舒适。一般体力活动时，引起疲劳、心悸、呼吸困难或心绞痛	3.0~4.0	4.5
	III	患有心脏疾病，其体力活动大受限制，休息时感到舒适，较一般体力活动为轻时，即可引起疲劳、心悸、呼吸困难或心绞痛	2.0~3.0	3.0
	IV	患有心脏疾病，不能从事任何体力活动，在休息时也有心功能不全或心绞痛症状，任何体力活动均可使症状加重	1.0~2.0	1.5
治疗分级	A	患有心脏疾病，其体力活动不应受任何限制		
	B	患有心脏疾病，其一般体力活动不应受限，但应避免重度或竞赛性用力		
	C	患有心脏疾病，其一般体力活动应中度受限，较为费力的活动应予中止		
	D	患有心脏疾病，其一般体力活动应严格受到限制		
	E	患有心脏疾病，必须完全休息，限于卧床或坐椅子		

注：1 kcal≈4.186kJ，全书同。

表 16-3　自觉用力程度分级（RPE）

PRE	主观运动感觉特征	相应心率（次/min）
6	（安静）	60
7	非常轻松	70
8		80
9	很轻松	90
10		100
11	轻松	110
12		120

表 16 - 3(续)

PRE	主观运动感觉特征	相应心率(次/min)
13	稍费力(稍累)	130
14		140
15	费力(累)	150
16		160
17	很费力(累)	170
18		180
19	非常费力(非常累)	190
20		200

2. 肺功能评定

表 16 - 4　呼吸困难分级

分级	临床表现
零级	活动如正常人,对日常生活无影响,无气短
Ⅰ级	一般劳动较正常人容易出现气短
Ⅱ级	较快行走或登楼、上坡时气短
Ⅲ级	慢走 100m 以内即有气短
Ⅳ级	讲话、穿衣等轻微活动时气短
Ⅴ级	安静时也出现气短,不能平卧

表 16 - 5　mMRC 分级

mMRC 分级	呼吸困难症状
0 级	剧烈活动时出现呼吸困难
1 级	平地快步行走或爬缓坡时出现呼吸困难
2 级	由于呼吸困难,平地行走时比同龄人慢或需要停下来休息
3 级	平地行走 100m 左右或数分钟后即需要停下来喘气
4 级	因严重呼吸困难而不能离开家,或在穿衣脱衣时即出现呼吸困难

表 16 - 6　Borg 呼吸困难分级

分级	描述
0 级	没有任何呼吸困难症状
0.5 级	呼吸困难症状非常非常轻微(刚刚能察觉到)
1 级	呼吸困难症状非常轻微

表 16-6(续)

分级	描述
2级	呼吸困难症状轻微(轻)
3级	有中等程度的呼吸困难症状
4级	呼吸困难症状稍微有点重
5级	呼吸困难症状严重(重)
6级	
7级	呼吸困难症状非常重
8级	
9级	
10级	呼吸困难症状非常非常重(最重)

二、平衡功能评定

表 16-7　Berg 平衡量表

【在不使用辅具情况下，取较低分数计分】　　　　　姓名/编号＿＿＿＿＿＿＿＿

1. 坐到站。指令：请试着不用手支撑站起来。(用有扶手的椅子) 　　4 能够不用手支撑站起并且自己站稳 　　3 能够独自用手支撑站起 　　2 能在尝试几次之后用手支撑站起 　　1 需些微帮助下才可站起或站稳 　　0 需要中度的或大量的帮助才能站起	
2. 独立站立。指令：请尽量站稳。 　　4 能安全地站 2min 　　3 需在监督下才能站 2min 　　2 不需要支撑能站 30s 　　1 尝试几次之后才能在不需支撑下站 30s 　　0 无法在没有帮助下站 30s	
注：如果受试者能在没有支撑物的情形下站 2min，则第 3 项坐姿不扶测验给满分，继续进行第 4 个站到坐的项目。	
3. 独立坐。(如可支撑于地上或小凳子上)坐着不扶。 　　　指令：请将双手抱于胸前坐 2min。 　　　　4 能安稳且安全地坐 2min 　　　　3 在监督下能坐 2min 　　　　2 能坐 30s 　　　　1 能坐 10s 　　　　0 无法在没有支撑下坐 10s	

表 16 - 7（续）

4. 站到坐。指令：请坐下。
  4 能在手的些微（甚至没有）帮助之下，安全地坐下
  3 需用手控制坐下速度
  2 需用腿的背面抵着椅子来控制坐下
  1 能自己坐下，但坐下来的过程中无法将身体（坐下速度）控制好
  0 需要协助才能坐下	

5. 床 - 椅转移。指令：准备数张椅子以供转位。要求受试者转位至一有扶手及一无扶手的位子。可能需要用到两张椅子（一张有扶手，一张无扶手）或一张床及一张椅子。（床↔椅子）
  4 能在手的些微帮助下安全地转位
  3 需用手帮忙始能安全地转位
  2 需在言语的引导或监督下始能转位
  1 需一人帮忙始能转位
  0 需两人帮忙或指导始能转位	

6. 闭上眼睛并维持站姿不扶。
  指令：请闭上眼睛并站好持续 10s
  4 能安全地站好并持续 10s
  3 能在监督下站好并持续 10s
  2 能站好 3s
  1 无法保持闭眼 3s，但可站稳
  0 需要帮忙以避免跌倒	

7. 双脚并拢并维持站姿不扶。
  指令：请将双脚并拢，不扶任何东西站好
  4 能独自并拢双脚，安全地站 1min
  3 在监督下能独自并拢双脚，站 1min
  2 能独自并拢双脚但无法维持 30s
  1 需协助始能并拢双脚但可站 15s
  0 需协助始能并拢双脚且无法维持 15s	

8. 站姿手前伸。指令：抬起手臂至 90°，将手臂与手指伸直并尽量往前伸。（受试者手臂抬至 90°时，施测者将尺规置于受试者手指末端。当受试者手臂往前伸展时，手指不可触碰尺规。记录受试者往前伸展之最远距离。可能的话请受试者使用双臂，以避免受试者转动身体。）
  4 能自信地往前伸展 25cm 以上
  3 能安全地往前伸展 12cm 以上
  2 能安全地往前伸展 5cm 以上
  1 需在监督下始能往前伸展
  0 伸展时失去平衡或需外力支持	

表 16 – 7（续）

9. 由站姿捡起地上的东西。指令：捡起置于脚前的鞋子或拖鞋。 　　4 能安全轻易地捡起拖鞋 　　3 需在监督下才能捡起拖鞋 　　2 无法捡起拖鞋，但可弯腰几乎可以碰到拖鞋（2.5～5cm），且可自己保持平衡 　　1 无法捡起拖鞋且在尝试时需要监督 　　0 无法尝试或需协助以免失去平衡或跌倒	
10. 站着转头向后看。指令：把头转向你的左边，往你的正后方看。然后向右边重复一次。测试者可在受试者正后方举起一物供其注视，以鼓励其转头的动作更流畅。 　　4 能够往两侧向后看并且重心转移得很好 　　3 只能往一侧回头向后看，往另一侧看时重心转移得较少 　　2 只能转头至侧面但能维持平衡 　　1 转头时需要监督 　　0 需要扶持以防止失去平衡或跌倒	
11. 转圈走 360°。指令：转一圈走 360°。停下来。换另一个方向再转一圈走 360°。 　　4 每侧皆能够在 4s 内安全地转 360° 　　3 在 4s 内只能安全地往一侧转 360° 　　2 能够安全地转 360°但非常缓慢 　　1 转圈时需要密切地监督或口头提醒 　　0 转圈时需要协助	
12. 于站姿两脚交替踩放在阶梯或凳子上。　指令：两脚交替放在阶梯或凳子上，继续直到两脚都踏到阶梯或凳子 4 次为止。 　　4 能够独自且安全地站立，并在 20s 内完成 8 步 　　3 能够独自站立，但需超过 20s 始能完成 8 步 　　2 可在监督下完成 4 步而不需要协助 　　1 在稍微协助下能够完成两步以上 　　0 需要协助以防止跌倒或无法尝试	
13. 两脚前后站。指令：（向受试者示范）将一只脚放在另一只脚的正前方。假如您觉得无法将一脚放在另一脚正前方，试着把一脚尽量往前踏，让你的前脚跟超过后脚脚趾。（步伐长度如果超过另一只脚的长度而且步宽接近受试者的正常步宽，就记为 3 分。） 　　4 能够独自把一脚放在另一脚的正前方并维持 30s 　　3 能够独自把一脚放在另一脚前面并维持 30s 　　2 能够独自踏出一小步走并维持 30s 　　1 踏步时需要帮忙但可维持 15s 　　0 往前踏或站立时失去平衡	

表 16 - 7(续)

14. 单脚站。指令:不要扶东西用单脚站,愈久愈好。 　　4 能够独自把腿抬起超过 10s 　　3 能够独自把腿抬起并维持 5 ~ 10s 　　2 能够独自把腿抬起,并维持 3s 或 3s 以上 　　1 能尝试抬腿少于 3s 但仍能维持独自站立 　　0 无法尝试或需要协助以防止跌倒	
总分 / 最高分数	/56

表 16 - 8　MAS 平衡功能评定(改良 Ashworth)

级别	评定标准
0 级	无肌张力的增加
1 级	肌张力略微增加,受累部分被动屈伸时,在关节活动范围之末时出现突然卡住,然后呈现最小的阻力或释放
1⁺ 级	肌张力轻度增加,表现为被动屈伸时,在 ROM 后 50% 范围内出现突然卡住,然后均呈现最小的阻力
2 级	肌张力较明显地增加,通过关节活动范围的大部分时肌张力均较明显地增加,但受累部分仍能较容易地被移动
3 级	肌张力严重增高,被动活动困难
4 级	僵直,受累部分被动屈伸时呈现僵直状态,不能活动

表 16 - 9　Fugl - Meyer 平衡量表

内容	患者反应	评分标准	得分
1. 无支撑坐位	不能保持坐位	0	
	能坐但少于 5min	1	
	能坚持坐位 5min 以上	2	
2. 健侧"展翅"反应	肩部无外展,肘关节无伸展	0	
	反应减弱	1	
	正常反应	2	
3. 患侧"展翅"反应	肩部无外展,肘关节无伸展	0	
	反应减弱	1	
	正常反应	2	

表 16 – 9（续）

内容	患者反应	评分标准	得分
4. 支撑站立	不能站立	0	
	他人完全支撑时可站立	1	
	一个人稍给支撑能站立 1min	2	
5. 无支撑站立	不能站立	0	
	不能站立 1min 或身体摇晃	1	
	能平衡站 1min 以上	2	
6. 健侧站立	不能维持 1 ~ 2s	0	
	平衡站稳达 4 ~ 9s	1	
	平衡站立超过 10s	2	
7. 患侧站立	不能维持 1 ~ 2s	0	
	平衡站稳达 4 ~ 9s	1	
	平衡站立超过 10s	2	
总　　　分			
评　定　者			
评　定　时　间			

注：最大平衡积分 14 分。

三、上肢及手功能评定

表 16 – 10　功能独立性评定（FIM）量表

项　　目				评估日期		
运动功能	自理能力	1	进食			
		2	梳洗修饰			
		3	洗澡			
		4	穿裤子			
		5	穿上衣			
		6	上厕所			
	括约肌控制	7	膀胱管理			
		8	直肠管理			

表 16 - 10(续)

项 目				评估日期		
运动功能	转移	9	床、椅、轮椅间			
		10	如厕			
		11	盆浴或淋浴			
	行走	12	步行/轮椅			
		13	上下楼梯			
	运动功能评分					
认知功能	交流	14	理解			
		15	表达			
	社会认知	16	社会交往			
		17	解决问题			
		18	记忆			
	认知功能评分					
FIM 总分						
评估人						

功能水平和评分标准：

独立：活动中不需他人帮助。

1. 完全独立(7 分)——构成活动的所有作业均能规范、完全地完成，不需修改和辅助设备或用品，并在合理的时间内完成。

2. 有条件的独立(6 分)——具有下列一项或几项：活动中需要辅助设备；活动需要比正常长的时间；或有安全方面的考虑。

依赖：为了进行活动，患者需要另一个人予以监护或身体的接触性帮助，或者不进行活动。

1. 有条件的依赖——患者付出 50% 或更多的努力，其所需的辅助水平如下：

(1)监护和准备(5 分)——患者所需的帮助只限于备用、提示或劝告，帮助者和患者之间没有身体的接触或帮助者仅需要帮助准备必需用品；或帮助带上矫形器。

(2)少量身体接触的帮助(4 分)——患者所需的帮助只限于轻轻接触，自己能付出 75% 或以上的努力。

(3)中度身体接触的帮助(3 分)——患者需要中度的帮助，自己能付出 50% ~75% 的努力。

2. 完全依赖——患者需要一半以上的帮助或完全依赖他人，否则活动就不能进行。

(1)大量身体接触的帮助(2 分)——患者付出的努力小于 50% ，但大于 25% 。

(2)完全依赖(1 分)——患者付出的努力小于 25% 。

FIM 的最高分为 126 分(运动功能评分 91 分，认知功能评分 35 分)，最低分 18 分。

126 分为完全独立；108 ~ 125 分为基本独立；90 ~ 107 分为有条件的独立或极轻度依赖；72 ~ 89 分为轻度依赖；54 ~ 71 分为中度依赖；36 ~ 53 分为重度依赖；19 ~ 35 分为极重度依赖；18 分为完全依赖。

四、认知功能评定

表 16 - 11　Glasgow 昏迷量表（GCS）

项目评分	刺激	患者反应
睁眼（E）		
4	自发	自己睁眼
3	语言	大声提问患者睁眼
2	疼痛	捏患者能睁眼
1		捏患者不能睁眼
运动反应		
6	口令	能执行简单的口令
5	疼痛	捏痛时患者拨开医生的手
4		捏痛时患者撤出被捏的部位
3		捏痛时患者身体呈去大脑皮质强直（上肢屈曲、内收内旋；下肢伸直，内收内旋，踝跖屈）
2		捏痛时患者身体呈去大脑皮质强直（上肢伸直、内收内旋；腕指屈曲，下肢与去皮质强直相同）
1		对疼痛无反应
语言反应		
5	语言	能正确说话，能回答医生的问题
4		语言错乱，定向障碍
3		说话能被理解，但无意义
2		能发出声音但不能理解
1		不发声

表 16 - 12　简明精神状态检查表（MMSE）

1. 今年的年份	1	0
2. 现在是什么季节	1	0
3. 今天是几号	1	0
4. 今天是星期几	1	0
5. 现在是几月份	1	0
6. 你现在在哪一省（市）	1	0
7. 你现在在哪一县（区）	1	0
8. 你现在在哪一乡（镇、街道）	1	0
9. 你现在在哪一层楼上	1	0

表 16 - 12（续）

评测项目		
10. 这里是什么地方	1	0
11. 复述：皮球	1	0
12. 复述：国旗	1	0
13. 复述：树木	1	0
14. 100 - 7	1	0
15. 辨认：铅笔	1	0
16. 复述：四十四只石狮子	1	0
17. 按卡片闭眼睛*	1	0
18. 用右手拿纸	1	0
19. 将纸对折	1	0
20. 手放在大腿上	1	0
21. 说一句完整句子	1	0
22. 93 - 7	1	0
23. 86 - 7	1	0
24. 79 - 7	1	0
25. 72 - 7	1	0
26. 回忆：皮球	1	0
27. 回忆：国旗	1	0
28. 回忆：树木	1	0
29. 辨认：手表**	1	0
30. 按样作图	1	0

总分标准：文盲≥17　　　　小学≥20　　　　中学以上≥24

*按卡片喊；卡片上书写的指令动作（闭眼睛）

* *辨认：出示手表问是不是刚才让他看过的物品

评分低于上述标准即可考虑痴呆

五、情绪 - 情感障碍评定

表 16 - 13　抑郁自评量表（DSD）

评测项目	A	B	C	D
我觉得闷闷不乐，情绪低沉				
我觉得一天早晨最好				
我一阵阵地哭出来				
我晚上睡眠不好				

表 16 - 13（续）

评测项目	A	B	C	D
我吃得和平常一样多				
我与异性接触和以往一样愉快				
我感觉体重在下降				
我有便秘的苦恼				
我心跳比平常快				
我无缘无故感到累				
我的头脑与平常一样清楚				
我觉得经常做的事情没有困难				
我觉得不安而平静不下来				
我对将来有希望				
我比平常容易生气				
我觉得做出的决定是容易的				
我觉得自己是有用的人				
我的生活过得有意思				
我认为我死了别人好过些				
平常感兴趣的事情我仍然感兴趣				

表 16 - 14　焦虑自评量表（SAS）

评测项目	A	B	C	D
我觉得比平常容易紧张				
我无缘无故感到害怕				
我容易心里烦乱				
我觉得我可能快发疯				
我觉得一切都好				
我手脚发抖				
我因为头疼而苦恼				
我觉得容易累				
我觉得心平气和				
我觉得心跳很快				
我因为头疼而苦恼				

表 16 – 14（续）

评测项目	A	B	C	D
我有晕倒发作				
我呼气吸气很容易				
我的手脚麻木刺痛				
我因为胃疼而烦恼				
我常常要小便				
我的手脚经常干燥温热				
我脸红发热				
我容易入睡并且一夜睡得很好				
我做噩梦				

六、日常生活活动（ADL）

表 16 – 15　Barthel 指数评分标准

项目	分类以及评分
大便	0 = 失禁 5 = 偶尔失禁 10 = 能控制
小便	0 = 失禁 5 = 偶尔失禁 10 = 能控制
修饰	0 = 需要帮助 5 = 独立洗脸、刷牙、剃须
用厕	0 = 依赖别人 10 = 自理
吃饭	0 = 依赖 10 = 完全自理
转移	0 = 完全依赖别人、不能坐 5 = 需要大量帮助，不能坐 10 = 需要少量帮助或者指导 15 = 自理

表 16 - 15(续)

项目	分类以及评分
活动(步行)	0 = 不能动 5 = 在轮椅上独立行动 10 = 需要一人帮助步行(体力或者语言指导) 15 = 独自步行
穿衣	0 = 依赖 5 = 需要一半帮助 10 = 自理
上楼梯	0 = 不能 5 = 需要帮助 10 = 自理
洗澡	0 = 依赖 5 = 自理

ADL 能力缺陷程度:

0 ~ 20 分:极严重功能缺陷   25 ~ 45 分:严重功能缺陷

50 ~ 70 分:中度功能缺陷   75 ~ 90 分:轻度功能缺陷

100 分:自理

ADL 自理程度:

0 ~ 35 分:基本完全辅助   35 ~ 80 分:轮椅生活部分辅助

80 分:轮椅自理水平   80 ~ 100 分:ADL 大部分自理

100 分:ADL 完全自理

七、肌力评定

表 16 - 16 徒手肌力检查(MMT)

5 级	能抗重力,抗充分阻力运动(全范围运动)
4 级	能抗重力,抗中等阻力运动
3 级	能抗重力做关节全范围运动,但不能抗阻力运动
2 级	在减重状态下能做关节全范围运动(或抗重力做部分范围运动)
1 级	有轻微肌肉收缩,但不能引起关节运动
0 级	无可测知的肌收缩

八、耐力评定

表 16 – 17　自主感觉劳累分级表（RPE）

Borg 计分	自我理解的用力程度
6 7 8	非常非常轻
9 10	很轻
11 12	轻
13 14	有点用力
15 16	用力
17 18	很用力
19 20	非常非常用力

注：有氧运动的运动强度设定应控制自感劳累分级在 12～13 分范围。

第十七章

慢性支气管炎的防治与康复

慢性支气管炎简称慢支,是气管、支气管黏膜及其周围组织的慢性非特异性炎症。临床上以咳嗽、咳痰为主要症状,或有喘息,每年发病持续3个月或更长时间,连续2年或2年以上,并且排除具有咳嗽、咳痰、喘息症状的其他疾病。

中医方面,慢性支气管炎归属于中医"咳嗽"病范畴。咳嗽是以发出咳声或伴有咳痰为主症的一种肺系病证。它既是肺系疾病中的一个症状,又是独立的一种疾患。有声无痰为咳,有痰无声为嗽,临床上多表现为痰声并见,难以截然分开,故以咳嗽并称。

一、慢性支气管炎的西医疾病概述

慢性支气管炎(chronic bronchitis)简称"慢支",是指气管、支气管黏膜及其周围组织的慢性非特异性炎症。该病是一种严重危害公众健康却又经常被忽视的疾病,尤以老年人多见。

(一)流行病学

慢性支气管炎为我国常见多发病之一。就患病率而言,北方高寒地区高于南方湿热地区,农村地区稍高于城市地区。发病年龄多在40岁以上,其中,吸烟患者明显高于不吸烟患者。近年来,随着人口老龄化和大气污染程度加剧,我国的慢性支气管炎患病人数日趋增多,严重影响到人们的日常工作与生活质量。

(二)病因和发病机制

本病的发病机制并未完全清楚,目前认为可由多种环境因素与机体自身因素长期相互作用导致。

1. 吸烟

吸烟是最重要的发病因素,吸烟者慢性支气管炎的患病率比不吸烟者高2~8倍。烟草中含有多种化学物质,如焦油、尼古丁和氢氰酸等,均可造成多种损伤，如损伤气道的上皮细胞和纤毛运动，导致气道净化能力下降；使支气管黏液腺和杯状细胞增生肥大，导致黏液分泌增多；副交感神经受到刺激，支气管平滑肌收缩导致气道阻力增加；使氧自由基产生增多，中性粒细胞大量释放蛋白酶导致肺弹力纤维被破坏，诱发肺气肿形成等。

2. 职业粉尘和化学物质

烟雾、变应原、工业废气或室内空气污染等职业粉尘及化学物质，长期接触或浓度过高，均可导致慢性支气管炎的发生。

3. 空气污染

二氧化硫、二氧化碳、氯气等因空气污染产生的大量有害气体，均可损伤气道黏膜上皮，降低纤毛清除能力，黏液分泌增加，为细菌感染创造条件。

4. 感染因素

感染因素包括病毒、支原体、细菌等的感染，均可导致慢性支气管炎的发生和发展。常见的病毒感染有流感病毒、鼻病毒、腺病毒和呼吸道合胞病毒。常见到的细菌病原体有肺炎链球菌、流感嗜血杆菌、卡他莫拉菌和葡萄球菌等，常继发于病毒感染。

5. 其他因素

其他机体因素可导致慢性支气管炎的发生和发展，如免疫功能紊乱、气道高反应性、自主神经功能失调、年龄增大等。如老年人由于肾上腺皮质功能减退，细胞免疫功能下降，溶菌酶活性降低，容易造成呼吸道的反复感染。还有气候等环境因素也可致病，如寒冷空气使腺体受到刺激后，黏液分泌增加，纤毛运动减弱，黏膜血管收缩，影响局部血液循环，导致继发感染。

（三）临床表现

本病的特点是病程长，缓慢起病，反复急性发作而使病情加重。主要症状为咳嗽、咳痰或伴有喘息。急性加重系指咳嗽、咳痰、喘息等症状突然加重。

（1）咳嗽一般以晨间咳嗽为主，睡眠时有阵咳或排痰。

（2）咳痰一般为白色黏液或浆液泡沫性，偶可带血。清晨排痰较多，起床后或体位变动可刺激排痰。

（3）喘息或气急喘息明显者可能伴发支气管哮喘。若伴肺气肿时可表现为活动后气促。

（四）诊断标准

依据咳嗽、咳痰或伴有喘息，每年发病持续 3 个月，连续 2 年或 2 年以上，并排除其他可以引起类似症状的慢性疾病。

（五）西医治疗方案

1. 急性加重期的治疗

1）控制感染

针对感染使用抗生素，依据常见病原菌及临床经验选用合适的抗生素。一般口服，病情严重时静脉给药。如左氧氟沙星0.4g，每日1次；阿莫西林2～4g/d，分2～4次口服；头孢呋辛1.0g/d，分2次口服。如果病原学检测能培养出致病菌，可按药敏结果选择相应抗生素。

2）镇咳祛痰

可使用复方甘草合剂10mL，每日3次；或盐酸氨溴索30mg，每日3次。干咳无痰或少痰为主的患者可用镇咳药物，如右美沙芬及其合剂等。

3）平喘

有气喘者可加用支气管扩张剂，如氨茶碱0.1g，每日3次，或用茶碱控释剂。

2. 缓解期治疗

（1）戒烟，应避免有害气体及其他有害颗粒物质的吸入。

（2）增强体质，预防感冒。

（3）反复呼吸道感染者可试用免疫调节剂，如流感疫苗、肺炎疫苗、胸腺法新等，部分患者或可见效。

（六）发展预后

经积极治疗，部分患者可痊愈，或可控制症状，不影响工作、学习。部分患者不重视，治疗不及时，导致慢性支气管炎反复急性发作，迁延不愈，可发展成慢性阻塞性肺疾病甚至肺源性心脏病（肺心病）。

二、慢性支气管炎的中医认识

（一）病名及历史源流

春秋战国时期，《黄帝内经》已经对咳嗽的病因、病机、证候分类和治疗列有专篇的论述。如《素问·咳论》对咳嗽病因的认识，提到："皮毛者，肺之合也；皮毛先受邪气，邪气以从其合也。其寒饮食入胃，从肺脉上至于肺则肺寒，肺寒则外内合邪，因而客之，则为肺咳"；"五脏六腑皆令人咳，非独肺也"。说明外邪犯肺和其他脏腑功能失调、内邪干肺均可导致咳嗽。咳嗽不只限于肺，也不离乎肺，根据咳嗽的症状，将其划分为五脏之咳：肺咳、肝咳、心咳、脾咳、肾咳；六腑之咳：胃咳、大肠咳、小肠咳、胆咳、膀胱咳、三焦咳，为咳嗽的辨证奠定了理论基础。

后世医家对咳嗽病症的病因、证治等做了进一步的阐发。金元时期张子和在《儒门事亲·嗽分六气毋拘以寒》中指出："后人见是言，断嗽为寒，更不参较他篇。岂知六气皆能嗽人？若谓咳止为寒邪，何以岁火太过，炎暑流行，肺金受邪，民病咳嗽。"补充了既往仅以寒邪为外感致病之因的不足。明代张介宾在《景岳全书·咳嗽》中指出："以余观之，则咳嗽之要，止惟二证，何为二证？一曰外感，一曰内伤，而尽之矣。"据此执简驭繁地将咳嗽分为外感和内伤两大类，至今仍为临床所遵循。明代王纶在《明医杂著·咳嗽》中提出咳嗽的治法须分新久虚实。清·叶天士则阐明了咳嗽的基本规律和治疗原则，如《临证指南医案·咳嗽》云："咳为气逆，嗽为有痰。内伤外感之因甚多。确不离乎肺脏为患也。若因于风者，辛平解之；因于寒者，辛温散之；因于暑者，为熏蒸之气，清肃必伤，当与微辛微凉……"以上关于咳嗽论述等，至今仍对临床具有较大的参考价值。

（二）病因病机

本病的病变部位在肺，涉及肝、脾、肾等多个脏腑。外感或内伤导致肺失宣肃时，使肺气上逆而引起咳嗽。肺与肝既有经络相连，又有五行相克的内在联系，如肝郁化火，木火偏旺或金不制木，木火刑金，则气火上逆犯肺为咳。脾与肺有五行相生的内在联系，脾为肺之母，如饮食不节，内伤于脾，脾失运化，痰浊内生，上渍犯肺，则肺失宣肃，肺气上逆而咳。肺为气之主，肾为气之根，肺司呼吸，肾主纳气，且有五行相生的关系，因此久咳肺虚，金不生水，则肺病及肾，肾虚气逆犯肺而咳嗽。

外感咳嗽属邪实，多是新病，常常在不慎受凉后突然发生，伴随有鼻塞流涕、恶寒发热、全身酸痛等症状，属于实证，病理因素以风、寒、暑、湿、燥、火为主，多表现为风寒、风热、风燥相合为病。内伤咳嗽属邪实与正虚并见，多是宿疾，起病较为缓慢，咳嗽病史较长，伴有其他脏腑病证，属邪实正虚，标实为主者，病理因素以痰、火为主，痰有寒热之别，火有虚实之分。痰火可互为因果，痰可郁久而化火，火能炼液灼津为痰。本虚为主者，有肺虚、脾虚等区分。

1. 外感淫邪

外感六淫，邪气从口鼻或皮毛而入，侵袭肺系，肺气郁闭，肺失宣肃，肺气上逆而作咳，咳吐痰液。多由起居不慎、气候失常、冷暖失宜，或过度疲劳，正气不足，肺的卫外功能减退或失调，邪气乘虚而入，内舍于肺导致咳嗽。正如《河间六书·咳嗽论》所言："寒、暑、燥、湿、风、火六气，皆令人咳。"风为六淫之首，易夹其他外邪侵袭人体，因此外感咳嗽常以风为先导，表现为风寒、风热、风燥等相合为病，但以风寒袭肺者居多。如《景岳全书·咳嗽》所云："六气皆令人咳，风寒为主。"

2. 饮食不节

嗜好烟酒等辛温燥烈之品，熏灼肺胃，炼液为痰；或因过食肥甘厚味，伤及脾胃，运化失司，痰浊内生；或因平素脾失健运，水谷不能化生精微上输以养肺，反而聚为痰浊，痰邪干肺，肺气上逆，乃生咳嗽。

3. 情志内伤

情志不遂，郁怒伤肝，肝气郁结，失于条达，气机不畅，日久气郁化火，因肝脉布胁而上注于肺，故气火循经犯肺，发为咳嗽。

4. 肺脏自病

肺系疾病反复迁延不愈，伤阴耗气，肺主气司呼吸功能的失常，致使肃降无权，肺气上逆。

咳嗽的主要病机为外邪犯肺，肺失宣肃，肺气上逆。肺主气，司呼吸，开窍于鼻，外合皮毛，内为五脏六腑之华盖，其气贯百脉而通他脏。由于肺体清虚，不耐寒热，故称为娇脏，易受内外之邪侵袭而致病。肺脏为祛邪外出，以致肺气上逆，冲激声门而发为咳嗽。

（三）治则治法

中医认为慢性支气管炎的发生和发展，多因外邪侵袭、内脏亏损，或因暴咳迁延未愈，邪恋伤肺，导致肺失宣降，故长期咳嗽、咳痰不愈，日久累及脾肾。病情多虚实夹杂，正虚多以气虚为主或兼阴虚，邪实多为痰饮停聚，或偏寒、偏热，日久夹瘀。其病位在肺，涉及脾、肾。中医治疗采取内外结合方式，克服了西医治疗的不足，提高了疗效。咳嗽病的治法总以宣肺止咳为主，但不同的医家又根据自身临床的经验有不同的治疗重点。

慢性支气管炎治疗分急性加重期及缓解期，急性加重期需治以祛除痰热，顾护卫气，此阶段属邪实正虚，病邪以"痰"与"热"为主；缓解期需治以培土之本，以养娇脏，此阶段虚证为主，不论肺脾气虚或是肺肾气虚，均可见脾虚之象，应注意顾护脾胃。

急性发作期以痰浊壅肺，咳喘咯痰为主，急则治其标，应着意于"祛痰宣肺"，此时大忌敛肺止咳，以防"闭门留寇"。另一方面，老年人素体亏虚，脏腑痿瘁，宣肺不可太过，以免损伤正气。缓解期以正虚为主，缓则治其本，重在补虚固表。补虚主要是补益肺肾，其中以补脾最为重要。脾为生痰之源，治痰先治脾，脾健则痰无所生，并可消除留滞潜伏之痰。培土可以生金，肾中精气亦有赖于水谷精微的不断补充和培养，所以补虚以健脾为关键，慢性迁延期证属正虚邪恶，治宜标本兼顾。

（四）辨证论治

中医治疗讲求辨证论治，针对不同的证候分型，选择对应的中药方剂治疗，而中药组方思路不同的医家又有不同的见解。

1. 急性发作期

1）寒痰阻肺型

主症：咳嗽或喘，痰多色白而薄，口不渴或渴喜热饮，恶寒发热，身痛无汗，舌质淡，苔白滑，脉浮紧。

治则：宣肺散寒，豁痰降逆。

方药：小青龙汤加减，麻黄 12g，桂枝 9g，百部 12g，枇杷叶 20g，炙甘草 6g。水煎服，1 日 1 剂，温服，连服 3d 为 1 个疗程。

加减：若咳喘剧烈，不能平卧者加射干、款冬花；若寒痰上壅于肺、肾气亏损于下，症见喘咳痰多，胸闷，动则气喘尤甚，腰酸肢冷，舌苔白滑或苔白腻，脉濡滑无力者，可用苏子降气汤加减，以化痰降逆，温肾纳气。

2）痰热壅肺型

主症：咳嗽气急，咯痰黄稠，胸膈痞满，口干口苦，尿黄便秘，舌红苔黄腻，脉滑数。

治则：清热肃肺，化痰止咳。

方药：清金化痰汤加减，栝楼 15g，黄芩 12g，栀子 10g，知母 15g，桑白皮 15g，陈皮 10g，桔梗 15g，麦冬 12g，川贝母 10g，茯苓 15g，杏仁 10g，前胡 12g，甘草 6g。水煎服，1 日 1 剂，连服 3d 为 1 个疗程。

加减：若喘促明显者，合用麻杏石甘汤或改用定喘补肺汤加减。

2. 慢性迁延期

1）肺虚痰恋型

主症：咳喘咯痰，动则益甚，气短懒言，声音低怯，自汗畏风，易于感冒，舌淡苔薄白，脉细滑无力。

治法：补益肺气，化痰止咳。

方药：补肺益气汤加减，党参 15g，黄芪 15g，五味子 12g，紫菀 12g，桑白皮 12g，白术 15g，防风 15g，杏仁 10g，炙甘草 6g。水煎服，1 日 1 剂，连服 3d 为 1 个疗程。

加减：若咳痰急促者加百部、枇杷叶；夜间盗汗者加浮小麦、太子参。

2）脾虚痰滞型

主症：咳吐痰涎，纳呆恶心，面色萎黄，倦怠乏力，腹胀便溏，苔薄白腻，脉濡滑。

治法：补气健脾，化痰止咳。

方药：六君子汤加减，党参 20g，白术 15g，茯苓 15g，陈皮 12g，半夏 10g，山药 15g，款冬花 15g，炙甘草 6g。水煎服，1 日 1 剂，连服 3d 为 1 个疗程。

加减：若痰多喘促者加胆南星、川贝母；失眠多梦者加夜交藤、酸枣仁、茯神。

3）肾虚喘促型

主症：喘促，呼多吸少，动则喘甚，腰膝酸软，头晕耳鸣。偏于阴虚者，口干咽燥，五心烦热，舌红脉细；偏于阳虚者，形寒肢冷，夜尿频多，舌质淡胖，脉沉细无力。

治法：偏阴虚者，治宜滋肾敛气；偏阳虚者，治宜温肾纳气。

方药：滋肾敛气以七味都气丸加减，熟地 30g，山药 20g，山茱萸 12g，丹皮 10g，茯苓 15g，泽泻 12g，五味子 10g，枸杞子 12g，炙甘草 6g。水煎服，1 日 1 剂，连服 3d 为 1 个疗程。

加减：若兼有肺阴虚者，加麦冬、百合；肾阴不足，虚火内炽，煎熬津液为痰，症见痰咯不爽，咳喘不宁，呼吸短促，头晕耳鸣，腰膝酸软，舌嫩红苔少，脉弦细而沉者，可用润肺六君汤加减，以滋阴化痰。

温肾纳气可用金匮肾气丸加减，熟地 15g，山药 15g，山茱萸 15g，泽泻 10g，茯苓 15g，附子 10g，肉桂 8g，沉香 6g，炙甘草 6g。水煎服，1 日 1 剂，连服 3d 为 1 个疗程。

加减：若肾阳不足，温化无权，水湿上泛为痰，咯痰量多而稀者，加半夏、陈皮、苏子、川贝母。

（五）中医特色疗法

1. 膏方调补

药物：陈皮 200g，清半夏 120g，黄芪 60g，白果 120g，炙麻黄 90g，款冬花 120g，紫苏子 100g，黄芩 120g，甘草 100g，紫菀 120g，桔梗 120g，苦杏仁 120g，石斛 120g，菟丝子 100g，五味子 120g，桑寄生 100g，大枣 120g，白术 120g，茯苓 150g，山药 120g，当归 120g，赤芍 100g，生地 120g，熟地 120g，黄精 120g，山茱萸 100g，槟榔 100g，佛手 100g，枳壳 100g，鸡内金 120g，焦麦芽 100g，焦神曲 100g，焦山楂 100g，阿胶 150g，龟甲胶 100g，饴糖（糖尿病者用木糖醇）300g，黄酒 1 瓶（烊化胶类）。

加减：乏力易汗：黄芪用至 150g；痰多：栝楼 120g；畏寒明显：肉桂 60g，肉苁蓉 120g。

用法：经浸泡、提取、浓缩、收膏，最后用小包装袋分装。以每年冬至日服起，服至立春前结束，一料膏方服 6 周左右。初为清晨 1 袋，如无不适，1 周后可早、晚各 1 袋。如服用期间有感冒发热、伤食泄泻及其他急性疾病期间停服。

2. 穴位贴敷疗法

药物：丁香 1g，白芥子 5g，延胡索 10g，吴茱萸 2g，肉桂 2g，细辛 5g，甘遂 20g。

取穴参考如下：

主穴：天突、大椎、肺俞、定喘。配穴：丰隆、肾俞、足三里、关元、气海、涌泉。

操作：将药物研磨成细粉加入姜汁调匀，制成乳膏剂，将乳膏剂直接涂抹在穴位表面，成 1cm×1cm 的薄层，每穴需要 0.5 ~ 1g，再用自粘性纱布固定。每次 4 ~ 6h，每日 1 次。

3. 子午流注天灸疗法

药物：白芥子 30g，细辛 15g，甘遂 15g，吴茱萸 15g，延胡索 15g。

取穴参考如下：

主穴：大椎、定喘、肺俞、心俞、膈俞、膏肓、神堂、大杼、风门、膻中、天突。

配穴：痰多加丰隆；肾虚加肾俞；心功能不全加心俞；脾虚体弱加脾俞、足三里。

操作：五药研末，取适量，加少许生姜汁和水调成糊状密封备用。每次敷贴 5 ~ 6 个穴位。患者取坐位，充分暴露胸背部，用消毒棉签挑取少量药糊，制成直径 1.5cm、厚 0.3cm 的药饼，敷贴在所选穴位上，外用橡皮膏固定。于初伏、中伏、末伏的 15 ~ 17 时进行穴位敷贴。

4. 拔罐疗法

药物：生川乌 30g，生草乌 30g，洋金花 30g，生乳香 30g，生没药 30g，血竭 30g，红花 20g，细辛 15g，穿山甲 30g，桂枝 20g，麻黄 20g，威灵仙 20g，白芷 30g。

注意事项：本方为外用方，仅供外用，严禁内服。

取穴：背部膀胱经。

操作：将上药泡于松节油、茶籽油或麻油 5kg 中，浸泡 30 ~ 50d 当走罐介质。将火罐用闪火法吸拔在背部，然后沿背部督脉、膀胱经第 1、2 侧线上下往返推移，火罐吸拔强度和走罐速度以患者耐受为度。10d 治疗 1 次，3 次为 1 个疗程。

5. 耳穴贴压疗法

主穴：肺、气管。

配穴：神门、交感。

操作：常规消毒耳穴部位，左手固定耳郭，右手用磁珠帖对准穴位按压。以拇、食指对捏磁珠 3min，至局部有热麻胀痛等的得气感。每次取单耳耳穴，隔日更换磁珠帖，并换另一侧耳穴，双耳交替做治疗，10d 为一个疗程。贴压期间，叮嘱患者每日自行按压耳穴 2～3 次。按摩时，以按压为主，切莫揉搓，以免搓破皮肤，造成感染。

6. 督灸疗法

药物：鲜生姜、督灸粉（白芥子、附子、肉桂、冰片各等份）。

操作：新鲜生姜研碎成泥，把渗出的姜汁留取备用，姜泥需现打现用。向患者讲解治疗目的以取得合作，患者取俯卧位，露出脊背，从而评估局部皮肤状况。施灸者先在患者督脉、膀胱经上推运 3 遍，手蘸姜汁在背部涂擦 1 遍，以防患者突遇凉的姜泥而感不适，之后沿脊柱撒上一层督灸粉。将宽 10cm、长约 40cm 的桑皮纸覆盖在药粉上面，桑皮纸中央对准督脉。沿脊柱敷设姜泥从大椎一直到腰骶部，宽 6～8cm，厚度 1.5～2cm，两端用卷成条的卫生纸围起，以防姜汁溢出。把艾绒捏成三角形放到姜泥上，底宽 3～3.5cm，尖高 3～3.5cm，然后从头端到尾依次点燃。上中下三点，任其自然自灭，待燃尽无烟时，再在原艾灰的上面放第 2 遍，共灸 3 遍。第 3 遍燃尽后把余火压灭，用旧报纸折叠成宽 12～15cm 的长条覆盖在姜灰上。报纸上再用塑料薄膜盖上，而后盖上毛巾被，保温 20～30min。依次揭掉覆盖物，清除姜泥。全部结束后，让患者喝 1 杯热水。术后叮嘱切莫受凉，远离空调、电风扇，莫喝冷水。灸后皮肤红润 4～6h 后慢慢起小水疱。第二天放掉水疱中的液体。灸痂一般在 3～5d 脱落。20～30d 治疗 1 次，3～4 次为 1 个疗程。

7. 药浴疗法

药物：防风 150g，白术 150g，黄芪 150g，山药 150g，淫羊藿 150g，肉桂 150g，肉苁蓉 150g。

用法：上药按照比例配制研末装袋，每袋 1000g 左右，外用棉纱布包装成袋备用，用时将药末连同药袋一并置入约 5000mL 水中煎煮 0.5h，取汁，再将药汁置入消毒后的浴盆内，加入适量温水，水量以能使全身浸入为准。每周洗 6 次，每次用药 1 袋。首次治疗时间 20min，以后逐次增加时间，至 1h 为止，1 个月为 1 个疗程。

8. 梅花针疗法

取穴：陶道、大椎、阿是穴。

操作：用大拇指按揉陶道、大椎各 100 下；用拇指找出慢性支气管炎的阳性反应处，在第 1 胸椎至第 8 胸椎两侧及腰部检查出条索状物及压痛处，立即做好标记，用拇指和食指捏住针柄的末端，上下颤抖针头，利用针柄的弹性敲击皮肤，以皮肤微红为宜，每日 1 次，7～10d 为 1 个疗程，疗程之间可间隔 3～5d。

（六）中西医结合治疗

慢性支气管炎，目前多采用中西医综合治疗。急性发作期主要选择有效抗菌药物治疗，在控制感染的同时，应配合应用祛痰、镇咳药物改善症状；缓解期可应用免疫制剂，提高机体抗病能力，减少发作。中医本着急则治其标、缓则治其本的原则，在急性加重期应着重于祛痰宣肺，缓解期重在补益肺脾肾，慢性迁延期多属正虚邪恋，治宜止咳化痰，标本兼顾。

（七）预防调护

唐代孙思邈说："凡欲治疗，先以食疗，既食不愈，后乃用药尔。"这说明治疗疾病，需先用食疗，若食疗不效，再用药治。导出了"食治先于药治"的基本治病思路。

1. 饮食指导

（1）少食肥腻之品，多进清淡之物。

中医认为："脾为生痰之源，肺为贮痰之器。"痰浊的形成与饮食关系密切。长期过食肥腻之物，以致代谢障碍，使水谷精微化生痰浊，积聚体内，形成肥胖。肥胖多致气滞湿阻，湿聚为痰，故少食肥腻之品可减少痰浊，而清淡利湿之物能健脾益气，去湿消痰。故凡动物脂肪含量高的如猪肥肉、海产品、鹅肉、鸡肉等，不宜多吃或禁吃；而淡渗利湿之品，如冬瓜、萝卜、笋、荸荠宜多食，并配制成各种菜肴，如饭焐萝卜（煮饭时与萝卜同蒸）、清煮春笋（鲜笋煮熟，剥壳后加调料佐餐）是既可化痰止咳，又富于营养的菜谱。

（2）选食治痰之品，少食滞痰之物。

日常许多食物本身有化痰止咳之功，对支气管炎有一定治疗效果，如白果的化痰定喘、雪梨的润肺止咳、北瓜的止咳消痰、金橘饼的理气化痰、百合的益肺润肺、胖大海的利咽消痰、银耳的补肺止咳等等，这些治痰之品可多选用，如银耳百合羹、白果大海汤等。有许多性温助热、黏腻呆胃、荤腥发物是滞痰、生痰之物，如带鱼、臭豆腐及高糖、高脂食物，不宜多食或禁食。

（3）多用清蒸煨炖，少用油炸煎爆。

清蒸、煨、炖的食物原汁原味，不但营养物质不流失、不破坏，而且无油腻之弊，爽口清润，不生痰浊，如清蒸河鳗、清炖甲鱼、煨银耳羹、炖莲子羹、熬百合粥等。而油炸煎爆之物，油重味浓，高脂高糖，易生痰瘀，故不宜选用。

另外油炸等油腻食品，不易消化，易生内热，煎熬津液，可助湿生痰、阻塞肺道，导致咳嗽、气喘加重。

（4）忌食辛辣海腥发物。

辛辣食物如辣椒、洋葱、生蒜、胡椒粉等，吃后可助热生痰，并可刺激支气管黏膜，使局部水肿，而咳喘加重。变态反应是慢性支气管炎的发病原因之一，而鱼、虾、蟹和禽蛋类、鲜奶或奶制品又是常见的过敏原。所以，慢性支气管炎患者，应忌食这类食品。

另外，不宜进食含气和产气食物，如地瓜、土豆、韭菜及未加工的黄豆制品等，这些食物进入机体后，在消化过程中会产生大量的气体，在未排出前，使胃肠胀气，横膈抬高，从而使肺活动受限，对慢支患者的康复不利。

2. 日常生活指导

冬季最应当注意起居，预防感冒。据统计，"老慢支"患者感冒后90%以上可引起急性发作，预防感冒对慢支患者尤为重要。在气候变化和寒冷季节，应注意及时添减衣服，避免受凉感冒，预防流感。保持良好的家庭环境卫生，室内空气流通新鲜，有一定湿度，控制和消除各种有害气体和烟尘，戒除吸烟的习惯，因为吸烟会引起呼吸道分泌物增加，反射性支气管痉挛，排痰困难，有利于病毒、细菌的生长繁殖，使慢性支气管炎进一步恶化。免疫力低下的患者可以在流感高发季节如冬春季联合接种流感疫苗、肺炎疫苗。

约有50%的感冒是由鼻部病毒引起，由于鼻咽部是最初感染的部位，因此，冬季进行鼻部按摩能有效预防感冒。先用食指和拇指按揉鼻翼两侧的迎香穴（在鼻翼外缘中点旁，当鼻唇沟中）20～30次，然后用摩擦发热的手掌，轻轻按摩鼻尖和鼻翼。另外，每天坚持用冷水洗鼻子及面部，不仅可以清除污垢和病菌，还能增强鼻孔及整个上呼吸道对寒冷的适应性。

3. 中医保健

对于患有呼吸系统疾病等慢性疾病的人来说，夏天是一个不应放过的最佳治疗时机。冬季因为气温、气压偏低，这类病特别容易复发。冬季治疗以治标为主，不能够从根本上消除病因。在夏季，由于影响其发病的气候因素比较少，症状通常比较轻，有足够的时间扶正固本，以提高肌体的免疫能力，达到痊愈的目的。

"冬病夏治"是中医学防治疾病的一个富有特色的重要方法，它是根据《黄帝内经》中"春夏养阳"的原则，利用夏季气温高，机体阳气充沛，体表经络中气血旺盛的有利时机，通过适当地内服或外用一些方药来调整人体的阴阳平衡，使一些宿疾得以恢复。可以说"冬病夏治"体现了中医学中人与自然相协调的整体观念和对疾病重视预防为主的理念，冬病夏治对于哮喘病、老慢支、过敏性鼻炎等慢性呼吸道疾病采取三伏天外贴敷药方法，是祖国几千年传统有效的治疗方法，对慢性患者能起到调节免疫、改善肺功能、平喘止咳的效果，是现代规范治疗的一项重要辅助治疗手段。

选择在三伏天贴敷，是根据中医"冬病夏治"的理论，对支气管哮喘、过敏性鼻炎等冬天易发作的宿疾，在一年中最热的三伏天（这30天是人体阳气最盛的），以辛温祛寒药物贴在背部不同穴位治疗，可以减轻冬季发病的症状。

4. 药膳食疗

1）冰糖萝卜羹

原料：白萝卜200g，胡萝卜100g，莲子50g，冰糖50g，荸荠粉适量。

制用法：将白萝卜、胡萝卜洗净，切成小方丁。将莲子洗净、去皮留心，煮熟后备用。将锅中加清水烧开，水开后加入白萝卜丁、胡萝卜丁煮熟，然后放入莲子，煮沸片刻，再加入冰糖煮3～5min，然后用荸荠粉勾芡即可装碗食用。

本品特色及功效：鲜甜爽滑、消补兼具、食而不腻，并具有健脾化痰、润肺止咳之功效。凡患有老年慢性咳嗽、咳痰不止、咳痰不畅或痰中带血者都可以常服本品。

2）鱼腥草拌豆腐

原料：新鲜鱼腥草250g，嫩豆腐100g，麻油、味精、蒜、姜、醋各适量。

制用法：取鱼腥草的嫩茎叶，洗净后将其切成3～5cm的长段，然后放入沸水中焯一下，捞起后沥干、晾凉、备用。将嫩豆腐切成块。将葱、蒜切成丝。把姜切成片备用。将锅置火上，放入麻油，投入姜片。煸炒后去掉姜片，加入葱、蒜、醋稍炒后，加入豆腐块，缓缓炒拌，然后将鱼腥草放入锅内，与豆腐拌和，撒入味精，即可佐餐食用。

本品特色及功效：清香爽口、微苦开胃。有清热化痰、解毒清肺之功。凡患有老年慢性咳嗽并咳黄色黏痰、咳痰不止或慢性支气管炎急性复发者，皆可常食本品。

3）梨子川贝汤

原料：梨子1个，川贝12g，白糖30g。

制用法：取梨子1个，去皮切片；川贝12g，打碎，加入白糖30g。共炖汤服。

本品特色及功效：梨性寒、味甘，入肺、胃经，有清暖养阴，利咽生津，润肺止咳化痰的功效；川贝味苦，性微寒，归肺经，具有清热化痰止咳之功，可用于治疗痰热咳喘，咯痰黄稠之证；又兼甘味，故善润肺止咳，治疗肺有燥热之咳嗽痰少而黏之证，及阴虚燥咳劳嗽等虚证；还有散结开郁之功。适用于老人支气管炎之肺热干咳少痰者。

5. 运动调护

慢支患者的肺功能均有不同程度的减退，研究表明药物对改善患者的肺功能基本上起不到什么作用，而运动锻炼则对肺功能的改善有所帮助。

慢性支气管炎患者体育运动的原则：

（1）应以有氧运动为主。

（2）以提高全身抵抗力的运动方式为主。

（3）采用室内操和室外锻炼相结合的方式进行。

（4）支气管炎发作期应避免进行大强度运动。

三、慢性支气管炎的肺康复评定方式

（一）一般情况评估

阅读患者相关记录，包括个人信息、既往史、家族史、健康状况、社会史、家庭情况。检查其基本能力，如独立程度、ADL 能力、辅助器具和器械应用、用药、睡眠健康。

（二）体格检查

1. 观察

面部表情，如有无鼻翼翕动；胸廓形状，如前后左右径是否对称、有无畸形；呼吸模式，如胸式、腹式、混合式；呼吸频率；是否吸氧、吸氧方式及吸氧量；皮肤有无发绀；有无杵状指；言语方式等。

2. 问诊

气短情况（呼吸困难分级），咳嗽、痰液情况，有无疼痛及程度，吸烟史等。

3. 触诊

胸廓活动范围和对称性。

4. 听诊

呼吸音情况。

（三）心肺功能评估

1. 肺功能评估

静态肺功能评估，呼吸肌肌力及耐力评估。

2. 运动耐力评估

心肺功能运动试验、6 分钟步行试验等。

（四）其他检查

包括实验室检查、动态血气分析、胸部影像学检查等。

四、慢性支气管炎的肺康复运动处方

（一）呼吸困难和异常呼吸

1. 体位管理

取坐位或站立式身体前倾 20°～45°，可改善横膈的运动，增加膈肌的活动度。

2. 呼吸控制

利用呼吸控制和腹式呼吸缓解呼吸困难，鼓励用下胸廓呼吸，减缓呼吸速率。体位取卧位或坐位，全身放松，经鼻吸气，由口呼气，一手放于腹部，一手放于胸前，吸气时尽力挺腹，亦可用手在腹部加压，呼气时腹部内陷，尽量将气呼出。一般吸气时间在 2s，呼气在 4～6s，吸气与呼气时间比为 1：2 或 1：3，每分钟呼吸速度保持在 7～8 次，开始时，每日进行 2 次，每次进行 5min，熟练后可渐增加至 10～15min/次，每日 2～3 次。待患者掌握横膈吸气后，可在上腹部放置 1～2kg 的沙袋，进行横膈肌阻力训练。通过运用膈肌做深缓呼吸，可改变辅助呼吸肌参与的不合理的浅速呼吸方式，呼气时间延长可提高潮气容积，减少无效腔，增加肺泡通气量，降低呼吸功耗，缓解气促症状。

3. 放松辅助呼吸肌

主动或被动放松辅助呼吸肌，缓解呼吸肌紧张。

4. 缩唇呼吸

缩唇呼吸可降低呼气速度，避免气道塌陷，有助于肺换气。训练患者缓慢地用鼻深吸气，然后让患者撅起嘴唇轻松地做吹笛式呼气，吸气与呼气时间比为 1：2 或 1：3，每次进行 10min，每天进行 3～4 次。缩唇式呼吸使小气道的压力相应增加，使等压点向大气道移动，防止小气道过早塌陷闭塞，利于肺泡残气排出，改善换气。通过缩唇呼吸运动训练可不同程度改善患者的呼吸困难及呼吸肌功能。

（二）咳痰能力差

排痰的方法有增加有效咳嗽、主动循环呼吸技术、自主引流等方式。需注意的是，在使用体位引流配合叩拍、震动方法时，如患者有呼吸急促、呼吸困难的症状，可以采取改良的体位，如中下叶引流时床脚不抬高，甚至当端坐呼吸严重时床头一般不放平。患者常不能耐受俯卧体位，因胸廓活动受限，常采取侧卧或 3/4 俯卧位。有些疾病急性恶化时会发生咯血和气胸，如支气管扩张症或囊性纤维化，如有轻度咯血或痰中带血丝，则只进行体位引流，不进行叩拍和震动，若有明显或中度以上咯血，体位引流也需慎用。

1. 体位引流

借助合适的体位，将肺部化脓性病灶置于高位，使积聚在支气管及肺内的化脓坏死物顺位引流至大气道，再经口咳出，改善患者呼吸功能。具体方法：每 0.5～1h 翻身 1 次，引流体位摆放 10～20min，每日 1～2 次，清晨或入睡前为佳。

2. 咳嗽训练

步骤包括：患者处于放松姿势，坐位或身体前倾，颈部稍屈曲。患者掌握膈肌呼吸，治疗师示范咳嗽及腹肌收缩。患者双手置于腹部且在呼气时做 3 次哈气以感觉腹肌的收缩。患者练习发"k"的声音以感觉声带绷紧、声门关闭及腹肌收缩。当患者将这些动作结合时，指导患者做深但放松的吸气，接着做急剧的双重咳嗽。

3. 主动循环式呼吸技术

这是一种可变化的弹性治疗方法，用于松动和清除过多的支气管分泌物，可根据每个患者气道分泌物的情况进行调整，患者可以主动完成或在辅助下完成。每个周期共包括 3 个部分：呼吸控制、胸廓扩张运动和用力呼气技术。

呼吸控制，即正常呼吸，是通过最小的用力来达到最大程度的有效呼吸，常用腹式呼吸。介于 2 个主动部分之间的休息间歇，目的是使肺部和胸壁恢复至其静息位置。

胸廓扩张运动，是指着重于吸气的深呼吸运动，在吸气末通常需屏气 3s，然后完成被动呼气动作。胸廓扩张运动，有助于肺组织的重新扩张，并协助移除和清理过量的支气管分泌物。

用力呼气技术，由 1～2 次用力呼气组成，随后进行呼吸控制一段时间再重新开始。操作时指导患者在吸气后进行用力呵气动作。呼气时间应该足够长，以便将位于更远端气道内的分泌物松动咳出，一般以中、低等深度的吸气开始，当分泌物已经达到中央气道时再进行高肺容积位的呵气或咳嗽。在进行 3 次左右胸廓扩张运动后需暂停，然后进行呼吸控制。

（三）运动能力下降

运动训练：通过运动训练，可以提高外周肌肉的质量和力量，降低肌肉的易疲劳程度，增加肌肉的氧化能力，因此，运动训练是心肺康复的核心内容，也是心肺康复为患者带来益处的直接方式。

运动形式包括下肢运动训练、上肢运动训练、肌肉力量训练。

肺康复的循证医学新指南进一步强化了下肢运动训练是肺康复关键性内容的观点。下肢运动训练是运动训练的主要组成项目，常采用的运动方式有步行、跑步、爬楼梯、平板运动、功率自行车、游泳、各种体操或多种方式的联合应用。

近年来，上肢的力量和耐力运动锻炼也逐渐受到重视，肺康复的循证医学指南将上肢运动训练的推荐级别定为 1A 级。上肢运动训练可增加前臂运动能力，有助于增强辅助呼吸肌的力量和耐力，减少通气需求，提高患者日常生活活动能力和自我管理能力。上肢锻炼的方法有举重物、扔球、手摇车训练等。手摇车训练可先从无阻力开始，每个阶段递增；提重物训练为患者手持重物，开始用 0.5kg 的器具做高于肩部的各方向活动，对部分病情严重的患者也可使上肢有节律地做转圈运动。有研究推荐采用体操棒做高度超过肩部的各个方向的练习、手持哑铃（0.5 ~ 3.0kg）做高于肩部的活动，每活动 1min 或 2min，休息 2min 或 3min，共 40min（含休息时间），每日 2 次。

同时有研究表明，上下肢合并训练比单纯上肢或者下肢训练能更显著地改善运动能力和生活质量。肺康复的循证医学指南推荐在肺康复方案中加入力量训练方案，推荐级别为 1A 级。常见的力量训练的方法有伸展弹力带、等张收缩运动、哑铃负荷运动、利用等速肌力训练仪训练等。

运动频率和运动时间：每周至少 3 ~ 5 次，每次持续时间至少 15 ~ 30min，次数一般 >28 次。较严重的患者可使用间歇式和渐进式的运动方式，逐渐增加运动时间，减少休息时间，总运动时间应在 15 ~ 30min 以上才可增加运动耐力。

运动强度：目前关于肺康复运动训练中的适宜运动强度仍存在争议。高强度的间歇性训练因其运动强度较大，具有持续时间较短，患者不良反应较小，易于耐受等优点而被认为是较为有效的运动训练方法。但也有学者报道，间断运动方式与持久运动方式相比，可以更好地提高患者的运动耐力，降低通气需求，有效地增强其心肺功能和运动系统的适应能力，比持续训练产生的效果更好。

一般而言，若患者的运动不能持续 15 ~ 20min，行走的速度需以患者有轻微的呼吸困难为宜，心率不可过高，心率需控制在最大心率的 50% ~ 60%，因主要目的在于增加耐力，故可适当延长运动时间至 30min 以上，必要时可给予氧气支持。若患者能运动一段时间，运动强度一般定在无氧阈水平，但对于未达到无氧阈水平，即不能运动或不能做极量运动试验者不适用。还有研究中指出，若患者的运动能力因呼吸能力受限，则运动强度一般设定在最大换气量的 50%，若不是因呼吸功能受限，则强度可参考心脏康复的运动强度制定方法。

运动时的禁忌及应注意的情况：运动时若血氧过低，血氧饱和度明显下降，可在运动时给予氧气吸入；运动时有心律不齐及肺动脉高压、肺心病、心力衰竭、体重下降或呼吸不畅患者等，运动时要格外小心；应在比较湿润温暖的环境中运动，以鼻呼吸；运动前后要有一定时间的热身运动。

五、慢性支气管炎的其他康复方式

（一）健康教育

对所有患者统一开展普及健康知识，也可为患者发放健康资料，有效提高患者对自身疾病的了解，增强患者的治愈信念，使患者能够更加直观地了解自身的疾病，纠正患者的错误想法，使其了解治疗的具体方式和优势，同时将可能发生的不良反应进行告知，使患者有充分的心理准备。

（二）生活环境

应定期开窗通风，保持室内空气新鲜，每日至少 3 次；严格控制室内的温度（保持在 18 ~ 20 ℃）与湿度（保持在 55% ~65%）。因为温度过低会导致人体呼吸道局部的小血管痉挛，纤毛运动障碍，呼吸道的防御能力下降，使人体的呼吸道自净功能明显降低；而湿度太低会导致人体呼吸道黏膜干燥，痰液比较容易黏在气道上，不易于咳出。此外，还应保持室内干净卫生，温馨舒适，以有效提升患者的身心舒适度。

（三）生活饮食

由于慢性支气管炎患者存在喘息与咳嗽等症状，容易使呼吸道黏膜太过干燥，痰液黏稠不易排出，所以护理人员应嘱患者大量饮水，稀释痰液，减少痰液在气道黏着，从而促使患者排痰。

在饮食方面，需要及时调整饮食方案，并保证饮食结构的科学性和合理性，促使患者能够摄入足够的高蛋白食物，同时能够多食用一些易消化的食物。经过饮食护理，患者能够保证营养均衡，并且实现合理膳食，患者的体质以及免疫力也能够得到不同程度的增强。

（四）心理干预

在治疗该疾病的过程中，由于患者生理上会出现各种不适，再加上处于患病期间，患者的心理会相对来说更为脆弱，很容易出现一系列的不良情绪，如烦躁、焦虑等。与此同时，由于慢性支气管炎有着长期反复发病的特点，患者有来自经济及自理康复能力的担忧，会伴随各种焦虑、抑郁、紧张的消极情绪，所以在急性发作期应根据患者的心态给予针对性的心理疏导与安慰，安抚患者的不良情绪，鼓励患者正视自身的疾病，主动配合治疗，帮助其树立战胜疾病的信心。

六、慢性支气管炎的肺康复基本流程

(一)康复目的

针对慢性支气管炎急性发作期患者：减轻急性发作期症状，缩短发病时间，促进康复，改善预后。

针对慢性支气管炎缓解期患者：减少急性发作次数，甚至完全控制病情不再发作，提高患者生活质量。

(二)康复地点

Ⅰ期康复：针对住院患者的早期康复，主要是急性发病期的患者，康复地点在医院内，促进患者早期功能恢复。

Ⅱ期康复：针对出院后早期的患者，主要是急性发作后处于康复期的患者，康复地点在医院内或社区，为出院后的延续治疗，促进康复。

Ⅲ期康复：针对疾病稳定期的患者，康复地点在家庭或社区，尽可能减少患者急性发病的次数，提高生活质量，改善疾病的远期预后。

(三)康复对象

所有诊断为慢性支气管炎的患者均可进行肺康复，可根据病情的不同进行不同的肺康复项目，并结合患者自身情况安排适当的训练项目。

(四)康复团队成员

主管医生：负责评估患者的病情及身体情况，制定药物治疗方案，参与拟定患者肺康复方案。

主管护士：负责患者肺康复训练相关的护理指导，对患者进行健康宣教，参与拟定患者肺康复方案。

肺康复治疗师：负责患者肺康复训练内容的具体实施，指导患者自行锻炼方法，对患者肺康复情况进行反馈，及时调整康复方案。

营养师：负责患者饮食方案的安排，指导患者合理的膳食方案。

心理咨询师：负责患者心理情况的评估及追踪，及时疏导患者的不良情绪。

(五)康复构成要素

1. 患者评估

康复前评估：肺康复前需对患者基本情况进行评估，掌握患者当前情况，还需根据患者耐受能力制定合适的肺康复训练方案。

康复时评估：肺康复进行过程中需及时观察患者病情变化，特别是进行运动训练时，需根据患者的耐受情况调整合适的训练方案。

康复后评估：肺康复后对患者再次进行评估，与康复前情况进行对比，检测肺康复是否有效，便于及时调整康复方案。

2. 患者管理

戒烟管理：吸烟是慢性支气管炎的重要发病原因，也是疾病加重的重要因素，需协助患者尽可能戒烟或减少吸烟。

营养指导：慢性支气管炎是慢性疾病，长期的慢性消耗及反复急性发作都可导致营养的缺乏，而饮食不当也会间接加重患者的症状及诱发疾病急性发作，需为患者制定合适的饮食方案，确保营养充足的同时有益于疾病的康复。

运动训练：慢性气管炎患者长期咳嗽咳痰，常常因气喘气促、疲倦乏力等原因不愿意活动，缺少锻炼，这反而不利于病情的康复，长期久卧久坐，痰难以排出，肌肉力量下降，造成恶性循环。需为患者安排合理的运动训练方案，提高肌肉的质量和力量，改善患者的长远预后。

心理社会支持：慢性支气管炎患者病程长，病情容易反复，不可避免给患者自身及其家庭带来心理压力，消极的情绪也不利于患者疾病的康复。需对患者及家属进行心理社会支持，以积极的心态面对疾病，配合治疗。

排痰：咳痰是慢性支气管炎患者常见的症状，需指导患者排痰的体位、方法等促进痰液的排出，有利于病情的康复。

氧疗：慢性支气管炎严重的患者常会出现气短气促等情况，需要指导患者进行家庭氧疗改善这种症状，同时吸氧也可改善肺部通气情况，有助于疾病的康复及控制。

3. 康复教育

宣教指导：对于慢性支气管炎的患者就诊时进行宣教指导，告知患者疾病相关的诊疗方案、特点、预后等，使患者对疾病有一个基本的认识。同时对患者进行康复指导，改善患者预后。

健康讲座：定期举办相关的知识讲座，向患者讲解相关的健康知识及一些先进的治疗护理康复方案。

特殊指导：视患者的身体心理等情况对部分患者进行一对一的指导及追踪，比如对有心理负担的患者提供心理支持指导，对难以配合的患者进行定期监督指导及随访等。

4. 效果评价与随访

临床症状：通过患者急性发病的频次，病情的严重程度，康复所需的时间等观察患者经过肺康复治疗后症状是否有改善。

检查指标：通过化验抽血、肺功能等指标评价患者机体功能是否有改善。

问卷调查：通过进行心理问卷、生活质量问卷的调查随访，评价患者生活质量、心理压力是否得到改善。

七、慢性支气管炎的中医肺康复

(一)中医治疗

中医主要通过辨证论治，调整患者脏腑阴阳平衡，缓解患者的临床症状，从而改善患者生活质量，且具有良好的依从性。而随着近年来中西医结合治疗疾病的广泛应用及开展，中西医结合肺康复治疗也应尝试推广及应用。

1. 中药治疗

使用中药或中药膏方，或外用贴膏进行穴位敷贴。如在每年三伏天(初伏、中伏、末伏)背部两侧肺俞、心俞、膈俞穴各用冬病夏治穴位贴敷 3 次。

2. 推拿

通过推拿运动，达到松解肌肉，通经活络的效果，以提高患者的运动能力。如推拿 2 次/周，20min/次，包括：上肢操作：直擦上肢；拿上肢；运肩关节、理手指、搓抖上肢，按揉心俞、肺俞、脾俞、肾俞、命门。下肢操作：用滚法及拍捶法，在小腿及大腿、臀部肌肉较多的部位用力单手操作。

3. 针灸

如使用培土生金针灸法以补益脾肾，主穴：足三里、三阴交、关元、定喘穴。配穴：痰浊盛者配丰隆、肺俞；瘀血明显者配血海；兼肾阳虚者配涌泉；兼阴虚配太冲；每日 1 次，每次留针 30min。手法：补法。灸法：灸足三里穴，1 次/d，每次取双侧足三里，灸 15～20min。疗程：20d 为 1 个疗程，间隔 10d 后继续下 1 个疗程，连续 2 个疗程。

(二)中医功法

1. 六字诀

健身气功六字诀由我国南北朝时梁代陶弘景开创，受历代中医医家、养生家推崇并广泛应用，并不断发展创新。"六字诀"，指运用呼吸吐纳配合默念嘘、呵、呼、呬、吹、嘻六种字音，来调整脏腑功能，达到祛病除邪、益寿延年的效果，本功法简单、安全。既往相关研究表明，健身气功"六字诀"锻炼能够有效调节呼吸功能，而健身气功"六字诀"主要通过以下几个途径改善肺功能：以"六字诀"为代表的健身气功强调呼吸的深、细、匀、长，能有效地改善肺通气及肺换气功能，改善血气变化，辅助机体充分吸进氧、吐出二氧化碳，促进机体代谢。"六字诀"是呼吸配合肢体动作的健身气功，其运动时呼吸次数增加，深度增加，肺通气量大大增加，有助于呼吸肌力量增加，而深长的腹式呼吸能使膈的上下移动范围增大，增强膈肌和辅助肌的力量，增加肺泡壁弹性纤维网的弹性，使呼吸器官得到极大的锻炼和增强。中医认为，"六字诀"通过六个字诀不同的发音在人体腹腔内产生不同的内压，循经导引，引导人体气血沿着各脏腑对应的经络运行，调节全身脏腑功能，其中"呬"字诀主肺，孙思邈将其功能概括为"秋呬定收金肺润"，因此坚持"六字诀"锻炼能有效改善人体肺脏功能。

2. 八段锦

八段锦是我国传统医疗保健功法之一，其将中医的阴阳五行及经络学说融合一起，强调动作缓慢柔和，可导引行气、调畅气血，具有锻炼平衡能力、防病治病等作用。练习过程注重神、气、形的统一，通过意念调节大脑，加强生理与心理的联系，效果优于单纯的肢体运动。八段锦分为坐势和站势两类，其中坐式八段锦运动量较小，适于起床前、睡觉前锻炼；站势八段锦运动量稍大，适于户外和集体锻炼。值得注意的是，因坐式八段锦运动量较小，需长期坚持才能显现效果，所以应告知患者做好心理准备，并督促患者坚持练习。

3. 易筋经

易筋经是我国具有民族特色的传统功法之一，相传为达摩所创，其中多为导引、按摩、吐纳等传统养生功夫，具有变易筋骨、内壮脏腑的功效。易筋经强调肢体的屈伸扭转、牵拉，其十二式中上肢的动作练习也是在下肢桩功练习的基础上通过屈膝下蹲，全面锻炼下肢肌肉、韧带及腹肌、腰肌、背肌等肌群以增强下肢的肌力。而下肢锻炼是肺康复运动锻炼中的重要组成部分，因此易筋经具有较好的肺康复疗效。

4. 太极拳

中医理论认为，"气"在机体内沿经络运行并维持人体生命活动。"气"的通畅运行利于机体健康，"气"瘀滞则会导致疾病。太极拳属中国传统健身运动，起源于中国传统武术，强调注意力集中，动作缓慢、连续，呼吸与动作协调，该运动能促进气在体内运动，有促进健康的作用。

八、慢性支气管炎的膳食康复疗法

中医认为，白色食物入肺，偏重于益气行气，具有养肺的功效。白色是指主食米、面及杂粮，是供人们果腹和提供热量的食物。人体生长发育的生命活动所需热量的60%以上是由这类食物供给的。此外，白色食物还包括白菜、菜花、冬瓜、竹笋、茭白、白萝卜、白木耳、甘蔗以及鲜奶、鱼肉等。大多数白色食物，蛋白质成分都比较丰富，经常食用既能消除身体的疲劳，又可促进疾病的康复。特别是对高血压、高血脂、心脏病、脂肪肝等患者，食用白色食物可以说是利多弊少。另外，根据肺的生理，肺喜润恶燥，滋润不腻的食物偏于养肺。比如雪梨、银耳、猪蹄、米粥、山药、核桃等。

还有其他食物也有益于肺部疾病的康复。如：梨：时珍《本草纲目》说："梨能润肺凉心、消痰降火、解疮毒酒毒。"中医认为梨生者清六腑之热，熟者滋五脏之阴，常用来治疗肺结核、气管炎、上呼吸道感染等引起的咽喉干燥、痒痛、声嘶、痰稠、头晕、发热等症状。百合：中医认为，百合具有养心安神、润肺止咳的功效，可以治疗心肺两虚。百合，性味甘，微苦，微寒，归心、肺经，可养阴润肺，清心安神。番茄：英国有最新发现，每星期吃番茄达到 3 次以上可以有效地预防呼吸系统疾病的发生，以保护双肺免受细菌的感染。但番茄红素的含量与番茄中可溶性糖的含量是成反比的关系。所以在饭菜中加入番茄可以有较好的护肺作用。

参考文献

[1]杨艳平．慢性支气管炎防治指南[M]．北京：人民卫生出版社，1999.

[2]曲丹，王慧，佐小华．慢性支气管炎药膳治疗[M]．北京：人民军医出版社，2007.

[3]张文康．慢性支气管炎(健康教育丛书3)[M]．北京：中国中医药出版社，2003.

第十八章

慢性阻塞性肺疾病的防治与康复

肺康复是医疗实践的艺术。1999年，美国胸科协会出版了《肺康复–1999》，将该术语定义为"针对慢性呼吸衰竭患者的肺康复，以多学科治疗方案为原则设计，旨在尽可能有效地改善患者的身体和社会功能及独立性"。由此可知，肺康复的重点是慢性呼吸道疾病和继发性呼吸道疾病，其中慢性阻塞性肺病是一个重要组成部分。

据 GOLD 2023，慢性阻塞性肺疾病（chronic obstructive pulmonary disease，COPD）是一种异质性的肺部疾病，其特征是由于呼吸道异常（支气管炎、毛细支气管炎）和（或）肺泡（肺气肿）引起的慢性呼吸道症状（包括呼吸困难、咳嗽、咳痰），导致持续的、反复恶化的气流阻塞。肺通气功能是最重要的诊断方式，即吸入支气管扩张剂后的肺功能测试显示 $FEV_1/FVC < 70\%$，提示有持续的气流受限。慢性阻塞性肺病（COPD）是对人类健康的严重威胁，影响患者的生活质量并导致高死亡率。慢性阻塞性肺病的康复治疗可以明显改善慢性阻塞性肺病患者的预后和生活质量，并解决慢性阻塞性肺病的生理和心理问题。多项研究证实，稳定期 COPD 患者的肺部康复可以显著降低 BODE 指数，提高耐力，提高生活质量。

一、慢性阻塞性肺疾病的西医疾病概述

慢性阻塞性肺病（COPD）是一种可预防和可治疗的疾病，其特点是持续的进行性的气流受限。什么是气流受限？肺功能检查在慢性阻塞性肺病的诊断中起着重要的作用，可用于诊断慢性阻塞性肺病、评估气流受限的严重程度和进行随访。

COPD 与慢性支气管炎和肺气肿密切相关。慢性支气管炎一般被定义为每年咳嗽超过 3 个月且连续 2 年以上，且应排除其他已知的慢性咳嗽病因。肺气肿被定义为肺部细终末支气管远端空气空间的异常和持续扩大，伴有肺泡壁和细支气管的破坏，但没有明显的肺纤维化。当慢性支气管炎和肺气肿患者的肺功能

测试显示持续的气流受限时，就可以诊断为慢性阻塞性肺病。

（一）流行病学

慢性阻塞性肺疾病（COPD）是一种严重威胁人类健康的常见病和多发病，严重影响患者的生活质量，造成高死亡率，给患者、家庭和社会带来巨大的经济负担。一项对中国 7 个地区 20245 名成年人的调查显示，40 岁及以上人群中慢性阻塞性肺病的患病率为 8.2%。根据全球疾病负担研究预测慢性阻塞性肺病未来将成为全球第三大死亡原因，以及全球经济负担最高的第五种疾病。

（二）发病机制

慢性阻塞性肺病是一种严重的健康威胁，通过缓解症状和改善肺功能来治疗，它与遗传、烟草烟雾、氧化应激和炎症密切相关。

1. 遗传因素

COPD 具有遗传易感性，已知的遗传因素包括 α_1-抗胰蛋白酶（AAT）缺乏，这可能增加慢性阻塞性肺病的发病率。弹性蛋白酶能够清除肺部的致病菌，但当弹性蛋白酶活性升高时，会导致免疫功能下降，出现炎症反应和组织损伤。因此，AAT 的缺乏可导致肺部防御机制下降，造成肺组织损伤，引发肺气肿，从而导致 COPD。

2. 烟草烟雾

烟草烟雾是诱发 COPD 的一个重要环境因素。烟草烟雾中含有数千种有害物质，除尼古丁和重金属外，每吸一口烟都含有高浓度的氧化物，如过氧化烷基、过氧化氢、超氧化物和有机一氧化氮自由基。烟草烟雾中的有害物质可以激活巨噬细胞、中性粒细胞、淋巴细胞、单核细胞和气道上皮细胞，在 COPD 的发病机制中起着重要作用。

气管和支气管的内壁有一层由杯状细胞及纤毛细胞形成的黏膜，在正常情况下，杯状细胞会分泌大量的黏液，将覆盖在黏膜表面的微小灰尘和细菌包围起来，防止它们渗透到肺组织的深处，并通过纤毛的运动直接将它们排出，从而使呼吸道通畅。在长期吸烟者中，呼吸道黏膜长期受到烟草中大量有毒物质的刺激，损害了杯状细胞，增加了黏膜表面分泌的黏液量和黏性，破坏了纤毛细胞；此时，纤毛运动减慢，呼吸道分泌物被支气管截留，随后以痰的形式经口排出。然而，并不是只有吸烟者才会出现有明显临床症状的呼吸衰竭，被动吸烟也会导致呼吸道症状和肺衰竭。

3. 氧化应激

氧化应激是 COPD 的重要致病机制之一，是指由于内源性和（或）外源性刺激或动态氧化剂/抗氧化剂平衡失调，机体产生的活性氧（ROS）水平升高，导致细胞、组织或器官受损的一种氧化应激状态。肺部由于其丰富的血液供应和其呼吸面积较大，以及与外界的联系和暴露在较高的氧浓度环境中，极易受到氧化应激引起的组织损伤。

烟草烟雾、生物燃料、污染空气和炎症细胞都可以成为氧化剂的来源。外源性氧化剂，如含有超氧离子和一氧化氮的烟草烟雾，以及含有臭氧和一氧化氮的污染空气，可以增加呼吸道中的 ROS 水平。当超过体内抗氧化剂的清除能力，ROS 不能被及时有效清除时，就会发生氧化应激，通过破坏细胞内大分子（脂质、糖类、蛋白质等）造成气道上皮的损伤，最终导致慢性气道炎症。氧化应激可能通过几种途径导致 COPD 的发展和恶化，包括对气道和肺部的直接损害，刺激气道炎症反应和发展蛋白酶－抗蛋白酶失衡。

（三）临床表现

慢性阻塞性肺疾病是一种进行性疾病，其特点是气道和肺部对有害气体或固体的慢性炎症反应增加，导致肺部的病理变化和慢性气流受限，而这种变化常常是呈进行性发展的。COPD 的典型表现包括慢性支气管炎、远端气道和肺实质病变、肺气肿、大气道的炎症和重塑，以进行性呼吸困难、咳嗽和排痰为特征症状。

慢性阻塞性肺疾病的主要症状是慢性咳嗽，但也有少数患者表现为气流受限但没有咳嗽症状。大多数患者表现为晨起时突发性咳嗽，并非连声作咳，而是间歇性咳嗽。随着疾病的进展，咳嗽可发生在早晨、晚上或全天。咳痰也是 COPD 患者的一个典型症状。患者在咳嗽后通常会咳出少量的痰液。有些患者咳嗽可以咳出白色泡沫或黏液痰。慢性阻塞性肺病的特征性症状是呼吸短促或呼吸困难。在早期阶段，这种症状只在体力劳动后出现。随着疾病的恶化，患者在日常活动和休息时也可能出现气短或呼吸困难等症状。有些患者，尤其是病情危重的患者也可以出现类似症状，但这些症状是与其他呼吸系统疾病以及肋间肌收缩有关。

除了呼吸道症状，COPD 患者还存在全身症状，包括食欲下降、体重减轻、周围肌肉萎缩和功能障碍。临床中可以看到，COPD 患者经常出现负面情绪，如疼痛、焦虑和抑郁。

（四）诊断标准

COPD 的诊断应根据临床表现、危险因素接触史、体征和实验室检查等综合分析。对于任何有呼吸困难、慢性咳嗽或咳痰以及有危险因素暴露史的患者，临床上都应考虑 COPD 的诊断。通过肺功能检查来确定患者是否存在气流受限，这是诊断慢阻肺的先决条件，即吸入支气管扩张剂后，$FEV_1/FVC < 70\%$，提示

存在持续气流受限，在此基础上，排除其他疾病后可诊断为慢阻肺。肺功能检查是诊断 COPD 的金标准。任何有吸烟和(或)环境职业污染和生物燃料接触史，以及呼吸困难、咳嗽或咳痰病史的人都应接受肺功能检测。COPD 患者在轻度气流受限的早期可能有也可能没有临床症状。胸部 X 线检查有助于确定肺过度充气的程度，并可以与其他肺部疾病区分开来。

1. 症状

COPD 的特征性症状是慢性和进行性呼吸急促、咳嗽和咳痰。慢性咳嗽和咳痰往往先于气流受限多年，但有些患者可能没有症状。

(1)呼吸急促：这是 COPD 最主要的症状，也是患者感到身体虚弱和产生焦虑的主要原因。患者常主诉气短、喘息、气短。起初仅在运动时出现，后逐渐加重，以至于在日常活动中甚至在休息时都感到气短。

(2)慢性咳嗽：常常为首发症状，初起为间歇性咳嗽，多在晨起时发生，随着病情的发展，早晨、白天也会出现咳嗽，但夜间咳嗽不明显，有少数病例显示患者有气流受限情况，但症状未见明显咳嗽。

(3)咳痰：咳嗽后咳出少量黏液痰，部分患者晨起咳嗽较多，感染加重时痰量增多，常为脓性痰。

(4)喘息、胸闷：这些都不是 COPD 的特异性症状，但部分患者尤其是危重症患者有明显的喘息，其肺部听诊可闻及广泛吸气相或呼气相的干啰音，并且他们在活动后也常常出现胸闷，这与活动时呼吸肌做功增加以及肋间肌加强收缩相关。临床上如果听诊未闻到喘息音，不能排除 COPD 的诊断，同时存在上述症状也不能诊断哮喘。

(5)其他症状：COPD 患者，尤其是重症患者，常伴有体重减轻、厌食、外周肌肉萎缩和功能障碍、精神抑郁和(或)焦虑等全身症状。长时间剧烈咳嗽，还可引起咳嗽性晕厥和咯血，若合并感染则有咯血丝痰的可能。

2. 病史

(1)危险因素：吸烟史、职业或环境接触史。

(2)既往史：哮喘、过敏、呼吸道疾病等小儿呼吸道疾病。

(3)家族史：COPD 有家族遗传倾向。

(4)发病年龄和发病季节：多见于中老年，症状多出现在秋冬寒冷季节，反复呼吸道感染和急性发作常见，随着病情进展，急性发作频繁。

(5)并发症：心脏病、骨质疏松症、肌肉骨骼疾病和肺癌等。

(6)COPD 对患者生活质量的影响：主要是行动受限、劳动力丧失、抑郁和焦虑等。

(7)慢性肺心病史：COPD 晚期，低氧血症和(或)高碳酸血症可合并慢性肺心病和右心衰竭。

3. 体征

(1)视诊及触诊：胸廓形态异常，如胸部过度膨胀、前后径增大、剑突下胸骨下角(腹上角)增宽和腹部膨凸等，常见呼吸变浅、频率增快、辅助呼吸肌(如斜角肌和胸锁乳突肌)参加呼吸运动，重症患者可见胸腹矛盾运动，患者不时用缩唇呼吸以增加呼出气量，呼吸困难加重时常采取前倾坐位，低氧血症患者可出现黏膜和皮肤发绀，伴有右心衰竭的患者可下肢水肿和肝脏增大。

(2)叩诊：肺过度充气可使心浊音界缩小，肺肝界降低，肺叩诊可呈过度清音。

(3)听诊：双肺呼吸音可减低，呼气延长，平静呼吸时可闻及干性啰音，双肺底或其他肺野可闻及湿啰音，心音遥远，剑突部心音较清晰响亮。

4. 实验室检查及其他监测指标

1)肺功能检查

肺功能测试是气流受限的客观指标，具有良好的可重复性，对 COPD 的诊断、严重程度、进展、预后和对治疗的反应都很重要。气流受限是指 FEV_1 和 FEV_1/FVC 的下降。FEV_1/FVC 是 COPD 的一个敏感指标，可以发现轻度气流受限。FEV_1 占预测值的百分比是区分气流受限程度的一个良好指标。它应作为 COPD 肺功能测试的基本组成部分，因为它的变异性低且易于使用。支气管扩张剂吸入后 $FEV_1/FVC < 70\%$ 的患者可能有持续的气流受限。由于已知肺容量和气流会受到正常老化的影响，使用固定的 $FEV_1/FVC < 70\%$ 的比率可能会导致一些健康的老年人被误诊为轻度 COPD，而对 45 岁以下的成年人的慢阻肺诊断不足。因此，很难科学地确定哪些标准最适合诊断 COPD。肺功能只是临床诊断 COPD 的一个参数，其他参数是症状和危险因素。气流受限可导致肺部过度膨胀，使肺总容积、功能残气量和残气量增加，从而导致肺容积减少。肺总体积的增加没有残余气量的增加大，因此残余气量与肺总体积的比例增加。肺泡间隔破裂和肺毛细血管床的丧失导致弥散功能受损，一氧化碳弥散量(DLCO)降低，其中 DLCO 与肺泡通气量的比率比纯 DLCO 的比率更敏感。深度吸气量是潮气量和额外吸气量之和。深度吸气量与肺总量的比值是肺部过度膨胀的指标，有助于反映慢性阻塞性肺病的呼吸困难程度，甚至可以预测生存率。

支气管舒张试验是作为一种辅助检查，无论是用吸入支气管舒张剂还是口服糖皮质激素来进行支气管舒张试验，不同患者在不同时间的结果都可能不同。因此，支气管舒张试验不能可靠地预测疾病的进展或患者的反应。气流受限的可逆性程度目前不能作为 COPD 的诊断标准，也不能作为哮喘和 COPD 的鉴别诊断标准。

2）胸部 X 线检查

影像学检查对于诊断肺部并发症和其他疾病（如肺纤维化、肺结核等）很重要。慢性阻塞性肺病的早期 X 线照片可不出现明显的变化，后期的 X 线照片可显示非典型的变化，如肺纹理增加、肺纹理紊乱等；主要的影像学表现是肺部过度充气：肺容积增大，胸廓前后径增加，肋骨变平，肺野透亮度增加，横膈位置变低变平，心脏悬垂狭长，肺门血管纹理呈残根状，也可见肺野外周血管纹理变稀少，伴有肺大疱的出现。如果合并出现肺动脉高压和肺心病，除右心增大外，还可在 X 线片上看到肺动脉圆锥膨隆，肺门血管影增粗等。

3）胸部 CT 检查

CT 扫描不是常规进行的，但可以帮助进行鉴别诊断。高分辨率 CT 在区分小叶中心型或全小叶型肺气肿，以及确定肺大疱的大小和数量这些方面非常敏感，具有一定的特异性。

4）脉搏血氧饱和度（SpO_2）监测和血气分析

对于稳定期的 COPD 患者，如果 FEV_1 低于预测值的 40%，或临床症状提示呼吸衰竭或右心衰竭，应监测 SpO_2。如果 $SpO_2 < 92\%$，应进行血气分析。呼吸衰竭的血气分析诊断标准是呼吸海面空气时，$PaO_2 < 60$ mmHg（1mmHg = 0.133kPa），同时或没有 $PaCO_2 > 50$mmHg。

5）其他实验室检查

在低氧血症（$PaO_2 < 55$mmHg）的情况下，血红蛋白和红细胞可能升高，血细胞比容 > 0.55 可能被诊断为红细胞增多症，部分患者可能出现贫血。在合并感染的情况下，痰液涂片可能显示大量的中性粒细胞，痰液培养可能发现多种致病菌。

（五）西医治疗方案

1. 药物治疗

药物治疗可以减轻或消除患者的症状，改善肝功能，减少复发的次数和严重程度，改善健康状况。吸入剂是第一选择。医生应教会患者如何正确使用吸入器，解释治疗的目的和意义，并帮助患者坚持使用吸入剂，缓解症状，改善预后。

1）COPD 稳定期治疗

（1）支气管舒张剂：支气管舒张剂作为慢性阻塞性肺疾病的基础药物，在临床上最为多见，它可以通过舒张气道平滑肌以扩张支气管，从而减轻慢阻肺出现的胸闷、肺功能下降等症状，最常用的医用支气管舒张剂是 β_2 - 受体激动剂、胆碱能受体阻断剂和甲基黄嘌呤类药物，支气管舒张剂不同类型联合使用效果更佳。

β_2-受体激动剂：可分为长效和短效两种，短效（SABA）可以快速缓解症状，但长期治疗效果不如长效 β_2-受体激动剂；长效（LABA）可以更好地持续性扩张小气道，从而改善肺功能及胸闷气促等症状，可作为长期维持药物。

胆碱能受体阻断剂：抗胆碱能药物可以通过阻断 M1、M3 受体，来达到扩张气道平滑肌的效果，它也可以分为短效和长效两种，长效（LAMA）较短效（SAMA）而言，更能延长支气管扩张的作用时间。

甲基黄嘌呤类药物：即茶碱类药物，可解除呼吸道平滑肌痉挛症状，茶碱类药物联合 LABA 达到的治疗效果会更好。

（2）吸入性糖皮质激素（ICS）：据 GOLD2023 指南，稳定期的慢阻肺患者更推荐使用 1～2 种长效支气管扩张剂的基础上联合使用 ICS 类药物。

（3）抗生素和祛痰剂只在痰液黏稠和严重咳嗽时使用，不建议经常使用。祛痰剂可能会干扰痰液的分泌，应慎重使用。

2）COPD 急性发作期治疗

（1）支气管舒张剂：多数使用 SABA 或联合 SAMA 吸入治疗；如果住院治疗，推荐使用雾化吸入给药，如果是门诊治疗，可选择家庭雾化或者吸入定量气雾剂。

（2）茶碱类药物：如果患者予 β_2-受体激动剂、抗胆碱能药物治疗后仍疗效不佳，可考虑联合使用此类药物，但需要注意不良反应的发生。

（3）抗感染治疗：若患者出现痰量增多、呼吸困难加重、咯浓痰，或者需要机械通气等则需要进行抗菌治疗。可根据患者病情严重程度及药敏试验选择抗菌药物及给药的途径，使用抗菌药物后要注意评估疗效以及疗程的选择。

（4）糖皮质激素治疗：患者急性加重，病情较重时，可考虑使用糖皮质激素，例如甲泼尼龙 40mg/d，连续 5d，静脉或口服给药，需要注意糖皮质激素的副作用。

（5）抗病毒治疗：部分患者存在病毒感染，可使用奥司他韦、帕拉米韦、扎那米韦等抗病毒治疗。

2. 非药物治疗

（1）一般治疗：非药物治疗包括戒烟、运动或肺康复训练，以及接种流感和肺炎疫苗。

（2）康复治疗：例如，物理治疗和高压负离子氧治疗对恢复慢性阻塞性肺病患者的肺功能有帮助。（详见"慢性阻塞性肺疾病的肺康复运动处方"部分）

（3）心理治疗：积极的情绪有助于患者应对疾病，提高治疗效果，有助于建立良好的人际关系，并对康复产生积极影响。（详见"慢性阻塞性肺疾病的心理

康复处方"部分)

(4)营养治疗:多吃蔬菜和水果,也可以吃肉、鱼、蛋、牛奶、豆类和荞麦类。吃饭时少说话,多呼吸,慢慢吃。适当控制饮食,保证 BMI 指数正常,少食多餐。(详见"慢性阻塞性肺疾病的营养康复处方"部分)

(5)家庭氧疗:长期家庭氧疗于稳定期慢阻肺患者而言,是提高生活质量、提高生存率的有效手段,它可以改善患者血流动力学、增强患者运动能力、改善患者精神状态。当患者氧分压低于 55mmHg 或氧饱和度低于 88%,伴有或不伴有高碳酸血症;或者氧分压在 55~60mmHg/氧饱和度低于 89%,合并有肺动脉高压、右心衰竭或者红细胞增多症时可以考虑长期家庭氧疗,建议 1~2L/min,每天超过 15h。

二、慢性阻塞性肺病的中医认识

(一)病名及历史源流

中医将慢性阻塞性肺病称为"肺胀""喘证""咳嗽",其病位在肺,累及脾肾。翻阅中医典籍古籍,我们也可以看到很多相关论述。例如《灵枢·胀论》曰:"肺胀者,虚满而喘咳",这句话说明了肺胀以虚实夹杂为主要的病理病机;《灵枢·经脉》曰:"肺手太阴之脉……是动则病肺胀满膨膨而喘咳",这表明肺病发作期肺胀、喘、咳并见;《灵枢经·本脏》曰:"肝高,则上支贲切,胁挽为息贲",阐明肝与肺司呼吸之间的关系;《灵枢经·邪气脏腑病形》曰:"肺脉滑甚,为息贲上气",阐明了肺脉滑为上气的表现。

(二)病因病机

COPD 的中医病因包括先天不足(易感基因)、七情损伤、外感六淫(风、寒、热、湿、燥、火)引起的肺、脾、肾脏腑功能失调。外感六淫是慢性阻塞性肺疾病的主要诱发因素,肺、脾、肾虚、痰浊、血瘀是本病的内在病理变化。病机特点为虚实夹杂,本虚标实,本虚以肺脾肾虚为主,标实以外邪、痰浊、血瘀等为主,痰、虚、瘀是疾病缠绵、迁延、复发的根本原因。《素问·评热病论》谓:"邪之所凑,其气必虚。"《温疫论》曰:"本气充实,邪不能入,本气亏虚,呼吸之间,外邪因而乘之。"慢性阻塞性肺病的反复发作和恶化呈现不可逆转的趋势,最重要的原因是身体虚弱,防御力低下,尤其是肺、脾、肾三脏虚衰,成为反复发作 COPD 的主要原因。COPD 的病因病机转化复杂,主要包括外感和内伤两方面因素。

本病的病因主要是感受外邪、痰浊内蕴、情志失调、劳欲久病等,导致肺气上逆,失于宣肃,或疾病迁延不愈导致气虚、肺衰及脾肾两亏,脾功能失调,肾不得摄纳，发为本病。

1. 反复感邪

《丹溪心法·喘》曰："六淫七情所感伤，饱食动作，脏气不和，呼吸之息，不得宣畅而为喘急。亦有脾肾俱虚体弱之人，皆能发喘。"可见六淫七情、饱食所伤、体质虚弱都是喘证病因。六淫厉气从外攻肺，经口、鼻、毛发收于肺，肺气郁闭，不得宣发，上逆而发为咳。体内伏痰为宿根，风邪入侵人体，伏痰引触，风痰相扰，肺失宣肃，故咳痰气短。临床上喘证多可见或夹寒，或夹热，或夹燥等证候。呼吸道感染是 COPD 急性起病或病情加重的重要因素。吸烟是 COPD 最重要的危险因素。此外，还有灰尘、烟尘、烟雾等，使灼伤肺内津液，使肺气虚弱，行气受阻，肺失宣肃，发为咳痰喘。烟尘等容易煎液成痰，痰阻气道，咳痰喘等症状随之发生或加重，病情反复难愈。反复接触外邪，会导致肺虚，肺虚则无力抵抗外邪入侵，从而导致本病难以好转，成为慢性疾病。

2. 饮食不节

饮食不当，喜欢吃肥甘厚腻或喜食生冷，会导致脾胃受损，脾不能正常运作，体内酿生痰浊，上犯于肺，阻碍肺宣发肃降，使得气机上逆，湿痰久停于体内，亦可化火。

3. 过度劳欲

劳欲过度，或者久病体质欠佳，年老体弱，损伤肺脾肾，肺虚则津液失布，脾虚则运化失常，停而为饮，聚而为痰。肺虚及阳，阳气不足，寒痰内停，阻滞气机。

4. 情绪刺激

悲忧伤肺，忧思伤脾，肺气闭阻，脾气内结。《素问·举痛论》说"悲则气消"。情志抑郁亦可致肝气不舒，肝气上逆泛肺，肺气宣发肃降失调，气逆而喘。反复感受外邪导致久咳不愈，导致肺气虚、脾虚生痰、肾虚失于摄纳，因此，关键因素就是肺脾肾三脏不足。其标在肺，其制在脾，其本在肾。《诸病源候论·咳逆短气候》曰："肺虚为微寒所伤则咳嗽，嗽则气还于肺间则肺胀，肺胀则气逆，而肺本虚，气为不足，复为邪所乘，壅痞不能宣畅，故咳逆短气也。"

（三）治法治则

COPD 的病机常为本虚标实，因此中医治疗原则以祛邪及扶正为主。一般而言，如果外邪入侵以邪实为主，治疗则要偏于祛邪，我们根据病邪的性质，可以分别采取祛邪宣肺（辛温、辛凉），降气化痰（温化、清化），温阳利水（通阳、淡渗），活血化瘀，甚或开窍、熄风、止血等法。

如若平素本病偏于正虚，治疗要偏于扶正，根据脏腑阴阳的不同，分别以补养心肺，益肾健脾，或气阴兼调，或阴阳兼顾。若出现正气欲脱，则应扶正固脱，救阴回阳。在临床上，祛邪和扶正辨清主次后，常常相辅相成，相互为用。

1. 急性期——治肺为主，以祛邪为主，或祛邪佐以扶正

急性期指疾病在短期内咳嗽、咳痰、气短喘息加重、痰量增多，痰呈脓性或黏液脓性，或伴发热等症状。"肺为贮痰之器"，所以急性期以治标、治肺为主，治疗可选用自拟的止咳化痰汤加减。止咳化痰汤为医者常用治疗咳嗽的方剂，由炙麻黄、杏仁、浙贝母、栝楼、黄芩、半夏、金银花、连翘、厚朴、丹参、当归、芦根、桔梗、甘草组成，功效清热化痰，宣肺平喘。如风邪重，敏感症状甚(咽痒、鼻涕、遇异常气味及天气转变咳甚)，可加入葛根、菊花、藿香等；如血瘀甚，可加入活血药如川芎等；如痰浊甚，可加葶苈子、紫苏子；如兼气虚者，可加黄芪、党参。

2. 稳定期——治脾为主，以扶正为主

稳定期指患者经治疗后咳嗽、咳痰、气短等症状渐稳定，而兼见腹胀满，乏力等脾虚症状。急性发作期的患者经治疗后逐渐稳定，医者往往会在方药中逐渐加入补益脾气之品，"脾为生痰之源"，而《医方集解》亦云："痰宜先补脾，脾复健运之常，而痰自化矣。"所以治疗稳定期的慢阻肺以益气健脾化痰为主，以治痰的生成之源，治疗以香砂六君子汤加减为主。

3. 恢复期——治肾为主，以扶正为主

恢复期指患者咳嗽、咳痰、气短等症状已轻微，见气短，动则益甚，自汗出，心悸，腰膝酸软，下肢虚浮水肿或咽干喜饮。"肾为生痰之根"，治疗恢复期慢阻肺以固本培元为主，治则为补益脾肾，或补益肺肾为主，治疗用麦门冬饮子(《兰室秘藏》)或六味地黄丸加减为主。

(四)辨证论治

1. 辨证要点

肺胀之重在于本虚标实，要分清主次，虚与实的轻重。通常，当感受邪气时发作，偏于标实，平素则偏于本虚。痰浊血瘀为标实，初期常为痰浊，渐为痰瘀，亦可见气滞水饮两相错杂，成为病患。后期痰瘀壅盛，正气虚弱，出现本虚和标实兼备。

2. 分证论治

1)外寒内饮证

主症：咳逆喘满不得卧，气短气急，咳痰白稀，呈泡沫状，胸部膨满，恶寒，周身酸楚，或有口干不欲饮，面色青黯，舌体胖大，舌质暗淡，舌苔白滑，脉浮紧。

治则：解表散寒，温肺化饮。

方药：小青龙汤加减，方由麻黄、桂枝、干姜、细辛、半夏、甘草、白芍、五味子组成。

加减：若出现咳而上气，喉中如有水鸣声，表寒不著者，可用射干麻黄汤。若饮郁化热，烦躁而喘，脉浮，用小青龙加石膏汤兼清郁热。

2）痰热郁肺证

主症：咳逆喘息气粗，痰黄或白，黏稠难咯，胸满烦躁，目胀睛突，或发热汗出，或微恶寒，溲黄便干，口渴欲饮，舌质暗红，苔黄或黄腻，脉滑数。

治则：清肺泄热，降逆平喘。

方药：越婢加半夏汤，由麻黄、石膏、半夏、生姜、甘草、大枣组成。

加减：若痰热内盛，痰胶黏不易咯出，加鱼腥草、黄芩、栝楼皮、贝母、海蛤粉；痰热内盛亦可用桑白皮汤。痰热壅结，便秘腹满者，加大黄、风化硝。痰鸣喘息，不能平卧者，加射干、葶苈子。若痰热伤津，口干舌燥，加花粉、知母、麦冬。

3）痰瘀阻肺证

主症：咳嗽痰多，色白或呈泡沫，喉间痰鸣，喘息不能平卧，胸部膨满，憋闷如塞，面色灰白而暗，唇甲发绀，舌质暗或紫，舌下瘀筋增粗，苔腻或浊腻，脉弦滑。

治则：涤痰祛瘀，泻肺平喘。

方药：葶苈大枣泻肺汤合桂枝茯苓丸，由葶苈子、大枣、桂枝、茯苓、丹皮、赤芍组成。

加减：痰多可加三子养亲汤化痰下气平喘。本证亦可用苏子降气汤加红花、丹参等。若腑气不利，大便不畅者，加大黄、厚朴。

4）痰蒙神窍证

主症：咳逆喘促日重，咳痰不爽，表情淡漠，嗜睡，甚或意识蒙眬，谵妄，烦躁不安，入夜尤甚，昏迷，撮空理线，或肢体困动，抽搐，舌质暗红或淡紫，或紫绛，苔白腻或黄腻，脉细滑数。

治则：涤痰开窍。

方药：涤痰汤合安宫牛黄丸或至宝丹，由半夏、茯苓、甘草、竹茹、胆南星、橘红、枳实、菖蒲、人参组成。

加减：若舌苔白腻而有寒象者，以制南星易胆南星，开窍可用苏合香丸。若痰热内盛，身热，烦躁，谵语，神昏，舌红苔黄者，加黄芩、桑白皮、葶苈子、天竺黄、竹沥。热结大肠，腑气不通者，加大黄、风化硝，或用凉膈散或增液承气汤。若痰热引动肝风而有抽搐者，加钩藤、全蝎、羚羊角粉。唇甲发绀，瘀血明者，加红花、桃仁、水蛭。如热伤血络，见皮肤黏膜出血、咯血、便血色鲜者，配清热凉血止血药，如水牛角、生地、丹皮、紫珠草、生大黄等；如血色晦暗，肢冷，舌淡胖，脉沉微，为阳虚不统，气不摄血者，配温经摄血药，如炮姜、侧柏炭、童便或黄土汤、柏叶汤。

5）肺肾两虚证

主症：呼吸浅短难续，咳声低怯，胸满短气，甚则张口抬肩，倚息不能平卧，咳嗽，痰如白沫，咯吐不利，心慌，形寒汗出，面色晦暗，舌淡或黯紫，苔白润，脉沉细无力。

治则：补肺纳肾，降气平喘。

方药：补虚汤合参蛤散，由人参、黄芪、茯苓、甘草、蛤蚧、五味子、干姜、半夏、厚朴、陈皮组成。还可加桃仁、川芎、水蛭。

加减：若肺虚有寒，怕冷，舌质淡，加桂枝、细辛。兼阴伤，低热，舌红苔少，加麦冬、玉竹、知母；如见面色苍白，冷汗淋漓，四肢厥冷，血压下降，脉微欲绝等喘脱危象者，急加参附汤送服蛤蚧粉或黑锡丹。另参附、生脉、参麦、参附青注射液也可酌情选用。

6）阳虚水泛证

主症：面浮，下肢肿，甚或一身悉肿，脘痞腹胀，或腹满有水，尿少，心悸，喘咳不能平卧，咳痰清稀，怕冷，面唇青紫，舌胖质黯，苔白滑，脉沉虚数或结代。

治则：温阳化饮利水。

方药：真武汤合五苓散，由附子、桂枝、茯苓、白术、猪苓、泽泻、生姜、白芍组成，还可加红花、赤芍、泽兰、益母草、北五加皮。

加减：若水肿势剧，上渍心肺，心悸喘满，倚息不得卧，咳吐白色泡沫痰涎者，加沉香、牵牛子、椒目、葶苈子。

（五）中医特色疗法

1. 穴位贴敷

肺胀属痰热证、实证。选穴：定喘、尺泽、肺俞、丰隆、大椎。

肺胀属寒证、虚证。选穴：肺俞、肾俞、天突、膏肓。

用法：白芥子5g、细辛各2.5g，加白醋5mL或温水适量和匀，每取蚕豆大药糊，置于1cm×1.5cm敷料中间，调敷肺俞、膏肓、定喘、百劳等穴，1~2h去之，每1d敷1次。

2. 中药定向透药

选穴同上。

用法：每次取穴 1~2 个，每天 2 次。

3. 针灸、隔物灸

加重期：定喘、肺俞、内关穴；咳嗽痰多加孔最、丰隆，每次选用 1~2 个腧穴，用重刺激，留针 30min，每隔 5~10min 捻针 1 次，每日或隔日一次，背部加拔火罐；隔物灸肺俞、中脘、神阙、关元等穴以健脾和胃，补肺滋肾。

缓解期：大椎、肺俞、足三里。肾虚加肾俞、关元；脾虚加中脘、脾俞。每次选 2~3 穴，较轻刺激，间日治疗 1 次。

4. 穴位注射法

辨证取穴肺俞、脾俞、肾俞、足三里、三阴交、曲池、内关、太渊、定喘等 1~2 组穴，以黄芪注射液或丹参注射液，或维生素 B_{12} 注射液、维生素 B_1 注射液，或自体血穴位注射法，以健脾补肺、化痰降气、活血祛瘀，每日治疗 1 次。

5. 中医定向透药法

辨证取穴肺俞、脾俞、肾俞、定喘、至阳等 1~2 组穴以祛痰止咳，降气平喘，每次操作时间 1h，每日 1 次。

6. 中药热奄包

取肺俞、中脘、神阙、关元、足三里等穴热奄包烫熨以健脾和胃，补肺滋肾，温经通络，每次 20~30min，每日 1 次。

7. 玉玄宫电磁治疗

取肺俞、脾俞、肾俞、关元、足三里等穴磁疗改善微循环、消肿止痛，增强免疫，每次 30min，每日 1 次。

（六）中西医结合治疗

在治疗慢阻肺患者过程中，应采用"中西医结合、辨病辨证相结合"。分析慢阻肺病机，基本是肺气虚，导致患者发生气上逆而咳，患者因气机失调而喘，随着患者疾病进展，可对患者肾脏、脾脏以及心脏造成累及，病理产物包括痰浊、水饮、血瘀，互相影响之下，导致这一疾病发生。中医对慢阻肺患者较为关注，重点研究了患者咳、痰、喘，关注患者睡眠以及饮食、体力、二便以及面色等情况，利用中医优势，从整体观念上出发，采用辨证论治原则，对现代最新药理研究进行有机结合，秉持"缓则治其本，急则治其标，标本兼治""未病先防，既病防变"等治疗原则及理念，结合现代医学辨病及传统中医辨证，可取得理想治疗效果。

临床分析慢阻肺急性加重期患者，应给予患者实施对症治疗，选择糖皮质激素、抗生素、支气管舒张剂、祛痰剂等药物，结合中药治疗，可有效缓解患者各项通常症状，目前，笔者临床自创了有效药方如宣肺化痰方等，旨在化痰止咳、清泄肺热；在病情稳定期，将中药规范应用，配合西药及氧疗，这一举措十分必要，可有效治疗此病症患者。慢阻肺患者中常见中年人以及老年人，分析得出，在年过半百情况下，人体正气亏虚，在久吸烟草情况之下，可导致患者耗伤气阴，加之患者患病长久不愈，可导致患者正气进一步耗伤，从而导致患者肺、脾、肾亏虚，主要治疗原则是扶正，辅以"补肺、补脾、补肾"，因此，笔者临床提出了协定方三桑肾气汤、三参养肺汤等，作用是理气化痰、益气生津，运用院内制剂补肾培元胶囊、益肺养阴胶囊等，旨在纳气定喘、滋阴补肾。

（七）预防调护

1. 未病先防，预防为主

明确证据表明，长期吸烟或接触二手烟、农村生火做饭接触烟雾、长期职业粉尘接触均是慢阻肺的致病因素，尤其吸烟是慢阻肺的"头号"致病因素。所以为预防慢阻肺的发生，戒烟刻不容缓，同时要禁止室内吸烟，减少二手烟的接触。屡次戒烟失败者可就诊戒烟门诊，寻求专业人员帮助。对于农村使用秸秆、煤炭供暖做饭可改用天然气等清洁燃料。工作环境中有粉尘接触者，要加强职业防护与通风换气，要尽早脱离粉尘环境。此外，慢阻肺发病还与反复下呼吸道感染、慢性支气管炎相关。年老、体弱之人由于先天禀赋不足或肺气亏虚，不足以抵抗外邪，导致外感反复发生，最终发展为慢阻肺。此阶段一方面要减少烟雾接触，另一方面要注意养生调摄，顾护正气。

2. 已病防变，减缓进展

慢阻肺在医学界有个外号，叫作"沉默的杀手"，起病缓，病程长，早期可以没有自觉症状，最后确诊慢阻肺时，为时已晚，错过了最佳治疗时间，肺功能已经出现不可逆的损伤。所以对于长期吸烟、有烟雾粉尘接触、长期咳嗽咳痰的患者要及时、定期检查肺功能，在病情未形成不可逆损伤前，积极干预。

对于已确诊慢阻肺的患者，要开展一场"马拉松"式的长期治疗过程，需要多种手段长期、综合治疗，以改善症状，降低急性加重风险，减少急性加重次数，保护已受损的肺功能为主要治疗目标。中医可通过饮食调护、中医康复锻炼、穴位贴敷、针药配合以治疗慢阻肺。

1）中医饮食调护

慢阻肺患者一般年龄较大，咳喘反复发作，导致脾胃运化功能减退，应选择易消化且营养丰富的食物，少食多餐，以高蛋白、高热量、低碳水饮食为主。平素饮食宜清淡，过咸过甜食物均易生痰，同时摄入充足的水分，以防痰液过于黏稠，不易咯出。若平素咳嗽、痰多白黏，可以选用白萝卜、枇杷果、百合、山药、薏米熬粥清补，以健脾化痰润肺止咳。

2）中医康复锻炼

慢阻肺患者适度的锻炼可保持体力，提高活动耐力。若处于迁延期，体质虚弱，宜进行缩唇呼吸锻炼，具体操作为：患者取端坐位，闭嘴经鼻孔吸气 2～3s，吸气后屏气片刻，呼气时缩拢口唇呈吹哨样，使气体通过缩窄的口形徐徐将肺内气体轻轻吹出，每次呼气持续 4～6s，呼出气流能使距口唇 15～20cm 处的纸条吹动为止，每次 5～10min，每天 1～2 次。待一般情况好转，体力恢复，可打八段锦、太极拳、五禽戏，动作导引中配合吐纳呼吸。

3）冬病夏治三伏贴

中医讲"春夏养阳，秋冬养阴"，慢阻肺多因正气虚，感受风寒而诱发，且好发于冬季，三伏天为一年中阳气最旺盛时期，腠理疏松、荣卫通达，采用穴位敷贴，可祛除体内伏寒，提高机体免疫力，扶助正气。药物以温阳为主，可选用白芥子、延胡索、细辛、甘遂，研成药粉，用姜汁调成糊状做成药饼，黏度适合，再用胶布固定于穴位上，每伏连续贴3d，1 年为 1 个疗程，连续贴敷 3年，常选天突、膻中、双肺俞，每次贴敷 4～6h 后自行摘除，适用于慢阻肺病情稳定患者，若急性加重或皮肤严重过敏者均为禁忌。

4）针药结合，辨证施治

中医基于整体观念，通过对慢阻肺患者的整体调理，可缓解症状，提高生活质量、减少慢阻肺的急性加重，对慢阻肺的防治起着重要作用。对于急性加重期以清热化痰，宣肺平喘为主，针灸可选用合谷、列缺、尺泽，太渊、丰隆等，稳定期以补气活血，健脾益肾为主，针灸可选用足三里、双肺俞、肾俞、气海、关元等。

三、慢性阻塞性肺疾病的肺康复评定方式

COPD 评估基于对患者临床症状、急性加重风险、肺功能异常严重程度和并发症的综合评估。目的是确定疾病的严重程度，包括气流受限的严重程度，以及患者的健康状况和未来恶化的风险，最终目标是指导治疗。

（一）症状评估

使用修改后的英国医学研究委员会呼吸问卷（表 18－1）或 COPD 患者自我评估测试问卷（表 18－2）评估呼吸困难的严重程度。

表 18 - 1　改良版英国医学研究委员会呼吸问卷

呼吸困难评价等级	呼吸困难严重程度
0 级	只有在剧烈活动时感到呼吸困难
1 级	在平地快步行走或步行爬小坡时出现气短
2 级	由于气短，平地行走时比同龄人慢或者需要停下来休息
3 级	在平地行走约 100m 或数分钟后需要停下来喘气
4 级	因为严重呼吸困难而不能离开家，或在穿脱衣服时出现呼吸困难

表 18 - 2　慢阻肺患者自我评估测试

慢阻肺分级	特征（吸入支气管扩张剂后）
1 级（轻度）	$FEV_1/FVC\% < 70\%$ $FEV_1 \geqslant 80\%$ 预计值
2 级（中度）	$FEV_1/FVC\% < 70\%$ $50\% \leqslant FEV_1 < 80\%$ 预计值
3 级（重度）	$FEV_1/FVC\% < 70\%$ $30\% \leqslant FEV_1 < 50\%$ 预计值
4 级（极重度）	$FEV_1/FVC\% < 70\%$ $FEV_1 < 30\%$ 预计值

（二）肺功能评价

肺功能评价应以气流受限的程度，即 FEV_1 占预测值的百分比作为分级标准。气流受限 COPD 患者的肺功能分级分为 4 级（表 18 - 3）。

急性加重风险评估上一年发生 ≥2 次急性加重史者，或上一年因急性加重住院 1 次，预示以后频繁发生急性加重的风险大。

表 18 - 3　慢阻肺患者自我评估测试

我从不咳嗽	1	2	3	4	5	我一直咳嗽
我一点痰也没有	1	2	3	4	5	我有很多很多痰
我一点也没有胸闷的感觉	1	2	3	4	5	我有很重的胸闷的感觉
当我爬坡或爬一层楼时，我并不感到喘不过气来	1	2	3	4	5	当我爬坡或爬一层楼时，我感觉非常喘不过气来

表 18 - 3(续)

我在家里的任何劳动都不受慢阻肺的影响	1	2	3	4	5	我在家里的任何活动都很受慢阻肺的影响
每当我想外出时就外出	1	2	3	4	5	因为我有慢阻肺,我从来没有外出过
我睡眠非常好	1	2	3	4	5	因为我有慢阻肺,我的睡眠非常不好
我精力旺盛	1	2	3	4	5	我一点精力都没有
得分合计						总分:

(三)呼吸困难评估

对呼吸困难的评估是肺康复结果的一个重要的症状指标。评估呼吸困难的主要目的是确定患者呼吸困难的严重程度,并确定呼吸困难是否随时间而改变。一般采用呼吸困难 Borg 量表(表 18 - 4)。

表 18 - 4　呼吸困难 Borg 量表

0 分	一点都不觉得呼吸困难或疲劳
0.5 分	非常非常轻微的呼吸困难或疲劳,几乎难以察觉
1 分	非常轻微的呼吸困难或疲劳
2 分	轻度的呼吸困难或疲劳
3 分	中度的呼吸困难或疲劳
4 分	略严重的呼吸困难或疲劳
5 分	严重的呼吸困难或疲劳
6～8 分	非常严重的呼吸困难或疲劳
9 分	非常非常严重的呼吸困难或疲劳
10 分	极度的呼吸困难或疲劳,达到极限

(四)运动耐力评估

6 分钟步行测试(6MWT)用于评估中重度心肺疾病患者的疗效和测量患者的运动耐力,可作为临床试验的主要观察指标之一,并作为患者生存的预测指标。

(1)每项检查应在每天的同一时间对每个患者进行。

(2)在开始测试前,患者在起始位置旁边的椅子上休息至少 10min,检查是否有禁忌证,测量脉搏和血压(如血氧饱和度),填写记录表并向患者解释测试程序。

(3)让患者站起来,用 Borg 量表评估运动前的气短和一般疲劳。

（4）定时器设置为6min。

（5）要求患者站在起跑线上，行走开始后立即启动秒表。患者尽可能在身体条件允许的情况下步行往返于间歇期。在行走过程中不要说话、跑或跳，不要犹豫转弯，不要让医务人员陪同患者。如果有必要，患者可以放慢速度，停下来休息，但是护理人员应该鼓励患者尽可能地继续行走。

监视器每分钟显示一次时间。它使用标准的语言来通知和鼓励患者：当患者行走时，它每分钟重复一次："你做得很好，继续走，你还有几分钟的时间。"

如果患者在行走过程中需要休息，就说："如果需要，你可以靠墙休息一会儿，但是一旦你觉得可以继续，请继续行走。"

（6）测试将在6min后结束，提前15s通知患者："测试即将结束，听到结束时请站好。"在结束时标出停止点。如果测试提前结束，请患者立即休息，并注明提前结束的地点、时间和原因。祝贺患者完成测试。在测试结束时，使用Borg量表评估患者的呼吸障碍和一般的疲劳，并询问患者他/她感到无法继续行走的最重要原因是什么。

（7）记录计数器记录的圈数。总结患者走过的距离，四舍五入到最近的米数。检查并记录患者的血压和心率，如果有的话，测量氧饱和度，仔细填写记录表。

（8）然而，6分钟步态测试会受到监测场所和受试者个人喜好的影响。采用DCW数字心肺步态试验，弥补了传统6分钟步态试验的不足，使心肺疾病患者的功能状态评估更加智能、安全，监测指标完整、准确，具有较强的临床指示意义。

（五）圣乔治呼吸系统问卷调查（SGRQ）

SGRQ是最广泛使用的特定量表之一，用于测量成年呼吸系统疾病患者的健康和生活质量。它是一个标准化的患者管理问卷，包括50个问题，可分为3个主要领域：症状（症状的频率和严重程度）；活动（呼吸困难或因呼吸困难导致的活动限制）；对日常活动的影响［因疾病导致的呼吸障碍（社会和心理）］。这3个主要领域的评分是通过对不同问题的加权来获得症状评分、活动评分和想象力评分，然后加总得到一个总分。患者的分数越高，他们的生活质量就越差。

（六）评估日常生活的质量和功能

日常生活活动（ADLs）是指一个人每天为进行日常生活活动而进行的活动，如吃饭、洗漱、上厕所、洗澡、穿衣等。功能性活动包括走动、在床上坐起、转身、行走、使用轮椅、上下楼等。日常生活能力评定量表见表18-5。

表 18 - 5 日常生活能力评定量表(ADL 量表)

项 目		分 数			评分标准
自理能力	1. 洗澡				0 = 依赖
					5 = 自理
	2. 梳妆洗漱				0 = 依赖
					5 = 自理,能独立洗脸、梳头、刷牙、剃须
	3. 进食				0 = 较大和完全依赖
					5 = 需部分帮助(夹菜、盛饭)
					10 = 全面自理
	4. 穿衣				0 = 依赖
					5 = 需一半帮助
					10 = 自理、能系开纽扣,关、开拉锁和穿鞋等
	5. 上厕所				0 = 依赖
					5 = 需部分帮助
					10 = 自理
括约肌控制	6. 控制大便				0 = 昏迷或失禁
					5 = 偶尔失禁(每周 < 1 次)
					10 = 能控制
	7. 控制小便				0 = 失禁或昏迷或需由他人导尿
					5 = 偶尔失禁(< 1 次/24h, > 1 次/周)
					10 = 能控制
转移	8. 床椅转移				0 = 完全依赖别人
					5 = 需大量帮助(2 人),能坐
					10 = 需小量帮助(1 人)或监督
					15 = 自理
行走	9. 行走				0 = 不能走
					5 = 在轮椅上独立行动
					10 = 需 1 人帮助(体力或语言督导)
					15 = 独立步行(可用辅助器)
	10. 上下楼梯				0 = 不能
					5 = 需帮助
					10 = 自理

表 18 - 5(续)

项 目	分 数		评分标准
总分			

60 分以上提示被检查者生活基本可以自理;

40 ~ 60 分者生活需要帮助;

20 ~ 40 分者生活需要很大帮助;

20 分以下者生活完全需要帮助。

指数 40 分以上者康复治疗的效益最大。

检查者:

四、慢性阻塞性肺疾病的肺康复运动处方

(一)有氧运动训练

运动训练是肺康复训练的基石。通过运动训练,患者的运动耐力较前有明显改善,生活质量也得到提高。

运动训练可以增加慢性阻塞性肺病患者的肌肉质量和肌红蛋白水平,增加体内的血流量,改善肺部和血管之间的协调,产生氧气,改善呼吸道症状,从而改善患者的独立生活方式和生活质量。运动训练主要包括锻炼上身和下身的肌肉。美国胸科协会和欧洲呼吸协会的肺康复系统认为,下肢肌肉训练在改善呼吸衰竭症状和患者生活质量方面发挥着重要作用。同时,上肢肌肉锻炼可以改善上半身的疲劳和功能,所以上肢和下肢肌肉锻炼可以同时进行。

锻炼方案除了运动时间,还应包括训练方法、强度、频率和周期,而这些通常基于患者的医疗目标、健康状况和心血管功能而制定。

上肢训练包括哑铃、壶铃、投球、电动自行车等运动。除此之外,下肢训练亦要进行,下肢运动包括步行、跑步、爬楼梯、电动自行车等,常见的运动包括快走、跳跃和上下楼梯,有条件的情况下,可以在木板上或电动自行车上进行力量训练。关于运动强度的选择,我们可以选用 VO_2max 这一指标。研究表明,VO_2max 可用于衡量运动强度:小于 50% 的 VO_2max 为低强度运动,50% ~ 70% 的 VO_2max 为中等强度运动,大于 70% 的 VO_2max 为高强度运动。然而,VO_2max 通常由心肺压力测试确定,这需要一定的设备,限制了其在家庭和社区肺康复运动中的使用。一些研究者发现,运动强度还可以用目标心率来代替,目标心率 THR 可以根据 Karvonen 的公式计算,目标心率 THR = (PHR - RHR) × (40% ~ 80%) + RHR(PHR = 220 - 年龄),PHR 指理论上的最大心率,RHR 指

休息时呼吸的静止心率。在改善患者的运动时，物理治疗师必须考虑到患者的情况和康复目标，以制定一个适当的心率目标。然而，对于有心律失常的患者和服用β-受体阻滞剂的患者，使用心率目标来决定运动强度是不合适的。为此，又有人研究发现，患者在运动中的呼吸障碍程度在一定程度上反映了运动的强度。Borg呼吸困难量表（表18-4）主要用于评估患者呼吸困难的严重程度。不同的等级反映了不同的运动强度。由于其易于使用，它可以作为评估运动强度的指标。

因此，在制定运动处方时，应考虑到患者个人情况和设备的情况，选择合适的速率。选择中等强度或高强度的运动可能对患者而言更有利，但慢性阻塞性肺病患者的肺功能较差，常有心力衰竭，不能耐受高强度的运动，所以运动强度应由专业的物理治疗师来决定。

肺康复训练的有效性与运动的时间、频率和持续时间有关。美国胸科学会建议8～12周，每周2～5次，每次20～30min。运动应该是循序渐进的，逐渐向低强度发展，一般为最大耗氧量的60%。美国胸科学会和欧洲呼吸学会建议肺部疾病患者持续进行至少8～12周的运动训练；肺部康复的时间越长，运动耐力的改善就越大。目前，指南建议在频率和持续时间方面，每周至少进行20～30min的运动2～5次。

（二）运动训练处方

1. 患者评估

主要包括患者生命体征、呼吸困难程度、运动能力、肺通气功能、日常生活能力评定这几方面的评估，结合上文，运用改良版英国医学研究委员会呼吸问卷（表18-1）评定呼吸困难程度，6分钟步行试验评估运动能力强弱，日常生活能力评定量表（表18-5）评估日常生活能力。

2. 运动内容

1）呼吸肌训练

（1）缩唇呼吸：患者用鼻子吸气，用嘴巴呼气，呼气时嘴唇呈缩唇状，慢慢呼气，嘴形类似吹口哨，呼气时间需长，呼气时间是吸气时间的3倍左右。每天练习4～6次，每次15～20min。

（2）腹式呼吸：在训练腹式呼吸时，患者可采用仰卧位或坐位。吸气时，手可放在腹部上面，感受腹肌松弛以保证达到最大吸气量。呼气时，感受腹部凹陷，腹肌得以收缩，从而促使膈肌松弛，随腹腔内压增加而上抬。

（3）吹气球：体位的选择可以是半卧位或坐位，首先深吸一口气，直至极限，稍屏气后对着气球口慢慢吹，吹至极限。每次持续15～20min，每天可重复2～3次。

2）全身运动训练

（1）扩胸运动：患者站立，与肩同宽，双手举至胸前，后用力向两侧外展，感受胸前区肌肉拉伸，使得胸部展开，外展的同时缓慢呼气，反之吸气，重复上述动作 4~6 次，持续 10~15min。

（2）直腿抬高训练：患者选取平卧位，首先双腿伸直，大腿向上抬离开床面，尽量与床面保持 15cm 距离，随后保持动作固定 5~10s，左右腿交替进行，配合缓慢呼吸。

（3）电动自行车、步行、跑步、爬楼梯等运动：从患者可以耐受的最低负荷开始，运动强度和时间逐步往上递增，此类运动强度较高，务必做好患者生命体征监测，注意患者血氧情况变化。

五、慢性阻塞性肺疾病的心理康复处方

COPD 患者患有慢性复发性咳嗽、排痰和喘息，活动受限，生活质量下降。一些患者患有焦虑和抑郁症，导致对肺部治疗和药物治疗的依从性差。

因此在治疗期间，我们要注意患者精神状态的变化，对其心理状态进行一定的评估，我们可以采用心理状态评估量表（表 18-6），通过 38 条文字进行勾选，以评分高低来分析人的心理状态。

表 18-6 心理状态评估量表（MSSNS）

	没有或很少有	有时有	相当多时间有	绝大部分时间有
1. 我觉得比平常容易紧张和着急				
2. 我感到我正在受惩罚				
3. 我想大叫或摔东西				
4. 我经常与人争论				
5. 我经常责怪自己				
6. 一想到疾病后的后果，我就感到害怕				
7. 我担心会发生不好的事				
8. 我对将来感到悲观				
9. 我感到一阵阵的恐惧				
10. 想结束自己的生命				
11. 我想找人发泄怒火				
12. 我感到发抖				
13. 我感到害怕				

表 18 - 6（续）

	没有或很少有	有时有	相当多时间有	绝大部分时间有
14. 我感到孤独				
15. 我有想摔坏或破坏东西的冲动				
16. 我感到他（她）人对我不公平				
17. 我感到人们围着我但并不关心我				
18. 我感到烦乱				
19. 我希望身边有人陪伴				
20. 我觉得闷闷不乐，情绪低沉				
21. 我认为如果我死了别人会生活得好些				
22. 我不能控制地大发脾气				
23. 我对治疗感到害怕（放疗、手术等）				
24. 我对他人现在毫无兴趣				
25. 我的思想处于混乱状态				
26. 当我考虑我目前的病情时，我就陷入紧张状态				
27. 我感到缺乏交谈				
28. 我感到我是一个彻底失败的人				
29. 我感到命运对我不公平				
30. 我对周围的一些设施感到害怕				
31. 我有想打人或伤害人的冲动				
32. 我对身体的不适（如疼痛、麻木、恶心等）感到恐惧				
33. 我感到寂寞				
34. 我对事物不感兴趣				
35. 我感到坐立不安、心神不定				
36. 我常常想起过去快乐的日子				
37. 我害怕一个人待在病房				
38. 我想找人倾说				

采用 4 分法计分，分别是：（1）没有或很少有；（2）有时有；（3）相当多时间有；（4）绝大部分时间有。按答题序号，分别记 1~4 分，分数越高，表明患者的情绪反应强度越高。

对于轻度焦虑或抑郁的患者，可以提供心理支持，如沟通、分享和鼓励，以增加患者对治疗的信心；对于严重的精神障碍患者，应提供专业的心理治疗。在住院期间为患者进行集体康复训练，可以帮助患者克服心理障碍，增加康复的信心。定期召开会议，让患者进行交流，分享他们的经验和感受，展示急性发作期的应对技巧，分享他们在肺部康复中的经验和教训，可以减少焦虑和抑郁症状，增加患者继续治疗的意愿。

六、慢性阻塞性肺疾病的营养康复处方

慢性阻塞性肺病患者可能因缺氧和心力衰竭而出现胃肠道瘀滞，导致食欲下降和营养吸收受损，而长期使用糖皮质激素会因呼吸肌工作增加而增加基础代谢，这些都会导致慢性阻塞性肺病患者的营养不良。营养不良往往会损害呼吸肌的结构和功能，损害肺功能，降低运动能力，增加急性加重的风险，并对患者的预后和健康状况有很大影响。因此，应强调对营养不良的 COPD 患者进行支持性营养护理。

患者营养状态的评估常常选用 MNU - ST 营养状态评估量表(表 18 - 7)来评估患者营养状态。

表 18 - 7　MNU - ST 营养状态评估量表

评分项目	分值	评估内容	评估结果					
			1 次	日期	2 次	日期	3 次	日期
A. 近 3 个月饮食量减少	2 1 0	正常 减少 严重减少						
B. 近 3 个月体重下降	3 2 1 0	没下降 下降 1～3kg 不知道 下降 >3kg						
C. 活动能力	2 1 0	能外出 能下床但不能外出 卧床或轮椅						
D. 近 3 个月有应激/急性病	2 0	无 有						
E. 精神心理疾病	2 1 0	无 轻度痴呆 严重痴呆/抑郁						

表 18 – 7(续)

评分项目	分值	评估内容	评估结果					
			1 次	日期	2 次	日期	3 次	日期
F. 身体体重指数（BMI）	3 2 1 0	$BMI = 23$ $21 \leq BMI < 23$ $19 \leq BMI < 21$ $BMI < 19$						
如果不能取得 BMI，用小腿围(cm)替代	3 0	$\geq 31cm$ $\leq 31cm$						
得分								
评估时间选择：①入院时当班；②手术前；③手术后；④病情发生变化时								
营养评估表：总分 14 分，若 12 ~ 14 分营养状况良好；0 ~ 7 分 营养不良；若 8 ~ 11 分存在营养不良风险								
严重营养不良 3 分　　　中度营养不良 + 轻度疾病 3 分 2 + 1　　　严重疾病 3 分								
轻度营养不良 + 中度疾病 3 分 1 + 2　　　轻度营养不良 + 轻度疾病 + 70 岁 3 分 1 + 1 + 1								
应激/急性病——心理创伤/急性疾病								

慢阻肺患者在饮食方面为保证营养，应食用高优质蛋白质、低碳水食物，减少盐的摄入，多补充维生素，减少产气多的食物摄入，平常要注意少食多餐、清淡饮食、多喝水。

（1）高优质蛋白质饮食：慢阻肺患者每日可多食用优质蛋白牛奶、鸡蛋、鱼、豆制品等，推荐每日摄入量为 $1.2 ~ 1.5g/(kg \cdot d)$。

（2）低碳水化合物饮食：大量的碳水化合物饮食容易在体内产生过多的二氧化碳，使得呼吸负担加重，因此，慢阻肺患者应该适当减少粥、米、面等碳水的摄入。

（3）减少盐摄入量：推荐每日食盐量不超过 6g，减少腌制品例如火腿、腊肉、咸猪肉等，减少酱油、味精的使用率，保持低盐饮食。

（4）多补充维生素及矿物质：可多食用水果蔬菜补充维生命 A、B_{12}、C、D 等，多吃麦芽、米糠、鱼肝油、胡萝卜、番茄和黄绿色蔬菜水果，含钙多的食物油、鱼类、肉类、广橘、香蕉、油菜、水果脯等物。

（5）减少食用产气多的食物量：原理类似于减少碳水化合物饮食，生活中尽量少吃油炸食品，少饮用碳酸饮料、啤酒等。

（6）少食多餐：5~6餐/d，每餐不要吃太饱，餐后适量运动。

（7）清淡饮食：忌食辛辣刺激食品，以软饭为主，戒烟酒。

（8）多喝水：1500~2000mL/d，这样不至于气道分泌物过于黏稠，痰液易于排出。

七、慢性阻塞性肺疾病急性加重期的肺康复策略

急性加重是慢性阻塞性疾病患者再次入院的一个常见原因。慢性阻塞患者的急性加重导致全身并发症，如肌无力、缺氧和呼吸窘迫，进一步损害功能和运动耐力，加重症状，影响患者的生活质量，降低生活质量并增加死亡率。研究表明，有3次以上急性加重的COPD患者，5年生存率只有30%。因此，在COPD急性加重期应采用肺康复治疗，以减少或逆转其对COPD患者的不利影响，从而改善患者的活动能力和生活质量，使其更快康复。

急性加重期的肺康复治疗包括神经肌肉电刺激、运动训练例如康复体操等。

（一）神经肌肉电刺激

神经肌肉电刺激患者的特定肌肉群，可使患者的肌肉不由自主地收缩，从而锻炼四肢的肌肉。

它适合于因心脏需求低而不能参加剧烈运动的慢性阻塞性肺病（COPD）患者，并且不受呼吸功能不全、骨骼肌功能障碍或心理因素变化的影响。研究表明，NMES在急性加重期或稳定期的COPD中是安全和可行的，可以明显改善股四头肌的力量和活动能力。NMES的康复效果与脉冲时间、强度和刺激频率有关。脉冲持续时间取决于肌肉群的大小。对于小肌肉群，如胫骨和肱三头肌，建议脉冲持续时间为0.1~0.3ms，对于大肌肉群，如股四头肌和腓肠肌，建议脉冲持续时间为0.3~0.4ms。刺激频率高于50Hz为高频NMES，低于50Hz为低频NMES。高频NMES增加快速肌纤维（Ⅱ型）的数量并增加糖原分解，而低频NMES增加骨骼肌的氧化代谢。刺激的强度应根据患者的耐受性逐渐增加。

（二）运动训练

慢性阻塞性肺病急性加重期的患者咳嗽、咳痰和呼吸急促加剧，对康复性运动的耐受性和积极性较差。因此，运动锻炼应从低强度开始，慢慢耐受后再逐渐增加强度。对于因呼吸衰竭或运动时间过长而无法完成既定运动计划的患者，可以考虑采用有氧运动和间歇训练等运动方式。间歇训练，即运动和休息交替进行，不仅可以缓解患者的呼吸困难，还可以减少肌肉中乳酸的积累，从而提高运动效率和患者的依从性。

对于强度较高的运动无法耐受的患者，可进行康复体操的训练。康复体操包括改良太极拳、呼吸操、八段锦等许多动作，不仅可以训练上肢的灵活性和功能协调性，还可以训练下肢的肌肉力量，协调肌肉和神经功能，从而提高患者的耐力。康复锻炼的速度相对较慢，也比较容易，对于严重的慢性阻塞性肺病和严重的呼吸衰竭、慢性心力衰竭的患者来说，无疑是一个较好的选择。

八、慢性阻塞性肺疾病肺康复的基本流程

（一）康复目的

美国胸科学会和欧洲呼吸学会将肺康复定义为干预措施的组合，其中包括在对患者进行全面评估后进行锻炼、教育和行为矫正。肺康复的最终目标是显著改善慢性呼吸道疾病患者的身体和心理健康，并促进其更好地坚持促进健康的活动。

（二）康复地点

据 2023 GOLD 指南推荐，肺康复可以在包括住院场所、院外场所和（或）患者家中实施。只要频率和强度相同，以社区为基础和以家庭为基础的项目与以医院为基础的项目一样有效，同时鼓励患者在家中或社区运动。

（三）康复对象

肺康复的主要对象是慢阻肺患者，也包括其他慢性呼吸疾病如支气管哮喘、囊性纤维化患者，对于脑卒中、神经肌肉疾病等其他原因继发的呼吸障碍，肺康复也具有重要的治疗作用。本章所介绍的疾病患者运用肺康复治疗能够取得很好的疗效。

（四）康复团队成员

肺康复建议由呼吸科医生、呼吸科护士、康复科医生、康复师、营养师、心理咨询师、社区医护人员、社会工作者等组成，各司其职，共同促进肺康复训练取得良好效果。

（五）康复构成要素

肺康复是一套综合的干预措施，如患者评估、教育、健康教育和社会心理支持。

1. 患者评估

如上文所示，患者评估包括生命体征、呼吸困难程度、运动能力、肺通气功能、日常生活能力评定这几方面的评估，运用改良版英国医学研究委员会呼吸问卷（表 18－1）等评定呼吸困难程度，6 分钟步行试验评估运动能力强弱，日

常生活能力评定量表(表 18 - 5)评估日常生活能力。

2. 患者管理

慢性阻塞性肺病患者的管理包括评估和随访、减少疾病风险因素、治疗稳定期和急性加重期,而肺康复现在已经成为稳定期肺病管理的一个重要部分。肺康复被认为是治疗慢性阻塞性肺疾病(COPD)的有效干预措施。定期的慢性阻塞性肺病治疗可以帮助患者改善身体状况,调节情绪,为他们参与社会的愿望和能力服务。肺部治疗的目标是减少患者的症状以改善功能。多项研究证实,稳定期肺病患者在肺康复治疗后,BODE 指数明显下降,运动耐力得到改善,生活质量明显提高。

患者的评估不再赘述,与此同时也可以根据症状、急性加重历史、是否吸烟等评估急性加重风险。确定好肺康复方案后要积极实施并落实,采用定期打电话等方式联系患者询问是否切实按步骤实施肺康复治疗。治疗 6 个月后可再次进行随访评估,包括回顾治疗情况、症状缓解及急性加重控制情况,吸入技术掌握及患者依从性等评估,再根据评估进行药物治疗方案及非药物治疗方案的调整。

要注重对慢阻肺患者的宣教活动,定期开展课程指导患者如何做好居家肺康复,注意戒烟、饮食上的控制等内容。

3. 康复教育

COPD 患者的肺康复是一个长期的过程,所以为患者提供充分有效的健康教育非常重要。健康教育自始至终存在于肺康复中,其内容主要包括自我管理、疾病的基本知识、COPD 急性加重的识别和就诊指征、正确的康复锻炼、有效的祛痰管理技术和戒烟。医院可以积极开展集体讲座及相关课程,科普有效的康复训练方式,加强患者自身的祛痰技术管理等,积极宣传吸烟的危害;对于高龄、理解能力较差的患者可以采用个别辅导的方式,现场示范肺康复训练相关内容;医院也可以组建慢阻肺患者肺康复俱乐部,所有患者聚集起来相互交流病情,讨论肺康复治疗心得;社会可以加大对肺康复的宣传,运用数字多媒体等各种平台,帮助慢阻肺患者健康教育的实施和传播,使得普罗大众对自身身体状况了解并清楚科学有效的康复训练方式。有效的健康教育可以提高患者和家属对 COPD 的认识和自我管理能力,减少急性加重的次数,提高生活质量。

4. 肺康复的维持策略

肺康复的维持其特点是多学科合作,关注身体和社会功能,满足个人需求和优化药物治疗。运动是肺康复的一个基本组成部分,具有重要意义。然而,当肺康复治疗中断时,患者对治疗的依从性就会降低,肺康复的益处也会丧失。出于这个原因,越来越多的研究人员正在努力开发一种可以持续进行的治疗策略，从而延长康复的积极效果，长期帮助患者。

个性化的肺康复可以缓解呼吸问题，增加活动能力，改善 COPD 患者的生活质量，但疗效在肺康复结束后 6 ~ 12 个月就会消失。在这段时间内，有必要为患者提供持续的有益的维持策略，以维持肺康复的效果，减缓疾病的发展，为 COPD 患者提供长期的益处。肺康复维持策略本质上是肺康复的延续，但区别在于肺康复的维持是在社区还是在家里提供。维持策略的延续对肺康复的效果持续性影响显著，有监督的方案与无监督的方案相比，在确保肺部康复的益处方面更为有效。

九、慢性阻塞性肺疾病的中医肺康复

中医肺康复技术是借鉴中医，结合中西医理论，结合传统康复技术，融合现代康复理念、方法和技术的一种新型康复技术。中医肺康复技术将循证中医治疗与根据慢性阻塞性肺病患者不同疗法的个体差异进行个体化治疗相结合，从而达到更好的效果。中医呼吸康复技术和方法多种多样，如太极拳、六字诀、八段锦、针灸、艾灸等。

（一）传统运动疗法

长期以来，中医一直秉承着以行动养生的理念。《吕氏春秋》有言："流水不腐，户枢不蠹。"中国传统体育项目种类繁多，如太极拳、六字诀、八段锦、五禽戏等。

1. 太极拳

太极拳是中国人特有的一种运动形式。有陈氏、孙氏、杨氏、吴氏和武氏等流派。太极拳目前被简化为 24 种形式，这是最常见的。动作流畅而连续，强调吸气和呼气，与运动相结合时，可以在不影响身体呼吸的情况下锻炼身体，确保肺部功能正常。现有的研究表明，太极拳运动可以明显改善稳定期 COPD 患者的 $FEV_1\%$（一秒指数）、运动第一秒的肺活量百分比（FEV_1/FVC）和最大分钟通气量（MVV）。同时，太极拳运动可以改善稳定期 COPD 患者的血氧饱和度，减少二氧化碳潴留，纠正呼吸性酸中毒，加速肺功能的恢复。

2. 六字诀

六字诀是一种有氧运动，它结合了全身的呼气和元音的使用，包括"嘘、呵、呼、呬、吹、嘻"6 个动作。这 6 个动作与经络、脏腑和六大肠道相对应，与呼吸一起作用于人体的四肢、脏腑和肠道，从而达到治病延年的目的。最重要的是，轻柔的呼吸方法可以滋养肺气，充实身体的气血，抗衡邪气。在对 150 名稳定期 COPD 患者的研究中，观察到在强化六字诀锻炼结合西医治疗后，患者的肺部通气功能得到改善，痰量明显减少。

3. 八段锦

八段锦是一种古老的气功功法。它由八个相对独立又相互关联的动作组成，可以调节全身的脏腑、气血通道。它侧重于腹式呼吸，同时进行扩胸和其他呼吸练习，可以增加呼吸肌的力量，改善肺功能。

4. 五禽戏

五禽戏是模仿虎、鹿、熊、猴、鸟等动物的生活习性和形态特征，结合人体气血经络运动理论而开发的一种导引式健身方法。五禽戏可以通过手部动作的变化，加强气血和经络的流动，调节内脏器官的功能，特别是鸟类的练习，可以加强呼吸道的肌肉。研究表明，五禽戏可以改善稳定期 COPD 患者的气流受限程度，延缓呼吸功能的恶化。

（二）针灸按摩

针灸和推拿按摩是中国独特的治疗方法。经络是气和血流动的通道，连接着五脏六腑和四肢的九个孔窍。针灸和推拿通过影响人体的穴位和经络发挥作用，包括针刺、艾灸和按摩。

1. 针灸

针灸是根据特定的穴位将针灸针插入患者体内，通过提插和捻转刺激穴位来治疗疾病。临床上使用的针头大多是毫针，最常见的方法是提插和捻转。针灸可以刺激穴位，疏通经络，调和气血，调节内脏功能，促进康复。针灸结合有氧运动可以明显提高稳定期 COPD 患者的运动能力，降低血清炎症标志物，缓解运动疲劳的副作用。

2. 艾灸

艾灸是以艾绒为材料，直接或间接灼烧身体表面的穴位的一种治疗方法。在临床实践中，常用的艾灸方法是姜灸、盐灸。艾灸通过火与药的相互作用，可以散寒祛湿，疏通经络，行气活血，散瘀止痛。可以有效缓解稳定期 COPD 患者的临床症状，如咳嗽、气短等，减少 COPD 急性加重的次数。

3. 按摩

中医推拿历史悠久，《素问》中已有"按蹻之法"的描述。此疗法可用于各种疾病，采用推、拿、按、揉、捏等多种治疗方法，达到深入经络、滑利关节、调理阴阳的功效。与单纯西药治疗相比，推拿治疗患者肺功能指标的改善更为显著。

（三）穴位贴敷

穴位贴敷是指将某些药物涂抹在穴位上，以达到无痛治疗的目的，主要包括贴、压、垫和压。临床上的穴位主要是分组的，也可以选择阿是穴和经验穴位。穴位贴敷可以明显改善稳定期 COPD 患者的治疗效果。戴丽琴等研究了贴敷疗法对稳定期 COPD 患者的疗效。他们在位于五藏俞穴两侧的穴位上加入中草药合欢散和白芥子。结果显示，患者的运动耐力得到改善，生活质量明显提高。

（四）穴位注射

穴位注射是根据穴位的功能和药物的性质，将药物注入穴位而达到预防和治疗疾病的目的。最常用的药物是丹参注射液、人参注射液和哮喘注射液。穴位注射治疗 COPD 与西药相结合，可以提高稳定期 COPD 患者的免疫球蛋白 A（IgA）和免疫球蛋白 M（IgM）水平，改善机体的免疫功能。

（五）穴位埋线

穴位埋线是将可吸收的外科缝合线放在穴位上，利用缝合线刺激穴位来预防和治疗疾病的一种方法。有研究表明，使用穴位埋线法治疗稳定期 COPD，可以减轻患者的临床症状，提高其活动耐受性，减少急性加重的次数。

（六）中医情志疗法

基于现代心理学思想和情绪之间的相互联系，情绪疗法应运而生，用于治疗相关疾病。慢阻肺患者由于肺功能下降和呼吸困难而产生焦虑和抑郁，从而影响到治疗过程。研究证明中医五元素音乐疗法可以改善稳定期 COPD 患者的 6MWT 和 SGRQ 评分。中医情志疗法有助于改善稳定期 COPD 患者的汉密尔顿焦虑量表（HAMA）和汉密尔顿抑郁量表（HAMD）得分，促进积极乐观的态度。

十、慢性阻塞性肺疾病的膳食康复疗法

中医主张药食同源，药食同用，药以食为本。中医在治疗稳定期 COPD 和改善预后方面具有无可比拟的优势。在日常生活中采用食补来调理身体，可以提高治疗效果，减少慢阻肺急性加重的次数，提高生活质量。

患有肺病的人可以经常吃淮山或红枣，以加强他们的免疫力。用红枣、红薯、大米和小米煮粥，不仅可以防止发绀和胃溃疡的复发，还可以减少感染流感等传染病的可能性。如果表现为身体虚弱，应选择适当的药材来补益气血，如人参、龙眼肉、党参、黄芪等。也可以食用食疗保健品。

白参炖鹧鸪：鹧鸪 1 只，白参 50g。将所有材料放入炖盅内，加入足量的开水，盖上锅盖，水开后炖煮 3h 左右，然后趁热喝汤，以达到养气健脾、增液止渴的目的。适用于气虚、脱水、精神疲乏、倦怠、食欲不振、多汗或气短、久咳、肺伤者。

莱菔子粳米粥：莱菔子粉 15g，粳米 100g，早晚各备 2 味，日服 1 剂，具有

化痰平喘，行气消食的功效。适用于慢性阻塞性肺部疾病患者。

冰糖川贝饮：川贝粉 10g，北方糯米 50g，冰糖适量。用北方糯米和冰糖煮粥。如果米水不够稠，可以加入珍珠粉，改小火慢炖，粥会变稠，早晚温饮。具有溶解黏液、止咳、清热散结的功效。适用于慢阻肺患者。

山药百合花粥：百合花 10g，山药 30g，粳米 30g，冰糖适量。山药洗净，去皮，切成薄片。将粳米洗净，与山药一起放入锅中，加水煮粥。当粥煮熟之后，加入冰糖，冷却后即可食用。

五味子鸡蛋饮：取五味子 125g，加水煎煮 30min，冷后浸泡 10 个鸡蛋，10d 后蛋壳变软取出，用糖水煮熟，每天 1 个，可润肺益气，治疗久咳和肺气肿。

参考文献

［1］Ries A L，Bauldoff G S，Carlin B W，et al. Pulmonary Rehabilitation：Joint ACCP／AACVPR Evidence－Based Clinical Practice Guidelines［J］. Chest，2007，131（5Suppl）：4S－42S.

［2］《中成药治疗优势病种临床应用指南》标准化项目组，孙增涛，林江涛，等. 中成药治疗慢性阻塞性肺疾病临床应用指南（2021 年）［J］. 中国中西医结合杂志，2022，42（8）：14.

［3］中华中医药学会内科分会肺系病专业委员会. 慢性阻塞性肺疾病中医诊疗指南（2011 版）［J］. 中医杂志，2012，53（1）：5.

［4］孟申. 肺康复［M］. 北京：人民卫生出版社，2007.

第十九章

支气管哮喘的防治与康复

哮喘是一种异质性疾病，由多种类型的细胞和细胞成分参与。其主要临床症状包括反复发作的呼吸急促、喘息、胸闷和咳嗽等。除了气道炎症和可逆气流限制之外，哮喘还可以引起气道重塑，这是指在慢性炎症和气流限制下气道结构的改变，可能导致气道功能的进一步恶化。因此，及早诊断和治疗哮喘很重要，以预防或减轻病情恶化和气道重塑的风险。

尽管肺康复在 COPD 等慢性呼吸疾病中已经被广泛应用，但对于哮喘来说，其详细报告却很少。这主要是因为在评估哮喘严重程度和制定相应康复方案时存在一些挑战，因此需要更多的研究来确定最佳的治疗策略。对于哮喘患者来说，肺康复是一种非常有价值的治疗方法，可以帮助他们增强身体和精神健康，并提高生活质量。因此，肺康复疗法作为一种有效的非药物治疗手段来改善哮喘症状，对患者及家庭和社会具有重要意义。

一、哮喘的西医疾病概述

哮喘是一种复杂的疾病，需要全方位的治疗，包括药物治疗、肺康复、教育和自我管理等。及早诊断和个性化治疗可以有效预防哮喘恶化和气道重塑，并提高患者的生活质量。

(一)流行病学

根据全球疾病负担(GBD)研究的结果，全球哮喘患病率不断上升，全球有3.58亿人患有哮喘，哮喘患病率自1990年以来增加了12.6%。在亚洲，成人哮喘的患病率从0.7%到11.9%不等(平均不超过5%)。

在中国，不同调查的结果差异很大，但是可以看出，哮喘在我国的发病率逐年上升。中国哮喘患病率及危险因素流行病学调查(CARE)研究显示，在我国14岁及以上的人群中，医生诊断的哮喘发病率为1.24%，其中26%的患者是新诊断的哮喘。中国肺部健康(CPH)研究显示，在我国20岁以上人群中，哮喘患病率为4.2%，其中26.2%的哮喘患者已经出现气流受限。这些数据表明，哮喘在我国已经成为一种较为普遍的呼吸系统疾病，需要引起重视和关注。

目前在中国，哮喘的控制率只有 40.3%，这给患者及其家庭和社会带来了严重的经济和精神负担。目前临床上常用的治疗方法是支气管扩张剂和抗炎药物治疗，然而效果却不甚理想。因此，寻找一种积极有效的非药物疗法依旧是人们不断探索的问题。

(二)发病机制

哮喘的发病机制不完全清楚，可概括为免疫－炎症反应、神经机制和气道高反应性及其相互作用。

1. 免疫－炎症机制

免疫系统在功能上分为体液(抗体)介导的和细胞介导的免疫，均参与哮喘的发病。抗原通过抗原递呈细胞激活 T 细胞，活化的辅助性 T 细胞(主要是 Th2 细胞)产生白细胞介素(IL)－4、IL－5、IL－10 和 IL－13 等进一步激活 B 淋巴细胞，后者合成特异性 IgE，并结合于肥大细胞和嗜碱性粒细胞等细胞表面的 IgE 受体。若变应原再次进入体内，可与结合在细胞的 IgE 交联，使该细胞合成并释放多种活性介质导致平滑肌收缩、黏液分泌增加、血管通透性增高和炎症细胞浸润等。炎症细胞在介质的作用下又可分泌多种介质，使气道病变加重，炎症浸润增加，产生哮喘的临床症状，这是一个典型的变态反应过程。

活化的 Th(主要是 Th2)细胞分泌的细胞因子，可以直接激活肥大细胞、嗜酸性粒细胞及肺泡巨噬细胞等多种炎症细胞，使之在气道浸润和聚集。这些细胞相互作用可以分泌出许多种炎症介质和细胞因子，构成了一个与炎症细胞相互作用的复杂网络，使气道收缩，黏液分泌增加，血管渗出增多。根据介质产生的先后可分为快速释放性介质，如组胺；继发产生性介质，如前列腺素(PG)、白三烯(LT)、血小板活化因子(PAF)等。肥大细胞激活后，可释放出组胺、嗜酸性粒细胞趋化因子(ECF)、中性粒细胞趋化因子(NCF)、LT 等介质。肺泡巨噬细胞激活后可释放血栓素(TX)、PG、PAF 等介质。进一步加重气道高反应性和炎症。

各种细胞因子及环境刺激因素亦可直接作用于气道上皮细胞，后者分泌内皮素－1(ET－1)及基质金属蛋白酶(MMP)并活化各种生长因子，特别是转移生长因子－β(TGF－β)。以上因子共同作用于上皮下成纤维细胞和平滑肌细胞，使之增殖而引起气道重塑。

由气道上皮细胞、包括血管内皮细胞产生的黏附分子(AMs)可介导白细胞与血管内皮细胞的黏附，白细胞由血管内转移至炎症部位，加重了气道炎症过程。

总之，哮喘的炎症反应是由多种炎症细胞、炎症介质和细胞因子参与的相互作用的结果，关系十分复杂，有待进一步研究。

2. 神经机制

神经因素也被认为是哮喘发病的重要环节。支气管受复杂的自主神经支配。除胆碱能神经、肾上腺素能神经外，还有非肾上腺素能非胆碱能（NANC）神经系统。支气管哮喘与 β-肾上腺素受体功能低下和迷走神经张力亢进有关，并可能存在有 α-肾上腺素能神经的反应性增加。NANC 能释放舒张支气管平滑肌的神经介质如血管活性肠肽（VIP）、一氧化氮（NO），及收缩支气管平滑肌的介质如P 物质、神经激肽，两者平衡失调，则可引起支气管平滑肌收缩。

3. 气道高反应性（airway hyperresponsiveness，AHR）

表现为气道对各种刺激因子出现过强或过早的收缩反应，是哮喘患者发生发展的另一个重要因素。目前普遍认为气道炎症是导致气道高反应性的重要机制之一，当气道受到变应原或其他刺激后，由于多种炎症细胞、炎症介质和细胞因子的参与，气道上皮的损害和上皮下神经末梢的裸露等而导致气道高反应性。AHR 常有家族倾向，受遗传因素的影响。AHR 为支气管哮喘患者的共同病理生理特征，然而出现 AHR 者并非都是支气管哮喘，如长期吸烟、接触臭氧、病毒性上呼吸道感染、慢性阻塞性肺疾病（COPD）等也可出现 AHR。

（三）临床诊断

1. 典型哮喘（支气管哮喘）

哮喘的诊断基于临床症状、体征和气流受限客观检测。根据 2020 年中国哮喘诊疗指南，哮喘的诊断标准包括以下 3 个方面：①具有典型的临床症状和体征；②变异性气流受限客观检测符合任何一项标准；③排除其他原因引起的气短、胸闷或咳嗽。同时，需明确哮喘的病情分级和控制水平，以便进行合理的治疗策略。

根据临床表现，哮喘可分为急性加重期、慢性持续期和临床控制期。急性哮喘加重期是指突然出现喘息、呼吸困难、咳嗽、胸闷或原有症状加重，以呼气量减少为特征，通常由接触过敏原、刺激物或呼吸道感染引发。慢性持续期是指每周都有不同频率和（或）程度的喘息、呼吸困难、胸闷和咳嗽。临床控制期是指 4 周以上无喘息、呼吸困难、胸闷、咳嗽等症状，1 年内未出现急性发作，肺功能正常的患者。

在治疗初期评估哮喘的严重程度，对帮助患者选择合适的药物治疗非常重要（表 19-1）。根据白天和夜间哮喘症状的频率以及肺功能检查的结果，慢性持续性哮喘的严重程度可分为间歇性、轻度持续性、中度持续性和重度持续性。

哮喘急性发作的严重程度各不相同，可能持续数小时或数天，偶尔会在几分钟内危及生命。因此，对病情进行适当的评估是必要的，以便进行及时有效的紧急治疗。

表 19 - 1 病情严重程度的分级

分级	临床特点
间歇状态（第 1 级）	症状 < 每周 1 次
	短暂出现
	夜间哮喘症状 < 每月 2 次
	FEV_1 占预计值% > 80% 或 PEF0% 个人最佳值，PEF 变异率 < 20%
轻度持续（第 2 级）	症状 > 每周 1 次，但 < 每日 1 次
	可能影响活动和睡眠
	夜间哮喘症状 > 每月 2 次，但 < 每周 1 次
	FEV_1 占预计值% > 80% 或 PEF > 80% 个人最佳值，PEF 变异率为 0% ~ 30%
中度持续（第 3 级）	每日有症状
	影响活动和睡眠
	夜间哮喘症状 > 每周 1 次
	FEV_1 占预计值% 为 60% ~ 79% 或 PEF 为 60% ~ 79% 个人最佳值，PEF 变异率 > 30%
重度持续（第 4 级）	每日有症状
	频繁出现
	经常出现夜间哮喘症状
	体力活动受限
	FEV_1 占预计值% < 60% 或 PEF < 60% 个人最佳值，PEF 变异率 > 30%

2. 不典型哮喘

临床上还存在着无喘息症状、无哮鸣音的不典型哮喘，患者仅表现为反复咳嗽、胸闷或其他呼吸道症状。

（1）咳嗽变异性哮喘（cough variant asthma，CVA）。

咳嗽变异性哮喘常常以反复的咳嗽为主要表现，没有典型的喘息和气促等哮喘特征，但在可变气流受限的客观检查中可以发现相应的病理改变。夜间哮喘和凌晨 4 点左右的咳嗽加重也是咳嗽变异性哮喘的常见特点。

对于轻度哮喘患者，在发作间期可能没有典型的症状，然而重度哮喘或病情加重时会出现呼吸困难、胸闷、可闻及的哮鸣音和咳嗽等症状。而且，许多哮喘患者在夜间容易出现呼吸困难和咳嗽，这种情况称为夜间哮喘，可能会导致患者睡眠不好，影响日常生活和工作。

体征包括哮鸣音、奇脉（在吸气期间收缩压下降 >10mmHg）、呼吸急促、心动过速和呼吸费力（使用颈部和胸骨上［辅助］肌肉，呈直立姿势，缩唇－吹笛样呼吸，不能说话）。呼气时相延长，吸呼比大于 1∶3。哮鸣音在吸气相及呼气相均出现或只在呼气相出现。严重气管收缩者因严重气流受限可能出现哮鸣音消失。

（2）胸闷变异性哮喘（chest tightness variant asthma，CTVA）。

胸闷变异性哮喘（CTVA）是我国的学者发现并定义的其他哮喘类型；《支气管哮喘防治指南（2020 年版）》定义 CTVA 为"胸闷作为唯一或主要症状，无喘息、气促等典型哮喘的症状和体征，同时具备可变气流受限客观检查中的任一条，除外其他疾病所引起的胸闷"。支气管哮喘的病理生理学改变主要为气道壁炎症导致的气道平滑肌痉挛，因此患者反复发作喘息、气急、胸闷或咳嗽，而胸闷变异性哮喘患者的气道多发生潜在或轻微的病理生理改变，尚未发生明显的气管痉挛以及黏膜水肿充血，因此不会出现明显的哮喘样临床表现，呼吸功能异常是导致胸闷的主要原因。CTVA 被认为是不典型哮喘的一种亚型，与哮喘的发病机制一致，但存在程度上的不同。

胸闷变异性哮喘的特点是以胸闷为唯一的临床表现，没有典型的哮喘表现，如喘息、呼吸困难、咳嗽等。肺部听诊没有哮鸣音，但有气道高反应性和可逆性气流受限，以及典型的哮喘病理变化，用吸入性糖皮质激素（ICS）或 ICS 加长效 β_2－受体激动剂治疗有效。虽然 40 年前 Farr 等人就提到"胸闷是哮喘的唯一症状"，但 CTVA 是我国沈华浩教授、李雯教授及其团队发现并命名的国际上另一种临床类型的哮喘，其主要特征是胸闷，可发生于任何年龄。该类型哮喘的临床症状不典型，临床诊断困难，病程长且反复发作，如不积极治疗，可发展为典型哮喘，如治疗不当，会严重影响患者的健康。因此，我们必须积极研究本病的发病机制和诊断标准，并进行及时、正规的治疗。

CTVA 诊断标准包括：胸闷是唯一或主要的症状，持续时间 ≥8 周，没有典型的哮喘症状，如喘息、气促或慢性咳嗽；肺部听诊时可能无哮鸣音，但支气管激发试验和支气管舒张试验结果阳性，即吸入支气管舒张剂后呼气容积（FEV_1）增加 >12% 且绝对值 >200mL；此外，呼气峰流量的每日昼夜平均变异率（至少连续 7d 的每日 PEF 昼夜变异率之和/总天数 7）>10%，或呼气峰流量的周变异率 >20% 也可以作为 CTVA 的诊断标准之一；平喘药物、支气管扩张剂、糖皮质激素等治疗方法对 CTVA 也有效；在确诊 CTVA 之前，需要排除其他疾病引起的胸闷，如心血管、消化、神经精神等疾病。因此，在诊断和治疗 CTVA

时，需要进行全面的临床评估和辅助检查，以充分理解患者的病情和制定最有效的治疗方案。

（四）诊断标准

（1）反复发作喘息、气急、胸闷或咳嗽，多与接触变应原、冷空气、物理及化学性刺激、病毒性上呼吸道感染、运动等有关。

（2）发作时在双肺可闻及散在或弥漫性，以呼气相为主的哮鸣音，呼气相延长。

（3）上述症状可经治疗缓解或自行缓解。

（4）除外其他疾病所引起的喘息、气急、胸闷和咳嗽。

（5）临床表现不典型者（如无明显喘息或体征）应有下列3项中至少1项阳性：①支气管激发试验或运动试验阳性；②支气管舒张试验阳性；③昼夜PEF变异率≥20%。

符合1~4条或4、5条者，可以诊断为支气管哮喘。

（五）西医治疗方案

1. 治疗目标与一般原则

哮喘的治疗目标是达到良好的症状控制，维持正常的活动水平，并尽可能减少急性发作、肺功能不可逆损害和药物相关不良反应的风险。

治疗原则是以患者病情严重程度和控制水平为基础，选择相应的治疗方案，并定期随访、监测，根据患者控制水平及时调整治疗以达到并维持哮喘控制。

哮喘治疗方案的选择需要兼顾群体水平和患者的个体因素。在群体水平上，需要关注治疗的有效性、安全性、可获得性和效价比。支气管哮喘防治指南推荐的长期治疗方案为阶梯式治疗方案，分为5级，主要通过大量随机对照临床试验和观察性研究得到的群体水平的证据，推荐用于多数哮喘患者。哮喘治疗以抗炎为基础，对气道炎症水平的监测有助于指导药物治疗方案的调整。在个体水平上，需要考虑患者哮喘的临床表型、可能的疗效差异、患者的喜好、吸入技术、依从性、经济能力和医疗资源等实际状况。

制订书面的哮喘防治计划并定期随访和监测，对于评估哮喘控制水平和适时调整治疗方案至关重要。此外，患者在长期治疗过程中需要保持良好的依从性和吸入技术，避免不必要的药物副作用和急性发作的风险。

2. 常用药物治疗

1）缓解哮喘发作

此类药物的主要作用为舒张支气管，故也称支气管舒张药。

（1）β_2-肾上腺素受体激动剂（简称β_2-激动剂）：β_2-激动剂主要通过激

动呼吸道的 β₂ - 受体，激活腺苷酸环化酶，使细胞内的环磷酸腺苷 (cAMP) 含量增加，游离 Ca^{2+} 减少，从而松弛支气管平滑肌，是控制哮喘急性发作的首选药物。常用的短效 β₂ - 受体激动剂有沙丁胺醇 (salbutamol)、特布他林 (terbutaline) 和非诺特罗 (fenoterol)，作用时间为 4~6h。长效 β₂ - 受体激动剂有福莫特罗 (formoterol)、沙美特罗 (salmaterol) 及丙卡特罗 (procaterol)，作用时间为 10~12h。长效 β₂ - 激动剂尚具有一定的抗气道炎症，增强黏液 - 纤毛运输功能的作用。不主张长效 β₂ - 受体激动剂单独使用，须与吸入激素联合应用。但福莫特罗可作为应急缓解气道痉挛的药物。肾上腺素、麻黄碱和异丙肾上腺素，因其心血管副作用多而已被高选择性的 β₂ - 激动剂所代替。

用药方法可采用吸入，包括定量气雾剂 (MDI) 吸入、干粉吸入、持续雾化吸入等，也可采用口服或静脉注射。首选吸入法，因药物吸入气道直接作用于呼吸道，局部浓度高且作用迅速，所用剂量较小，全身性不良反应少。常用剂量为沙丁胺醇或特布他林 MDI，每喷 100μg，每天 3~4 次，每次 1~2 喷。通常 5~10min 即可见效，可维持 4~6h。长效 β₂ - 受体激动剂如福莫特罗 4.5μg，每天 2 次，每次 1 喷，可维持 12h。应教会患者正确掌握 MDI 吸入方法。儿童或重症患者可在 MDI 上加贮雾瓶 (spacer)，雾化释出的药物在瓶中停留数秒，患者可从容吸入，并可减少雾滴在口咽部沉积引起刺激。干粉吸入方法较易掌握。持续雾化吸入多用于重症和儿童患者，使用方法简单，易于配合。如沙丁胺醇 5mg 稀释在 5~20mL 溶液中雾化吸入。沙丁胺醇或特布他林一般口服用法为 2.4~2.5mg，每日 3 次，15~30min 起效，但心悸、骨骼肌震颤等不良反应较多。β₂ - 激动剂的缓释型及控制型制剂疗效维持时间较长，用于防治反复发作性哮喘和夜间哮喘。注射用药，用于严重哮喘。一般每次用量为沙丁胺醇 0.5mg，滴速 2~4μg/min，易引起心悸，只在其他疗法无效时使用。

(2) 抗胆碱药：吸入抗胆碱药如异丙托溴铵 (ipratropine bromide)，为胆碱能受体 (M 受体) 拮抗剂，可以阻断节后迷走神经通路，降低迷走神经兴奋性而起舒张支气管作用，并有减少痰液分泌的作用。与 β₂ - 受体激动剂联合吸入有协同作用，尤其适用于夜间哮喘及多痰的患者。可用 MDI，每日 3 次，每次 25~75μg 或用 100~150μg/mL 的溶液持续雾化吸入。约 10min 起效，维持 4~6h。不良反应少，少数患者有口苦或口干感。近年发展的选择性 M1、M3 受体拮抗剂如泰乌托品 (噻托溴铵 tiotropium bromide) 作用更强，持续时间更久 (可达 24h)、不良反应更少。

(3) 茶碱类：茶碱类除能抑制磷酸二酯酶，提高平滑肌细胞内的 cAMP 浓度外，还能拮抗腺苷受体；刺激肾上腺分泌肾上腺素，增强呼吸肌的收缩；增强气道纤毛清除功能和抗炎作用。是目前治疗哮喘的有效药物。茶碱与糖皮质激素合用具有协同作用。

口服给药：包括氨茶碱和控（缓）释茶碱，后者且因其昼夜血药浓度平稳，不良反应较少，且可维持较好的治疗浓度，平喘作用可维持 12～24h，可用于控制夜间哮喘。一般剂量每日 6～10mg/kg，用于轻－中度哮喘。静脉注射氨茶碱首次剂量为 4～6mg/kg，注射速度不宜超过 0.25mg/（kg·min），静脉滴注维持量为 0.6～0.8mg/（kg·h）。日注射量一般不超过 1.0g。静脉给药主要应用于重、危症哮喘。

茶碱的主要副作用为胃肠道症状（恶心、呕吐），心血管症状（心动过速、心律失常、血压下降）及尿多，偶可兴奋呼吸中枢，严重者可引起抽搐乃至死亡。最好在用药中监测血浆氨茶碱浓度，其安全有效浓度为 6～15μg/mL。发热、妊娠、小儿或老年，患有肝、心、肾功能障碍及甲状腺功能亢进者尤须慎用。合用西咪替丁（甲氰咪胍）、喹诺酮类、大环内酯类药物等可影响茶碱代谢而使其排泄减慢，应减少用药量。

2）控制或预防哮喘发作

此类药物主要治疗哮喘的气道炎症，亦称抗炎药。

（1）糖皮质激素：由于哮喘时病理基础是慢性非特异性炎症，糖皮质激素是当前控制哮喘发作最有效的药物。主要作用机制是抑制炎症细胞的迁移和活化；抑制细胞因子的生成；抑制炎症介质的释放；增强平滑肌细胞 β_2－受体的反应性。可分为吸入、口服和静脉用药。

吸入治疗是目前推荐长期抗感染治疗哮喘的最常用方法。常用吸入药物有倍氯米松（beclomethasone，BDP）、布地奈德（budesonide）、氟替卡松（fluticasone）、莫米松（momethasone）等，后二者生物活性更强，作用更持久。通常需规律吸入 1 周以上方能生效。根据哮喘病情，吸入剂量（BDP 或等效量其他皮质激素）在轻度持续者一般 200～500μg/d，中度持续者一般 500～1000μg/d，重度持续者一般 >1000μg/d（不宜超过 2000μg/d）（氟替卡松剂量减半）。吸入治疗药物全身性不良反应少，少数患者可引起口咽念珠菌感染、声音嘶哑或呼吸道不适，吸药后用清水漱口可减轻局部反应和胃肠吸收。长期使用较大剂量（>1000μg/d）者应注意预防全身性不良反应，如肾上腺皮质功能抑制、骨质疏松等。为减少吸入大剂量糖皮质激素的不良反应，可与长效 β_2－受体激动剂、控释茶碱或白三烯受体拮抗剂联合使用。

口服剂：有泼尼松（强的松）、泼尼松龙（强的松龙）。用于吸入糖皮质激素无效或需要短期加强的患者。起始 30～60mg/d，症状缓解后逐渐减量至 ≤10mg/d。然后停用，或改用吸入剂。

静脉用药：重度或严重哮喘发作时应及早应用琥珀酸氢化可的松，注射后 4 ~ 6h 起作用，常用量 100 ~ 400mg/d，或甲泼尼龙（甲基强的松龙，80 ~ 160mg/d）起效时间更短（2 ~ 4h）。地塞米松因在体内半衰期较长、不良反应较多，宜慎用，一般 10 ~ 30mg/d。症状缓解后逐渐减量，然后改口服和吸入制剂维持。

（2）LT 调节剂：通过调节 LT 的生物活性而发挥抗炎作用，同时具有舒张支气管平滑肌的作用，可以作为轻度哮喘的一种控制药物的选择。常用半胱氨酸 LT 受体拮抗剂，如孟鲁司特（montelukast）10mg、每天 1 次。不良反应通常较轻微，主要是胃肠道症状，少数有皮疹、血管性水肿、转氨酶升高，停药后可恢复正常。

（3）其他药物：酮替酚（ketotifen）和新一代组胺 H1 受体拮抗剂阿司咪唑、曲尼斯特、氯雷他定在轻症哮喘和季节性哮喘有一定效果，也可与 β_2 - 受体激动剂联合用药。

3. 急性发作期的治疗

急性发作的治疗目的是尽快缓解气道阻塞，纠正低氧血症，恢复肺功能，预防进一步恶化或再次发作，防止并发症。一般根据病情的分度进行综合性治疗。

轻度：每日定时吸入糖皮质激素（200 ~ 500μg BDP），出现症状时吸入短效 β_2 - 受体激动剂，可间断吸入。效果不佳时可加用口服 β_2 - 受体激动剂控释片或小量茶碱控释片（200mg/d），或加用抗胆碱药如异丙托溴铵气雾剂吸入。

中度：吸入剂量一般为每日 500 ~ 1000μg BDP；规则吸入 β_2 - 激动剂或联合抗胆碱药吸入或口服长效 β_2 - 受体激动剂。亦可加用口服 LT 拮抗剂，若不能缓解，可持续雾化吸入 β_2 - 受体激动剂（或联合用抗胆碱药吸入），或口服糖皮质激素（<60mg/d）。必要时可用氨茶碱静脉注射。

重度至危重度：持续雾化吸入 β_2 - 受体激动剂，或合并抗胆碱药；或静脉滴注氨茶碱或沙丁胺醇。加用口服 LT 拮抗剂。静脉滴注糖皮质激素如琥珀酸氢化可的松或甲泼尼龙或地塞米松（剂量见前）。待病情得到控制和缓解后（一般 3 ~ 5d），改为口服给药。注意维持水、电解质平衡，纠正酸碱失衡，当 pH 值 < 7.20 时，且合并代谢性酸中毒时，应适当补碱；可给予氧疗，如病情恶化缺氧不能纠正时，进行无创通气或插管机械通气。若并发气胸，在胸腔引流气体下仍可机械通气。此外应预防下呼吸道感染等。

4. 非急性发作期的治疗

一般哮喘经过急性期治疗症状得到控制，但哮喘的慢性炎症病理生理改变仍然存在，因此，必须制定哮喘的长期治疗方案。根据哮喘的控制水平选择合适的治疗方案。

对哮喘患者进行哮喘知识教育和控制环境、避免诱发因素贯穿于整个治疗阶段。对于大多数未经治疗的持续性哮喘患者，初始治疗应从第 2 级治疗方案开始，如果初始评估提示哮喘处于严重未控制，治疗应从第 3 级方案开始。从第 2 步到第 5 步的治疗方案中都有不同的哮喘控制药物可供选择。而在每一步中缓解药物都应该按需使用，以迅速缓解哮喘症状。

其他可供选择的缓解用药包括：吸入型抗胆碱能药物、短效或长效口服 β_2 – 激动剂、短效茶碱等。除非规律地联合使用吸入型糖皮质激素，否则不建议规律使用短效和长效 β_2 – 受体激动剂。

由于哮喘的复发性以及多变性，需不断评估哮喘的控制水平，治疗方法则依据控制水平进行调整。如果目前的治疗方案不能够使哮喘得到控制，治疗方案应该升级直至达到哮喘控制为止。当哮喘控制维持至少 3 个月后，治疗方案可以降级。通常情况下，患者在初诊后 1~3 个月回访，以后每 3 个月随访 1 次。如出现哮喘发作时，应在 2 周至 1 个月内进行回访。对大多数控制剂来说，最大的治疗效果可能要在 3~4 个月后才能显现，只有在这种治疗策略维持 3~4 个月后，仍未达到哮喘控制，才考虑增加剂量。对所有达到控制的患者，必须通过常规跟踪及阶段性地减少剂量来寻求最小控制剂量。大多数患者可以达到并维持哮喘控制，但一部分难治性哮喘患者可能无法达成同样水平的控制。

以上方案为基本原则，但必须个体化，联合应用，以最小量、最简单的联合，副作用最少，达到最佳控制症状为原则。

5. 免疫疗法

分为特异性和非特异性两种，前者又称脱敏疗法（或称减敏疗法）。由于有 60% 的哮喘发病与特异性变应原有关，采用特异性变应原（如螨、花粉、猫毛等）作定期反复皮下注射，剂量由低至高，以产生免疫耐受性，使患者脱（减）敏。例如采用标化质量（standard quality，SQ）单位的变应原疫苗，起始浓度为 100SQ – U/mL，每周皮下注射 1 次，15 周达到维持量，治疗 1~2 年，若治疗反应良好，可坚持 3~5 年。脱敏治疗的局部反应发生率为 5%~30%（皮肤红肿、风团、瘙痒等），全身反应包括荨麻疹、结膜炎/鼻炎、喉头水肿、支气管痉挛以及过敏性休克等，有个别报道死亡者（死亡率 1/10 万以下），因而脱敏治疗需要在有抢救措施的医院进行。

除常规的脱敏疗法外，还可采用季节前免疫法，对于一些季节性发作的哮喘患者（多为花粉致敏），可在发病季节前 3~4 个月开始治疗，除皮下注射以外，目前已发展了口服或舌下（变应原）免疫疗法，但尚不成熟。

非特异性疗法，如注射卡介苗、转移因子、疫苗等生物制品抑制变应原反应的过程，有一定辅助的疗效。目前采用基因工程制备的人工重组抗 IgE 单克隆抗体治疗中、重度变应性哮喘，已取得较好效果。

1）制订治疗方案

一旦确立了哮喘的诊断，尽早开始规律的控制治疗对于取得最佳的疗效至关重要。对于成人哮喘患者的初始治疗，应根据患者具体情况选择合适的级别，或在两相邻级别之间建议选择高的级别，以保证初始治疗的成功率。哮喘的治疗应该根据患者情况进行个体化的选择和调整，以达到最佳的控制效果。

以下是 GINA 阶梯式治疗方案中各级别药物的总结：

一线治疗（轻度哮喘）：ICS，可添加 LABA 或 LTRA。

二线治疗（中度哮喘）：中 – 高剂量 ICS + LABA 或中剂量 ICS + LTRA 或中剂量 ICS + 抗白三烯药物。

三线治疗（重度哮喘）：高剂量 ICS + LABA 或高剂量 ICS + LTRA + LABA 或高剂量 ICS + 抗白三烯药物 + LABA，如果需要进一步增加治疗强度，则考虑生物靶向药物治疗。

需要注意的是，在治疗过程中，应该不断地评估和调整治疗方案，特别是在哮喘控制良好的情况下（控制维持至少 3 个月以上），可以考虑降级治疗，以找到维持哮喘控制的最低有效治疗级别，以避免不必要的药物使用和副作用。

2）调整治疗方案

治疗哮喘的方案调整策略是根据患者的症状控制水平和风险因素水平进行的。这包括了哮喘阶梯式治疗方案的升级或降级调整，以获得良好的症状控制并减少急性发作的风险。哮喘治疗级别方案中应该按需使用缓解药物以迅速缓解症状，并规律使用控制药物以维持症状的控制。对于大多数患者，数天内症状可以得到缓解，但完全的控制往往需要 3 ~ 4 个月，而重症哮喘和长期没有得到有效治疗的患者通常需要更长时间。

治疗方案的实施过程是由患者的哮喘控制水平所驱动的一个循环。必须进行持续性的监测和评估来调整治疗方案以维持哮喘控制，并逐步确定维持哮喘控制所需的最低治疗级别，保证治疗的安全性，降低医疗成本。需要定期对哮喘患者进行评估和随访，以确定随访频率。这取决于初始治疗级别、治疗的反应性和患者自我管理能力。通常在起始治疗后每 2 ~ 4 周复诊 1 次，以后每 1 ~ 3 个月随访 1 次。定期指导患者正确掌握药物吸入技术有助于哮喘控制。这是可以提高哮喘患者生活质量和降低哮喘急性发作风险的重要措施。

3）针对危险因素的干预措施

哮喘危险因素的干预措施通常可分为环境干预和个体干预两类。

环境干预：主要是针对哮喘患者所处的生活、工作和学习环境进行调整，以减少哮喘发作的风险。具体措施包括：

（1）减少室内空气污染物：建议使用空气清洁器、保持室内通风、避免吸烟等。

（2）避免接触过敏原：对于哮喘患者来说，过敏原是一种常见的诱因。如尘螨、花粉、动物皮屑等过敏原，应该根据患者的具体情况采取相应的措施，如合理装修房间、勤洗床单被套、避免与过敏原接触等。

（3）避免空气中有害物质：如有毒气体、颗粒物等，哮喘患者应该尽量避免接触这些物质。

（4）保证饮食营养均衡：哮喘患者应该注意饮食营养均衡，多吃新鲜蔬菜水果，适当补充维生素等。

（5）合理锻炼：体育锻炼有益于哮喘患者的身体健康，但应该避免过度疲劳和过度运动。

个体干预：主要是针对哮喘患者个体特点进行的干预措施。具体措施包括：

（1）掌握正确用药方法：哮喘控制的关键在于规律使用控制药物。哮喘患者应该掌握正确的药物使用方法，如吸入器的正确使用方法等。

（2）学习自我监测、管理技巧：哮喘患者应该学会自我监测和管理，如观察自己的呼吸状况和咳嗽情况等，及时调整用药剂量。

（3）掌握急救方法：哮喘发作时，患者应该掌握正确的急救方法，如使用急救药物，及时就医等。

（4）定期随访：哮喘患者应该定期随访，按照医生的建议进行治疗并调整治疗方案，以保证哮喘的长期控制。

综上所述，针对哮喘危险因素的干预措施是多方面的，需要综合考虑患者的环境和个体特点，以实现有效的哮喘控制。

二、哮喘的中医认识

（一）病名及历史源流

大约在公元前 2600 年，我国《黄帝内经》中最早提到"呼吸窘迫和喘息"，这也就是哮喘最早被提及的时间。《内经》中虽无哮病，但有"喘鸣""齁"之类的记载，与本病的发作特点相似。《诸病源候论》除沿用《金匮要略》上气病名外，又称作"呷嗽"。直至元代朱丹溪才首创"哮喘"病名，阐明病机专主于痰，提出"未发以扶正气为主，既发以攻邪气为急"的治疗原则，不仅把本病从笼统的"喘鸣""上气"中分离出来，成为一个独立的病名，而且确定了本病的施治要领。明代虞搏进一步对哮与喘作了明确的区别。后世医家鉴于哮必兼喘，故一般通称"哮喘"，为与喘证区分故定名为"哮病"。而至公元前 1792 年，哮喘才在西方第一次被记载于世界上现存的第一部成文法典《汉穆拉比法典》中，这部法典记录了巴比伦一群人呼吸困难的症状，但此时哮喘还没有正式被命名。

（二）病因病机

1. 先天遗传

宋《普济本事方·卷一》记载："凡遇天阴欲作雨，便发……甚至坐卧不得，饮食不进，此乃肺窍中有冷痰，乘天阴寒气从背、口鼻而入，则肺胀作声。此病有苦至终身者，亦有母子相传者。"其中的"母子相传"即为现代所说的遗传。清·龚廷贤《万病回春》曰："凡过天气欲作雨，便发齁喘，甚至坐卧不得……此病有苦至终身者，亦有子母相传者……"清·叶天士称儿童哮喘为"幼稚天哮"，即指哮病乃是与遗传有关的疾病。

2. 外邪侵袭，壅阻肺气

邪外袭风邪侵袭，肺失宣发肃降，碍其通调水道之功，导致津液凝聚成痰。痰又可阻碍肺气，风痰相搏，阻滞于气道，使气道挛急引发哮喘。曾世荣《活幼口议·病证疑难·风痰隐久》云："风者，肝主之，肝稍有不和，则风所由纵……痰之与风……流行于经络之由，传变他疾。所有风痰相袭，或作喘，或作喘息……临于肺则咳嗽。"清代蒋宝素在其所著的《问斋医案卷三·肺部中》论及哮喘的发病机制时，亦十分重视风邪在发病中的致病作用，常从"风伏肺金""肺风深伏"立论，提出"哮病屡发，以治风为主"，十分切合临床治哮之旨。

《素问·咳论篇》云："皮毛者，肺之合也，皮毛先受邪气，邪气以从其合也，其寒饮食入胃，从肺脉上至于肺，则肺寒，肺寒则外内合邪，因而客之，则为肺咳。"清代叶天士曰："宿哮，沉痼之疾……寒入背俞，内合肺系……宿邪阻肺阻痰，病发喘不得卧。"陈修园在《时方妙用》中则概括为"哮喘之病，寒邪伏于肺俞，痰窠结于肺膜，内外相应……一发则肺俞之寒气与肺膜之浊痰，狼狈相依，窒塞关隘，不容呼吸。"哮证之宿根为痰，就其性质而论，属于阴邪，更容易为同类之阴邪所引动触发，故风寒、寒湿、寒饮、寒浊等阴寒邪气最易引动"膈上宿痰"而引发哮喘。

3. 情志内伤，气机逆乱

《素问·经脉别论》云："有所堕恐，喘出于肝"，"有所惊恐，喘出于肺"。《内科摘要》曰："喘急之证，有因暴惊触心。"《医贯》亦曰："或七情内伤，郁而生痰……一身之痰，皆能令人喘。"现代医家也发现情志失调可产生风盛、气逆、痰阻、血瘀等变化，导致哮病的发作。忧思郁虑、愤懑恼怒等不良精神刺激，可使肝气不舒，肝失调达，导致气机不畅，肝肺升降失常，肺气上逆而发哮病。"气有余便是火"，肝气郁久化火，木火刑金，肺失肃降，以致气逆而哮病阵作。

肝郁气滞，气血失调，血行不畅，瘀血内停更致枢机不利，肺气出纳受阻，上逆亦发哮病。

4. 饮食不节

饮食不节直接刺激可引起哮病。《赤水全珠全集·哮喘辩》记载："哮发之原有三……有食咸酸呛喉而得者。"《证治准绳·哮》亦有"若味不节，其胸中未尽之痰，复与新味相结，哮必更作……"而长期饮食不节可形成伏饮留于体内。《医宗必读·喘》曰："别有哮证……或因酸咸过食，或因积火熏蒸。病根深久，难以卒除，避风寒，节厚味。"《陈修园医书·哮证》曰："哮喘之病，寒邪伏于肺俞，痰窠结于肺膜，内外相应……伤酒伤食亦发……"

5. 瘀血内阻，肺气壅滞

肺为气之主，气为血之帅，气行则血行，气滞则血瘀，肺气不利则百脉不畅，致肺络血瘀；而瘀血阻滞、血脉壅塞则又可致气机不利，津液停滞而生痰。从哮喘中痰与瘀的关系而言，痰可酿瘀，而肺络瘀阻亦可生痰，肺之宣肃失常，则气逆而喘，哮喘顿作。《内经》曰："气血不和，百病乃变化而生"，《证治准绳》中说产后"恶露不快散，血停凝，上熏于肺致喘"。《血证论》中曰："盖人身气道，不可阻滞……内有瘀血，气道阻塞，不得升降而喘。"此都说明瘀血可致哮病的发生。

6. 虚为根本

哮喘反复发作更取决于肺肾不足，沈金鳌《沈氏尊生书》中说："喘因虽多，而其原未有不由虚者。"《景岳全书·虚喘证治》云："凡虚喘之证无非由气虚耳。气虚之喘，十居七八……若脾肺气虚者，不过在中上之焦，化源未亏，其病犹浅。若肝肾气虚则病出下焦而本末俱病，其病则深；此当速救其根以接助真气。"肺主气，司呼吸，肺气虚则气失所主，少气不足以息而令人喘；肾主纳气，肾精不足，则"出纳升降失常，斯喘作矣"。且肺虚不能通调水道，布散津液，聚液成痰；肾虚不能主水，津液不归正化，亦可化而为痰。痰既已生，阻于肺系，则可因痰致病，发为哮喘。

（三）治法治则

哮喘的本证为肺、脾、肾三脏亏虚。肺虚主要表现为营卫不固，御外无力，易感外邪等抵抗力下降；脾虚主要表现在免疫系统功能紊乱、低下；肾虚主要表现为下丘脑-垂体-肾上腺-内分泌功能紊乱或低下；肺、脾、肾三脏俱虚则导致体液理化性质和成分发生改变，产生机体内环境失稳和适应性调节功能失常。表现为对自然界客观存在的物质和刺激产生过敏反应。再者，哮喘病的易发作或加剧时间与内分泌的生物节律相符，也证实了哮喘这一本证的存在。哮喘，其病机都是气机的升降出纳失常，使肺气失宣、失降、失纳所致。因此对哮喘的治疗，关键在于理顺气机，而理顺气机的要点，可总括为宣、降、纳三法，因为肺气以宣为用，以降为顺，以纳为益（受纳于肾）。现分述于下。

（1）宣法——即宣畅肺气法。肺气以宣畅、布达为用。肺气只有宣达、顺畅，才能有效地吸清呼浊，维持生命之需要。若肺内夙有隐伏之痰饮，复感外邪，或饮食不慎，情志所伤，引动伏痰则使肺气失宣，发为哮喘。其治则当用宣法，以宣通肺气。临床上根据病因不同，宣法又具体分为"温宣法""清宣法"和"祛宣法"。即冷哮者，温宣以通；热哮者，清宣以通；浊哮者，祛宣以通。

（2）降法——即通降肺气法。肺主肃降，肺气以清肃下降为顺，以壅塞上涌为逆。肺气的壅塞多因痰饮内伏窠臼，复感外邪引动，故而痰气交阻，闭阻气道，发为哮喘。因此，治疗哮喘常用降气法。临床又据证分为理气降逆、通腑降气等法。

（3）纳法——肺气以呼、吸相合，宣纳互济为治。若肺气只呼不吸，或只吸不呼，则肺气将绝。若宣多纳少，则肺气耗散无根而形成虚喘。若纳多宣少，则肺气壅塞而成喘。是故肺气的升降出入与哮喘之成因关系密切。纳气法多用于单喘无哮者，多见于慢性哮喘的间歇期，不哮单喘，动辄气喘吁吁，呼吸短促者。临床上根据证候不同，而有补肾纳气法与镇纳浮阳法2种。

总而言之，急则治标、缓则治本、治病求本、辨证施治为中医辨治哮病之精髓。只重视对哮喘急性发作期的治疗，忽视对缓解期系统规范的治疗，就丢失了治愈哮喘的重要环节和机会。仅重视对气道局部炎症的抗感染治疗，强调长期吸入皮质激素作为主要抗炎药物，对控制气道炎症起到了积极的作用，但同时也带来了诸多的副作用。然而，其最大的不足在于它只能控制气道局部炎症病变，不能消除气道炎症反复发作的病理基础，又不能调节和恢复神经 - 内分泌 - 免疫系统紊乱和低下，这一内在因素，故言只治标不治本。笔者认为，既要重视对气道慢性炎症和炎性病灶的愈合性治疗，更要重视对机体功能的恢复，内经云："病非人体素有之物，能得亦能除，言不可治者，未得其术也。"几千年前的中医学就已认为一切疾病均能治愈，关键在于能否正确掌握其研究方法和治疗技术。哮喘是可能治愈的，并非终身固有的不愈之症。

（四）辨证论治

中医治疗哮喘和治疗其他疾病一样，亦应遵循"急则治其标，缓则治其本"的原则，在急性发作时多属实证，要先辨寒热，以攻邪治表，在哮喘缓解期以虚证为主，则要细辨肺、脾、肾的虚实及阴虚阳虚，以扶正固本。对于许多常年反复发作、缠绵不愈的慢性哮喘患者则可标本兼治，只是应在治本方面和治标方面有所侧重而已。

1. 哮喘发作期

（1）寒哮：小青龙汤或苏子降气汤加减。

小青龙汤来自《伤寒论》，其组成是麻黄5g，桂枝5g，白芍6g，干姜5g，细辛3g，五味子3g，半夏10g，炙干草3g，此方是治疗"冷哮"的著名古方，适用于兼有风寒表证的哮喘发作。临床应用时可随证加减，如咳甚加杏仁、喘重加地龙，痰多加款冬花等。现代药理研究表明，此方的主药麻黄所含的主要成分麻黄素是一种β－受体激动剂，而桂枝、细辛等皆有抗过敏作用。近年来对此方的应用研究有所发展，其中麻黄的日用量日趋增加，然而此药用量太大，易产生心悸等副作用，故加量应慎重，同时加重五味子的用量，可以收敛肺气。也有学者认为加赤芍与白芍同用，可以气血同治，不但能减少麻黄的副作用，而且可以提高平喘效果。

苏子降气汤的组成是半夏10g，苏子6g，肉桂3g，前胡6g，陈皮6g，甘草2g，厚朴5g，当归10g，生姜10g，有温阳补虚，化痰降气，定喘之功效，特别适用于素体虚弱的哮喘发作者。若里寒不甚的可去肉桂加沉香；血虚不甚的可去当归；脾气虚的可加党参12g、五味子5～10g。射干麻黄汤又可用于寒喘，以解表散寒，祛痰平喘，其组成是射干、麻黄、生姜等。

（2）热哮：定喘汤加减。

定喘汤来自《摄生众妙方》，是治疗哮喘的传统方剂。其组成是麻黄10g，苏子6g，杏仁10g，白果6g，款冬花10g，桑白皮10g，黄芩10g，半夏10g，甘草3g。临床应用时可随症加减。若发热的加金银花、连翘各15g；口渴的加天花粉12g；痰黏不易咳出的加海浮石、海蛤壳各15g；气憋痰多的加葶苈子、川贝母各10g，如痰黄加鱼腥草20g，喘重加地龙15g等，现代药理学研究显示此方中麻黄含麻黄素，能解除支气管痉挛；白果中含有银杏苦内酯（如BN52021），可以拮抗血小板活化因子；黄芩、桑白皮、杏仁等药有抗炎、止咳、化痰之功效，故临床应用十分有效。伴风热表证宜用麻杏石甘汤加金银花、连翘各12g，射干、川贝母各10g；或加大青叶12g、石韦10g。哮喘发作缓解和症状减轻后，往往咳嗽加剧，痰涎壅盛，此时应以除痰降气为主，方用二陈汤；若痰黄而稠，舌苔黄腻，脉滑数的加桑白皮、前胡、苦杏仁各10g。

2. 哮喘缓解期

通过哮喘缓解期的辨证施治，扶正固本是预防哮喘发作次数，延长哮喘缓解期的重要措施。哮喘发作后其正气必虚，因此缓解期患者多属虚证，临床医生应辨清肺、脾、肾三脏的虚实情况，以补肺、健脾和补肾之法分别治之。

（1）肺虚型：玉屏风散加减。

玉屏风散的组方是黄芪20g，白术12g，防风6g。本方可补肺气、固表益气。加海浮石、苏子各10g可定喘祛痰。肺气虚明显者加党参10～15g、五味子10g；肺阴虚的可用生脉散，加沙参10g、玉竹6g、贝母10g。由于肺虚患者多数哮喘病史不长，发作程度较轻，平素怕寒自汗，外邪易侵，每遇气候变化而哮喘发作，发作前喷嚏、鼻痒、流清涕，属肺虚之证，治拟补肺益气固表，故方选玉屏风散，久服能改善体质，增加免疫机能，提高抗病能力，减少哮喘发作。肺虚患者还可伴有其他脏器的虚证如肺脾气虚、肺肾阴虚，可分别给以补肺益脾法和滋肾益肺法治之。

（2）脾虚型：六君子汤加减。

六君子汤的组成是党参15g，白术10g，黄芪15g，茯苓10g，半夏10g，陈皮6g，山药15g；若腹胀较甚的可加枳壳10g，木香10g；食欲不振的可加麦芽、谷芽、神曲各10g。脾阳虚较重的应温中健脾，可用附桂理中汤加减。缓解期可常服参苓白术散（丸），每服10g，每天2次，可以健脾益气，补肺之虚。脾虚型的患者多数哮喘病史较长，平素中气不足，健运无权，水湿不化，成为痰浊，经常咳嗽痰多，食少脘痞，倦怠乏力，大便不爽，或食油腻、海腥等易腹泻或腹痛，也可因饮食不当而诱发哮喘，此为脾虚之证，故选健脾化痰的代表方六君子汤。脾胃乃后天之本，气血生化之源。健脾可以补肺，此乃培土生金之理，健脾又可化痰利气。脾虚的哮喘患者也可伴有其他脏器的虚证如肺脾气虚，脾肾阳虚等证。可分别给以补肺益脾法和滋补脾肾法治之。

（3）肾虚型：肾阳虚者治拟温肾纳气，方用金匮肾气丸加减。

金匮肾气丸组方是附子6g，肉桂9g，熟地20g，山药12g，茯苓10g，泽泻10g，山萸肉12g，丹皮12g，五味子5g。也可以用右归丸加减：熟地20g，山萸肉12g，山药12g，杞子9g，菟丝子9g，当归12g，肉桂9g，附子6g，鹿角胶9g；或用河车大造丸（紫河车30g，麦冬30g，黄柏45g，天冬30g，熟地黄60g，牛膝30g，杜仲45g，制龟板60g），每服12g，每天2次；如肾阳虚衰、肾不纳气宜用黑锡丹，每服3g，每天2次。肾阴虚者宜滋阴补肾，可用六味地黄丸加减，组方是熟地20g，山药20g，茯苓10g，泽泻10g，山萸肉12g，丹皮12g，五味子5g，天冬6g。或用左归丸加减，组方是熟地20g，山药12g，甘草6g，杜仲9g，山萸肉12g，杞子9g，麦冬12g，龟板9g。肾阴阳两虚的要阴阳并补，河车大造丸内服。金匮肾气丸虽补肾阳，但属阴阳并补，河车大造丸统补虚损，但偏重于补肾阴。肾虚型患者多属哮喘病史很长，且经反复发作，久病及肾，故致肾气亏乏，摄纳失常。即使在哮喘缓解期也常常动则息促，腰酸腿软，怯寒神疲，或盗汗，或手足心热，一派肾虚表现。因其有寒热之别，临床上有肾阳不足和肾阴亏损之分。如果肾虚患者伴有其他脏器的虚证也应兼而治之。

三、咳嗽变异性哮喘的中医认识

咳嗽变异性哮喘在中医古籍中并没有完全对应的病名，因其以咳嗽为主要或唯一症状，故多将其归属于"咳嗽"的范畴。现代医家基于对疾病的认识，并结合自身经验提出 CVA 的中医病名，将其命名为"风咳""风嗽"。本病常被认为是由风所致，临床虽属哮病范畴，但又区别于哮病，多将其视为独立疾病辨证施治。

咳嗽变异性哮喘病因、病机及临床表现均体现出以"风"为主的特点，根据审因论治的理论，治疗以"从风论治"为纲领，疏风宣肺，缓急解痉，止咳利咽为主要治法。风咳病因有外风、伏风、内风之别，祛风之法亦有所异，外风者，宜疏风解表，如防风、荆芥、紫苏叶等；伏风者，宜搜风剔络，如僵蚕、蝉蜕等虫类药物；内风者，宜柔肝熄风，如白芍、麦冬等。风为百病之长，易兼夹他邪发病，故夹寒者，宜散寒解表，如麻黄、荆芥等；夹热者，宜清热解毒，如金银花、连翘、桑叶等；夹燥者，宜滋润肺燥，如枇杷叶、川贝母等。再者《血证论》记载："治风先治血，血行风自灭。"风咳临证加用白茅根、紫草、赤芍等行气活血之品以达祛风效果。《诸病源候论·久咳嗽候》曰："久咳嗽者，是肺极虚故也。"指出咳嗽耗气，咳嗽日久，后期多肺气虚弱。《冯氏锦囊秘录》曰："大抵脾肾不足，则不能生肺家气……久咳不愈，则必自肺而传于五脏。"指出肺气的盈亏与脾肾密切相关，咳嗽日久，不仅耗伤肺气，更可致五脏虚损。咳嗽变异性哮喘干咳病程多在 1 个月以上，故咳嗽变异性哮喘后期多见肺脾肾多脏亏虚，治疗应益气补虚，肺脾肾三脏并重。

总之，典型哮喘与咳嗽变异性哮喘均属哮病范畴，两者发病既有"气急欲喘"与"喘哮抬肩"的标证，又有肺脾肾三脏亏虚的本证，《黄帝内经》曰"急则治其标，缓则治其本"，故治疗均按照标本缓急予以"祛邪"与"补虚"。但两者发病有异，病机有别，故治疗亦殊。典型哮喘症状分期明显，宿根典型，故在治疗中分期论治，注重伏痰，而咳嗽变异性哮喘风邪突出，故在治疗中以风为主，从风论治，两者治疗重心有别，各有侧重。

四、胸闷变异性哮喘的中医认识

胸闷变异性哮喘的中医病名尚有许多争议，有学者认为，胸闷变异性哮喘属于肺痹范畴，病理因素多责于痰，可兼夹湿热瘀等。治疗方面，主要以开肺泄浊、通阳宣痹为治疗大法。具体来说，开泄是指开宣肺气、宣通气滞；宣痹则为宣通胸阳、泄浊化痰以开泄宣痹法立方，结合经方，并根据发病时间遣方用药。

其他学者也从不同的角度对胸闷变异性哮喘进行研究和治疗。例如，薛汉荣等认为本病发病的主要病机为气机郁滞，通过宣降肺气之三拗汤、疏理肝气之小柴胡汤和降胃气之旋覆代赭汤等治疗本病。金延强等提出肝郁气滞、枢机不利为本病发作的重要病机之一，分为肝郁气滞、肝火犯肺、肝阴血虚三证等治疗。严桂珍教授认为本病的病机为气机不畅、阻滞胸肺，分别从五脏进行论治。

此外，胸闷变异性哮喘患者中合并焦虑抑郁者约占 42%，但两者是否存在因果关系、是否相互影响等尚不明确。对于胸闷变异性哮喘合并焦虑抑郁的治疗，学者普遍认为，可从"肺主悲"的角度进行辨证论治，以宣畅气机为主要治疗原则，选用宣利肺气、通畅气机的药物如苏叶、麦冬、桔梗、紫菀、百合、杏仁等。

胸闷变异性哮喘发作加重，也说明痰是"宿根"，但本病的症状主要是胸闷，无论是实证还是虚证，都可以导致；气滞阻于胸中，可导致胸闷；气虚胸中失养，也可导致胸闷，所以"气"也是本病的重要发病机理之一。"风"的作用也不容忽视，特别是在发作期。症状包括鼻、喉、咽部瘙痒，呛咳，典型的哮喘患者甚至出现皮疹。本病在发作时虽无鼻痒、咽痒等症状，但突然发病是由于外邪所致，也属于"风性善动，数变"的性质，而现代研究认为，哮喘是一种变态反应性疾病，从中医的角度看，治疗变态反应性疾病可以以"风"为基础。因此，"风"也是胸闷变异性哮喘的重要致病机制。如果病程日久、迁延不愈，也会涉及瘀、虚、火，久而久之，这些病理产物也是疾病迁延不愈或发展为典型支气管哮喘的原因。综上所述，治疗胸闷变异性哮喘应以"化痰理气"为主，然而"风"的作用也同样重要。

如上所述，本病的病机以"痰气风"为主，故以行气化痰、宽胸宣痹为主要治疗方法。对于有表证者，治疗应先解表；对于血瘀者，治疗应活血化瘀；对于脏腑虚弱者，治疗应顾护正气。总之，在辨证过程中，要分清脏腑、寒热、虚实。

（1）辨脏腑。肺主气司呼吸，不仅主呼吸之气，也主一身之气；肝主疏泄，疏泄有度则气机调畅；中焦脾胃，升降司职，气机乃顺；肾主纳气。因此，应处理好肺与其他脏腑的关系，特别是肺与肝、胃、肾的联系。

（2）辨寒热。典型的哮喘有"寒哮证、热哮证、寒包火哮证"等一说，本病也要辨寒热，如有些患者会因外界温度变化而导致本病的发作，或遇寒而发，或遇热而作。辨寒热不仅要辨病证属寒属热，同样也要辨机体的寒与热。

（3）辨虚实。《金匮要略·胸痹心痛短气病脉证治第九》有条文讲"平人无寒热，短气不足以息者实也"，如果多于活动后胸闷发作加重，则多偏于虚；若于活动后胸闷缓解，则多偏于实。

肺为娇脏，应以微辛以开之、微苦以降之为原则，即叶天士所说："清邪在上，必用轻清气药，如苦寒治中下，上结更闭。"天士所用之药，如杏仁、桑叶、紫苏子、百合、枇杷叶、连翘、薄荷等。这正是吴鞠通后来所说的"上焦如羽，非轻不举"之意。另外，胸闷变异性哮喘的主要症状是胸闷，而"闷"要么是气滞，要么是气虚，所以在治疗过程中，应采用"通"的方法。如邪实、气滞、痰阻、风遏，需用理气、化痰、祛风之药通之；补气、补血之药，多为厚重之物，也需动之以通，佐以行气活血，以助顾护正气、驱邪外出。所以，在治疗胸闷变异性哮喘时，"用药轻灵"和"以通为治"这两点是不容忽视的。

综上所述，虽然最近几年才提出胸闷变异性哮喘这一疾病概念，但单纯从"证"的角度讲，中医在治疗胸闷变异性哮喘方面有其特色和优势，可以结合现代医学进行综合治疗。

五、中医特色疗法

（一）针灸治疗

1. 实证

风寒外袭，证见咳嗽，咯吐稀痰，形寒无汗，头痛，口不渴，苔薄白，脉浮紧。如因痰热，多见咳痰黏腻色黄，咳痰不爽，胸中烦闷，或见身热口渴，大便秘结，苔黄腻，脉滑数。

治法：取手太阴经穴为主。毫针刺用泻法，风寒可酌用灸法；痰热可兼取足阳明经穴，不宜灸。

处方：膻中、列缺、肺俞、尺泽。

风寒加风门；痰热加丰隆；喘甚加天突、定喘。

2. 虚证

主症：病久肺气不足，症见气息短促，语言无力，动则汗出，舌质淡或微红，脉细数或软无力。如喘促日久，以致肾虚不能纳气，则神疲气不得续，动则喘息，汗出，肢冷，脉象沉细。

治法：调补肺肾之气为主。毫针用补法，可酌情用灸。

处方：肺俞、膏肓、肾俞、气海、足三里、太渊、太溪。

疗程：每日1次或隔日1次，7~10次为1个疗程。

（二）穴位贴敷疗法

根据病情需要，可选择定喘、风门、肺俞、天突、膏肓、膻中等穴位，脾虚加脾俞,肾虚加肾俞。参考《张氏医通》白芥子膏组方,炒白芥子、延胡索各20g,细辛、甘遂、肉桂、天南星各10g,共研细末,用生姜汁调成糊状,将药糊贴敷于穴位上,胶布固定。贴2~4h后去药洗净,注意防止出现皮肤损伤。疗程:慢性持续期,每次间隔3~4d,治疗8~10次为1个疗程;临床缓解期,在三伏天,每伏各取1d做穴位贴敷,3次为1个疗程,可连续做3个疗程。

(三)拔罐

急性发作期和慢性持续期患者,根据病情需要,可选择大椎、风门、肺俞、定喘、丰隆等穴位,每日或隔日拔1次,每次更换部位,拔罐时间5~8min,10d为1个疗程。

(四)耳穴贴压(耳穴埋豆)

急性发作期和慢性持续期患者,根据病情需要,可选择下屏尖、肾上腺、气管、皮质下、交感、肺等穴位,用磁珠或王不留行固定于相应穴位,每天按4~6次,以有酸胀感为度,每次3~5min,保留3~7d。

(五)膏方

慢性持续期和临床缓解期的患者,根据患者体质辨证使用。哮喘发病其标在肺,其本在肾,虚实夹杂,故临床在扶正补虚的同时,宜兼顾祛邪治病;同时应重视顾护脾胃,不可滋腻太过。方以二陈汤、七味都气丸、人参养荣汤等为主加减。

六、中西医结合治疗

(一)缓解期治疗

缓解期是发挥中医治疗哮喘优势的关键时期,是哮喘病中西医结合治疗的重点,将现代医学缓解期预防用药(主要指吸入糖皮质激素等)和中医的治本措施有机结合,可取得比单用西药或单用中药更好的疗效。对于哮喘缓解期的中西医结合治疗,应首先评估者的控制水平、分级水平、急性发作风险、肺功能等指标。一般建议在现代医学常规治疗的基础上,联合中医辨证论治、病证结合的治疗方案,可更好地改善患者咳嗽、咳痰、气喘等呼吸道症状和肺功能,减少急性发作次数和减少ICS剂量及其不良反应。对于临床控制、间歇状态、急性发作风险低、肺功能基本正常的患者,可选择以中医药治疗为主。

(二)急性发作期治疗

在给予常规现代医学治疗时(后),依据中医不同分型给予相应的治疗,可能使患者的症状及肺功能等得到进一步改善;当然,不是特别严重的急性发作,单用中医药治疗，也可获得缓解。轻度和部分中度急性发作的哮喘患者可使用SABA，同时增加控制药物的剂量，部分中度和重度发作的患者需至医院就诊，同时配合中医药辨证治疗，尽快改善患者症状及肺功能。

七、预防调护

(一)家庭环境的卫生指导

家庭环境应减少烟雾的刺激，如吸烟(二手烟的危害是极其大的，极易诱发哮喘)、油烟、装修气味等。

不适宜养猫、狗等宠物，室内不适宜摆放鲜花，花粉极易诱发过敏反应，不玩毛绒玩具。新置家具应放置至无味后才可使用。

衣物应以棉类为主，尽量不穿毛衣、皮衣、丝、麻及有异味的化纤衣物，床单、被子、席子、蚊帐等均要定期清洗，阳光暴晒，以防尘螨。夏天使用空调应定期清洗空调。

保持湿式清扫，避免尘土飞扬。

(二)日常生活的指导

根据天气的变化，及时增减衣物，避免着凉或汗出受风。避免家中门窗紧闭，应每日有适当通风透气时间，但勿让孩子在对流的风口直吹。

寒冬时，应戴口罩外出，尽量避免冷风冷空气的刺激，避免剧烈运动及高声喊叫。

天气适宜时，适当进行户外活动，增强身体素质，参加体育运动应循序渐进，不可过量，鼓励参加有氧活动，如骑自行车、慢跑等，每周 1 次，每次 $20 \sim 30min$。

规律作息，避免过度劳累及情绪激动，避免至人多空气不流通的公共场所，如超市、商场、市场等。

(三)饮食的指导

宜多吃新鲜蔬菜、水果，避免长期或一次性食用大量的寒性食物，如西瓜、冬瓜、苦瓜、梨子、青瓜、火龙果、绿豆、香蕉等，一般以当季蔬菜水果为宜。

避免海鲜、油腻、过甜(甜食易生痰)、过咸、辛辣刺激食物，食物宜以清蒸为主。

尽量少吃芒果、菠萝、香菜、牛奶、蘑菇等易致过敏的食物。

及早进行过敏原检查，根据过敏原检查结果调节饮食，回避过敏食物。

年幼儿如无特殊原因应坚持服用鱼肝油，适当日光照射，每日晒太阳约 $0.5h$，避开中午暴晒时段，一般以晨间 9 时左右为佳。

禁喝冷饮，禁吃雪糕等冷冻食品。

（四）食疗与外治

处方：铁棍淮山药 10g，百合 10g，扁豆 5g。

用法：泡软煮粥或煮汤，取粥/汤食用，3~5d 食用 1 次，连续 2 个月。

外用方：

组成：艾叶 10g（取干爽洁净部分），制成小肚兜。

用法：每晚佩带睡觉，连续 1 个月，每 5d 更换 1 次草药。

天灸：根据中医"春夏养阳""冬病夏治"的理论，于夏季三伏天贴天灸，取肺俞、脾俞、膈俞、大椎、足三里等穴，贴药时间为每年夏天的初伏、中伏、末伏，连用 3 年，在临床看来，对哮喘确实也有较好的远期疗效。

八、哮喘的肺康复评定方式

（一）评估的内容

1. 评估患者的临床控制水平

通过考虑患者的症状、用药情况、肺功能检查结果等多个指标，将患者分为完全控制、部分控制和未控制（表 19-2）。根据评估结果确定治疗方案和调整控制用药。评估患者的肺功能：通过测量患者的肺功能指标（如呼气峰流速、FEV_1 等）来评估患者的肺功能。

表 19-2　哮喘控制水平分级

哮喘症状控制	哮喘症状控制水平		
	良好控制	部分控制	未控制
过去 4 周，患者存在： 日间哮喘症状 >2 次/周； 夜间因哮喘憋醒； 使用缓解药 SABA 次数 >2 次/周； 哮喘引起的活动受限	无	存在 1~2 项	存在 3~4 项

2. 评估患者的过敏反应

通过皮肤试验或血清 IgE 检测等方法评估患者是否存在过敏反应，并据此制定相应的治疗方案。

3. 评估患者的药物使用情况

包括患者对速效支气管舒张剂的使用量、药物吸入技术、长期用药的依从性以及药物的不良反应等都要全面评估。

4. 评估患者是否有合并症

哮喘常见合并症包括变应性鼻炎、鼻窦炎、胃食管反流、肥胖、慢性阻塞性肺疾病、支气管扩张症、阻塞性睡眠呼吸暂停低通气综合征、抑郁和焦虑等。应仔细询问病史，必要时做相关检查，以明确是否存在合并症。

评估的结果对于哮喘的治疗和管理非常重要，能够帮助医生制定个体化的治疗方案，提高治疗效果和患者的生活质量。

(二)评估的主要方法

(1)症状：了解患者的哮喘症状，包括胸闷、气促、咳嗽、夜间憋醒等。

(2)肺功能测试：通过测量肺通气功能指标 FEV_1 和 PEF 来客观地判断哮喘病情的严重程度，峰流速仪可以用于患者居家自我监测 PEF，以便及时调整用药。

(3)哮喘控制测试(ACT)问卷：使用 ACT 来评估哮喘患者的控制水平，得分与专家评估具有良好的相关性(表 19 - 3)。

表 19 - 3　ACT 问卷及其评分标准

问题	1	2	3	4	5
在过去 4 周内，在工作，学习或家中，有多少哮喘妨碍您进行日常活动？	所有时间	大多数时间	有些时候	极少时候	没有
在过去 4 周内，您有多少次呼吸困难？	每天不止 1 次	每天1 次	每周3 ~ 6 次	每周1 ~ 2 次	完全没有
在过去 4 周内，因为哮喘症状(喘息、咳嗽、呼吸困难、胸闷或疼痛)，您有多少次在夜间醒来或早上比平时早醒？	每周 4 个晚上或更多	每周 2 ~ 3 个晚上	每周 1 次	1 ~ 2 次	没有
过去 4 周内，您有多少次使用急救药物治疗(如沙丁胺醇)？	每天 3 次以上	每天1 ~ 2 次	每周2 ~ 3 次	每周1 次或更少	没有
您如何评估过去 4 周内您的哮喘控制情况？	没有控制	控制很差	有所控制	控制良好	完全控制

注：评分方法：第一步，记录每个问题的得分；第二步，将每一题的分数相加得出总分；第三步，ACT 评分的意义：评分 20 ~ 25 分，代表哮喘控制良好；16 ~ 19 分，代表哮喘控制不佳；5 ~ 15 分，代表哮喘控制很差。

(4)呼出气一氧化氮(FeNO)测试：FeNO 测试可以作为评估气道炎症类型和哮喘控制水平的指标，可以用于预测和评估吸入激素治疗反应。

(5)痰液和外周血嗜酸粒细胞计数：这些测试可以帮助评估哮喘患者气道炎

症水平，也是评估糖皮质激素治疗反应性的敏感指标。

（6）血清总 IgE 和过敏原特异性 IgE：血清 IgE 水平可以作为使用抗 IgE 单克隆抗体治疗的依据，而过敏原特异性 IgE 增高是诊断过敏性哮喘的重要依据之一。

（7）过敏原检测：通过体内皮肤过敏原点刺试验和体外特异性 IgE 检测来明确患者的过敏因素。

这些评估方法的不同组合可以帮助医生全面地了解哮喘患者的病情，以制定更好的治疗方案。

九、哮喘的肺康复运动处方

运动训练对于哮喘患者的康复和预防哮喘加重有着重要的作用。长期以来，人们普遍认为哮喘患者应该避免剧烈运动，因为这可能会引起哮喘发作。然而，最近的临床研究显示，适量的运动可以改善肺功能，增强肺部防御能力，降低气道高反应性，减轻炎症反应，同时提高患者的身体素质和生活质量。

针对哮喘患者的运动训练应该根据患者的具体情况进行选择和安排，应该控制运动强度，避免出现呼吸困难等不良反应。此外，在运动前应该做好充分的热身和准备工作，保持适当的水分摄入和饮食营养，以避免运动引起的哮喘加重。一般来说，适宜的运动包括有氧运动、耐力训练和柔韧性锻炼等。有氧运动如快走、慢跑、游泳等，可以提高心肺功能和氧气摄取能力，减少呼吸困难和胸闷等症状。耐力训练如举重、俯卧撑、仰卧起坐等，可以增强肌肉力量和耐力，提高身体抵抗力。柔韧性锻炼如瑜伽、普拉提等，可以增加身体的灵活性和平衡能力，减轻紧张和焦虑情绪。

这是因为运动可以提高患者的肺活量和呼吸肌肉力量，降低肺顶部残气量和呼吸频率，从而改善肺功能和气道通畅度。此外，运动还可以促进循环系统健康，增强心肺耐力，提高免疫系统功能，减少炎症反应，有助于控制哮喘发作。

老年哮喘患者同样受益于运动训练。事实上，针对老年人的适度运动训练不仅可以改善他们的心肺功能和生活质量，还可以预防其他慢性疾病的发生，如肥胖、糖尿病和心血管疾病等。因此，建议老年哮喘患者在医生的指导下进行适度的有氧运动训练，以改善他们的身体和心理健康。实验室动物研究证实，经过有氧运动干预后，哮喘小鼠可降低白细胞及淋巴细胞的生成，从而减轻炎症及气道高反应的发生。

其原理可理解为：适当的有氧运动训练，一方面在哮喘早期阶段进行运动干预可下调 IgE 和 IgG 水平，同时减少炎性因子释放以缓解急性过敏性哮喘的症状；另一方面可通过抑制支气管周围白细胞及气道上皮细胞部分因子表达来增强免疫调节功能，达到减轻症状的目的。除此之外，运动训练还可以纠正患者Th1/Th2 的失衡，以防止气道病理改变和气道高反应的再次发生。虽然常规治疗对肺功能和氧分压均有改善，但对哮喘患者常规治疗联合运动训练干预后，其肺功能评定中如 FEV_1、VC 和氧分压值显著改善，这与干预后运动功能增强、呼吸肌改善有关。

运动训练对成人中至重度持续性哮喘患者的哮喘症状和生活质量有积极影响。当前，临床针对支气管哮喘患者是否可长期接受肺康复锻炼一直未得到明确验证，因患者心肺功能相对较差及运动能力下降，在运动过程中易引发气道痉挛，因此医护人员在制订治疗方案时需综合考虑患者情况，以最大限度地提升治疗安全性。

在进行运动训练之前，哮喘患者应该了解自己的身体状况和能够承受的运动强度。在进行运动训练时，患者应该注意逐渐增加运动强度和时间，避免过度用力和剧烈运动，以免诱发哮喘发作。此外，患者应该在合适的环境中进行运动，如室内或者低污染空气的户外环境，并随身携带急救药物以备不时之需。

对于运动诱发性支气管痉挛的患者，全球哮喘倡议（GINA）指南建议运动前使用速效吸入 β_2 - 受体激动剂进行预治疗。白三烯调节剂或克罗酮是有效的替代药物。逐渐升温也可减少运动诱发的支气管痉挛。心肺运动试验可能有助于在开始运动计划前检测运动诱发的支气管收缩。

虽然，运动训练对改善患者症状和延长控制时间是有意义的，但其受患者运动能力和自我管理能力等影响，在实际应用中并不能完全达到理想状态。因此，结合其他训练和指导是形成个性化康复的关键。

（一）呼吸训练

呼吸训练是一种可以帮助改善呼吸功能和减轻哮喘症状的非药物治疗方法，对于哮喘患者进行肺康复，呼吸练习是非常重要的一部分。呼吸再训练在哮喘中通常被用来纠正过度呼吸，从而帮助患者发展缓慢、浅、受控的呼吸模式。这有助于改善呼吸肌肉的协调性和效率，并减少过度通气引起的呼吸道症状。

与慢性阻塞性肺病（COPD）不同，哮喘的呼吸再训练不应包括噘嘴呼吸和横膈膜呼吸策略，因为这些方法尚未在哮喘患者中进行测试。临床医生需要根据患者个体情况，选择适当的呼吸练习，并监测患者的症状和反应，以确保练习的安全和有效性。

通过训练，患者可以学会如何控制自己的呼吸，提高肺活量、肺部弹性以及呼吸肌肉的耐力。可以通过改善患者的呼吸肌力量、减轻呼吸困难，改善肺部气体交换，降低呼吸频率，增加肺活量。呼吸训练还有助于减轻压力、焦虑和抑郁情绪，从而进一步提高患者的生活质量。总之，呼吸训练是一种安全、简便、高效的非药物疗法，可作为呼吸系统疾病治疗的有效辅助措施。这些训练技术可以通过不同的方法进行，如膈肌呼吸、缩唇呼吸、放松练习和瑜伽呼吸等。这些呼吸训练不需要特殊的场地或设备，所以患者在家中进行呼吸训练也可以显著缓解哮喘患者的呼吸功能。因此，呼吸训练对于由其他原因导致的运动障碍或卧床患者同样适用，具有很高的实用性。此外，一些研究表明，家庭呼吸训练对于控制哮喘发作的效果与药物治疗相当，不过，虽然呼吸训练可以缓解哮喘症状，但并不代表可以完全取代药物治疗。患者应该在医生的指导下，结合药物治疗和呼吸训练来管理其哮喘症状。

虽然此方法受限制因素少，易被患者接受，但在实际运用中应避免接触冷空气，尤其应避免暴露于含粉尘、致敏物质等污染的环境中。大量研究证实，该训练可通过提升动脉氧分压来增强呼吸肌的耐力，改善患者肺功能及生活质量。尤其在增加吸气肌肌力和耐力后，可明显减少哮喘药物的使用，这说明吸气肌训练可作为呼吸训练的主要对象。对哮喘稳定期患者在进行常规治疗基础上给予呼吸训练联合运动疗法，3个月后患者肺功能水平显著提高，静息心率明显下降，运动能力得以提升。因此，呼吸训练可作为最简便有效的康复方式之一。虽然该种方式能避免部分患者因训练时间长、形式单一而产生的疲劳感，但对于有严重炎症者应与其他疗法结合使用。

胸式呼吸：该训练方法适合那些需要改善浅表呼吸的人群。患者采取坐姿，双手叉于下胸廓处，屏住呼吸1s后用口缓慢呼出气体，反复练习2~3次。

缩唇呼吸：该方法适用于需要增强呼吸道肌肉的人群。患者紧闭口唇经鼻呼吸，之后口唇半闭缓慢呼气，保持4~6s，重复上述动作，5~10次/d，训练总时长15min。

腹式呼吸：该训练方法适合那些需要改善深度呼吸的人群。患者取坐位、平卧位或站位，双手分别置于胸、腹处，以腹部吸鼓呼缩的方式呼吸，呼气时尽可能回收腹部，吸气时鼓起腹部，呼吸频率4~6s，初次训练5min，之后可逐渐增加到15min。

吹蜡烛呼吸：该方法适用于需要提高呼吸技巧和控制力的人群。患者取坐位，嘴与蜡烛保持水平线，距离20cm，缩唇呼气以火苗摆向对侧为标准，之后逐渐增加距离至90cm。

主动循环呼吸技术：该训练方法适用于需要提高肺功能和呼吸控制力的人群，该方法包括呼吸控制、胸扩张运动和用力呼吸技术3部分。首先呼吸控制，嘱患者经鼻吸气，缓慢经口呼气，控制吸、呼的时间比为1：2~1：4。每循环做 3~5 次；其次胸扩张运动，嘱患者主动深吸气，吸气时感觉胸部扩张，用鼻吸气后屏气 3s，然后用嘴慢呼气（被动放松呼气）。每循环做 3~5 次；最后用力呼吸技术，嘱患者主动深吸气，用鼻吸气后屏气 3s，然后开放声门，用力发"哈"的声音。以上步骤每次 10~20min，每日 2 次。在练习过程中，如患者出现呼吸困难或疲劳时，可立即停止。

简化六字诀功法：这是一种身体放松、调节呼吸和锻炼身体的练习方式。六字诀功法中，主要的呼吸方法有 2 种，一种是鼻吸鼻呼的自然呼吸法，另一种是鼻吸口呼的逆腹式呼吸法。除了在呼气吐音时运用的是第二种呼吸方法外，其他时间和动作都用的是第一种的自然呼吸法。古人把一呼一吸称为一息，所以把调整呼吸的方法称为"调息"，这也是气功最基本的"三调"之一。

对于调息，最基本的要求是：呼吸要匀（均匀）、细（细密）、柔（柔和）、长（深长）。同时，还要遵循顺其自然、循序渐进的原则，切忌刻意追求、生搬硬套。调息是在形正体松（即调身）、心神安静（即调心）的基础上，通过长期练习，自然地逐步达到形、气、神三者合一，呼吸匀、细、柔、长的状态，此时不调息而息自调。训练时两脚分开、与肩同宽为起点，通过缓慢地上托、下按、翻掌、收回等动作，在意守丹田的状态下进行练习。遵循嘘、呵、呼、呬、吹、嘻六字诀进行练习。

（二）有氧运动

这是一种增强心肺功能和全身代谢的锻炼方式。指导患者在空气较好环境下进行散步、游泳、慢跑等有氧运动，根据患者的身体状态循序渐进地增加运动强度，并注意配合规律呼吸，若运动期间出现不适应立即停止。坚持每周运动 3~4d，每天 30min 以上，每次运动时间尽量持续 10min 以上，长期保持运动习惯，才能获得更好的康复效果和预防哮喘加重的效果。

（三）耐力训练

这是一种增强肌肉力量和耐力的锻炼方式。包括上肢与下肢肌力训练，上肢运动包括扩胸、手臂上举、短棒提举等运动，下肢运动包括骑自行车、爬楼梯、坐立交替等运动，30min/次，1 次/d。

运动训练环节是肺康复的基础，占肺康复方案的主体，运动训练处方应是完整、合理、有效和安全的，包括运动形式、时间、强度和频次。其中运动强度是关键因素，必须强调个体化。美国胸科协会（ATS）和欧洲呼吸协会（ERS）推荐每周训练 3~5 次，每次 20~30min，虚弱患者可以少量多次，逐渐延长时间。

当患者完成现有运动处方感觉较前明显轻松，心率和血压反应也较前减低，应酌情调整运动量。建议先增加运动时间，一般在最初的 4~6 周内每 1~2 周酌情增加 5~10min；再增加训练的频率；最后增加运动强度。在调整的过程中应密切监护患者的不良反应，如果患者不能耐受应及时调整运动量。

十、哮喘的肺康复饮食处方

由于食物中的过敏原是哮喘发作的诱因之一，故哮喘严重度与食物过敏密切相关。因此，为患者提供全面的饮食指导，对缓解哮喘症状有着积极的作用。当患者摄入含有过敏原的食物时，体内 TLR2 能识别致敏物质蛋白的主要受体，随后激活相应信号通路和因子分泌，加重了炎症和气道重塑的发生。而且与有接触食物过敏原风险者相比，无过敏原风险者的生活质量更高。因此，避免含致敏物质食物的接触及摄入是预防哮喘发作和加重、提高生活质量的有效手段。

另外，流行病学研究显示，与瘦型哮喘患者相比较，肥胖型患者哮喘控制程度较差。当体重减轻 5%~10% 后，肥胖型患者哮喘控制程度明显改善。类似地，有研究表明哮喘患者高脂饮食后体内中性粒细胞数量增多，从而触发炎症反应，引发哮喘发作。因此，当减轻体重、控制饮食、改变生活方式后，58%患者哮喘得到控制，83%患者生活质量得到改善，且 5 年随访 FEV_1 和 FVC 的百分比显著增加。因此，饮食指导在控制哮喘和改善生活质量方面起着不可替代的作用，应根据患者不同情况制定详细的饮食计划。

十一、哮喘的肺康复心理处方

心理负担是哮喘患者中常见的相关症状，也是造成与哮喘有关的医疗措施使用频率较高的原因之一。除此之外，焦虑和抑郁可影响患者健康结局，是导致哮喘患者生活质量明显降低的因素。因哮喘和焦虑抑郁的发生均有炎症反应的参与，故伴有心理问题的哮喘者病情加重的原因可能是由过度的炎症反应造成的。

因此，对患有哮喘的患者进行综合心理干预后，能改善患者情绪和生活质量，降低复发率。由此可见，对患者进行肺康复的过程中及时了解患者心理状态、避免不良刺激并对出现心理问题者给予干预，是改善哮喘生活质量的方式之一。

目前，心理调查问卷和量表是临床了解患者心理状态的常用手段，康复团队可根据科学的评定结果给予个性化心理指导使患者改善身心和生活状态。因此，心理指导是康复计划中不可或缺的一部分，有助于临床人员多角度了解患者病情发展，以便及时调整计划使患者得到更具针对性的康复方式。

十二、哮喘肺康复的基本流程

肺康复是指使用有监督的运动、教育、支持和行为干预来改善慢性呼吸系统疾病患者的功能并提高生活质量。对很多慢性呼吸系统疾病患者而言，药物治疗仅能部分缓解症状和并发症。肺康复的综合方案可能产生显著的临床改善。肺康复疗法适用于各种临床表型的慢性持续期和临床控制期哮喘患者，可结合哮喘患者的病情进展及身体素质情况选择相适应的肺康复疗法。

（一）康复目的

通过肺康复疗法，可减少患者呼吸困难症状，增加肌力和耐力（包括周围肌和呼吸肌），从而改善肺功能和气道通畅度，增加运动能力，改善日常生活能力，确保锻炼长期进行，可以缓解恐惧和焦虑，提高生活质量，并增长肺部疾病知识，加强自我管理，可减少加重住院治疗。此外，还可以促进循环系统健康，增强心肺耐力，提高免疫系统功能。

（二）康复地点

患者进行肺康复并不受地点限制，可在医院、小区、家里等各种场地进行。肺康复始于评估，并始终强调全面评估、疗效评定的重要性。在疾病的不同阶段，肺康复侧重点也有所不同，对于急性发作期哮喘患者不建议进行运动康复，肺康复以呼吸训练为主，以改善呼吸困难症状为目的；慢性持续期哮喘患者，肺康复是以维持基本功能、预防并发症为目的；对于临床控制期哮喘患者，肺康复是综合全面评估、运动训练及健康教育，以改善肺功能，减少哮喘发作。

（三）康复对象

康复疗法适用于各种临床表型的慢性持续期和临床控制期哮喘患者，在肺康复开始之前，肺康复团队成员会对患者的需求进行初步评估。该评估在医院或诊所肺康复中心进行，包括以下内容：

运动测试、实地演练测试、生活质量测量、呼吸困难评估、营养状况评估、职业状况评估。肺康复禁忌证是相对的，包括合并症（如未治疗的心绞痛，左心室功能障碍），这可能使提高患者运动水平的尝试变得复杂化。然而这些并发症并不妨碍其他肺康复措施的运用。

（四）康复团队成员

肺康复项目由医生、护士、呼吸治疗师、理疗师和职业治疗师、心理学家或社会工作者组成的团队来实施。理想情况下，护理团队包括具有运动专业知识的个人，以及接受过康复培训的医疗保健提供者。

（五）康复构成要素

1. 患者评估

在肺康复项目开始后，在实施肺康复前，需要对患者病史、生活质量、症状、焦虑抑郁、功能状态和运动能力等进行评估，评估既是康复的核心要素，也是安全康复的有力保障。

2. 患者管理

指导性自我管理对于哮喘患者的治疗非常重要。它可以帮助患者更好地理解和控制自身病情，提高自我管理能力，降低住院和药物使用等不良结局的风险。指导性自我管理应包括教育、共同目标设定、个性化书面行动计划、关键症状的自我监测，以及由医疗保健专业人员定期审查哮喘控制、治疗和技能。在临床实践中，肺康复的临床医生应该与治疗医疗团队密切合作，为哮喘患者提供全面的支持和帮助。

虽然与标准肺康复方案中传授 COPD 患者的自我管理技能有些重叠，但存在重要差异，特别是在症状监测和行动计划特征方面。例如，在个人行动计划中评估哮喘控制可能包括抢救药物使用频率或定期监测呼气峰值流速。因此，肺康复临床医生应确保所提供的任何自我管理培训均符合哮喘患者的指南要求。

3. 康复教育

针对哮喘患者进行健康教育应由卫生保健专业人员进行，通常是一个多学科团队；模式可采用以患者为主导的一对一等模式；方式需因人而异且不断改进，常用的工具为印刷资料、多媒体、互联网等；主要内容应包括正常的肺部解剖结构，疾病的病理生理，医学检查结果判断，戒烟指导，常规的治疗方法，情绪管理，营养指导，运动锻炼的益处，疾病急性加重的识别及处理等。对患者进行健康教育可降低就诊次数，提高患者的生活质量。目前，健康教育的内容存在异质性和广泛的差异，强调健康教育内容与全球倡议指南中保持一致。

在呼吸科门诊由专业护士开展简单有效的健康教育，如：提供正确的药物指导，尤其是吸入装置的正确使用；个体化的用药指导包括日常处方药的适应证、禁忌证、剂量、频次、副作用和潜在的药物间相互作用等；建立健康档案，定期随访。

哮喘患者可使用峰流速仪（PEF）作为疾病病情变化的监测手段，获取最佳值并记录。此外，哮喘控制测试量表的得分与专家评估的患者哮喘控制水平具有较好的相关性，且简单易行，患者应根据自身情况，采用个体化的持续监测与评估方法。

4. 效果评价与随访

肺康复疗法实施方案的有效性评估同哮喘患者的控制水平评估是具有高度

一致性的，有助于医生和患者了解疾病的进展情况，并及时采取措施纠正不良病情。

对于哮喘患者的控制水平评价，多种方法可以结合使用，以获得更加全面和准确的评价结果。同时，在评价过程中，需要注意考虑患者个体差异，避免单纯依赖某一指标评价控制水平，应该综合考虑多种因素。

医护人员和患者及亲属应当紧密合作，进行综合性肺康复。如，每周由护士和治疗师联合巡访，进行运动锻炼评估、以家庭为基础的综合性肺康复指导及每月（在 3～12 个月内）电话随访等。随访内容应当包含用药情况、吸入剂使用、病情变化、PEF、肺康复方案实施情况等。

十三、哮喘的中医肺康复

哮喘的中医传统肺康复是中医整体观念和辨证论治在肺康复治疗中的综合体现。整体康复是指人体各部分的康复相统一，人体康复与自然环境相统一，人体康复与社会环境相统一。中医传统肺康复的诊疗主张从整体出发，强调天人相应、形神合一、顺应自然、适应社会，即利用综合性治疗的方法达到人体形神功能和社会活动能力的恢复，体现了中医传统肺康复学"全面康复"的思想。

与中医临床各科强调辨证论治一样，中医传统肺康复中亦贯穿着辨证康复思想。辨证是决定康复的前提和依据，康复则是根据辨证结果，确定相应的康复原则和方法。在哮喘肺康复治疗中采用因人而异、因证而异的个体化辨证治疗，使肺康复治疗更有针对性，从而提高疗效。由此可见，中医传统肺康复既注重整体的协调，又重视个体的纠偏。整体康复和辨证康复相结合，是中医传统肺康复最根本的特色和优势所在。

哮喘中医传统肺康复在强调临床康复的同时，也重视康复预防。其所采用的许多方法，例如肌筋膜触发点干预、针灸、贴敷疗法等，都是旨在通过调养精神和形体，以促进身体健康，提高防病及正气自疗的能力。

（一）肌筋膜触发点干预

肌筋膜触发点是骨骼肌中高度敏感可触及的结节点，且通过临床检查和实验室检测为肌筋膜触发点的存在提供了依据。经磁共振弹性成像技术检测显示，结节点部位硬度平均值为 11.5kPa，而周围未受累组织硬度仅为 5.8kPa。除此之外，许多实验证据表明在结节点周围有大量的细胞和炎性因子，且结节点局部高度敏感性与乙酰胆碱（ACh）和 P 物质密切相关。另外，哮喘的发生同样与 ACh 和 P 物质含量增高密不可分。以动物实验为例：一方面，针刺不仅可抑制 ACh 合成，还能恢复 M2 受体表达；另一方面，对肌筋膜触发点处实施针刀可使组织内 P 物质水平降低，有利于抑制哮喘的发生。因此，对肌筋膜触发点针刺干预可达到降低结节点敏感性和抑制哮喘症状作用。所以，最新的临床研究表明对哮喘患者进行肌筋膜触发点干预，可有效缓解其症状且无不良反应。由此可见，中西医结合疗法对缓解哮喘症状效果显著，而且此疗法也为临床诊疗提供了新依据和新手段。

（二）针灸

中医认为，支气管哮喘属于外感内伤的疾病，常由风寒、湿热等外邪入侵所致。治疗时需要根据患者不同的证候选择相应的穴位和方法。

其中实证常用的穴位包括肺俞、身柱、大椎、丰隆、风门、膻中、曲池、外关、合谷、商阳、鱼际等，这些穴位可以起到疏通经络、祛风散寒、开窍宣肺等作用，有助于缓解哮喘症状。

虚证常用的穴位则主要集中在膻中、肺俞、天突、璇玑、关元、气海、膏肓、神阙、三阴交、肾俞、复溜、命门等部位，这些穴位可以调和气血、益气固本、滋阴润燥等，有助于增强体质，预防哮喘反复发作。

（三）贴敷法

常用的药物是甘遂、细辛各 10g，延胡索、白芥子各 20g 等，这些药物具有祛痰止咳、开窍宣肺的作用。将药物研成粉末后，用生姜汁调成糊状，贴敷于穴位上，持续 4～6h 后取下，注意防止出现明显的皮肤损伤。

需要强调的是，中医治疗支气管哮喘仅仅是辅助治疗，并不能完全替代西医的药物治疗，患者应该在医生的指导下进行中西医结合的治疗。同时，在使用针灸和贴敷法治疗时，也需要选择正规、专业的中医机构或医生进行治疗，以免因不当操作而造成健康风险。

十四、哮喘的膳食康复疗法

哮喘在治疗上，除根据病因进行抗菌、抗病毒、抗过敏和对症支持治疗外，还可采取膳食调养疗法，以加强上述疗效，增强身体抗病能力，促进食欲和病愈。

（一）苏子杏仁生姜粥

紫苏子 12g，苦杏仁 9g，生姜 6g，粳米 60g，冰糖少许（亦可不用）。将紫苏子炒爆花，苦杏仁去皮、尖，与生姜分别捣烂混合备用。粳米淘净放锅内，加水适量，慢火煮至七成熟时加入以上 3 物，继续煮至熟烂成粥时，加入冰糖少许即成。温热服食，每日 1 剂。

此粥有降气消痰、散寒邪、止咳嗽、平哮喘的作用，适用于胸满痰多、咳嗽气喘、咽喉不利、寒性哮喘者。

（二）川贝燕窝蒸白梨

川贝母6g，燕窝3g，白梨1个，冰糖3g。将燕窝用水浸泡；把白梨清洗干净，切开顶端，去核掏空；将以上原料全部放入白梨中，盖上顶端，用牙签将其扎紧，放入碗中，隔水蒸熟，即可食用。每日1剂，连服1周。

本方有润肺养阴、止咳化痰、清热散结的功效，适用于燥热伤肺、咳嗽痰喘、久咳咽痛、肺热燥咳、干咳少痰、热性哮喘者。

（三）蕺菜海蜇拌莴苣

蕺菜（鱼腥草）100g，海蜇100g，莴苣（莴笋）300g，姜、葱、大蒜、盐、酱油、醋、芝麻油各适量。将蕺菜去掉黄叶及老化部分，洗净，放入沸水中焯后控水；海蜇洗净，煮熟，切丝；姜切丝，葱切段。莴苣去皮，洗净，切细丝，加入盐2g拌匀，腌渍20min，用手挤干水分。把海蜇、鱼腥草、莴苣、姜、葱、盐、酱油、醋、芝麻油放入盆内，调拌均匀，放入盘中即成。每天食用1次。

本方有宣肺清热、化痰平喘、消炎解毒的作用，适用于胸闷气促、咳嗽痰喘、痰稠色黄、喜好冷饮、便干尿黄、喉间哮鸣不能平卧、痰热引起的热哮。

（四）鸡蛋核桃炸猪腰

鸡蛋清100g，核桃仁60g，猪腰（猪肾）400g，葱、姜、盐、料酒、花生油各适量。将猪腰剖开，除去网膜，切成腰花，加入料酒、葱花、姜末拌匀，腌0.5h，捞出沥干；核桃仁用水浸泡、去皮，在五成热的油锅中炸酥，取出沥油；锅中放油烧至五成热时，将切好的猪腰花朝下，捧在手心上，再放上1块核桃仁，用腰花包拢，均匀地抹上鸡蛋清，入油锅炸至金黄捞出。炸完后将油烧至八成热，把全部炸件下锅，再炸至深黄色，捞出沥尽油，装盘即可服食。每天1剂。

本方有补肺益肾、下气定喘、润燥化痰的功效，适用于肺虚久咳、肾亏腰疼、虚寒喘嗽、痰吐不利等，尤适于肾阳虚所致的支气管哮喘者。

（五）薏仁百合猪肺汤

薏苡仁25g，百合15g，猪肺1只，料酒、盐、胡椒粉、味精等各适量。将薏苡仁淘洗干净，百合去皮、根，洗净切碎，猪肺用清水冲洗干净，用温水去腥后，切成小块。把3味同放锅内，加水适量，大火煮沸后，改小火再煮40min左右至烂熟，适量加入以上调料，调匀后即可食用。每天可分2~3次，佐餐温热服食，隔日1剂。

本方有清热利湿、补肺润肺、止咳平喘的功效，适用于肺肾不足而致的咳嗽气促、久咳胸痛、夜喘加重、痰浓味臭、气虚哮喘等。

（六）萝卜鸡蛋绿豆汤

萝卜 1.5kg，鸡蛋、绿豆各适量。冬至时日买红卞萝卜，去头尾，洗净，用洁净刀将卞萝卜切成均匀厚片，再以线穿成串，晾干后备用。用时取萝卜干 3 片、鸡蛋 1 个、绿豆 10g，共放锅内，加水适量，慢火煮至绿豆烂熟即可服食。服用时剥去鸡蛋壳，连同萝卜、绿豆及汤一起吃下。从三伏第 1 天开始服用，每日 1 剂，连续服食 30d。

本方有补虚顺气、清热润肺、止咳平喘、化痰消食的作用，适用于咳嗽痰多、胸闷气喘、久咳喘促、消化不良等，尤适于支气管哮喘、过敏性哮喘及老年慢性支气管炎。

（七）白果冰糖南瓜盅

白果 10g，冰糖 20g，南瓜 1 个（100～150g）。将南瓜顶部开口，挖去一部分瓤，将白果和冰糖装入，再将开口盖好，隔水蒸至烂熟，温热服食。每日 1～2 次。连吃 7d 为 1 个疗程。

本方有敛肺定喘、润肺益气、清热利湿、消炎止咳的功效，适用于肺热咳嗽、痰多喘咳、痰热久咳、多年哮喘者。

（八）人参蛤蚧粥

人参 3～6g（或党参 9g），蛤蚧 6g，桑白皮 9g，糯米 50～100g，食盐或糖各适量。将上 3 味药放入锅中，加清水适量，浸泡 30min 后，水煎 2 次，滤汁弃渣，将 2 次药液加入淘净的大米煮粥，待熟时调入白糖或盐少许，再煮一两沸即可服食。或将上 3 味药研为细末，待粥熟时调入药末，再煮沸即成，每日 1 剂。

此粥可补益肺肾、纳气平喘、生津安神，适用于肺热喘咳、肺虚咳嗽、肾虚气喘、气虚喘嗽、虚喘咳嗽等。

（九）玉竹沙参焖老鸭

玉竹、麦冬各 12g，沙参 9g，老鸭 1 只（约 1 000g），细葱、生姜、味精、精盐各适量。将前 3 味药用纱布包好，放入锅内，加水浸泡 0.5h；鸭宰杀后，去毛和内脏，洗净切块；葱、姜洗净切碎，共入锅中。加足水，先用武火烧沸，后改用文火焖煮，待鸭肉熟烂，加入味精、精盐调味即成，捞出药包即可食用。每天可分 2～3 次佐餐服食。隔日或 3 日 1 次。

此药膳滋阴润肺、养胃生津、定喘止咳，适用于肺胃阴虚或肺胃气阴两虚所致的形体消瘦、干咳气促、肺热燥咳、痰少质稠、咽干声哑、烦渴欲饮、皮肤干燥、胃脘灼热疼痛、大便燥结、气短汗出等。

参考文献

［1］中华医学会呼吸病学分会哮喘学组．咳嗽的诊断与治疗指南（2021）［J］．中华结核和呼吸杂志，2022，45（1）：34．

［2］中华中医药学会肺系病专业委员会/中华民族医药学会肺病分会．支气管哮喘中医证候诊断标准(2016 版)［J］．中医杂志，2016，57（22）：1978 - 1980．

［3］赵霞，秦艳虹，王有鹏，等．儿童哮喘中医诊疗指南（修订）［J］．南京中医药大学学报，2022，38（6）：7．

第二十章

支气管扩张症的防治与康复

近年来随着急、慢性呼吸道感染的恰当治疗，支气管扩张症的发病率得到一定控制，但仍是我国的常见病。患者反复发生呼吸道感染，导致肺功能下降，最后出现呼吸衰竭，整体预后较差，不仅严重影响着患者的生活质量，也给家庭、社会带来沉重的经济负担，遗憾的是，长久以来该病相关的研究远远滞后于慢性阻塞性肺疾病、支气管哮喘等其他呼吸系统疾病，需要引起足够重视。

目前临床上针对支气管扩张症仍然缺乏有效的治疗手段，且主要关注药物方面的治疗，对肺康复方面缺乏深入的研究和有效的管理，为此，本书结合国际和国内开展的肺康复相关研究，对支气管扩张症的肺康复进行相关介绍，以期为支气管扩张症的肺康复规范化管理提供参考。

一、支气管扩张症的西医疾病概述

支气管扩张症（bronchiectasis，简称支扩）是由感染、免疫、遗传等病因引起反复的化脓性感染导致支气管壁组织结构破坏，支气管不可逆的病理性扩张的一类异质性疾病的总称，主要临床表现为慢性咳嗽、咳大量脓痰和（或）反复咯血。支气管扩张症可以是原发或继发，主要分为囊性纤维化导致的支气管扩张症和非囊性纤维化导致的支气管扩张症，本章主要讨论非囊性纤维化支气管扩张症。

（一）流行病学

目前，支气管扩张症已经成为包括慢性阻塞性肺疾病和支气管哮喘在内的三大慢性气道炎症性疾病之一，支气管扩张症的患病率各国报道差别较大，调查研究显示，2001—2013 年美国每年新增 7 万例非囊性纤维化支气管扩张症患者，2013 年美国的非囊性纤维化的支气管扩张症的居民发病率为 29/10 万，患病率为 139/10 万。截至 2013 年，英国人群的支扩发病率增长到 31.1/10 万，患病率增长到 525.8/10 万。

国内目前缺乏全国注册登记研究和全国性的流行病学资料。基于 2002—

2004 年在我国城市人口进行的一项横断面调查研究显示，在我国 40 岁及以上人群中，支气管扩张症的患病率可达到 1.2%，且随着年龄的增长，发病率增高。部分慢阻肺患者合并支气管扩张的比例高达 30%，并且慢阻肺合并支扩的患者病死率将增加 1 倍。

（二）病因和发病机制

支气管扩张症是由多种疾病导致气道结构破坏，其病因多种多样（表 20-1）。无法明确病因的支扩，称之为"特发性支气管扩张症"，已知的病因可以分为先天性和继发性，其中继发性病因更为多见。

表 20-1　支气管扩张症的诱发因素

分类	诱发因素
感染因素	①细菌：铜绿假单胞菌、流感嗜血杆菌、卡他莫拉菌、肺炎克雷伯杆菌等； ②真菌：曲霉菌； ③分枝杆菌：结核分枝杆菌、非结核分枝杆菌； ④病毒：腺病毒、流感病毒、单纯疱疹病毒、麻疹病毒等
免疫功能缺陷	①原发性：低免疫球蛋白血症，包括 IgG 亚群的缺陷、IgA 缺乏症、CVID、慢性肉芽肿性疾病等； ②继发性：长期服用免疫抑制药物，HIV 感染等
先天性疾病	①先天性遗传疾病：α_1 - 抗胰蛋白酶缺乏、纤毛功能缺陷、囊性纤维化等； ②先天性结构缺损：淋巴结病、巨大气管 - 支气管症、支气管软骨缺陷等
气道阻塞和反复误吸	气道异物吸入（儿童常见）、气道内肿瘤、毒性物质吸入、食物误吸等
其他	ABPA、慢阻肺、哮喘、弥漫性泛细支气管炎、类风湿关节炎、干燥综合征、系统性红斑狼疮、强直性脊柱炎、炎症性肠病等

1. 感染因素

既往下呼吸道感染，尤其是婴幼儿和儿童时期下呼吸道感染是支扩最常见的病因，如麻疹、百日咳、肺结核、肺炎（包括细菌、病毒和支原体等）。另外，铜绿假单胞菌的感染或定植与支扩病情发生发展的关系密切。

2. 免疫功能缺陷

免疫缺陷分为原发性和继发性，常见的原发性免疫缺陷有低免疫球蛋白血症，如 IgG 亚群的缺陷（IgG2，IgG4）、IgA 缺乏症、普通变异性免疫球蛋白缺乏症（CVID）、慢性肉芽肿性疾病等；常见的继发性免疫缺陷有长期服用免疫抑制药物、人类免疫缺陷病毒（HIV）感染等。

3. 先天性疾病

包括先天性遗传疾病和先天性结构缺损。先天性遗传疾病包括 α_1 - 抗胰蛋白酶缺乏、纤毛功能缺陷(如原发性纤毛运动障碍)、囊性纤维化(白色人种多见)等,先天性结构缺损包括淋巴结病、巨大气管 - 支气管症、支气管软骨缺陷等。

4. 气道阻塞和反复误吸

儿童最常见的气道阻塞的原因是气道异物吸入,成人也可因吸入异物或气道内肿瘤阻塞导致支气管扩张,但相对少见。另外,毒性物质吸入可直接损害气道,改变气道结构和功能而出现支扩;吞咽困难或胃食管反流可导致反复误吸,也可能导致支扩。

5. 其他

对于支气管扩张症患者应评估是否存在变应性支气管肺曲菌病(ABPA)。慢阻肺和哮喘常与支扩共同存在、互相影响,此类共患病患者呼吸道症状更明显,肺功能损害程度更严重,预后更差。弥漫性泛细支气管炎后期多合并有支扩的影像学表现。支气管扩张也可发生于类风湿关节炎、干燥综合征、系统性红斑狼疮、强直性脊柱炎和嗜酸性肉芽肿性多血管炎等结缔组织疾病,以及炎症性肠病等疾病,可能的原因是免疫抑制导致慢性气道炎症,继而引起支气管扩张。

先天性支气管扩张症较少见,主要由于发育异常引起。继发性支气管扩张症的发病基础多为支气管阻塞及支气管感染,两者相互促进,并形成恶性循环,破坏管壁的平滑肌、弹力纤维甚至软骨,削弱支气管管壁的支撑结构,逐渐形成支气管持久性扩张。主要发病机制有以下两方面:

1. 气道防御功能低下

各种病因导致支气管阻塞或牵拉,从而损伤了宿主气道的清除和防御功能,亦有部分支气管扩张症患者存在免疫功能缺陷,易导致反复发生病毒或细菌感染,抑或是因为纤毛功能障碍引起气道反复感染。

2. 感染和气道炎症恶性循环导致支气管扩张

感染是支气管扩张症的最常见原因,是促使病情进展和影响预后的最主要因素。大多数稳定期支气管扩张症患者气道内有潜在致病散生物定植,病情较轻者可以没有病原微生物定植,病情较重者最常见的气道定植菌是流感嗜血杆菌,而长期大量脓痰、反复感染、严重气流阻塞及生活质量低下的患者,气道定植菌多为铜绿假单胞菌。

细菌定植及反复感染可引起气道分泌物增加,痰液增多,损害气道纤毛上皮,影响气道分泌物排出,气道分泌物潴留加重气道阻塞,呼吸道更容易发生病原体感染和定植，而病原体的持续存在引发肺部的反复感染和炎症，充满炎症介质和病原菌黏稠脓性液体的气道逐渐扩大，形成瘢痕和扭曲，支气管壁由于水肿、炎症和新血管形成而变厚，最终导致气道结构破坏和管壁重塑，进一步影响气道分泌物排出，如此循环往复，使支气管发生永久的病理性扩张。

由于支气管周围炎症导致邻近肺泡破坏，扩张支气管周围的间质组织和肺泡常伴有不同程度的萎陷、纤维化、肺气肿和肺大疱的表现。因此，支扩本质上是一种慢性气道炎症性疾病。

(三)临床表现

咳嗽、咳脓痰、反复咯血等呼吸系统症状是支气管扩张症最典型的表现，长期迁延不愈的患者可伴有喘息、呼吸困难等，甚至出现全身毒血症症状以及心理疾病。

1. 呼吸系统症状

咳嗽是支气管扩张症最常见的症状，且多伴有咳痰，痰液可为黏液性、黏液脓性或脓性。合并感染时咳嗽和咳痰量明显增多，可呈黄绿色脓痰，合并厌氧菌感染时带有臭味，重症患者痰量可达每日数百毫升。收集痰液并于玻璃瓶中静置后可出现分层现象：上层为泡沫，下悬脓性成分，中层为混浊黏液，最下层为坏死沉淀组织。但目前这种典型的痰液分层表现较少见。50%～70%的患者可出现间断咯血，主要由于支气管动脉肥厚、扭曲以及支气管新生血管形成等原因引起。咯血可以是痰中带血或大量咯血，咯血量与病情严重程度、病变范围并不完全一致。部分患者可仅表现为咯血而没有大量脓痰，病变多位于引流较好的上叶支气管，称为"干性支气管扩张"。重症、长期迁延不愈的患者可出现喘息、呼吸困难等气道阻塞的症状。

2. 全身症状

患者长期反复感染可出现发热、盗汗、消瘦、食欲减退、贫血，甚至气促、发绀等全身毒血症症状。并可能继发焦虑、抑郁等心理疾病。

3. 并发症

由于支气管结构和功能异常，肺部感染易反复发生。特征为同一肺段反复发生肺炎，且治疗效果欠佳。气道因存在反复感染，且存在引流不畅，严重时可继发肺脓肿，感染侵犯胸膜亦可造成类肺炎性胸腔积液甚至脓胸。病程较长或支气管扩张病变范围较大时可出现肺通气、弥散功能进行性下降，从而导致慢性呼吸衰竭(Ⅰ型或Ⅱ型)，急性加重期可诱发急性呼吸衰竭或慢性呼吸衰竭失代偿。随着病程延长，后期可合并肺动脉高压、慢性肺源性心脏病。

4. 体征

对支气管扩张症患者进行体格检查，可能无明显异常，或者可在受累区域听到哮鸣音、湿啰音或干啰音。特征性表现是听诊闻及湿啰音，以肺底部最为多见。湿啰音多自吸气早期开始，吸气中期最响亮，持续至吸气末。湿啰音的定位与 HRCT 扫描的支气管扩张症区域相关性差。部分患者可见发绀。慢性患者由于长期缺氧，可出现杵状指。晚期合并有肺源性心脏病的患者可出现右心衰竭的体征。

5. 辅助检查

1）影像学检查

（1）胸部 X 线检查：X 线胸片的敏感度及特异度均较差，难以发现轻症或特殊部位的支气管扩张。早期患者胸片可无异常，或仅表现为肺纹理的局部增多、增粗现象。囊状扩张的气道表现为显著的囊腔，腔内可存在气液平面，囊腔内无气液平面时，很难与大疱性肺气肿或严重肺间质病变的蜂窝肺鉴别。支气管扩张的其他表现为气道壁增厚，主要由支气管周围炎症所致。由于受累肺实质通气不足、萎陷，扩张的气道往往聚拢，纵切面可显示为"双轨征"，横切面显示"环形阴影"，这是由于扩张的气道内充满分泌物，管腔显像较透亮区致密，产生不透明的管道或分支的管状结构。

（2）胸部高分辨 CT 扫描（HRCT）：可在横断面上清楚地显示扩张的支气管，同时还能帮助明确支扩潜在的病因，如 ABPA、弥漫性泛细支气管炎、异物阻塞等，对支扩的诊断具有重要的意义，且兼具无创、易重复、易接受的特点，现已成为支气管扩张的主要诊断方法，也是目前诊断支气管扩张症的"金标准"，敏感性和特异性可分别高达 96% 和 93%，推荐 HRCT 的层厚 ≤ 1mm。

支气管扩张症在 HRCT 的主要表现为支气管内径与其伴行肺动脉直径比例的变化。支扩的胸部 HRCT 主要表现直接征象包括：①支气管内径大于伴行的肺动脉直径；②从中心到外周，支气管沿其走行方向，管径无逐渐缩小趋势；③靠近外周胸膜 1cm 或接近纵隔胸膜范围内仍可见支气管影。间接征象包括：①支气管壁增厚（支气管内径 <80% 外径）；②黏液嵌塞；③呼气相 CT 发现"马赛克"征或"气体陷闭"。此外还可见到支气管呈柱状或囊状改变。当 CT 扫描层面与支气管平行，柱状扩张时异常增厚的支气管壁在 CT 上表现为"双轨征"，不规则扩张则在 CT 上表现为"串珠"状改变；当扫描层面与支气管垂直，支气管扩张为环状结构，直径比邻近的肺动脉宽，表现出"印戒征"；当多个囊状扩张的支气管彼此相邻时，则表现为"蜂窝"状改变。

部分特殊病因的支扩影像学有着其特征性的表现，如 ABPA 在影像学表现为双上叶为主的中心性支扩伴黏液栓嵌顿；结核性支扩常发生在结核好发部位，以上叶为主；弥漫性泛细支气管炎则表现为边缘模糊的小叶中心性结节、树芽征、细支气管扩张、弥漫性分布或基底部分布为主。

2）其他检查

（1）炎性标志物：血常规中白细胞和中性粒细胞计数、ESR、C 反应蛋白可反映疾病活动性及感染导致的急性加重。急性加重时白细胞计数、中性粒细胞百分比、C 反应蛋白可升高。

（2）微生物学检查：支气管扩张症患者均应行下呼吸道微生物学检查，应留取深部痰标本，标本应在留取后 1h 内送至微生物室。如患者之前的培养结果均阴性，应至少在不同日留取 3 次以上的标本，以提高阳性率。急性加重时应在应用抗菌药物前留取痰标本，痰培养及药敏试验对抗菌药物的选择具有重要的指导意义。痰液中找到抗酸杆菌时，需要进一步分型是结核分枝杆菌还是非结核分枝杆菌。

（3）支气管镜检查：可发现位于肺段支气管以上的支气管扩张的直接征象，即弹坑样改变，同时经支气管镜吸痰进行痰培养、痰涂片，一方面可以为抗感染治疗方案提供病原学依据，另一方面也可以帮助咳嗽能力差的老年患者进行痰液引流，可在局部进行冲洗和药物注射。

（4）肺功能检查：对所有患者均建议行肺通气功能检查（FEV_1、FVC、呼气峰流速），至少每年复查 1 次，支气管扩张症患者肺功能表现为阻塞性通气功能障碍较为多见，部分患者气道激发试验阳性证实存在气道高反应性；多数患者弥散功能进行性下降，且与年龄及 FEV_1 下降相关；对于合并气流阻塞的患者，尤其是年轻患者应行舒张试验，评价用药后肺功能的改善情况，40% 的患者可出现舒张试验阳性。

（5）根据临床表现，还可选择性进行血清 IgE 测定、烟曲霉皮试、曲霉沉淀抗体检查，以除外 ABPA。血气分析可用于评估患者肺功能受损状态，判断是否合并低氧血症和（或）高碳酸血症。可选择性进行血清免疫球蛋白（IgG、IgA、IgM）和血清蛋白电泳检查，支气管扩张症患者气道感染时，各种免疫球蛋白均可升高，合并免疫功能缺陷时则可出现免疫球蛋白缺乏。如患者自幼起病，合并慢性鼻窦炎或中耳炎，或合并右位心，需怀疑原发纤毛不动综合征可能，可行鼻呼出气一氧化氮测定筛查，疑诊者需进一步取纤毛上皮行电镜检查，必要时行基因检测。可检测类风湿因子、抗核抗体、抗中性粒细胞胞浆抗体，以除外结缔组织病及血管炎引起的继发性支气管扩张。支气管扩张加重的患者应考虑行病毒感染检测。

（四）诊断标准

根据患者反复咳嗽、咳脓痰和（或）咯血及反复下呼吸道感染的临床表现，查体闻及肺部固定、持久的局限性湿啰音，结合胸部 HRCT 提示支气管扩张的影像学特征及诱发支气管扩张的常见病因等，即可明确支气管扩张症的诊断。

支气管扩张症可以根据临床表现进行分期。

稳定期：至少连续 4 周气道症状不超过正常日间的症状变异范围。

急性加重期：包括咳嗽、痰量变化、脓性痰、呼吸困难或者运动耐受度、乏力或不适、咯血在内的 6 项症状中的 3 项及以上出现恶化，时间超过 48h，且临床医生认为需要处理的情况。

需要强调的是，应关注支扩发生的高危人群、高危因素，另外，已诊断支气管扩张症的患者还应进一步仔细询问既往病史，根据病情完善相关检查以明确病因诊断。

1. 高危人群筛查

支气管扩张症发生的高危人群包括：①长期（超过 8 周）咳嗽、咳痰（特别是脓痰）、痰中带血，或者以反复咯血为唯一症状，尤其是存在相关危险因素的人群；②慢阻肺频繁急性加重（≥2 次/年），重症哮喘或哮喘控制不佳，且既往痰培养铜绿假单胞菌阳性的患者；③慢性鼻窦炎、类风湿性关节炎或其他结缔组织病患者出现慢性咳痰或反复肺部感染的患者；④既往 HIV 感染史、实体器官或骨髓移植史、接受免疫抑制治疗史，出现慢性咳痰或反复肺部感染的患者。

2. 病因学诊断

支气管扩张症的患者应积极寻找可能的潜在病因：①继发于下呼吸道感染，如结核、非结核分枝杆菌、百日咳、细菌、病毒及支原体感染等，是我国支气管扩张症最常见的原因，对所有疑诊支气管扩张的患者需仔细询问既往病史；②病变局限的支气管扩张患者，可进行支气管镜检查以确定是否存在局部的气道阻塞，从而导致支气管扩张；③弥漫性支气管扩张的患者，需寻找是否存在先天性结构功能障碍和免疫功能失调；④风湿免疫性疾病和炎症性肠病的患者出现慢性咳嗽时，需考虑是否继发性支气管扩张症。

（五）西医治疗方案

治疗目标：减少咳嗽、咳痰和呼吸困难等症状，减少急性加重次数，维持或改善肺功能，改善患者生活质量。

治疗原则：确定并治疗潜在病因以阻止疾病进展，预防或控制气道急慢性感染，促进痰液引流。欧洲呼吸协会（ERS）在支气管扩张症的国际指南中指出：支气管扩张症治疗的主要原则是抑制急性和慢性支气管感染，改善纤毛清除黏液能力和减少结构性肺病的影响。

1. 基础疾病治疗

确定支气管扩张症的潜在病因至关重要，可治疗的基础疾病包括：常见的免疫缺陷、ABPA、非结核分枝杆菌感染、气道异物或外压引起的气道阻塞、炎症性肠病、类风湿性关节炎和误吸等。

2. 抗菌药物的治疗

1) 支气管扩张症急性加重期的抗菌药物治疗

支气管扩张症患者出现症状恶化，即咳嗽、痰量增多，脓性成分增加，和（或）喘息、气急、咯血及发热等急性感染征象时，需考虑应用抗菌药物。仅有黏液脓性、脓性痰液或仅痰培养阳性不是应用抗菌药物的指征。支气管扩张症急性加重期抗菌药物治疗的最佳疗程尚不确定，建议所有急性加重期的治疗疗程为 14d 左右。

许多支气管扩张症患者频繁应用抗菌药物，易于造成细菌对抗菌药耐药，且支气管扩张症患者气道细菌定植部位易于形成生物被膜，阻止药物渗透，因此急性加重期开始抗菌药物治疗前应常规送痰培养，根据痰培养和药敏结果指导抗生素应用。支气管扩张症急性加重一般是由定植菌群引起，最常分离出的细菌为铜绿假单胞菌、肺炎链球菌、流感嗜血杆菌、卡他莫拉菌等。

在等待培养结果时，即应开始经验性抗菌药物治疗。初始经验性治疗可根据有无铜绿假单胞菌感染的危险因素及既往细菌培养结果选择抗菌药物（表 20 - 2）。铜绿假单胞菌感染的危险因素包括：近期住院；频繁（每年 4 次以上）或近期（3 个月以内）应用抗生素；重度气流阻塞（FEV_1 < 30% 预计值）；口服糖皮质激素（最近 2 周每日口服泼尼松 < 10mg），至少符合 4 条中的 2 条。无铜绿假单胞菌感染高危因素的患者应立即经验性使用对流感嗜血杆菌有活性的抗菌药物，如氨苄西林/舒巴坦，阿莫西林/克拉维酸、第二代头孢菌素、第三代头孢菌素、莫西沙星、左氧氟沙星；对于存在铜绿假单胞菌感染高危因素的患者，可选择具有抗假单胞菌活性的 β - 内酰胺类抗生素（如头孢他啶、头孢吡肟、哌拉西林/他唑巴坦、头孢哌酮/舒巴坦、亚胺培南、美罗培南等）、氨基糖苷类、喹诺酮类（环丙沙星或左氧氟沙星），可单独应用或联合应用。对于慢性咳脓痰的患者，还可考虑使用疗程更长的抗生素，如口服阿莫西林或吸入氨基糖苷类药物，或间断并规律使用单一抗生素以及轮换使用抗生素以加强对下呼吸道病原体的清除。

支气管扩张症患者容易合并曲霉菌的定植和感染，表现为管腔内有曲霉球，或出现慢性纤维空洞样改变，或急性、亚急性侵袭性感染。治疗曲霉菌的侵袭性感染一般选择伏立康唑。本病也容易合并结核，患者可以有肺内空洞或肺内结节，渗出合并增殖性改变等，可合并低热、盗汗，需要在随访过程中密切注意上述相关的临床表现。

表 20 - 2 支气管扩张症急性加重期初始经验性治疗推荐使用的抗菌药物

高危因素	常见病原体	抗菌药物选择
无铜绿假单胞菌感染的高危因素	肺炎链球菌、流感嗜血杆菌、卡他莫拉菌、金黄色葡萄球菌、肠杆菌科细菌（肺炎克雷伯菌、大肠埃希菌）	氨苄西林/舒巴坦、阿莫西林/克拉维酸、第二代头孢菌素、第三代头孢菌素、莫西沙星、左氧氟沙星
有铜绿假单胞菌感染的高危因素	上述病原体 + 铜绿假单胞菌	具有抗假单胞菌活性的 β - 内酰胺类抗生素（如头孢他啶、头孢吡肟、哌拉西林/他唑巴坦、头孢哌酮/舒巴坦、亚胺培南、美罗培南等）、氨基糖苷类、喹诺酮类（环丙沙星或左氧氟沙星），可单独应用或联合应用

2）支气管扩张症稳定期的抗菌药物治疗

（1）大环内酯类药物的应用：大环内酯类药物除抗生素作用外，还具有抗炎和免疫调节作用。在既往 1 年发作 1 ~ 3 次以上急性加重的支气管扩张症患者中长期应用（6 ~ 12 个月）大环内酯类药物（阿奇霉素、红霉素）可减少急性加重次数，尤其适用于无合并铜绿假单胞菌感染依据的支气管扩张症患者。

（2）雾化吸入抗生素：支气管扩张症患者的病变气道存在多种细菌的定植，与全身使用抗生素相比，吸入抗生素在气道局部的浓度高而全身副作用小，是非常有潜力的药物。多项临床研究结果提示雾化吸入或吸入环丙沙星（脂质体、干粉）、多黏菌素等抗生素对于减少急性加重及改善症状存在潜在的益处，但仍需更多的循证医学证据支持。

3. 清除气道分泌物

（1）物理排痰：物理排痰包括体位引流、振动拍击等。体位引流，即采用适当的体位，依靠重力的作用促进某一肺叶或肺段中分泌物的引流，通常对氧合状态和心率无不良影响，一般取头低臀高体位。禁忌证包括无法耐受所需的体位、无力排出分泌物、抗凝治疗、胸廓或脊柱骨折、近期大咯血和严重骨质疏松者等。振动拍击，可空心掌从下向上、从外向内拍击患者背部，或使用机械振动器使聚积的分泌物易于咳出或引流，可与体位引流配合应用。频率和时间根据自身情况调整，一般建议每天 2 ~ 4 次，晨起或饭前为宜，每次 10 ~ 30min。

（2）药物祛痰：祛痰药物临床常用多糖纤维分解剂，如溴己新、氨溴索、稀化黏素、羧甲司坦等。雾化或吸入祛痰药物包括黏液溶解剂、甘露醇、高渗生理盐水等。N - 乙酰半胱氨酸是一种经典的黏液溶解剂，具有较强的化痰和抗氧化作用，可通过直接进入黏液，改变黏液理化性质而发挥黏液清除作用，其特点是可以直达解剖部位，局部药物浓度高，避免了肝脏和肠道代谢，且可能有助于抗生素渗透生物被膜，增强抗生素的效力。

（3）支气管镜吸痰：经体位引流效果欠佳者，可用支气管镜吸痰，镜下予以生理盐水冲洗，可使黏稠痰液易于排出。

4. 改善气流受限

支气管扩张时，气道壁的炎症浸润引起小气道的阻塞，而大部分的支气管树由小气道组成，最终结果引起气道阻塞和气流受限，且大多数支气管扩张症患者合并慢性阻塞性肺疾病或存在气道反应性增高，可应用支气管扩张剂如吸入短效或长效 β_2 -受体激动剂或抗胆碱药改善气流受限并帮助清除分泌物。

中性粒细胞引起的气道慢性炎症及黏膜屏障的受损是支气管扩张症的重要机制，因此吸入激素也被尝试用于治疗支气管扩张症。英国胸科协会认为，吸入激素可能改善支气管扩张症患者的症状，但可能会引起局部及全身副作用，因此不建议常规使用吸入激素，而推荐用于合并慢性阻塞性肺疾病、支气管哮喘或其他有吸入激素适应证的支气管扩张症患者。

5. 咯血的处理

对反复咯血的患者，如果咯血量少，可以对症治疗或口服卡巴克洛（肾上腺色腙片、安络血）、云南白药等。

大咯血是支气管扩张症致命的并发症，一次咯血量超过 200mL 或 24h 咯血量超过 500mL 为大咯血，严重时可导致窒息。大咯血时应嘱其患侧卧位休息，保证气道通畅，改善氧合状态，稳定血流动力学状态。预防咯血窒息应视为大咯血治疗的首要原则，出现窒息时采取头低足高 45°的俯卧位，用手取出患者口中的血块，轻拍健侧背部促进气管内的血液排出。若采取上述措施无效，应迅速进行气管插管，必要时行气管切开。药物治疗首选垂体后叶素，可激发血管收缩反应产生止血效应。对有高血压、冠心病、心功能不全、妊娠患者，及应用本药有严重副作用而禁用垂体后叶素的患者，可考虑使用血管扩张药物，如普鲁卡因、硝酸甘油等。一般止血药物如氨甲苯酸、酚磺乙胺等，适用于凝血机制障碍引起的咯血，仅作为大咯血的辅助治疗。内科药物保守治疗无效时，可考虑介入栓塞治疗或手术治疗。

6. 并发症的治疗

（1）肺脓肿：应选择可覆盖支气管扩张症常见病原菌（如铜绿假单胞菌）及厌氧菌抗菌药物，并加强祛痰治疗，可采用体位引流，必要时行支气管镜冲洗、经皮导管引流。

（2）类肺炎性胸腔积液：一旦考虑类肺炎性胸腔积液，且积液厚度大于1cm，应尽早行胸腔穿刺，明确积液性质，行病原学涂片、培养检查。加用抗感染治疗，应选择可覆盖支气管扩张症常见病原菌（如铜绿假单胞菌）及厌氧菌的抗菌药物。

（3）慢性呼吸衰竭：对于存在慢性呼吸衰竭的支气管扩张症患者，建议与慢性阻塞性肺疾病采取相同的治疗标准，使用低流量的长期家庭氧疗（1～2L/min），对于伴有高碳酸血症的患者则应使用无创通气，使用祛痰药物及物理治疗手段排出痰液，保持气道通畅，并可使用支气管扩张剂缓解呼吸困难症。

（4）慢性肺源性心脏病：治疗支气管扩张症原发疾病，尽量延缓疾病进展；家庭氧疗；对有体循环淤血表现患者可予小剂量利尿治疗，注意监测电解质、痰液黏稠程度等情况；急性加重期时血流动力学不稳定患者，可加用正性肌力药物，如多巴酚丁胺、多巴胺、米力农等。

7. 免疫调节

接种流感疫苗和肺炎链球菌疫苗，使用一些促进呼吸道免疫增强的药物，如细菌细胞壁裂解产物，可以提高支气管扩张症患者的免疫力，减少支气管扩张症患者的急性发作。

8. 外科治疗

目前大多数支气管扩张症患者应用抗菌药物治疗有效，不需要手术治疗。手术适应证包括：积极药物治疗仍难以控制症状者；大咯血危及生命，经药物、介入治疗无效者；局限性支气管扩张，术后最好能保留10个以上肺段。手术的相对禁忌证为非柱状支气管扩张、痰培养铜绿假单胞菌阳性、切除术后残余病变及非局灶性病变。

（六）发展预后

支气管扩张形成后较难治愈，预后较差，多数情况下后期为逐渐加重的过程，但部分患者可通过治疗和控制，减缓病情的进展。若患者出现大咯血等情况，预后相对较差，患者应及时前往医院就诊，根据实际情况给予治疗方案。若治疗效果较好，可维持较长的生存时间。但患者应注意加强锻炼、预防感染，病情出现变化时及时就医就诊。

二、支气管扩张症的中医认识

（一）病名及历史源流

支气管扩张症在中医古籍中未见有专门论述，根据其临床证候特点，目前多数医家将此病命名为"肺络张"，将其归属于"咳嗽""咳血""肺痈"范畴，疾病后期亦有归属于"肺痿""劳嗽"等范畴。

《素问·咳论篇》记载："肺咳之状；咳而喘息有音，甚则唾血。"《金匮要略·肺痿肺痈咳嗽上气病脉证治》曰："咳而胸满，振寒脉数，咽干不渴，时出浊唾腥臭，久久吐脓如米粥者，为肺痈。"肺痈发病原因是"风中于卫，呼气不入，热过于营，吸而不出；风伤皮毛，热伤血脉……热之所过，血为之凝滞，蓄结痈脓。"《景岳全书》云："水亏则火盛，火盛则刑金，金病则肺燥，肺燥则络伤而嗽血，液涸而成痰。"《证治要诀·诸嗽门》曰："劳嗽，有久嗽成劳者，有因病劳久嗽者，其证寒热往来，或独热无寒，咽干溢痛，精神疲极，所嗽之痰或浓或时有血腥臭异常，语声不出者。"这些表述，与支气管扩张症之慢性咳嗽、咳黄脓痰和（或）咯血的主要临床表现相一致。

现代医家认为，支气管扩张症病位在肺，涉及肝、脾、肾等诸脏，是本虚标实之症，本虚在肺、脾、肾的亏虚和素体因素，标实在痰、热、瘀，病理因素多见于阴虚痰热。

（二）病因病机

1. 感受外邪

外感六淫，多由口鼻而入，或经皮毛感邪内合，侵及肺系，肺宣肃失常而为病。邪阻肺系，肺气上逆而咳嗽时作；水液失布，津液不化，而痰浊内生；痰蕴结于肺，日久郁而化为痰热；或邪伤肺络，血溢气道，引起咯血；或反复感邪，以致肺络痹阻不畅，发为喘闷。

2. 饮食不节

痰湿之体，或因过食肥甘厚腻辛辣之品，积湿生热酿痰，蕴结中焦，循经及肺，出现咳吐黏痰；或饮食寒凉，脾胃失于运化，痰湿内生，循经及肺，出现痰吐清稀白沫。

3. 情志失调

郁怒忧思太过，心肝火旺，邪火犯肺，肺失清肃，咳嗽气逆，遇情绪波动即见病情加重；或邪火伤及肺络引致咯血；或邪热炼液成痰，阻于肺络，咳出黄绿色脓性浊痰。

4. 久病肺虚

慢性咳嗽日久不愈，肺气渐损，气不化津，水液失于输布，凝液成痰；或有哮喘、肺痿、肺痨病史日久迁延，或因风温未能透达、肺痈日久，肺脏受伤，最终导致肺脏气阴不足。

以上病因中外感、情志和饮食因素，既可是原发病因，亦可成为支气管扩张症反复发作的诱因。

支气管扩张症病位在肺，属于中医肺系疾病，病证属于本虚标实，肺脾肾虚和素体因素为本，痰、热、瘀为标，而外感六淫、饮食不节、情志失调、久病肺虚是其发病因素。从病变部位而言，支气管扩张症病在肺脏本身，可涉及肝、脾、肾。与肝有关者，因郁怒伤肝，邪郁化火，木火刑金，上逆犯肺；亦有木克土，土不生金之肺脏虚损。与脾有关者，因饮食不当，脾失健运，痰湿内生，上干于肺；或久病不愈，子盗母气，肺虚及脾，肺脾两虚。与肾有关者，因肺金久病不足，肾水失养，肾阴暗耗，涎沫不摄，失于气化，上逆于肺。

从病理因素而言，支气管扩张症由于外感、内伤、久病等原因，导致脏腑功能失调，产生痰、热、瘀等病理因素。其基本病机为痰热互结，蕴阻于肺，熏灼肺络，发为本病。痰、热、瘀是导致支气管扩张症的主要病理因素，且往往相互夹杂，贯穿于本病的整个过程。在疾病发作期主要是以标实为主，具体如痰热壅肺、肝火犯肺、热伤血络等，稳定期以虚为主，主要是肺脏气虚、气阴两虚，夹痰、瘀、湿等可导致支气管扩张症迁延不愈。

（三）治法治则

1. 辨证要点

支气管扩张症辨证首先要分虚实。实证于急性发病期多见，以咳嗽、黄黏痰为主要表现，伴见身热、烦渴、胸痛、便干等。虚证多为慢性迁延，病程较长，以慢性咳嗽、痰多为主症，伴有气短、疲劳、纳呆、口干咽燥等症，以正气亏虚为主，伴有余邪未清。支气管扩张症往往病程较长，病势缠绵，临床多见于虚实夹杂之象。

2. 治疗原则

（1）应遵循"急治其标，缓治其本"，或标本兼顾的原则。要注意掌握标本转化的规律，随证变化，始终抓住主要矛盾。如外感导致痰咳加重，既疏风宣肺止咳治标，又理气化痰治本，标本同治。

（2）补虚泻实，亦即扶正祛邪。支气管扩张症患者多病程较长，病势缠绵，多为虚实错杂之证，为达到未化之痰引之归正，已成之痰攻而去之的目的，须根据患者的禀赋厚薄，病邪深浅，正气盛衰情况，辨其虚实，分别采用先攻后补、先补后攻；或攻补兼施，扶正祛邪；或以扶正为主兼以祛邪；或以祛邪为主兼以扶正。如若见痰专治痰，攻逐太过，则会徒伤正气。若一味补益，难免会滞邪留寇，贻误病情。总之，攻补并举时，应以扶正不留邪，攻邪不伤正为原则。

（3）患者的年龄、体质、生活习惯及精神状态不同，整体及其他脏器功能的盛衰不同，治疗用药也有所区别。要根据患者的年龄、体质及病情变化，或从少量开始，或可中病即止。

（4）对于痰血者，注意止血不留瘀，以免离经之血逗留，导致反复咯血难愈为患。应随证运用唐容川《血证论》中治血四法，即止血、消瘀、宁血、补虚，达到血止、邪去、正安的目标。对于近期痰中有血，或有出血倾向的，还应谨慎或者避免应用活血、升提、温热、流动之药。

（四）辨证论治

支气管扩张的中医辨证论治百家争鸣，尚无统一标准，临床上各医家结合实践经验，分型与论治各有侧重，但总体而言，实证可分为痰湿阻肺证、痰热壅肺证、肝火犯肺证等证型，虚证可分为肺脾气虚证、肺肾气虚证、气阴两虚证、阴虚火旺证等证型。

中医辨证治疗支扩急性加重期，痰热是治疗关键，多采用清肺、化痰、平肝诸法。可提高疗效，缩短病程；支扩稳定期的治疗为中医治疗的重点与优势所在，可以缓解症状，减少痰液生成，提高生活质量，减少支扩患者年急性加重次数，从而减缓疾病的进展，对减少复发有积极意义。

1. 痰湿阻肺证

主症：咳嗽咯痰，痰色白，痞满，纳呆，或食少，周身沉重，舌苔白腻，脉滑或弦滑。

治则：燥湿化痰，理气止咳。

方药：二陈平胃散。

加减：咳逆气急、痰多胸闷，加白前、紫苏子、莱菔子；久病脾虚、神疲，加党参、白术。

2. 痰热壅肺证

主症：咳嗽，咳痰色黄质黏量多，口干口苦，或有身热，胸闷胸痛，便秘，小便黄赤，或咳吐脓血腥臭痰，痰中带血，甚则咯吐鲜血，舌红，苔黄腻，脉滑数。

治则：清热化痰，消痈平喘。

方药：千金苇茎汤。

加减：咯痰黄稠不利，加桑白皮、射干、栝楼、浙贝母；咳逆气急、咯痰浓浊量多，加栝楼子、葶苈子；大便秘结，加生大黄、枳实；心烦口渴，加生石膏、天花粉。

3. 肝火犯肺证

主症：咳嗽阵作，气逆呛咳，情绪波动时易于引发，痰黏量少咳吐不畅，痰中带血或咯吐鲜血，胸胁胀痛，烦躁易怒，面红目赤，口干口苦，舌质红，苔薄黄，脉弦数。

治则：清肝宁肺，凉血止血。

方药：泻白散合黛蛤散。

加减：咳嗽频作、痰黄，加栀子、牡丹皮、浙贝母、枇杷叶；胸闷气逆，加枳壳、旋覆花；痰黏难咯，加海浮石、浙贝母、竹茹。

4. 肺脾气虚证

主症：咳嗽痰白，或痰质稀；气短，动则加重；自汗，或易感冒；纳呆，或食少；神疲，或乏力，动则加重；痞满，或腹胀，或便溏；舌体胖大或有齿痕，脉沉细或沉缓或细弱。

治则：健脾益气，化痰止咳。

方药：六君子汤合三子养亲汤。

加减：痰涎壅盛，加葶苈子、大枣；痰多色黄稠，加连翘、黄芩。大便秘结，临服加熟蜜；冬天，加生姜。

5. 肺肾气虚证

主症：咳嗽，痰质黏；脑转耳鸣，腰酸腿软，不耐劳累；畏寒肢冷，面色苍白；舌体胖大，舌苔淡白，脉沉细。

治则：补肺益肾，纳气平喘。

方药：金水六君煎。

加减：大便溏，去当归，加山药；痰盛气滞所致胸胁不畅，加白芥子；阴寒盛而咳嗽，加细辛；兼表邪寒热者，加柴胡。

6. 气阴两虚证

主症：咳而无力，声低气短，咳痰清稀色白量多，偶见痰中带血，或咯血，血色淡，神疲乏力，头晕心悸，面色少华，食少便溏，或午后潮热，畏风，自汗盗汗，舌淡，边有齿印，或舌红少津，脉细弱。

治则：养阴益气，清泻虚热。

方药：沙参清肺汤。

加减：口燥咽干，加芦根、天花粉；纳少、大便稀溏，加白扁豆、山药、白术。

7. 阴虚火旺证

主症：干咳气急，痰少质黏难出，痰中带血或反复咯血，血色鲜红，口干咽燥，颧红，五心烦热，或见午后潮热，盗汗，腰膝酸软，舌质红或红绛，少津液，苔少或花剥，脉细数。

治则：滋阴降火，润肺化痰。

方药：百合固金汤。

加减：咳甚，加五味子。对于咳血明显的支气管扩张症患者，可在其他证型基础方中加入黛蛤散、十灰散、咳血方等方剂，或者是加白茅根、茜草、白及、藕节炭、侧柏叶炭等止血药物。

（五）中医特色疗法

1. 针灸

适用于所有证型。选穴：风门、肺俞、厥阴俞，华盖、玉堂、膻中，配穴：阴陵泉、公孙、丰隆、鱼际、合谷、肾俞、脾俞、足三里等。操作：肾俞、脾俞、足三里用补法，余穴用泻法或平补平泻，留针 15min，每日 1 次，10 次为 1 个疗程.

2. 穴位贴敷

针对咯血患者，选择涌泉穴。

3. 穴位注射

针对咯血患者，选择孔最、血海、膈俞穴位。

（六）中西医结合治疗

中西医结合治疗支气管扩张症，相辅相成，既增强了抗生素的疗效，通畅了气道，促进痰液的排出，又增强了机体的抵抗力，达到根治的目的。出血量较大，单纯中医治疗疗效欠佳，应以西医治疗为主，可中医辅助治疗以加强疗效，缩短止血时间。出血量较小，特别是痰中带血，反复少量咯血，经久不愈者，中西医结合治疗有优势，可在分型论治的根底上中药加减治疗为主。

总体而言，笔者认为支气管扩张患者中医药治疗以益气养阴，化痰降气为主，从整体上采取标本兼治，不仅可以有效地缓解患者慢性咳嗽、咯痰以及呼吸困难等症状，同时也提高了患者的免疫力，改善了患者的营养状况，增强了患者的抗病能力，减少了病情的复发，从而延缓并阻止了病情的发展，促进了患者机体的恢复，从根本上提高了患者的生存质量。

（七）预防调护

1. 心理指导

由于疾病迁延不愈，患者易产生悲观、焦虑等情绪；咯血时，患者感到对生命造成严重威胁，会出现极度恐惧，甚至绝望的心理。应进行疏导、解释、鼓励，应加强宣教工作，提高患者对疾病的认识，使其树立战胜疾病的信心。咯血时，应陪伴及安慰患者，保持其情绪稳定，避免因情绪波动加重出血。

2. 饮食指导

提供足够热量、蛋白质和维生素饮食。咯血期间，因过冷或过热食物均易诱发咯血，应以温凉为宜，少食多餐。

指导患者在咳痰后及进食前后漱口，祛除痰臭，促进食欲。

鼓励患者多饮水，不少于 1500～2000mL/d，以稀释痰液有利排痰。

3. 休息活动指导

休息能减少肺活动度，避免因活动诱发咯血。小量咯血应静卧休息，大量咯血或病情严重应绝对卧床。

4. 生活指导

预防呼吸道感染，向患者及家属宣传防治呼吸道感染的重要性，及时治疗呼吸道慢性病灶，避免受凉，减少刺激性气体吸入，吸烟者应戒烟。注意保暖，预防感冒。

三、支气管扩张症的肺康复评定方式

肺康复可以缓解支气管扩张症患者的临床症状，减轻因呼吸疾病造成的日常活动能力障碍、运动耐力下降等，提高生活质量。进行肺康复治疗之前，有必要对患者进行呼吸功能障碍的评估，从而制定个体化的肺康复治疗方案。目前常用的评估方法包括6分钟步行试验、日常生活活动能力评价、生活质量评价等。

(一)6分钟步行试验(6MWT)

让患者在平的硬地上尽可能快地行走6分钟，测量行走距离。该方法操作简单，不需要任何运动设施，也不需要先进的技术。可用于支气管扩张症治疗前后的对比，评价机体功能状态、预测患病率和死亡率等。推荐使用6分钟步行试验的距离绝对值评价改善程度，对至少中度损伤的患者的功能评定是有益的，但受多种因素(年龄、性别、体重、肺部疾病等)的影响，缺乏一定的特异性。

(二)日常生活活动能力评价

日常生活活动(ADL)能力是指个人为了满足日常生活的需要每天所进行的必要的活动的能力。评价方法很多，包括 Barthel 指数、FIM 等，但多数是针对伴有肢体功能障碍者，对于慢性肺病患者并不完全适用。更新后的 ADL 分级加入呼吸困难评分，能够更完整、更准确地反映慢性肺病患者的生活功能情况。

(三)生活质量评价

健康相关生活质量(HRQL)关注疾病对患者从事日常生活及享受生活的能力的影响，内容包括身体功能、心理状态、独立生活和活动能力、社会关系及环境。现已设计出多种 HRQL 量表。分为总体量表和疾病特异性量表。总体量表用于评价患者总体的生活质量，包括疾病对生活的影响(SIP)、疾病治疗结果研究等。疾病特异量表用于评价与某疾病相关的特异的生活质量，如慢性呼吸系统疾病问卷(CRQ)、圣·乔治呼吸问卷(SGRQ)等。

（四）肌力分级评估

肌力是指肌肉产生的力量，是人体运动的基础。肌力的分级评分是评估肌肉力量的一种方法，通常用于评估运动员的肌肉力量和康复患者的康复进展。肌力的分级通常分为 6 个等级，分别为 0 级、1 级、2 级、3 级、4 级和 5 级。0级肌力表示完全无力，即肌肉不能产生任何力量；1 级肌力表示肌肉可以产生微弱的收缩，但不能产生任何运动；2 级肌力表示肌肉可以产生运动，但不能克服重力；3 级肌力表示肌肉可以克服重力，但不能克服外部阻力；4 级肌力表示肌肉可以克服外部阻力，但不能克服最大阻力；5 级肌力表示肌肉可以克服最大阻力。肌力的分级评分可以用于评估肌肉力量的恢复情况，以确定康复进展情况。

国外研究常用的肺康复疗效评估主要是 6 分钟步行试验和慢性呼吸系统疾病问卷（CRQ）评分量表。研究发现，对支气管扩张症患者进行 6~8 周的肺康复训练，能够明显改善 6 分钟步行试验和 CRQ 评分，肺康复治疗能够改善支气管扩张症患者的咳嗽、咳痰、呼吸困难症状和再住院次数。然而，也有一些研究发现，肺康复治疗仅对部分支气管扩张症患者的肺功能有改善效果，可能的原因是入组患者的年龄、基础状况等的差异。

总体而言，支气管扩张患者可从肺康复中获益，但是，国内外目前对于支气管扩张症患者的康复疗效证据仍有限，部分研究存在样本量小、缺乏前瞻性RCT 研究、缺乏有效的评估疗效方法等局限，未来有待进一步的大样本、前瞻性研究来探究支气管扩张症患者的肺康复疗效。

四、支气管扩张症的肺康复的运动训练处方

当支气管扩张患者并存运动耐力下降或合并 COPD 的时候，肺康复的方案应以运动训练为中心。运动训练是指以生物力学、人体运动学等为基础，采用主动和被动运动，通过改善、代偿和替代的途径，旨在调节运动组织（如肌肉、骨骼、关节、韧带等）的血液循环和代谢，促进肌肉与神经功能，提高肌肉力量、肌肉耐力、心肺功能和平衡功能，减轻异常压力或施加必要的治疗压力，纠正躯体异常和功能障碍，包括运动处方、力量训练、耐力训练等。作为呼吸康复的核心，运动训练受到广泛关注。在运动训练进程中，监督人员应密切关注患者的症状和体征，及时调整运动处方，评估康复进展情况，以期达到最佳的训练效果。

运动处方（exercise prescription）是指根据患者的临床和功能状况评估结果，以处方形式为患者安排的运动治疗方案，其基本内容包括运动方式、运动量（强度、时间、频率）、疗程和注意事项。为了增加运动处方的合理性，应在临床医

师、康复医师与运动治疗师协商讨论的基础上，依据个体化、循序渐进、持之以恒、主动参与和全面锻炼的基本原则来制定科学、安全、有效的运动处方。对于具有心脏病、骨关节功能障碍等疾病的患者，训练前应询问病史或健康状况，进行全面的体格检查和功能评定，判断是否存在运动禁忌证。

在运动方式方面，可以根据患者的病情、喜好和运动能力选择游泳、步行、打太极拳、阻力训练等自由活动，卧位康复操等床上限制性活动以及被动活动，避免单调、枯燥。在运动量方面，应注意三者的相互调整，如强度过大时，时间可适当缩短、频率可适当减小。关于运动强度，多因疾病而异。对于脏器疾病患者，一般采用中等强度，但最适合的运动强度应通过运动试验判定，常用运动时心率、最大吸氧量来表示。关于运动持续时间，一般建议 20~60min，结合患者的病情和耐受程度决定时间长短。关于运动频率，一般每日或隔日 1 次。对于慢性呼吸系统疾病患者，可参考美国运动医学会运动训练指南（表 20-3）。作为适于进行运动训练的呼吸系统疾病之一，支气管扩张症的训练方案应包含尽可能多的肌群，可以选择地面或活动平板步行，也可以选择脚踏车运动，同时联合手臂循环运动等方式，但需注意运动中的呼吸困难症状。健康人可从 8~12 周的运动训练中获益，呼吸系统疾病患者往往需要更长的康复过程才能体现出实质性效果。为了更好地达到运动效果，应根据患者的具体情况制定适当的个体化运动处方。

表 20-3 美国运动医学会运动训练指南

项目	方式
运动	大肌群的动力性运动
方式	平地或器械步行
频率	3~5 次/周
时间	20~60min/次
强度	储备心率的 50%~85% 最大心率的 65%~90% RPE = 12~16（等级评分） RPE = 4~8（等级-比率评分）
肌肉力量与肌肉耐力训练	
运动	阻力训练，低阻抗、重复训练
方式	各种阻力或液压举重器械 等张举重器械 非力量器械训练

表 20 - 3(续)

项目	方式
频率	2 ~ 3 次/周
时间	每组 8 ~ 10 个动作(包括主要肌群活动),每次重复 3 ~ 20 组
强度	依据个人具体情况和意愿
灵活性训练	
运动	全部主要肌群的静态伸展运动
频率	至少 2 ~ 3d/周,5 ~ 7d/周较理想
时间	每个伸展动作 15 ~ 30s,每组 2 ~ 4 个伸展动作
强度	达到伸展极限但无疼痛

注:RPE(rate of perceived exertion),主观疲劳量表。

(一)力量训练

力量训练是指在康复过程中,通过主动或被动运动的方式,采取不同的肌肉收缩形式来恢复或增强肌肉力量的训练,具有防治肌肉萎缩、促进肌肉力量恢复、改善心肺功能和全身状况的作用。训练前,应首先评估训练部位的关节活动范围和肌肉力量情况,根据评估结果,选择适当的训练方法(表 20 - 4)。在肌肉力量训练前,应对患者进行讲解,鼓励其进行充分的准备活动。患者应在无痛的前提下进行肌肉力量训练,根据情况合理调整训练强度,并对训练情况进行详细记录,避免出现代偿运动和过度训练,注意训练过程中的心血管和呼吸系统反应。

表 20 - 4 肌肉力量训练方法的选择原则

肌肉力量	训练方法
0 级	被动运动、功能电刺激训练
I ~ II 级	等长训练、助力训练、功能电刺激训练
III 级	主动训练、等长训练、等张训练、助力训练
IV ~ V 级	主动训练、阻力训练、等长训练、等张训练、等速训练

1. 助力训练

指借助外力辅助和患者主动肌肉收缩完成的肢体活动,外力包括器械、健侧肢体或他人帮助,常适用于肌肉力量 I ~ II 级的患者。

2. 主动训练

指患者主动独立完成,无外力作用的肢体活动,以增强肌力和耐力、改善关节功能、心肺功能,适用于肌肉力量 III 级的患者。

3. 阻力训练

指患者主动进行对抗阻力的活动，阻力可以来自器械或他人，以提高肌肉力量和肌肉耐力，适用于肌肉力量Ⅳ~Ⅴ级的患者。阻力训练介于力量训练和耐力训练之间，主要有渐进阻力训练和循环阻力训练两种方式。渐进阻力训练是指阻力训练强度逐渐增加的训练方法，一般先测定训练肌肉的最大收缩力，然后按照最大收缩力的50%、75%和100%进行顺序训练，每一强度每组10次，间隔休息2~3min。循环阻力训练是指中等负荷抗阻、持续、缓慢、大肌群、多次重复的训练方法，以40%~50%最大收缩力为运动强度，每组在10~30s内重复8~15次收缩，间隔休息15~30s，10~15组为1个循环，每次训练2~3个循环，每周训练3次。训练应以大肌群为主，强调单侧缓慢的全关节范围的阻力训练，逐步适应后可按5%的增量逐渐增加运动量。运动训练时，保持自然呼吸，不要憋气，心肺功能差者注意训练监护。

4. 等长训练

指肌肉收缩时，肌纤维长度不变，张力增加，关节角度不变的活动，又称为静力性运动，如提、拉、蹲等动作，既可作为关节固定时的肌肉收缩训练，也可作为避免关节弧疼痛点（如髌骨软骨病）的肌力训练。无论是中等强度还是高强度运动，肌肉血流量均相对减少，肌肉无氧代谢增加，运动持续时间较短。

5. 等张训练

指肌肉收缩时，肌纤维长度缩短或延长，张力基本保持不变，关节角度变化的活动，又称为动力性运动。根据肌肉收缩时肌纤维长度变化的方向，可分为向心性收缩和离心性收缩。

向心性收缩可使肌纤维长度缩短，如屈肘时肱二头肌收缩，其基本目的是产生肢体运动，收缩速度较快，神经控制环路较简单。离心性收缩可使肌纤维长度延长，如下楼时股四头肌收缩，其基本目的是控制肢体运动，收缩速度较慢，神经控制较复杂，涉及多种反馈抑制。在进行肌力训练时，需要充分利用向心性收缩和离心性收缩，虽然离心性收缩的增强肌肉力量效果优于向心性收缩，但较容易造成肌肉损伤。

6. 等速训练

指运动中速度和力矩恒定，肌肉在任何一点都能达到最大收缩力的活动，采用电脑控制的专门设备，根据运动过程的肌肉力量大小变化调节外加阻力，使关节按照预先设定的速度完成运动。与等长训练和等张训练相比，等速训练的最大特点是肌肉能得到充分的训练且不易受到损伤。

7. 其他训练

除了上述训练方式，常用的还有电刺激训练和悬吊训练等。电刺激训练是指采用电刺激的方式诱发肌肉收缩活动，以预防肌肉萎缩和关节粘连，为主动训练做准备，适用于肢体瘫痪，肌力 0 ~ I 级而无法运动者。悬吊训练是一种助力训练，指利用绳索、挂钩、滑轮等简单装置，将运动的肢体悬吊起来，以减轻肢体的自身重量，然后在水平面上进行训练。

（二）有氧训练

有氧训练（aerobic training）是指采用中等强度的大肌群、动力性、周期性运动，持续一定时间，以提高机体氧化代谢运动能力或全身耐力的训练方式。

关于运动方式，可进行针对不同部位的耐力训练，如上肢的手摇车训练和重复提举物体训练、核心肌群训练、下肢的步行训练、上下楼梯训练和功率自行车训练，以及涉及全身的体操训练等。关于运动强度，可以用吸氧量、代谢当量、心率或主观疲劳量表等相关指标来表示。运动训练时，一般将基本训练目标强度称为靶强度（target intensity）。关于运动时间，除准备活动和整理活动外，靶强度的运动时间为 15 ~ 40min。在没有医学监护的条件下，一般采用减小运动强度和延长运动时间的方法，提高训练安全性。关于运动频率，一般为每天或隔天 1 次（3 ~ 5 次/周）。关于运动量，达到一定程度才能产生训练效果，一般认为每周总运动量（以热卡表达）为 700 ~ 2000kcal（相当于步行或慢跑 10 ~ 32km）。另外，肌肉耐力训练是指小负荷、多次重复或持续较长时间，以提高肌肉耐力的训练方式，可采用哑铃、沙袋、拉力器等器械。

一次训练通常分为 3 个部分，包括准备运动、运动训练和整理运动。准备运动和整理运动类似，可考虑进行医疗体操、关节活动、肌肉拉伸、呼吸训练或小强度的有氧训练，一般强度为运动训练的 50% 左右，时间为 5 ~ 10min。运动训练可分为持续训练、间歇训练和循环训练，一般强度为靶强度，时间为 15 ~ 40min。对于支气管扩张症的患者，应首先确定患者的心血管状态，根据具体情况选择适当的运动方式，保证充分的准备和整理运动，避免发生过度训练和运动损伤，降低意外风险。

五、支气管扩张症的物理康复治疗处方

对于支气管扩张患者的康复，物理治疗极为重要。呼吸康复物理治疗技术是在评估的基础上，通过体位改变、呼吸训练、姿势矫正等策略达到改善肺容量、清除气道分泌物和减轻呼吸做功等效果的治疗方式，包括体位引流、振荡排痰、咳嗽训练、呼吸训练等。患者应在物理治疗师的指导下学习物理治疗方法，这样可以有效地减少疾病复发或加重。需要注意的是，无论采用何种物理治疗技术，均应在操作前询问患者病史，明确是否存在禁忌证。

目前，针对支气管扩张症患者肺康复的研究中用到的康复治疗方案较为固定，多采用体位引流、振荡排痰、咳嗽训练、呼吸训练、运动训练等方法，一方面可以帮助患者咳痰，另一方面改善患者的通气功能，从而提高呼吸的效率，缓解患者临床症状，维持和改善患者运动耐力，提高其生活质量。

在治疗中，应区分急性加重期和稳定期，不同时期肺康复方法不同。支气管扩张症急性加重期以化脓性症状为主，如咳嗽、咳痰，可伴有咯血，若未能控制病情，病死率高，此时应以控制感染、减轻症状为主。因此，肺康复中痰液引流至关重要，可有效减轻症状及改善生活质量，伴咯血患者应止血。若病情较重或生命体征不平稳时，不适宜做剧烈的上下肢运动及呼吸操锻炼，避免呼吸困难或咯血等症状加重。支气管扩张症稳定期，如何提高患者自身免疫功能、避免反复感染是肺康复的主要目的，运动训练能使支气管扩张症症状加重的频率减少，研究表明，运动训练可以改善心肺功能，改善慢性呼吸系统疾病的预后。

（一）辅助清除气道分泌物

肺泡通气是氧转运链中的重要步骤，而遗留在气道的分泌物或黏液栓可能干扰气体交换。气道廓清技术主要涉及呼吸、手法、机械设备3个方面，包括咳嗽训练、体位引流、振荡排痰和主动循环呼吸技术等方法，可以有效增加用力肺活量和呼气流速，提高每次通气量，增大动脉氧分压，帮助支气管扩张症患者排痰，并在一定程度上改善患者的心肺功能。

1. 咳嗽训练

一般来说，咳嗽是排出分泌物的有效手段之一，分泌物可以通过呼出的气流抵抗重力作用并向头侧移动。咳嗽时，有较大的吸气量和较高的呼气流速，可以清除第六或第七节段支气管（肺段支气管）的分泌物。有效咳嗽可以分为4个阶段：第1阶段需要吸入足够的空气为有力咳嗽提供必要的气体，吸气量至少要达到当前肺活量的60%；第2阶段涉及关闭声门（声带）以及腹部和肋间肌肉准备；第3阶段是主动收缩相关呼吸肌；第4阶段是声门打开和用力呼出空气。

除了训练患者形成有效的咳嗽反射，还可进行辅助咳嗽技术和哈咳技术。关于辅助咳嗽技术，需让患者仰卧于硬板床上或坐在有靠背的轮椅上，面对治疗师，治疗师的手置于患者的肋骨下角处，嘱患者进行深吸气，并尽量屏住呼吸，当其准备咳嗽时，治疗师的手用力向上向里推，帮助患者快速呼气，引起咳嗽。若痰液过多，可配合使用吸痰器。关于哈咳技术，嘱患者深吸气，在用力呼气时，说"哈"引起哈咳，可减少支气管痉挛的诱发，提高咳嗽、咳痰的有效性。对于不能按照要求进行咳嗽的患者，可考虑应用气管刺激技术和气管内吸痰技术。在进行咳嗽训练时，最好使用多次哈气排出分泌物，有脑血管破裂、栓塞或血管瘤病史者应避免用力咳嗽。

2. 体位引流

又称支气管引流，是一种患者被放置在特定体位，待引流的每一个肺叶均处于较高位置，通过重力协助分泌物从外周向更大、更中央的气道移动的特定技术，能够有效促进分泌物排出。体位引流之前，使用雾化吸入支气管扩张剂或黏液溶解剂以促进排痰。对于能够咳出分泌物的患者，可用组织杯或试样杯接痰。另外，应准备好吸痰设备以辅助从人工气道或患者的口腔或鼻腔处清除分泌物。

3. 振荡排痰

目前，最常采用的方法为机械振动排痰法与手动叩击排痰法。机械振动排痰法主要借助机械设备，而手动叩击排痰法是通过胸壁震动气道使附着在肺、支气管内的分泌物松动脱落，刺激患者咳嗽，排出痰液。若采用手动叩击排痰法，患者需取半坐位或侧卧位，治疗师将手弯成杯状，利用腕部力量，从患者肺的下叶部开始，自下而上叩击，力度视患者的病情而定，频率为 30 ~ 40 次/min，边拍边鼓励患者咳嗽，使痰液从周边肺野流向中心气道，必要时进行吸痰。在治疗过程中，注意观察患者的面部表情、生命体征、咳嗽、咳痰情况，出现呼吸困难或颅内压增高症状时，立即停止操作，待症状缓解后再进行。

4. 主动循环呼吸技术

主动循环呼吸技术是一种患者可控、无须借助外力、简单易学的呼吸训练和排痰方法，其主要由 3 个部分组成：①呼吸控制（即腹式呼吸和缩唇呼吸）：呼吸时，膈肌放松和收缩使得腹腔内压变化，从而增加潮气量和保证最大吸气量，通过缩唇形成微弱阻力，延长呼气时间，增加气道压力，延缓气道塌陷；②胸廓扩张运动：相较于正常呼吸，具有较大的主动吸气量，增加了外周气道和呼气流量，更易松动气道分泌物；③用力呼气技术：相较于咳嗽，呼气时胸内形成较小的气道压力、一定的纵向剪切力和呼吸道管壁振动力，可以降低痰液的黏稠度，更利于痰液排出。为避免受到呼吸系统常用治疗技术干扰，患者应于安静环境，穿着宽松的衣物，采取舒适放松的体位进行训练，但需注意不适宜进行腹式呼吸训练的患者不建议进行胸廓扩张运动。

（二）改善肺容量

肺容量（lung volume）是指肺内气体的含量，即呼吸道与肺泡的总容量，反映了外呼吸的空间。作为肺通气和换气功能的基础，维持稳定的肺容量具有重要的临床意义。肺扩张治疗是用来防治肺不张，改善肺容量的常用方法，它通过调动患者的主动吸气潜能或使用治疗用具所提供的被动吸气动力来提高吸气驱动压力，从而增加吸入潮气量，改善肺内气体分布。传统的治疗方法包括深吸气训练、吹气球、呼吸机辅助呼吸等。近年来，国际上开发了一些新技术，如诱发性肺量计训练(IS)和手动膨肺技术(MHI)。IS 是以目标为导向的治疗装置，经视觉反馈，患者可观察到每次吸气所达到的气体量，鼓励患者进行持续最大吸气动作来激发最大的跨肺压，从而使肺泡得到最佳充盈。作为重症常规呼吸管理方法之一，MHI 逆转了自然呼吸状态下的压力梯度，吸气时缓慢充气升高气道压力，使气流进入肺泡，肺泡压升高，压力由肺泡传到胸腔，使胸膜腔内压同步轻微上升，随后的屏气作用相似。同时，肺扩张产生的压力差能够促进细支气管的痰液松动，使支气管分泌物排出。

（三）减轻呼吸做功

长期迁延不愈、重症的支气管扩张症患者可出现喘息、呼吸困难等症状，这种功能状态会增加呼吸肌做功，降低呼吸效率，造成肺功能下降，严重影响患者的生活质量。在临床治疗中，治疗师会通过实施胸廓放松技术，建立正常呼吸模式和强化呼吸肌力量及耐力来增强呼吸控制，减轻呼吸做功。

1. 胸廓放松训练

呼吸困难可能是由于胸廓活动受限，可动范围较小，无法满足通气模式的需要。在异常呼吸模式形成之前，松动肋间肌、增强胸廓活动可以激发胸壁在 3 个通气平面的扩张潜力。因此，胸廓放松训练是正常呼吸模式的前提，也是其他干预活动的基础，能够减轻无效呼吸、疲劳、疼痛等情况，提高交换效能。胸廓放松训练主要是通过肩部、胸部的放松或直接松解、牵伸过度紧张的肌群，刺激肌肉感受器来缓解由呼吸肌过度紧张引起的呼吸困难症状。

2. 呼吸训练

为了扩张气管、减轻呼吸困难、提高呼吸效率，患者需要建立正确有效的呼吸模式，主要包括腹式呼吸和缩唇呼吸。腹式呼吸又称膈式呼吸，关键在于协调参与呼吸运动的膈肌和腹肌的活动。腹式呼吸时，患者可用 3 种体位(卧、坐、立)进行训练，采取"吸鼓呼缩"的呼吸方式，双手分别置于胸前及腹部，呼吸时胸部尽量避免活动，用鼻缓慢吸气，吸气时腹部尽量鼓起，充分吸气后稍作停顿或不停顿，然后缓慢呼气，腹部尽量回缩，同时手向上向内轻轻按压，帮助膈肌上升，做深长呼气。一般先由治疗师辅助指导，适应后由患者独立完成，每天 3~5 组，每组持续 15~20min，6~10 次/min，以不感觉憋气为宜。训练过程中，若患者出现气促、呼吸困难等不适症状，应及时中止训练。

除了腹式呼吸，缩唇呼吸是呼吸困难患者常用的另一种呼吸模式，通过保持气道较长时间开放，增加肺通气量，延长呼气过程，从而减低呼吸速度，减少呼吸做功，达到全身放松，尤其是对于重度气道阻塞患者。缩唇呼吸时，患者采用舒适体位，闭口经鼻吸气约2s，然后缩唇呈吹口哨样缓慢呼气4~6s，缩唇程度由患者自行调整，以能轻轻吹动前方30cm的白纸为宜，尽量将肺内气体呼出。吸气与呼气时间比为1:2或1:3，每天2组，每组持续10~15min，8~10次/min。在训练过程中，要求患者全程缓慢放松呼吸，感受呼吸模式，避免过度疲劳。

3. 呼吸肌训练

呼吸肌是人体呼吸运动的重要动力来源，其功能强弱直接影响人体肺功能。与身体其他部位骨骼肌相同，呼吸肌可通过训练获得功能改善。呼吸肌训练是一种吸气肌或呼气肌持续、规范地训练，通过改善最大吸气压和最大呼气压以增加呼吸肌群的力量与耐力。临床上，常将呼吸肌训练分为力量训练和耐力训练，前者以高强度低频率为主，后者以低强度高频率为主。大量临床研究显示，最佳的呼吸肌训练频率为每周至少3次，每次20~30min，至少持续4周，但仍需因人而异。需要强调的是，训练处方应在患者能接受的范围内，若患者感到疲劳，则应适当更改训练处方。在训练过程中，避免患者过度使用呼吸辅助肌群，否则易增加气道阻塞，诱发支气管痉挛。对于呼吸困难患者，首先考虑辅助呼吸法和吸氧疗法，维持呼吸通畅。

（四）矫正呼吸相关姿势和体态

支气管扩张症长期迁延不愈、反复发作，可引起姿势和体态改变，这与上胸部呼吸模式的过度使用、下胸部肋骨的扩张不足以及有效的呼吸模式减少密切相关，如长期咳嗽继发肩胛带姿势异常等。因此，治疗师应详细评估并记录患者的姿势和体态状况，同时考虑患者的特定功能丧失情况及疼痛程度。根据评估结果，选择适当的物理治疗方法，常用的方法包括姿势放松技术、姿势矫正技术和运动控制训练以及胶带固定。

1. 姿势放松技术

主要涉及胸部、肩部和骨盆。关于胸部和肩部放松，可应用渐进性肌肉放松训练，其是指肌肉进行最大化收缩后，将产生最大化放松。治疗师将手放在患者的肩胛带上，要求患者耸肩对抗治疗师的手并尽可能长时间保持。在整个治疗过程中，口头命令是非常重要的。另外，患者可通过向前和向后的肩部环绕运动来放松肩胛带，学会感知肩部紧张和放松的区别，并能独立地进行自我监测和调整。关于骨盆放松，治疗师常用语言和触觉引导的方法来帮助患者，使其骨盆恢复到更利于通气的位置。一般来说，轻微的骨盆相对后倾可以促进腹式呼吸，相对前倾可以促进胸廓扩张。

2. 姿势矫正技术和运动控制训练

姿势矫正是利用姿势稳定肌的支持能力进行运动学习与训练，同时避免更强的原动力来代偿，以频繁轻柔地重复矫正运动或体位为原则进行运动控制，从而改变呼吸模式和调整呼吸困难程度。在这一方面，主要关注骨盆和膈肌。关于骨盆，最初的重点应该是矫正坐位时的骨盆后旋姿势，减少腰椎和胸椎后凸畸形，可考虑借助器具或结合其他治疗方法来维持适当姿势。关于膈肌，由于呼吸运动通常与肢体活动过程中躯干的体位控制相适应，因此应给予重点关注和训练。

3. 胶带固定

在姿势再训练早期，适用于矫正坐姿的胶带可以提供本体感受反馈。胶带具有多种使用方法，横向胶带可以提升肩峰的侧缘，肩胛骨下缘胶带可以促进前锯肌运动，腋下胶带可以提升肩胛骨并减轻神经张力。需要注意的是，所有的胶带应依据患者的个人情况和需求来设计实施，对可能的皮肤反应和疼痛问题予以提示，确保使用舒适，若出现不适情况，应及时解除。

六、支气管扩张症肺康复的基本流程

（一）康复目的

支气管扩张症的主要症状为反复咳痰、咯血，频繁的下呼吸道感染和逐渐加重的呼吸困难，反复的急性加重和频繁的住院治疗不仅降低患者的健康生活质量，也显著缩短支气管扩张症患者的寿命。支气管扩张症肺康复以减轻症状、减少急性加重的次数、延长疾病稳定期的时间为总体目标。

（二）康复地点

肺康复的治疗场所主要包括住院部、门诊、家庭、社区4种形式。

住院康复的优点是可以使重症或伴随其他系统疾病的患者在医疗监护下进行肺康复，特别是70岁以上患者，以住院康复更为安全。医院康复可以提供完善的医疗监护，除了心肺功能监护外还可以提供辅助通气治疗、运动中的血氧监测以及对意外事件的及时处理等。

门诊康复有医生监督和指导，能够保证康复质量，又可以节约经费，对于需要长期康复的患者是十分有利的，但是对于路途较远、没有家属陪伴者是有困难的。

家庭康复的优点是节约和方便，对于自我控制力强的患者，家庭康复是延续住院康复效果的最佳选择，但是即使在密切监督下的运动疗法，家庭康复在运动耐力和生活质量上的改善都小于门诊和住院康复的改善。

社区康复介于门诊康复和家庭康复之间，在有条件的社区可以取得与门诊康复同样的效果。所谓条件指的是基础设施和训练有素的医生和护士（或呼吸治疗师），有一套完整的康复流程和康复方案。

（三）康复对象

由于在肺康复中强调的是呼吸残疾和呼吸障碍，而不是肺的生理性损伤程度，因此没有特定的肺功能指标来提示是否需要康复，而且症状和功能受限于生理学损伤的程度往往是不成比例的，因此，对于支气管扩张症患者来说，只要存在呼吸困难、运动耐力减退、活动受限就是肺康复的适应证。需注意的是，以下情况不适合肺康复治疗，应待病情稳定后进行：①支气管扩张症合并严重感染；②近期发生心肌梗死和不稳定型心绞痛；③进展期的关节炎使患者活动受限；④合并其他器官功能衰竭；⑤合并阿尔茨海默病，不能配合；⑥合并糖尿病酮症酸中毒；⑦血流动力学不稳定；⑧重度呼吸困难，静息状态下血氧饱和度 <88% 或血气分析 PO_2 <60mmHg。

（四）康复团队成员

肺康复的实施，离不开团队的协作与配合。一般来说，建议肺康复团队由呼吸科医生、呼吸科护士、康复科医生、康复师、营养师、心理咨询师、社区医护人员、社会工作者等组成。呼吸科医生负责肺部疾病的专科治疗及开具医嘱；呼吸科护士负责各项评估、有氧训练、呼吸功能锻炼及各种呼吸治疗康复技术的实施，以及心理护理、健康教育等；康复科医生负责评估患者病情并制订运动方案、氧疗方案、肌力锻炼方案；康复师协助患者实施医生所开具的康复训练方案；营养师负责制定营养处方；心理咨询师负责心理干预；社区医护人员在社区层面上为患者实施肺康复，包括家庭访视；社会工作者负责帮助提高患者自理能力及协调其社会关系。

（五）康复构成要素

1. 患者评估

康复治疗前，对支气管扩张症患者进行评估，对顺利开展肺康复治疗、保证肺康复疗效至关重要。肺康复团队应通过与患者及其家属交谈，了解其病情、心理、社会、文化、经济等状况，在此基础上，对其进行个性化的系统教育，制定个性化的肺康复治疗方案，只有这样才能提高其治疗的主动性和依从性，从而保证疗效。

2. 患者教育

对于支气管扩张症患者，教育的主要内容是加强患者对疾病发生、发展、防治的了解与认识，指导日常中加强防护，并开展心理健康教育，消除患者的焦虑情绪。

（1）完善患者对疾病的认识：让患者充分了解支气管扩张症是支气管的慢性异常扩张，慢性咳嗽、大量咳痰、反复咯血是其典型症状，支气管和肺部反复感染是支气管扩张症的主要病因，以及感染在急性加重中的作用，帮助其及早识别发现急性加重并及时就医，向其介绍支气管扩张症治疗的主要手段，包括控制感染、排痰技术、药物治疗等，病因明确者应向其解释基础疾病及其治疗方法。

（2）生活指导：嘱患者日常生活中应注意保暖，积极防治感冒、麻疹、百日咳、支气管炎及肺结核等急、慢性呼吸道感染，避免接触刺激性气体、烟雾、粉尘和异物，避免人群密集、空气不流通的场所，避免交叉感染。嘱患者戒除烟酒，因香烟可直接刺激气道，引起呼吸道炎症及痉挛，加重通气阻碍，酒精能扩张外周血管，加快心率，增加耗氧量，加重肺的供氧负担。建议患者记录每日症状、咳嗽程度、咳痰量、呼吸困难程度，以及有氧运动等的完成情况。提倡患者接种流感疫苗，或使用一些免疫调节剂，如卡介菌多糖核酸等，以增强抵抗力，有助于减少呼吸道感染和预防支气管扩张症急性加重。

（3）开展心理健康教育：支气管扩张症不能治愈、反复发作的特征容易给患者的生理及心理造成严重的不良影响。大部分患者存在焦虑、情绪低落、惊恐、悲观、自卑、心理依赖性增强等负面情绪，因此，及时干预支气管扩张症患者的心理问题可以提高患者的生活质量。对抑郁、恐惧或焦虑的支气管扩张症患者，医务人员要有同理心，加强与患者的情感交流，稳定患者的情绪，为其讲解情绪对疾病的影响，尽量满足其合理需求，以取得患者的配合。鼓励患者之间多交流，鼓励患者多参加集体活动，扩大社交圈，克服自卑心理，避免孤立。

3. 康复管理

支气管扩张症是一种内科慢性疾病，应重视对患者的长期管理，引起患者、家属、社会的足够重视，从而有力促进支气管扩张症的防治工作。

（1）自我管理：自我管理是慢性病患者在应对漫长疾病过程中逐渐形成和发展的一种管理症状、治疗、生理、心理，适应社会变化及做出生活方式改变的能力。主要包括症状控制、治疗监测、行为和情绪调节及生活方式的改变。良好的自我管理能够减少医疗经济负担并积极地影响健康结局。支气管扩张症患者的自我管理涉及日常物理治疗、药物使用、气道分泌物清除等多个方面，因此，医护人员应鼓励支气管扩张症患者进行自我管理，并提供疾病相关知识。

（2）家庭支持：家庭是人们生活的主要环境，家庭支持对于患者的疾病管理具有重要作用。患者的行为和生活习惯的转变除个人的因素外，还需要家庭的支持。对患者进行干预的同时，应加强与家庭成员的沟通，督促家属关心、支持、监督患者的行为，帮助家属了解疾病的相关知识，指导其掌握有效咳嗽、胸部叩击及体位引流等排痰方法，增强其疾病护理的意识和能力，协助减轻患者咳嗽、咳痰、呼吸困难症状。

（3）社区管理：可以建立呼吸疾病宣教中心，加强对稳定期支气管扩张症患者的主动管理，通过社交媒体（如微信公众号等）、电话和上门随访，引起患者对疾病的重视，及时处理患者遇到的问题，提高患者自我管理的积极性和战胜疾病的信心，从而巩固医院健康教育的成果，实现延续护理。

4. 效果评价与随访

支气管扩张症肺康复效果评价包含多维度综合评价，包括症状、体征、影像学表现、心肺功能评价、步行试验、营养状况评价、精神心理评价等，都是具有临床意义的评价内容，为判断预后提供依据。

随访是疾病管理的重要组成部分，通过对患者进行医疗追踪，可及时了解病情变化并给予建议，有益于促进患者的康复率和生存质量。支气管扩张症患者随访的内容包括：对于轻度支扩患者，应评估严重度评分、胸部 HRCT、痰培养、痰分枝杆菌培养、病因学、合并症、肺功能及血氧饱和度。随访期患者应每年评估一次 BMI 指数、既往一年的急性加重情况、痰培养、mMRC 评分、肺功能及血氧饱和度。若患者病情出现恶化，重复进行胸部 HRCT、痰细菌真菌培养、痰分枝杆菌培养、病因学和合并症评估。有条件可进行病毒学检测等，甚至组织或气道黏膜活检查找急性加重原因。对于中重度支扩患者，除了 BMI 指数和肺功能每年评估一次，其余指标建议每半年评估 1 次。

患者预后取决于支气管扩张的范围和有无并发症。支气管扩张范围局限者，积极治疗可改善生命质量和延长寿命，支气管扩张范围广泛者易损害肺功能，甚至发展至呼吸衰竭而引起死亡。大咯血也可严重影响预后，支气管扩张症合并肺实质损害，如肺气肿和肺大疱者预后较差，慢阻肺患者合并支气管扩张症者死亡率增加。

七、支气管扩张症的中医肺康复

针灸治疗、穴位注射、八段锦、太极拳等中医康复治疗方法在支气管扩张症的防治中具有作用持久、安全稳定、毒副作用小等优势，能有效帮助缓解患者症状、提高生活质量、缩短病程。

（一）针灸治疗

针法是通过金属针刺入穴位，运用不同手法进行治病的方法；灸法是采用艾条、艾炷点燃后熏灼穴位治病的方法。针灸治疗通过调整经络脏腑气血的功能达到治病的目的。

急性加重期治疗，可选孔最、膈俞、肺俞、三阴交为主穴。若痰湿盛者配丰隆、公孙；阴盛火旺配太溪、劳宫；肝火犯肺配太冲、阳陵泉；肺肾气虚配脾俞、足三里。每日针 1 次，平补平泻，可留针 10～20min。出血量多者，加灸涌泉。缓解期治疗，可取穴大椎、肺俞、膻中、命门、血海、足三里、三阴交，留针 20min，隔日 1 次，以增强体质，提高免疫能力。

（二）中药穴位注射

穴位注射，是在穴位中进行药物注射，通过针刺和药液对穴位的刺激及药理作用，从而调整机体功能，改善病理状态的一种治疗方法。对于支气管扩张症咯血患者，可采用鱼腥草注射液，注射双侧孔最穴，2～3 次/d，3d 为 1 个疗程。咯血止后，改为 1 次/d，巩固治疗 2～3d。

（三）传统健身功法

八段锦、太极拳等中国传统健身功法，是通过一系列缓慢柔和的中低强度运动康复动作，锻炼深、长、细、缓、匀、柔的腹式呼吸方法腹部呼吸，促进支气管扩张症患者吸入更多新鲜空气，呼出残余气体，增加有效腔，促进肺泡扩张，改善肺功能，并通过导引行气、调畅气血，达到强身健体的作用。练习过程注重神、气、形的统一，加强生理与心理的联系，效果优于单纯的肢体运动。

八、支气管扩张的膳食康复

中医食疗是一种药与食相结合的自然疗法，支气管扩张症患者在日常生活中，可以结合患者的病情和体质，利用药食同源的理论，选择相应食材，达到辅助治疗、调理的作用。

患者处于缓解期主要是以本虚为主要表象，所谓虚证是涉及肝脏、脾脏、肾脏和肺部，其中肺气虚占据着重要的地位。在中医典籍中有"五脏对五色"之说，白色代表肺部，赤色代表心脏，青色代表肝脏，黄色代表脾脏，黑色代表肾脏，还有"五脏对五味"，辛辣代表肺部，苦代表心脏，酸代表肝脏，甘甜代表脾脏，而咸代表肾脏。

若患者出现肺气虚的情况，患者的机体出现疲惫乏力，注意力不集中，倦怠不愿说话，说话声音低且气短，舌苔呈白色且薄，脉象虚弱的情况，应该多食用白菜、山药、百合、银耳、白萝卜和白芍等。

若患者出现肝部阴气不足的情况，出现头晕目眩、头痛、耳鸣、麻木震颤、舌苔较少、舌红少津的症状，应多食用上海青、芹菜、油麦菜、角瓜、韭菜、茄子、青椒、四季豆、莴苣、甘蓝、青苹果和猕猴桃、甘蔗、蜜瓜、青皮等食物，可以起到疏肝益气、调节情绪的作用。

若患者出现脾虚痰湿的情况，症状表现为咳嗽痰稀且量大、舌头的颜色较淡，且舌苔稀薄，应多食用黄豆、黄米、黄玉米、玉米油、花生油、黄油、南瓜等食物，日常补充的水果应以杨桃、菠萝蜜、菠萝、芒果、橘子等为主。

若患者出现肾阴亏虚，体重逐渐变少，体型不断消瘦的情况，症状表现为头晕、耳鸣、腰膝酸软、舌红少苔的情况，应多食用黑米、紫米、黑麦、黑荞麦、黑豆豉、黑豆、黑木耳、黑芝麻、紫菜、海带、黑桑葚、龙眼肉、黑葡萄、乌骨鸡等。

另外，还可根据患者不同的症状来选择以下辅助食疗：

1. 荸荠海蜇羹

取海蜇30g，荸荠5枚，萝卜50g，瘦肉50g，陈皮3g，精盐调料适量。将海蜇洗净切丝，荸荠、萝卜去皮切丝，瘦肉洗净切丝。将海蜇、荸荠、陈皮置于锅内，加水350mL煮沸约20min，加瘦肉丝，调味即成。此食疗方具有清热化痰平喘之功效，适用于咳嗽痰黄，质黏量多，痰中带血，口干口苦，或有身热，胸闷胸痛，便秘，小便黄赤的支气管扩张症患者。

2. 参术茯苓汤

取党参30g，茯苓30g，陈皮3g，炒薏仁30g，瘦肉100g，大枣2枚，精盐调料适量。将以上材料洗净，同置于锅内加水适量，先武火后文火煲1h。饮汤食肉。此食疗方具有化痰除湿、益气健脾之功效，适用于咳嗽咯痰、痰白量多，或伴痞满、纳呆、身沉重的支气管扩张症患者。

3. 灵芝党参鹧鸪汤

取鹧鸪1只，灵芝10g，党参15g，大枣3枚，陈皮3g，生姜、精盐调料适量。将鹧鸪去皮去内脏洗净，灵芝片经用干净毛巾轻抹灵芝木质部及表面，最好不要把灵芝表面粉末抹去，其余材料洗净，同置于炖盅加水350mL加盖隔水炖1~2h。饮汤食肉。此食疗方具有补益肺气的功效，适用于咳嗽痰白，或痰质稀，气短乏力，神疲自汗，纳呆食少，痞满腹胀，便溏的支气管扩张症患者。

4. 二冬沙虫水鸭汤

取天冬15g，麦冬15g，沙虫干15g，水鸭半只，蜜枣1枚，精盐调料适量。将水鸭去毛皮、内脏洗净，沙虫干剪开、洗净、用水浸泡，其他材料洗净，同置于炖盅加水500mL加盖隔水炖2h。饮汤食肉。此食疗方具有滋阴润肺之功效，适用于干咳气急，痰少质黏难出，痰中带血，口干咽燥，五心烦热，或午后低热、夜间盗汗的支气管扩张症患者。

参考文献

［1］支气管扩张症专家共识撰写协作组，中华医学会呼吸病学分会感染学组，瞿介明，等．中国成人支气管扩张症诊断与治疗专家共识［J］. 2021，44(4)：311－321.

［2］李为民，陈霞．呼吸系统与疾病［M］．北京：人民卫生出版社，2022.

［3］徐金富，瞿介明，宋元林．支气管扩张症［M］．北京：人民卫生出版社，2021.

［4］宫玉翠，陈洁雅，李平东，等．慢性呼吸疾病肺康复护理专家共识［J］．中华护理杂志，2020，55(05)：709－710.

［5］刘西花，李晓旭，毕鸿雁，等．中医康复临床实践指南·心肺康复［J］．康复学报，2020，30(04)：259－265，269.

第二十一章

肺癌的防治与康复

肺癌是最常见的肺原发性恶性肿瘤，绝大多数肺癌起源于支气管黏膜上皮，故亦称支气管肺癌。位置靠近肺门者，称为中央型肺癌；起源于肺段支气管以下的肺癌，位置在肺的周围部分者，称为周围型肺癌。近50多年来，世界各国肺癌的发病率和病死率均迅速上升，肺癌目前是全世界癌症死因的第一名，本病多在40岁以上发病，男女患病率为2.3∶1。在治疗方面，女性患肺癌的发生率尤其有上升的趋势。肺癌主要以手术为主，放疗、化疗等为辅。随着诊疗技术的发展，肺癌患者的生存率逐年提升，但由于受多种因素的影响，致使呼吸面积减少，肺功能降低及机体活动耐力下降，称为肺癌患者术后肺部并发症（postoperative pulmonary complication，PPC）。发生率仍高达40%，不但导致约85%的患者死亡，也是患者住院时间延长和再次进入ICU的主要原因。因此，预防和控制PPC的发生对于患者的手术效果及术后康复均起着举足轻重的作用。而肺康复训练作为一种非药物辅助治疗手段已逐渐应用于临床，帮助提高患者的生存质量。

一、肺癌的西医疾病概述

（一）流行病学

在全球范围内，肺癌是男性中最常见的癌症和癌症死亡的主要原因，并且是女性中第三大最常见的癌症（仅次于乳腺癌和结肠直肠癌）和第二大癌症致死原因（仅次于乳腺癌）。在过去的几十年中，尤其是女性，肺腺癌的发病率比鳞状细胞癌的发病率增长更快。根据世界卫生组织的统计，腺癌已成为全世界最常见的组织学癌症类型。这种趋势可能与烟草使用历史模式的改变或现代过滤嘴香烟的烟雾有关。肺癌死亡率模式中的性别差异也反映了过去50年中吸烟与否的男女差异。

在诸如中国这样的发展中国家，不仅肺癌的发病率而且死亡率都在迅速增加。发病率在男性中排名第一，在女性中排名第二。然而，根据中国国家癌症登记年报,死亡率在男性和女性中均排名第一。腺癌亚型不仅在非吸烟人群中而且在吸烟人群中也已成为主要的病理类型。因此,吸烟方式可能正在改变,但可能只是肺癌病理演变的部分原因。肺癌的发病率可能与快速和不成熟的工业化以及城市中汽车的不断使用引起的空气污染有关。

肺癌的全球地理分布显示出明显的区域差异。在男性中,最高的发病率出现在中欧和东欧(每10万人中为53.5)和东亚(每10万人中为50.4)。在中部非洲和西部非洲的发病率较低(分别为每10万人中为2.0和1.7)。在女性中,发病率通常较低,并且地理格局略有不同,这主要反映了不同的历史吸烟史。因此,估计率最高的地区是北美洲(33.8)和北欧(23.7),东亚地区(19.2)相对较高,而西非和中部非洲地区的比率最低(分别为1.1和0.8)。

肺癌的发病率和死亡率也因种族而异。2012年,黑人美国人的最高发病率是每10万人中62例,而最高的死亡率是每10万人中有48.4例,而西班牙裔美国人的发病率最低,为每10万人中有28例,而最低的死亡率是每10万人中有19.4例。

(二)病因和发病机制

目前肺癌发生的病因及发病机制尚无明确,但可能与以下原因有关:

1. 烟草

肺癌的流行已被证实是全世界卷烟广泛成瘾的结果。现在,许多发达国家已经超过了与烟草有关的流行的高峰,其肺癌的发病率和死亡率正在下降。

烟草作为一种病因,到目前为止是肺癌发展中最重要的危险因素。据估计,在世界范围内,每年男性中80%的肺癌病例和女性中50%的肺癌病例是由吸烟引起的。大量的剂量反应关系和生物似然性证据充分支持吸烟与肺癌之间存在因果关系。被动吸烟(所谓的二手烟)与肺癌之间存在相同的关系。

吸烟者长期吸烟会增加患肺癌的风险。一些研究表明,吸烟持续时间的影响要大于每天吸烟的数量。年轻的吸烟者更有可能成为更重的吸烟者并保持其吸烟习惯,并且长时间大量吸烟会患肺癌的风险显著增加。因此,针对青少年的反吸烟运动显然对于降低肺癌风险是必要和有效的。同时,吸烟者可以通过在任何年龄戒烟来降低患肺癌的风险。

2. 空气污染

室外或室内空气污染是肺癌的重要环境风险因素;长期暴露于工厂和汽车,烹饪油烟或室内装修产生的甲醛引起的污染空气中,无疑会增加患肺癌的风险。早期的生态学研究发现,超过50%的肺癌发生在城市地区,与农村地区相比,最有可能来自工业来源地污染空气和机动车尾气。一系列病例对照研究和队列研究发现，肺癌与空气污染之间存在显著关联，可以适当调整烟草使用和其他潜在危险因素。

室外空气污染主要来自汽车尾气，供暖系统和工业燃烧废物。通过化石燃料燃烧产生的致癌物包括多环芳烃和金属，例如砷，镍和铬。最近的研究还表明，一氧化氮和二氧化氮是车辆排气中的主要致癌剂，气态一氧化氮浓度与肺腺癌之间存在剂量反应关系。有学者研究发现了与空气污染有关的肺癌的突变谱，并为大规模暴露于空气污染的基因突变提供了证据。

室内空气污染包括烹饪油烟，装饰和建筑材料中的甲醛和苯，以及环境烟草烟雾。根据中国卫健委的调查，由于妇女和儿童大部分时间都在室内度过，因此她们更容易成为室内空气污染的受害者。流行病学研究发现，肺癌的发病率随着每天做饭的次数的增加而增加。暴露于食用油烟尘是中国农村地区肺癌的重要危险因素。根据几十年来在中国宣威市进行的研究，家用煤炭的使用是家庭空气污染的主要来源。研究还发现，家庭燃煤的使用导致该地区肺癌的高死亡率。

3. 氡

氡是一种惰性气体，是由铀以铀的衰变序列天然产生的。室内氡的浓度通常来自土壤和建筑材料。氡是仅次于吸烟的第二大肺癌原因。在美国，每年约有2万例肺癌死亡与氡有关。

4. 职业接触

国际癌症研究机构已确定对人肺有致癌作用的12种职业暴露因素（铝的产生，砷，石棉，双氯甲基醚，铍，镉，六价铬，焦炭和煤气化烟气，结晶硅石，镍，氡和烟灰）。石棉是一种行之有效的职业致癌物，是指几种形式的天然存在的纤维状硅酸盐矿物。大量接触石棉会导致肺癌和间皮瘤。根据对中国接触石棉的工人的癌症死亡率进行的队列研究，肺癌的超标准死亡率显著升高，为4.54，95% CI 为 2.49~8.24。同时吸烟和接触石棉具有协同作用，并导致癌症发病率增加。

5. 遗传易感性

大多数研究表明，超过80%的肺癌发生与吸烟习惯有关，但不到20%的吸烟者患有肺癌，这表明肺癌的发生可能具有遗传易感性。40年前，Tokuhata 和 Lilienfeld 提供了肺癌家族聚集的首个流行病学证据。研究发现，先证者一级亲属患肺癌的风险比对照组的家人高1.88倍。最近的大规模全基因组关联研究已鉴定出几种新的肺癌易感基因，包括染色体 5p15.33、6p21、15q24 至 25.1、6q23 至 25 和 13q31.3 上的基因。可以将疾病风险概念化，以反映病因暴露与个体对这些病原易感性之间相互关系的共同后果。对于肺癌，已经确定了基因环境的一些相关性。例如，15q25 区域包含 3 个尼古丁乙酰胆碱受体亚基基因，尼古丁成瘾通过增加烟草致癌物质的摄入量而间接地与肺癌风险相关。同时，该基因也被确定为多种与吸烟有关的疾病的危险因素，例如慢性阻塞性肺疾病。此外，还有许多其他的肺腺癌发生分子途径，例如 5p15.33，但其机制仍不清楚。

6. 辐射

两种类型的辐射与肺癌有关：低线性能量转移辐射（例如 X 射线，γ 射线）和高线性能量转移辐射（例如中子，氡）。流行病学研究发现，暴露于高剂量的辐射与肺癌有关。然而，低剂量辐射是否与肺癌有关尚不清楚。

7. 饮食

经过数十年的饮食和肺癌研究，发现了许多被认为具有抗癌活性的特定微量营养素，例如视黄醇和 β-胡萝卜素。大多数微量营养素常见于水果和蔬菜。摄入更多新鲜水果和蔬菜可能会降低患肺癌的风险。

8. 其他

肺癌还有其他危险因素，例如人类免疫缺陷病毒感染和雌激素水平；这些因素是不是肺癌的真正危险因素这一问题一直存在争议，需要进一步研究对其进行最终评估。

（三）临床表现

1. 早期症状

肺癌早期的主要症状是咳嗽，经常表现为少痰或无痰的阵发性刺激性干咳。如果疾病早期邻近器官组织受侵犯，会表现为胸部不规则钝痛或者隐痛，咳嗽时疼痛更加严重。

2. 中期症状

肺癌中期患者病情变得更加严重，经常会因为肿瘤直接压迫、淋巴结肿大或纵隔侵犯等，使喉返神经受压，导致声带麻痹，出现声音嘶哑。部分患者还可能有不同程度的胸腔积液。

3. 晚期症状

疾病出现后，如果没有及时治疗或治疗效果不理想，病情进入晚期，可能会出现中枢神经系统及骨组织转移现象。如果转移到中枢神经系统，会出现恶心、呕吐、头痛、眼球震颤等症状，如果转移到骨组织，会引起病理性骨折、骨痛等表现。

（四）诊断标准

1. 临床症状

（1）咳嗽：为早发症状，常见为无痰或少痰的干咳，多为持续性，呈高调金属音咳嗽或者刺激性呛咳，有时可见大量黏液痰。

（2）痰中带血或咯血：多见于中央型肺癌。

（3）气短或喘鸣：肿瘤向气管、支气管内生长时可引起部分气道阻塞，或转移到肺门淋巴结可使肿大的淋巴结压迫支气管，或转移引起大量胸腔积液等，可见呼吸困难、气短、喘息。

（4）胸痛。

（5）发热：肿瘤组织的坏死可引起发热，此类发热抗生素效果不佳。

（6）消瘦：晚期由于肿瘤毒素以及感染、疼痛所致的食欲减退，可表现为消瘦、恶病质。

2. 肺癌筛查技术

（1）常规影像：X 线胸片简便、易行和放射损伤少，常被用于术后复查，虽然能够提高肺癌的检出率，但很难发现直径 <5～6 mm 的病变，且存在死角。不建议用于肺癌的筛查。

（2）胸部螺旋 CT：与 X 线胸片相比，胸部 CT 可提供更多关于肺结节的内部结构及边缘特征等信息，因此可克服胸片的不足，低剂量 CT（LDCT）还可减少肺放射性损伤，更有利于筛查。建议条件允许的情况下尽可能使用 16 层或以上多层螺旋 CT 进行肺癌筛查。进行 LDCT 筛查时，为避免过度诊断，筛查后可采用常规 CT 或高分辨率 CT 等方法进行鉴别诊断。LDCT 筛查可作为高危人群肺癌筛查可靠的基础检查手段。虽然其精准性和特异性尚需提高，但使用胸部薄层 CT 的 DICOM 格式联合人工智能深度挖掘分析可辅助明确肺结节位置、形状、边缘、密度和血管生成等信息，协助鉴别诊断和指导临床治疗，进一步提高筛查的精准度。

（3）PET－CT 功能显像：PET－CT 检查在肺癌的诊断、分期、治疗评价中均有较高的敏感性和特异性。PET－CT 在中央型肺癌的早期诊断中亦有一定作用。由于具有 PET－CT 设备的医疗单位较少，加之价格昂贵，可能会影响患者参与性，因此不建议作为常规肺癌初筛手段，仅在胸部 CT 结果异常及有特殊要求的患者中应用。对于胸部 LDCT 提示直径 ≤8 mm 的纯毛玻璃结节，一般不推荐应用；对于直径 >8 mm 的实性肺结节，推荐 PET－CT 扫描区分良恶性；对于直径 >8 mm 的不能定性的半实性肺结节，建议除常规扫描外，加做延迟扫描以帮助提高阳性率。弥散加权磁共振成像（DW－MRI）在肺癌筛查中也具有一定优势。越来越多的证据表明，对于肺结节直径 >5 mm 实性结节且难以接受放射性检查的患者，DW－MRI 可作为 LDCT 或 PET/CT 的替代检查手段。

（4）支气管镜筛查：影像等非创伤性技术很难回答如何对长期大量吸烟、易患中央型鳞癌的高危人群进行筛查等问题，特别是对于影像学阴性但反复血痰的患者；也难以及时诊断痰脱落细胞阳性的早期中央型肺癌。

（5）痰液筛查：痰液细胞学检查是肺癌诊断中较为便捷、经济的方法，且因患者易接受、特异性较高等优势而广泛应用于肺癌的筛查。除了传统的直接涂片法，新的检查方法还包括液基薄层细胞学制片技术和痰沉渣琼脂石蜡双包埋切片。液基薄层细胞学检测技术对肺癌诊断及分型的准确率均高于直接涂片法。痰沉渣琼脂石蜡双包埋切片也是痰液检查的重要方法之一，能够进行免疫细胞化学染色，以明确 HE 染色不能分型的病例，还可以进行反复、间断切片，以便清楚地观察到各种转移性肺癌的细胞。痰液检查仍存在一定的局限性，因此只能对肺癌诊断起提示作用，而不能作为主要筛查手段。建议将痰液检查与其他方法联合使用，可提高阳性诊断率。

（6）穿刺活检：经胸壁肺穿刺活检术主要应用于肺外周病变特别是外周肺结节的穿刺和活检，不推荐应用于直径 <10 mm 的肺内结节。

3. 明确诊断

（1）CT 确定部位：有临床症状或放射学可疑肺癌的患者先行 CT 检查。

（2）组织病理学诊断：可疑肿瘤组织可通过微创技术获取，如支气管镜、胸腔镜，但不推荐痰细胞确诊肺癌。

（3）分子病理学诊断：有条件者在病理学确诊的同时检测肿瘤组织的 EGFR 基因突变、ALK 融合基因和 ROSI 融合基因等。

（五）分期及预后

TNM（tumor node metastasis）分期是恶性肿瘤判断预后最重要的指标，所有的治疗手段，都建立在准确的肺癌 TNM 分期和总分期的基础上进行。在肿瘤分期中，肺癌的分期是比较复杂的，下面我们就从 T 分期、N 分期、M 分期、临床分期这 4 个方面分别来谈一谈。

Tumor 指肿瘤原发灶的情况，包括肿瘤大小、主支气管距离隆突受累距离、肺不张的范围、横膈受累情况和纵隔胸膜侵犯；分别用 Tx、T0 ~ T4 来表示。

Node 指区域淋巴结（regional lymph node）受累情况。区域淋巴结的评估在总分期中扮演着极其重要的地位。尤其淋巴结转移站数及是否存在跳跃性转移对预后会 产生重要影响。分别用 Nx、N0 ~ N3 表示。

Metastasis 指远处转移，包括，转移器官及转移灶数目，同时纳入了远处寡转移病灶的评估。分别用 Mx、M1a、M1b、M1c 来表示。

当一个临床病例有了 TNM 分期，我们进而可以推断出总分期，也就是 Ⅰ ~ Ⅳ期中是具体哪一期。

1. T 分期

从大小、位置、浸润范围 3 个维度记忆肺癌分期中，最复杂的要数 T 分期，它不是单纯地以大小或浸润深度去区分，而要从大小、位置、浸润范围 3 个维度去界定。满足其中任何一个维度，即可定义为该 T 分期，通常就高不就低。如：肿瘤大小只有 1cm，但位置在主支气管，那么该肿瘤应归为 T2 期。

肿瘤大小：以 3cm，5cm，7cm 为界，其中 T1 和 T2 又按每 1cm 进行了分割。

肿瘤位置：1 个结节时，分为 T1a SS（superficial spreading，表浅扩散）和 T2 centr（central，中央）；同侧 2 个及以上结节时，分为 T3 satell（satellite，卫星）和 T4 Ipsi Nod（ipsilateral nodules，同侧结节）。

浸润范围：分为 T1a（mi）（minimally invasive，微浸润），T2Visc Pl（visceral pleura，脏层胸膜），T3 Inv（invision，浸润）和 T4 Inv（表 21 - 1）。

表 21 - 1 T 分期

T 的分期	大小	位置	浸润范围
Tx	原发肿瘤不能评价：或痰、支气管灌洗液找到肿瘤细胞，但影像学或支气管镜没有可视肿瘤		
T0	找不到原发病灶		
Tis	原位癌，癌症只限于气道通路的内层细胞。没有扩散到其他的肺组织		
T1	T1a≤1cm	T1a SS：叶支气管（未达主支气管）	T1a（mi）：微浸润腺癌
	1cm＜T1b≤2cm		
	2cm＜T1c≤3cm		
T2	3cm＜T2a＜4cm	T2 centr：主支气管（未达隆突）；肺不张（未超过肺门）	T2 Visc Pl：侵犯脏层胸膜
	4cm＜T2b≤5cm		
T3	5cm＜T3≤7cm	T3 satell：同一叶 2 个及以上结节神经	T3 Inv：侵犯胸壁、心包、隔神经
T4	7cm＜T4	T4 Ipsi Nod：同肺不同叶 2 个及以上结节	T4 Inv：侵犯膈肌、纵隔、气管、食管、心脏、大血管、隆突、脊柱、喉返神经

2. N 分期

再来看 N 分期，肺癌淋巴结共分为 14 站，其中 1~9 站淋巴结（包括锁骨上区淋巴结，上纵隔区淋巴结，主动脉淋巴结，下纵隔区淋巴结）主要位于中央，10~14 站淋巴结主要位于肺周及肺门。未发生淋巴结转移时，归为 N0。发生淋巴结转移时，若受累淋巴结主要位于肿瘤周围（即同侧 10~14 站），则归为 N1；若受累淋巴结已达中央区域（即 1~9 站），则归为 N2；若受累淋巴结已到达对侧，则归为 N3。

3. M 分期

M 表示的是远处的转移；Mx 表示远处转移不能评估；M0 表示无远处转移；M1 表示有远处转移，又可分为 M1a 和 M1b，M1a 表示胸膜播散，包括恶性胸腔积液，恶性心包积液，胸膜转移结节，对侧肺叶的转移性结节，M1b 表示胸腔外远处转移，如肝、脑等的转移(表 21 - 2)。

表 21 - 2 M 分期

分期	临床意义
M0	无远处转移
M1a	恶性胸腔/心包积液或胸膜/心包结节或不同肺不同叶 2 个及以上结节
M1b	胸外单发(单个器官单处病灶)转移
M1c	胸外多发(多个器官或单个器官多处病灶)转移

(六)西医治疗方案

肺癌的治疗应根据患者的机体情况、病理学结果等方面制定个体化治疗方案，合理应用手术、放化疗等手段，最大限度控制肿瘤甚至根治肿瘤，延长患者的生存期，提高患者的生活质量。

1. 手术治疗

手术治疗是早期癌症患者最佳的治疗方法，分为根治性手术及姑息性手术，争取根治性切除，减少肿瘤的转移及复发。

(1)非小细胞癌(NSCLC)：主要适用于Ⅰ期及Ⅱ期的患者，根治性手术是首选的治疗手段，T_3N_1 和 $T_{1-3}N_2$ 的ⅢA 及ⅢB 期患者需通过多学科讨论采取综合治疗的方法，包括手术治疗联合术后化疗或序贯放化疗，或同步放化疗等。

(2)小细胞癌(SCLC)：90% 以上就诊时或已有胸内及远处转移，一般不推荐手术，单纯手术无法根治，因此术后的患者均要采用两药化疗方案化疗 4～6 个疗程。

2. 药物治疗

主要包括化疗和靶向治疗，用于肺癌晚期及复发患者的治疗。化疗应严格掌握适应证，充分考虑患者的分期、自身意愿、自身不良反应等。目前一线化疗推荐含铂的两药联合方案，二线化疗推荐多西他赛或培美曲塞单药治疗。靶向治疗是以肿瘤组织或细胞的驱动基因变异以及肿瘤相关信号通路的特异性分子为靶点，利用分子靶向药物特异性阻断该靶点的生物学功能，选择性地从分子水平逆转肿瘤细胞的恶性生物学行为，从而达到抑制肿瘤生长甚至使肿瘤消退的目的。目前靶向治疗主要应用于非小细胞肺癌中的腺癌患者，例如以 EGFR

突变阳性为靶点 EGFR - 酪氨酸激酶抑制剂（ECFR - TKI）的厄洛替尼（erlotinib）、吉非替尼（gefitinib）、阿法替尼（afatinib）、奥希替尼（osimertinib），ALK 重排阳性为靶点的克唑替尼（crizotinib）、艾乐替尼（alectinib）、色瑞替尼（ceritinib）等和 ROS1 重排阳性为靶点的克唑替尼可用于一线治疗或化疗后的维持治疗，对不适合根治性治疗局部晚期和转移的 NSCLC 有显著的治疗作用，并可延长患者的生存期。靶向治疗成功的关键是选择特异性的标靶人群。此外，以肿瘤血管生成为靶点的贝伐珠单抗（bevacizumab），联合化疗能明显提高晚期 NSCLC 的化疗效果并延长肿瘤中位进展时间。采用针对免疫检查点 PD - L1 的单克隆抗体可抑制 PD - 1 与肿瘤细胞表面的 PD - L1 结合，产生一系列抗肿瘤的免疫作用，也有一定的治疗效果。

3. 放射治疗

放疗可分为根治性放疗、姑息性放疗、辅助放疗、新辅助化放疗和预防性放疗等。根治性放疗用于病灶局限、因解剖原因不便手术或其他原因不能手术者，若辅以化疗，可提高疗效；姑息性放疗的目的在于抑制肿瘤的发展，延迟肿瘤扩散和缓解症状，对肺癌引起的顽固性咳嗽、咯血、肺不张、上腔静脉阻塞综合征有肯定疗效，也可缓解骨转移性疼痛和脑转移引起的症状。辅助放疗适用于术前放疗、术后切缘阳性的患者。预防性放疗适用于全身治疗有效的小细胞肺癌患者全脑放疗。放疗通常联合化疗治疗肺癌，因分期、治疗目的和患者一般情况的不同，联合方案可选择同步放化疗、序贯放化疗。接受放化疗的患者，潜在毒副反应会增大，应当注意对肺、心脏、食管和脊髓的保护；治疗过程中应当尽可能避免因毒副反应处理不当导致放疗的非计划性中断。肺癌对放疗的敏感性，以 SCLC 为最高，其次为鳞癌和腺癌，故照射剂量以 SCLC 最小，腺癌最大。一般 40 ~ 70Gy 为宜，分 5 ~ 7 周照射，常用的放射线有 Co - γ 线，电子束线和中子加速器等。应注意减少和防止白细胞减少、放射性肺炎和放射性食管炎等放疗反应。对全身情况太差，有严重心、肺、肝、肾功能不全者应列为禁忌。放疗时可合理使用更安全、先进的技术，如三维适形放疗技术（3D - CRT）和调强放疗技术（IMRT）等。

（七）发展预后

如果患者处在早期阶段的时候，常常可以接受根治性的手术切除，而在手术切除之后，还可以根据病理回报的结果，进行必要的术后辅助化疗。通过手术和术后辅助化疗的综合应用，早期肺癌的患者生存期可以获得明显的延长，预后常常比较好，很多患者可以生存 5 ~ 10 年甚至更长的时间，从而获得临床的治愈。如果是晚期的肺癌患者，常常已经失去了手术治疗的机会，只能采用化疗、靶向治疗或者免疫治疗的手段来控制病情的发展，预后往往会比较差。

二、肺癌的中医认识

（一）病名及历史源流

古代中医文献中没有肺癌这个病名，但有不少类似肺脏肿瘤的记载。如《素问·咳论》曰："肺咳之状，咳而喘息，甚至唾血……而面浮气逆也。"《素问·玉机真脏论》曰："大骨枯槁，大肉陷下，胸中气满，喘息不便，内痛引肩项，身热，脱肉破䐃，真脏见，十月之内死。"《难经·五十六难》谓："肺之积名曰息贲，在右胁下，覆大如杯，久不已，令人洒淅寒热，喘咳，发肺壅。"后世医书《济生方》亦云："息贲之状，在右胁下，覆大如怀，喘息奔溢，是为肺积，诊其脉浮而毛，其色白。其病气逆，背痛少气，喜忘目瞑，肤寒，皮肿时痛，或如虱缘，或如针刺。"《圣惠方》上尚有治疗息贲上气咳嗽、喘促咳嗽、结聚胀痛、腹胁胀痛、咳嗽见血、痰黏不利、坐卧不安、胸膈壅闷、食少乏力、咳嗽胸痛、呕吐痰涎、面黄体瘦等症的药方记载。金元李东垣创制有息贲丸，所治之证均类似于肺癌症状。明代张景岳说："劳嗽，声哑，声不能出或喘息气促者，此肺脏败也，必死。"其对劳嗽症状的描述，大抵与晚期肺癌纵隔转移压迫喉返神经而致声哑者相似。

通过临床症状的描述，现代医学的确诊，本病可归于中医学的"肺积""肺岩""痞癖""咳嗽""咯血""胸痛""喘证""发热""息贲""虚劳""痰饮""肺胀"等范畴。

（二）病因病机

肺居胸中，经脉下络大肠，与大肠互为表里。肺主气，司呼吸，主宣发肃降，通调水道，外合皮毛，开窍于鼻。肺为娇脏，喜润恶燥，因而，肺的病证有虚实之分。正如《内经》所云："邪之所凑，其气必虚。"《素问·五脏生成篇》："诸气者，皆属于肺。"因此，肺癌主要是正气虚损，阴阳失调，六淫之邪乘虚而入，邪滞于肺，导致肺脏功能失调，肺气阻郁，宣降失司，气机不利，血行受阻，津液失于输布，津聚为痰，痰凝气滞，气滞血瘀，瘀阻络脉，于是痰气瘀毒胶结，日久形成肺部积块。由此可见，肺癌是一种全身属虚，局部属实的疾病，虚则以气虚、阴虚、气血两虚为多见，实则以痰凝、气滞、血瘀毒结为多见。

综上所述，肺气闭郁，积聚日久为息贲，气积痰壅，化热聚毒为肺痈，气积寒凝、阴毒瘀积为肺疽，咳唾日久、肺津大伤为肺痿，气血虚衰、阴阳亏损为虚损。息贲以气积为主，肺以痰热为重，肺疽以瘀毒为甚，肺痿以津伤为要，虚损以阴阳为本。肺癌与此五证均有密切关系，可以认为肺癌的病因、病理及转归由气积、痰热、瘀毒、津液、阴阳5个方面得以体现。

（三）治则治法

益气养阴是临床治疗肺癌的基本大法。肺的生理特点决定了气阴亏虚是形成肺癌的基础，临床常表现为气阴不足的证候。而现代医学的各种治疗手段更加重了肺的气阴损耗。如肺癌手术切除后，因手术损伤，耗气伤津失血，多表现为气阴两虚证，气虚尤为明显；放射线为"火毒"之邪，伤津耗阴，放射治疗后，以阴虚内热证为主；化疗损伤脏腑气血，出现骨髓抑制，白细胞、血小板减少，其毒副反应主要为气血阴液亏虚。故认为肺癌是多种内外致病因素长期反复作用的结果，气阴两虚贯穿疾病的始终，益气养阴是临床治疗肺癌的基本大法。

由于肺癌的早、中、晚三期气虚或阴伤轻重程度不一，因此，在不同阶段应用的益气养阴药亦有所不同。早期气虚阴伤程度相对较轻，可选用轻清辛凉或甘寒之品益气生津养阴，如芦根、天花粉、党参、白术、百合、生地等；中期气虚阴伤相对较重，可选用太子参、天冬、麦冬、石斛、黄精等；病至后期气阴两虚较甚，可选用西洋参、炙鳖甲、炙龟板等，甚至可以应用阴阳互济法，在益气养阴的基础上加用少许温阳填精之品，如蛤蚧、冬虫夏草、紫河车等。

（四）辨证论治

同病异治体现中医个体化治疗特色。益气养阴是治疗肺癌的主要方法之一，但在肺癌的病理过程中，气滞、痰凝、血瘀、热毒胶结于肺络亦是不容忽视的致病因素。故在不同的病理阶段，益气养阴法应配合理气豁痰、活血化瘀、清热解毒等法。因此，根据肺癌的临床表现，结合中医学对肺脏生理、肺癌病因病机的认识及辨证论治原则，在临床上抓住虚、痰、瘀、毒等特点，各证型的临床特点及治法方药如下。

1. 肺郁痰瘀型

主症：咳嗽不畅，咯痰不爽，胸闷气急或胸胁背痛，痰中带血，大便秘结。舌质暗红，苔白脉弦。

治则：宣肺理气，化瘀除痰散结。

方药：鹤蟾丸加减，仙鹤草30g，干蟾皮10g，猫爪草30g，浙贝母15g，生半夏10g，鱼腥草30g，天冬15g，桔梗10g，桃仁10g，守宫10g，全栝楼30g，三七末3g(冲服)。

2. 脾虚痰湿型

主症：咳嗽痰多，胸心，纳呆神疲乏力，短气，腹胀，大便溏。舌质淡胖，边有齿印，苔白腻脉濡缓。

治则：健脾化湿，宣肺豁痰散结。

方药：四君子汤加味，党参 15g，茯苓 12g，白术 10g，桔梗 10g，浙贝母 15g，守宫 10g，猫爪草 30g，半枝莲 30g，全栝楼 30g，生苡仁 30g，生半夏 10g，麦芽 30g。

3. 阴虚痰热型

主症：咳嗽痰少，或干咳无痰、痰中带血，胸闷气促心烦失眠，口干，大便秘结，潮热盗汗。舌质红苔少或薄黄，脉细数。

治则：滋肾清肺养阴，豁痰散结。

方药：沙参麦冬汤加减，北沙参 15g，麦冬 10g，守宫 10g，生苡仁 30g，仙鹤草 30g，猪苓 15g，猫爪草 30g，天冬 15g，桔梗 12g，浙贝母 15g，生地黄 15g，鳖甲 30g（先煎）。

4. 气阴两虚型

主症：咳嗽少痰，咳声低微，痰中带血，气促，神疲乏力，纳少短气，口干，咽燥，五心烦热。舌质红色，苔薄，脉细弱。

治则：益气养阴，化痰散结。

方药：生脉散加味，西洋参 10g（另炖），党参 15g，麦冬 10g，五味子 10g，守宫 10g，仙鹤草 30g，浙贝母 15g，黄芪 15g，天冬 15g，百合 15g，杏仁 10g，山慈姑 5g。

加减：若痰中带血，加白及 15g，花蕊石 30g，三七末 3g（冲服）。胸背痛者，加玄胡 15g，枳壳 15g，郁金 15g。高热不退者加水牛角 30g，白薇 15g，紫雪散 1 支（1g）（冲服）。大便干结者，加生地黄 15g，生大黄 10g（后下）。胸腔积液者，加桑白皮 15g，葶苈子 15g，大枣 10 枚。颈部肿核者，加猫爪草 30g，海蛤壳 30g，炮甲 15g。

治肺癌的处方用药除考虑治则治法外，应结合现代药理研究选择具有抗肿瘤活性的药物，如生苡仁，《本草纲目》提及："健脾益胃补肺清热，祛风胜湿，清热下气和营。"冬虫夏草素有抑制细胞分裂及抗癌作用，并具有非特异性刺激免疫反应，可提高机体抗癌能力，能延长艾氏腹水癌小鼠的存活时间，肺癌放化疗后用炖品食补，可获良效。

肺癌患者多伴咯血痰症状，止血不可过于温燥，应酌情加入清润祛痰之品，因肺为娇脏，喜润恶燥，而肺癌出血，不仅有血热迫血妄行之病机，而且多伴有瘀血证，注意不应该留瘀。临床上多选用仙鹤草、天门冬、三七等止血祛瘀之品。

（五）中医特色疗法

1. 针刺治疗

取穴：内关、公孙、天突、膈俞、血海、丰隆、阴陵泉、足三里。

操作：内关、公孙、膈俞、血海施以捻转泻法。天突施以呼吸泻法，至喘憋平缓为度。丰隆、阴陵泉施以提插捻转泻法。足三里施以提插捻转补法。留针30min，间歇行针。

2. 足浴法

主要用于治疗肢体麻木，选用活血通络类中药随证加减，煎煮后，洗按足部，每日1次，每次15～30min，1周为1个疗程。

3. 贴敷疗法

主要用于治疗胸背部疼痛，根据病情，选用理气活血止痛类药物研细末，水调成糊状后外敷患处。

选取患者相对固定的、单一的疼痛部位作为用药部位，使用前清洁患处。用药：将药末用开水调成糊状，平摊于石膏棉垫上，厚度约0.3cm，面积直径约大于疼痛部位皮肤2cm。固定：药膏上顺序敷盖一层纱布，一层塑料薄膜，并用脱敏胶布封闭固定。时间：每日1次，贴敷时间8～12h。

4. 耳穴埋豆法

主要用于治疗恶心、呕吐等，将王不留行籽粘贴于耳穴处，并给予适度的揉、按、捏、压。主穴：膈、胃、肝、脾、交感；配穴：神门、皮质下、肾上腺。每日1次。

5. 中医诊疗设备

可根据患者病情选用射频肿瘤治疗仪等中医诊疗设备以提高疗效。

（六）中西医结合治疗

在临床研究治疗肺癌的意义中，研究者们清晰地获悉西医治疗肺癌虽然方法众多，而且发展速度较快，其中新兴的靶向药、免疫治疗方法等在治愈肺癌的临床结果上取得可观的效果，但是手术、放化疗等治疗手段毕竟会给患者带来一定的副作用，产生的相关并发症对患者身体的不良影响时刻存在，需要引起我们的高度重视。一般情况下，手术后能够引起伤口的疼痛或肺不张、心律失常等并发症的发生，患者进行放化疗、靶向药物治疗后经常会发生恶心呕吐、疲乏脱发等不良反应，这些不良反应都会影响患者的生活质量，同时承受巨大的心理压力，降低患者治愈疾病的信心。

针对晚期的肺癌患者，医生以延缓生命、提高生活质量为治疗的主要目标。相比于西医，中医治疗肺癌的毒副作用相对小一些，可以通过扶助正气改善患者症状、提高免疫力，同时又能达到抗癌抑瘤的效果。从临床治疗结果来看，中西医结合治疗肺癌，不仅能快速切除癌细胞还能减轻毒副反应，能够有效提升患者生存率，提高患者生活质量，进而使患者心理和身体双受益。

临床上，肺癌通过中西医结合方式进行治疗的效果越来越好，该种治疗方式在癌症治疗中的位置也越来越重要，中西医结合治疗包含术后用中药配合放化疗、放化疗时加入中医药、生物治疗加入中医药。手术与中医药相结合，通过扶正祛邪的原理，不仅有助于体质恢复，还能预防肺癌的复发和转移。总体来说，患者放化疗配合中医药不仅增加疗效，还能减轻因长期化疗产生的毒副反应，即达到良好的减毒增效效果。大多数晚期因各种原因不能进行手术或放化疗的肺癌患者，只能采取中药治疗，可以达到稳定肿瘤病灶的效果，同时能改善患者疼痛的病症，进而提高生活质量、延缓生命。

（七）预防调护

肺癌的预防分为三级，一级预防：是指病因预防；二级预防：主要是指早期发现、早期诊断、早期治疗，提高治愈率，降低死亡率；三级预防：是指对癌症患者进行合理有效的治疗，提高生活质量、延长生存期。

一级预防：是指病因预防，目的是防止癌症的发生。针对化学、物理、生物等具体致癌、促癌因素和体内外致病条件，采取以下预防措施：保护环境、改善空气质量；控制吸烟，已经证实，吸烟是导致肺癌的最主要的原因；养成良好的生活方式及饮食习惯。经研究证实，多种水果和绿叶蔬菜等都对肺癌具有预防作用；同时要坚持体育锻炼，作息时间要有规律，睡眠要充足；保持良好的心理状态。人的沮丧、失望、消沉和愤怒等不良情绪，可以对人的内分泌系统和免疫系统形成负面影响，体内免疫细胞数量就会减少，从而容易导致细胞突变，诱发癌症。

二级预防：从肺癌的临床分期看，早期肺癌患者手术后的 5 年生存率要明显高于中晚期患者。对于突然出现的刺激性咳嗽、痰中带血、胸闷不适、胸痛等症状要及早到医院检查。到出现气短、发热、消瘦、声音嘶哑等症状时已经是肺癌的晚期了。定期体检，行胸部 X 线片和 CT 不失为一个好的检查方法，尤其是对有肺癌家族遗传倾向的人群。

三级预防：临床期预防或康复性预防。其目标是防止病情恶化，防止残疾发生。由于肺癌恶性程度高、进展快，5 年相对生存率较低。对有治愈机会的患者提供根治性治疗措施，临床上多采取综合手段，选择合理的、最佳的诊断和治疗方案。即以手术切除肺癌、清扫淋巴结为主，辅助以化疗及放疗，配合以中医中药及免疫治疗，尽早、尽快清除体内癌细胞。同时恢复肺的局部功能及恢复身体的全部功能，促进康复，提高生活质量，甚至重返社会。对无治愈希望的患者提供姑息性治疗，以达到改善生活质量、延长生存期的目的。

三、肺癌的肺康复评定方式

目前肺癌患者的肺康复治疗的内容主要是借鉴较成熟的 COPD 患者肺康复治疗的方案，以运动训练为主，还包括健康教育和营养支持。肺癌患者肺康复治疗的运动训练与 COPD 患者相似，内容包括：①下肢运动训练：如步行、蹬车、爬楼梯、游泳、跑步等，是肺康复治疗的关键性核心内容，能增强患者心肺运动功能和运动能力；②上肢运动训练：如两上肢绕圈、重复提举重物平肩等形式，上肢运动训练可增加前臂运动能力，减少通气需求；③呼吸肌训练：包括缩唇呼吸和腹式呼吸，临床上常用的还有吹气球练习等，可改善患者呼吸肌功能，减轻呼吸困难的症状。

运动训练的强度标准：①有氧运动强度多采用心肺运动试验（CPET）评定，达到最大耗氧量（VO_2max）20% ~ 40% 的运动量为低强度，60% ~ 80% 的运动量为高强度。COPD 患者下肢高强度训练比低强度训练产生更大的生理学获益，且低强度和高强度训练均产生临床获益。②耐力训练强度通常使用最大肌力（1RM）的百分比表示，60% ~ 70% 的 1RM 为低强度，70% ~ 80% 的 1RM 为中强度，80% ~ 100% 的 1RM 为高强度。目前推荐的肺癌患者肺康复治疗的运动处方是从每周 2d、每天 10 min、中低强度的运动训练开始，逐步达到每周 3 ~ 5d、每天 30min、中高强度的运动训练。

运动训练效果的评价方式：①心肺运动试验：包括功率自行车和平板运动试验，能全面客观地评价人体的最大有氧代谢能力和心肺储备能力，是评价运动训练效果的标准方法。采用评价指标分别有峰耗氧量（VO_2peak）、最大耗氧量（VO_2max）、最大公斤耗氧量（VO_2max/kg）和代谢当量（MET）等。②6 分钟步行距离试验（six - minute walk distance，6MWD）：以患者 6min 内步行的最大距离为评价指标，该方法简单易行，重复性好，具有较好耐受性，更能反映日常活动能力。③往返步行试验（SWT）：包括增量往返步行试验（ISWT）和耐量往返步行试验（ESWT），是在录音机指导下逐渐增加速度或以某一运动强度的速度在距离10m 的地方来回行走，所行走距离作为评价指标。

肺康复治疗的其他效果评价指标：①呼吸困难评价：常用 Borg 评分（10 分制）来评价呼吸困难程度，分值越高表示呼吸困难程度越严重，还可用呼吸系统生活质量问卷，如：慢性呼吸系统问卷（CRQ）和圣乔治呼吸疾病问卷（SGRQ）等。②生活质量评分：如肺癌治疗功能评价量表（FACT - L）、欧洲癌症研究和治疗组织（EORTC）的生活质量核心量表（EORTC QLQ - C30）以及肺癌的特异量表（EORTC QLQLC13）等。

四、肺癌的肺康复运动处方

对于肺癌手术患者来说，进行肺康复的阶段可分为手术前肺康复、围术期肺康复以及手术后肺康复。

（一）术前肺康复训练

肺癌术前肺康复训练即预康复，是指在患者术前即开始对其进行康复措施干预，使患者的身体处于最佳手术状态，以提高患者身体储备水平，减少手术后并发症，促进术后身体水平恢复。肺癌患者可在术前 1~2 周进行预康复训练，亦有研究指出康复训练可从术前 3~6 周开始。目前肺癌术前肺康复时间参差不齐，未形成统一的时间规定。虽然预康复的相关研究仍处在初步探索阶段，尚未成为临床上的常规治疗手段，然而，国内外已有研究证明，术前早期肺康复训练能有效降低术后并发症的发生率。有相关试验结果显示，在肺癌合并高危因素的患者中，康复组患者经过为期 1 周的术前肺康复训练后患者术后 PPC（全麻术后肺部并发症）发生率低于对照组，认为术前肺康复训练可降低术后 PPC 的发生率。手术指征的肺癌患者通过一定时间的预康复训练后具备了手术适应证。虽然预康复尚未成为常规的术前干预手段，但其在术后并发症的预防或缓解方面起到了积极的作用，因此，对于是否采取预康复干预应根据患者的具体情况而定，如果患者身体已处于最佳的手术时期，仍予以及时的手术治疗，当患者尚未具备手术条件时可采用预康复手段提高患者的身体机能使其能耐受手术治疗。

术前肺康复的可行性：我国患者的手术等待时间普遍在 2 周以内，四川大学华西医院团队针对老年肺癌患者（年龄 ≥70 岁）展开术前 7d 的短期呼吸以及有氧训练的研究，结果显示接受短期呼吸以及有氧训练干预的患者的 6 分钟步行试验距离、最大呼气流量均得到显著改善，术后住院时间和总住院时间明显缩短，且术后 30d 的术后并发症发生率也显著降低，这证实术前的短期训练是可行且有益处的。最新的研究表明，高强度间歇性训练在不延迟手术时间的前提下，可能会是未来术前康复的发展方向。近来，每天的行走步数被推荐用于评价运动训练的指标，可能将成为以后肺康复运动量评价的重要指标。

1. 术前肺康复评估

术前肺功能评估的目的是判断患者呼吸系统的基本状态，主要内容如下：

术前评估：①病史；②肺功能检查（PFT）；③心肺运动试验（CPET）；④峰值流速仪检测呼气峰值流量（PEF）。

术前评估对象：肺癌术前常见合并高危因素。①高龄：年龄≥65岁（若合并吸烟则男性年龄＞60岁，女性年龄＞70岁均为高龄）；②长期大量吸烟（吸烟史≥400年支）；③气管定植菌；④气道反应；⑨PEF＜250L/min；⑥边缘肺功能。

有氧运动能力的常用指标：有氧运动强度参考指标及常用方法：

（1）心率法。目标心率为最大预测心率（HRmax ＝ 220 － 年龄）的百分数。

（2）最大耗氧量（VO_2max）和峰值氧耗量（$peakVO_2$）。VO_2max是指人体在极量运动时的最大耗氧能力，代表人体供氧能力的极限水平，实际测试中，通常以$peakVO_2$代替VO_2max。

（3）无氧阈测定法（Vslope法）。无氧代谢阈值（AT）是指当运动负荷增加到一定量后，组织对氧的需求超过循环所能提供的供氧量，组织必须通过无氧代谢提供更多氧，有氧代谢到无氧代谢的临界点称为AT，正常值一般是50% ～ 60% VO_2max，常用Vslope法测定。

（4）Borg自感劳累分级评分法。推荐RPE 10 ～ 14（20级表），患者根据自己的劳累和呼吸困难程度予以相应的打分，分值越高表示劳累程度越严重。其中心率法、峰值氧耗量和无氧阈法均以20%的运动量为低强度，40%的运动量为中强度，60% ～80%的运动量为高强度；对于Borg自感劳累分级评分法如何评价运动强度则以患者主观感受进行调整。目前推荐的肺癌患者肺康复运动方法是从每周2d、每天10 min、中低强度的运动训练开始，逐步达到每周3 ～5d、每天30 min、中高强度的运动训练。

2. 术前肺康复运动处方

由美国运动医学协会推荐用于肺康复的运动处方是：根据个体化的条件，每周3 ～5次，20 ～60min的高强度水平（大于60%最大功率）的连续运动可使生理获益最大化，或者达Brog评分为呼吸困难和劳累指数评分4 ～6分为目标值。针对COPD的患者多项RCT研究表明行走运动与自行车运动比较明显提高折返行走时间，行走运动在行走耐力的提高上优于自行车运动。

现有的肺癌术前肺康复训练的频率较统一，每天1 ～2次，每次15 ～30min。具体运动处方如下：

1）激励式肺量计吸气训练

患者取易于深吸气的体位，一手握住激励式肺量计，用嘴含住咬嘴并确保密闭不漏气，然后进行深慢的吸气，将黄色的浮标吸升至预设的标记点，屏气2 ～3s，然后移开咬嘴呼气。重复以上步骤，每组进行6 ～10次训练，休息。在非睡眠时间，每2h重复一组训练，以不引起患者疲劳为宜，疗程为3 ～7d（必需）。

2）功率自行车运动训练

患者自行调控速度，在承受范围内逐步加快步行速度及自行车功率。运动量控制在呼吸困难指数（Borg）评分 5 ~ 7 分之间，若在运动过程中有明显气促、腿疲倦、血氧饱和度下降（＜88%）或其他合并疾病引起身体不适，嘱患者休息，待恢复原状后再继续进行训练。每次 15 ~ 20min，每天 2 次，疗程为 7 ~ 14d（可选）。

3）登楼梯训练

在专业治疗师陪同下进行，在运动过程中调整呼吸节奏，采用缩唇呼吸，用力时呼气，避免闭气，稍感气促时可坚持进行，若有明显呼吸困难，可做短暂休息，尽快继续运动，每次 15 ~ 30min，每天 2 次，疗程为 3 ~ 7d（可选）。

4）有氧训练方式

5min 热身、10min 间歇性冲刺跑和 4min 休息的高强度间歇训练（HIIT），术前 4 周进行。

5）呼吸训练方式

胸式呼吸运动：每日 3 组、每组 20 次深呼吸的胸式呼吸运动；每日 2 组，每组 15min 的腹式呼吸运动和每日 30min 的有氧器械锻炼，持续 1 周。

6）膈肌电刺激

膈肌电刺激是呼吸训练结合腹式呼吸、电刺激膈神经和声光信号提示技术为一体的新型呼吸训练方式，它能控制患者呼吸频率和呼吸深度，有助于患者形成有效的深慢呼吸并且放松辅助呼吸肌。该呼吸训练技术已经在慢性阻塞性肺疾病患者中应用，并取得一定疗效。该治疗仪有 A、B 两个交替输出通道。A 通道的电极片置于双侧膈神经投射点，即锁骨上 2 ~ 3cm 与胸锁乳突肌外侧交叉点，刺激膈神经使膈肌收缩增强，吸气增加；B 通道的电极片置于中下腹腹直肌体表位置，用于刺激腹肌使腹肌收缩，呼气增加。在 A、B 两个通道交替输出的时候，有提示吸气和呼气的信号指示，使患者在信号灯的提示下按照一定的呼吸频率配合呼吸功能训练，吸呼时间比例为 1 : 1.5 ~ 1 : 2，患者的呼吸频率由最初的 12 次/min，逐渐减慢至 8 次/min。

3. 肺康复训练效果评价方法

1）客观评价方法

（1）6 分钟步行试验（6MWT）：患者在笔直平坦硬质路面快速步行 6min 所通过的距离，6MWT 能较好地反映日常身体活动能力，且操作简单易行。

（2）静态肺功能：静态肺功能测定 1s 内用力呼气容积（FEV_1）和肺一氧化碳弥散量（DLCO）是评价患者呼吸系统的主要客观指标，也是预测术后并发症发生的独立指标。

（3）肺功能：运用用力肺活量（FVC）和1s用力呼气容量（FEV_1）2项指标评价患者的肺功能。

2）主观评价方法

（1）生活质量评价：生活质量是临床常用的评价指标，常被用于评价治疗是否有效，主要包括身体健康、心理健康、社会功能、每天的生活活动和自我感觉5个方面。肺癌患者肺康复常用的生活质量评价工具有36条简明健康问卷（SF-36）、圣乔治呼吸问卷（SGRQ）、肺癌相关生存质量（QLQ-LC13）等。

（2）呼吸困难指数评价：呼吸困难是影响肺癌患者生存质量的主要方面，通过肺康复训练可有效减轻呼吸困难程度，常用的评价工具有Borg评分（10分制）和BODE指数。

应关注患者参与术前肺康复时的安全性，目前研究提到的常见不良事件包括关节疼痛和运动中出现的血压下降（收缩压下降超过20mm Hg，但运动结束后恢复正常）。

（二）肺癌术后的康复训练

临床常用手术切除方法治疗肺癌，但术后严重并发症风险较高，如感染、肺功能降低、运动耐量下降、生命质量损害等。肺部并发症是导致肺癌术后发病和死亡的主要原因。传统药物干预对控制患者术后呼吸困难的症状往往是无效的。此外，放化疗也易引起肺癌患者肺部并发症，8.5%的肺癌患者并发慢性阻塞性肺疾病（COPD），6%～15%伴有肺间质疾病。研究报道，肺癌患者呼吸困难发生率高达55%～87%。除呼吸困难外，患者还易出现如疲劳、恶病质及心理疾病（如抑郁和焦虑）。这些症状不仅与癌症进展有关，同时也与癌症患者治疗处理有关，如术后放疗、化疗、药物治疗（如阿片类药物）有关，这些癌症相关症状给患者身心带来极大痛苦。

而肺癌的术后康复训练是一种以证据为基础，针对有症状的慢性呼吸道疾病患者采用多学科的综合训练项目进行全面系统的干预管理，它将临床护理技巧与艺术、患者生理和行为方式结合起来，重建患者由于呼吸困难和体能失调所受限的肺功能容积。

肺癌患者术后肺康复训练具体实施方式包括每周30～90min的个体化有氧运动和力量训练，持续时间为6～8周，包括有氧运动训练跑步和骑单车（室内训练）、上半身阻力训练和呼吸技巧训练。在宣教工作中，还包括加强术后营养、戒烟、心理干预等。术后肺康复训练相对于术前肺康复而言，在研究方面更为成熟和深入，该阶段的康复训练是围手术期肺康复的最重要阶段。其最常见的方式包括术后早期的被动活动、循序渐进的床边坐站、步行和辅助咳嗽。运动时机为：在拔除胸腔引流管后即可进行肩部或胸廓的小幅度活动，这在一定程度上可减轻患者的疼痛和改善肺功能状态。

术后肺康复具体方案如下：

（1）术后当天全身麻醉清醒后在床上进行有氧训练，如握拳、屈腕、屈肘、膝关节伸屈、踝泵运动等，每日2次，每次5~10min。

（2）术后1~3d，进行有氧训练，如肩部屈曲、外展、踝泵运动、空中踏车、桥式运动、原地踏步、床边站立、病房助行走等，每日2次，每次20~30min。

（3）呼吸训练：先缩唇呼吸（通过鼻吸气，然后呼气将口唇缩成口哨状，使气体通过缩窄的口型缓缓呼出），一天2次，一次10min；接着腹式呼吸，手放在前胸和上腹部，用鼻缓缓吸气，让膈肌最大限度下降，呼气时腹肌收缩，一天2次，一次15min。

（4）运动训练：根据患者住院期间病情的综合分析情况，采取不同的运动方式、运动强度和运动时间。其中运动方式选取爬楼梯、打太极拳、有氧运动以及病房走动等。运动强度：达到心率的20%~39%为低强度，40%~59%为中等强度，心率=（220-年龄-安静心率）×（45%~60%）+安静心率。上肢运动训练：采用手持哑铃（0.25~0.5kg）做举臂及高于肩部的运动。

（5）运动时间：根据患者术前病情以及体质情况，适量从10~20min/d逐渐增加至30~40min/d，可根据患者体能1次完成或分3~5次完成，间歇时间不计时。

（6）健康教育：由专业的人员进行肺癌术后相关知识及疾病自我管理知识，引导患者之间互相交流讨论。

（7）出院后由专业人员采用每周2次的电话随访进行质量控制，检查患者训练情况。

五、肺癌的心理康复处方

患者心理建设的重要性往往被我们忽略，尤其是在肺癌的诊断和治疗中，大部分患者出现不同程度的心理问题和错综复杂的情绪困扰，严重影响治疗康复效果及生活质量。心理辅导不仅能改善患者的不良心理状态，提高生活质量延长生存期，还能减轻放化疗不良反应，提高治疗效果。通过语言引导、情感支持、暗示或启发等手段，可以稳定情绪、改变认知、激发生存欲望，有利自体免疫力的提升，从而增加信心。

肺癌患者可能存在的心理应激反应：

（一）心理应激

1. 自我价值贬低

普遍存在于刚确诊还未进入稳定治疗期的患者。患者会担忧家庭的经济状况，担忧给家人带来一系列的经济问题，担忧病情恶化，精神上无所归属。

2. 愤怒怨恨

患者常常感叹命运的不公，或因治疗费用和治疗效果不成正比而焦躁不平。加之病情一直进展不断恶化的情况下心理防线不断崩溃瓦解，情绪不能控制。

3. 焦虑抑郁

患者常常对治疗没有信心，怀疑治疗方案的正确性有效性而焦虑忧愁，时常担忧病情不稳定或复发，对生活失去信心和热情。

4. 恐惧绝望

患者恐惧病情恶化、孤独、疼痛、死亡和与亲人分离等。常常害怕被抛弃、被冷漠对待，心理退行像孩子一样依赖家人，寻求保护陪伴。

（二）行为应激

1. 否认回避

患者突然得知确诊为癌症，企图以否认的心理方式来达到心理平衡，怀疑医生的诊断错误或检查上的错误。对病情以及任何事情都采取回避的态度。表现为沉默寡言，烦躁、激动，心存幻想，否认癌症这个事实。

2. 被动依赖

随着时间的推移，患者的幻想破灭。随之产生较强的依赖性，依赖于药物和治疗。把生的希望，甚至于日常生活护理全都交付给医护人员。表现为没有主见，缺乏自信、爱发脾气、以自我为中心，随时随地地要求医生护士给予关照。若所依赖的人不在身边，他们就容易发生焦虑与抑郁。

（三）心理干预方案

癌症患者的焦虑和恐惧感常表现为神经衰弱综合征。听到自己已确诊为癌症则手足无措，言语结巴；有的在接受化疗期间，看到病友呕吐，自己也感到恶心，别人疼痛，自己也感到浑身不适；有的在做有关检查或手术前，紧张得夜不能寐，甚至服安眠药也无效。

有些癌症患者能主动地向医务人员叙述自己的害怕；有的则极力否认焦虑与恐惧的存在，他们不提任何问题，也避免谈论自己的病情，就像怕人家在他的伤口上撒上一把盐；还有的人故意掩饰自己的焦虑和恐惧。有些男性患者性格比较倔强，用"开玩笑"和"大笑"以缓和沉闷的气氛，通过自己的轻松和乐观来振作家属和亲友的精神；有些人以生气和敌意表达自己的恐惧，拒绝治疗或要求特殊的照顾，使旁人视他为"顽固的人"。哭是很多人患癌后发泄焦虑、恐惧和悲哀情绪的一种方法，这是正常的，也是可以理解的，对患者并无害处。但是，如果患者沉浸在悲哀的情绪中不能自拔，一味地哭泣，则等于是在癌症面前缴了械，对患者是极其危险的，精神崩溃远比癌症更可怕、更危险。

给予肺癌患者心理上的疏导，酌情向患者介绍疾病及疾病治疗的一些知识，并介绍认识已经顺利完成化疗疗程的患者，谈体会及经验，以引导患者逐渐接受现实，调整好对治疗的心态。开展以家庭为中心的健康教育，避免家庭成员的消极情绪对患者产生不良影响，使患者从失望的环境中走出来，增强战胜疾病的信心，积极配合治疗。

六、肺癌的营养康复处方

营养不良是指营养物质摄入不足或吸收障碍，造成特异性营养素缺乏或失衡，或由于疾病、创伤、感染等应激反应，导致营养物质消耗增加，从而产生的营养素缺乏。肺癌分泌的细胞因子易导致患者出现糖、脂肪、蛋白质等营养代谢异常。此外，呼吸困难及缺氧等症状导致肺癌患者对化学感受器传递的饥饿信号接收迟钝，对食物的味觉、嗅觉的感知灵敏度减退；而当癌症细胞侵犯患者食管产生压迫症状时，患者可因进食不适或进食困难出现厌食及营养摄入不足。

欧洲肠外肠内营养学会（ESPEN）制定的肿瘤学临床营养指南支持使用营养干预预防和治疗恶病质，但对于晚期肺癌恶病质患者来说，关键问题在于实施营养干预的最佳时机，不同恶病质分期的患者对营养支持的反应和获益有差异，需要充分考虑患者耐受情况后再实施。

癌症患者营养干预的首要目标是摄入足够的蛋白质和能量。

（1）肺癌患者应注意保持平衡膳食，包括蛋白质、谷类、豆类、蔬菜类，水果和必需脂肪酸。合理安排治疗期间患者的饮食，既要因人而异，又要考虑营养价值。①在化疗前，应食用高蛋白的食物 1.2～1.5g/（kg·d），按患者的消化能力，选用蛋类、乳类、瘦肉、禽类及豆制品等食物；②在化疗期应多食含维生素及碳水化合物丰富的食物，如西红柿、胡萝卜等；对呕吐剧烈者，可给予冰块或果汁冰块，慢慢嚼碎咽下，也可给予含有丰富维生素 C 的新鲜果汁；铂类化疗药可损害患者味觉，并可出现口中金属味，此时可指导患者食入能缓和口中苦味和金属味的滋味浓厚的食物，如鱼、海藻类食物，特别是海藻类食物还可调节血液的酸碱度，有一定的防癌作用。

（2）不少治疗药物会造成暂时性味觉改变而产生厌食现象，除此之外，癌症患者常伴有葡萄糖耐量异常，造成高血糖症状，从而抑制食欲，减少食物摄入量。所以，对于厌食患者，应以刺激食欲为目的，并注意色、香、味的调配以增加患者的食欲，同时鼓励患者用餐前做适当的运动或适量食用开胃食物，若感觉疲劳，可嘱咐患者休息片刻，体力恢复后再进食。多吃富含优质蛋白的食物。鉴于肺癌患者消耗比较大，因此要比正常人需要更多的蛋白质和热量，大概会多出 20% 左右，这时候，患者就需要更多的蛋白质来维持身体正常运转。

（3）对于恶心呕吐的患者，应合理安排就餐时间，化疗当天把早餐提前，建议早餐后 3~4h 化疗，并配合清淡饮食，少食多餐，家属应经常变换烹调方式，食物尽量温和，避免太腻或太甜及厚重的调味品，并避免同时摄入冷热食物。当患者恶心呕吐时，胃的消化功能较差，可停止普通饮食改为流质或半流质，如稀饭、麦片粥或清汤。多吃滋阴、养血的食物。肺癌患者会咳嗽，并伴有咯血的症状，这时候我们就要有针对性地吃一些止咳和补血的食物。这些食物主要有：梨、藕、百合、银耳、柿子等。鼓励患者尽量摄取水分，如汤、果汁、开水等每天不少于 2500mL，以促进毒性代谢产物的排出，还可防止由高浓度尿酸析出诱发的肾结石，限制含 5-HT 丰富的水果、蔬菜，如香蕉、核桃、茄子等，减少含色氨酸的蛋白质的摄入，以减少体内游离 5-HT 含量。

（4）尊重患者的主观感觉，通过深入咨询，充分倾听及仔细观察，尽量满足患者的个体需要。多食用低盐、低脂肪的食物。不要觉得是癌症患者就盲目进补，因为患者本身就虚弱，运动不多，高油高脂肪食物会造成患者消化不良。因此，患者饮食要以清淡为主。肺癌患者在饮食上除了以上述食物为主之外，还要注意平时要少食或不食用海鲜等发物、羊肉等热性食物，减少咖啡、辛辣刺激食物的摄入，避免刺激呼吸道。而且日常生活中，肺癌患者还要戒烟戒酒，只有医生的治疗、优质的饮食、充足的休息和良好的生活习惯相配合，才能在一定程度上控制病情发展。

七、肺癌肺康复的基本流程

（一）康复目的

肺康复是一种基于对患者全面评估并量身定做的综合干预方案，包括但不限于：运动训练，教育和行为改变。旨在改善慢性呼吸系统疾病患者的生理机能和心理环境。

（二）康复地点

如在住院期间，可在医生及护士的指导下进行康复训练。

如患者居家进行肺康复，那么医生需要及时与患者沟通、联系，最好通过视频连线。否则如果只是简单制定康复计划，效果或许不好，患者需要明确性、督促性的指导。

（三）康复对象

肺癌术后、放化疗患者。

（四）康复团队成员

根据肺康复的定义，一个典型的跨学科合作的肺康复团队应包括：具有康复知识的医师、物理治疗师（或运动训练专家）、作业治疗师、心理咨询师、营养学家、护士以及社会工作者。目前关于医师和物理治疗师（或运动训练专家）在肺康复团队中的作用大家已有广泛的接受度，而其他成员例如言语治疗师在团队中所起的效果相对陌生，同时也鲜有高级别的证据支持，但一些特定问题往往需要言语治疗师开展治疗，举例来说，存在呼吸－吞咽障碍的患者容易发生吸入性肺炎，急性加重期和再入院的风险增大。这种情况下，言语治疗师加入肺康复团队并为患者提供针对性的治疗，是有必要的。

（五）康复构成要素

肺康复由患者评估、管理、教育、评价与随访组成。

1. 患者评估

评估患者年龄、肺功能、6分钟步行距离、体重指数、有氧运动能力等。

2. 患者管理

患者的自我管理是指通过患者的行为来保持和增进自身健康，监控和管理自身疾病的症状和征兆，减少疾病对自身社会功能、情感和人际关系的影响，持之以恒地治疗自身疾病的一种健康行为。自我管理能力较强的患者，具备保健的技能及意识，不仅可以有效自我克服疾病中出现的困难，也相应地减少并发症的发生率，从而提高了患者的生活质量。提升患者自我管理能力，可以保障护理进程的推进，并提升患者的生活质量。肺癌患者的自我管理应从以下几个方面进行：饮食管理、日常生活管理、治疗相关管理、社会心理管理等。

（1）应少食多餐，清淡饮食，少食刺激性食物。首选优质、低脂的蛋白质食物。

（2）患者日常生活需规律，保证充足的睡眠。坚持锻炼身体。

（3）患者应对自己治疗方案有所了解，遵照医嘱按时、按量服药，掌握所服用药物的作用及不良反应，了解治疗方案及其不良反应。密切观察躯体症状，如体温、血压、恶心、呕吐、腹泻、疼痛、骨髓抑制等躯体症状，如有不适要尽快跟医护人员反馈。

（4）患者要正确面对疾病，接受疾病事实，坦然面对。经常告诉自己要乐观，克服悲观情绪。自我调节心理状态，积极参加社交活动。

3. 康复教育

（1）必须严格禁烟。

（2）坚持进行呼吸训练，术后卧床期间经常做腿部运动及按摩，以防止下肢深静脉血栓。

（3）肺癌患者应给予高热量、高蛋白、高维生素、易消化、多样化、营养丰富的饮食，注意控制脂肪的摄入。

（4）注意不适随诊，定期至医院复诊。

4. 效果评价与随访

肺康复在提高肺癌患者的运动耐力、提高生活质量、改善治疗后的副作用等方面显示出了一定的效果，目前临床上对于肺癌患者多表现为建议患者多运动、进行呼吸锻炼等，但并未形成规范化及个人方案制定。肺康复是个持久的过程，需要医院定期对患者随诊并回院评估。

八、肺癌的中医肺康复

中医特色肺康复源于中医康复学，是具有中医特色优势的现代康复治疗手段，它注重对患者全方位进行分析评估、多学科合作、全面康复的整体观念，通过康复评定，明确患者的功能障碍，据此制定康复文案，选择合适的康复治疗手段，最终实现患者在精神、形体、生活等各部分功能最大程度的恢复，达到提高或改善患者生活质量的目的。

在进行肺康复时应遵循中医康复治疗的基本原则，即整体康复原则、辨证康复原则、功能康复原则、综合康复原则。

（一）针法

针灸是针法与灸法的总称，包含了毫针针刺、梅花针刺、艾灸、火罐等传统疗法，是常见的中医外治法。早在《黄帝内经》中便指出针法和灸法的有效性，如肺病者，喘咳逆气……取其经太阴、足太阳之外之厥阴内血者。根据络病理论，慢性复杂性肺疾病的主要病因为外感邪气或肺脏虚弱而导致的咳喘反复，气滞、痰饮、血瘀相互胶结而肺虚络瘀，因此针刺治疗当以宣肺定喘健脾化湿、活血通络、调理肺气、补虚益损为主要目的。灸法通过热量刺激，可增强腧穴作用，促进气机运行和血脉通畅，因此在毫针等常规针刺治疗过程中，加以灸疗，通过热刺激，可达活血通络、健脾益气、补肾纳气、补肺利气等功效。针刺还可一定程度上缓解肺癌患者化疗后出现的恶心呕吐、改善肺癌患者的肿瘤相关性的疲劳、缓解肺癌患者的癌性疼痛。

针灸是我国特有的治疗疾病的手段，是一种"内病外治"的医术，通过经络、腧穴的传导作用，特定的操作手法，来达到治疗作用。针灸无法治愈晚期肺癌，但可以控制肿瘤的扩散，并有效缓解肺癌伴随的咳嗽、胸痛、呼吸困难等症状。

大部分晚期肺癌患者都会不同程度地选择西医的治疗手段，如放疗、化疗、靶向、免疫治疗等，适当辅助针灸治疗能够提升患者治疗效果，同时也能缓解西医治疗的副反应。

（二）灸法

灸法与针刺同理，可以扶正患者的体质，降低患者术后或放化疗后的副作用。

1. 隔姜灸

在明·杨继洲的《针灸大成》中有记载："灸法用生姜切片如钱厚，搭于舌上穴中，然后灸之。"明·张景岳的《类经图翼》中提到治疗痔疾"单用生姜切薄片，放痔痛处，用艾炷于姜上灸三壮，黄水即出，自消散矣"。

生姜性辛、温，隔姜灸配合以上穴位可加强温肺补气的效果，可用于肺癌术后的患者，用的姜应选用新鲜的老姜，宜现切现用，不可用干姜或嫩姜。姜片的厚薄宜根据部位和病证而定，可选取以上穴位。在施灸过程中若不慎灼伤皮肤，致皮肤起透明发亮的水疱，须注意防止感染。

2. 雷火灸

雷火灸是在古代"雷火神针"的基础上，改变其用法与配方创新发展而成的治疗法。灸疗利用药物燃烧时的热量，通过悬灸的方法刺激相关穴位，其热效应激发经气，使局部皮肤机理开放，药物透达相应穴位内，起到疏经活络、活血利窍、改善周围组织血液循环的作用。有研究表明雷火灸可改善肺癌患者癌因性疲乏。所谓的癌因性疲乏（CRF）为一类痛苦的、不间断的、心理上的有关身体、思想上的无力感，和最近的日常表现有差异，这和癌症的医治存在联系，干扰了正常生活。具体操作：患者取舒适体位，充分暴露灸疗部位。雷火灸盒横放为补法，竖放为泻法。距离皮肤 3～5cm，缓慢去灰，让艾条正常地消耗掉，温度根据患者的耐热度进行调节，待其适应后，减少雷火灸盒与皮肤之间的距离，让热度往患者皮肤内进渗，直到其感受到些许的灼烧感，灸疗部位出现明显红晕。一遍灸疗时间在 25min 左右。

九、肺癌的膳食康复

药膳疗法通过药物来增加营养，增强体质，使机体产生抗御病邪的能力，具有杀伤肿瘤的作用，尤其对于放、化疗患者，气血阴阳损伤严重，就更应注重药膳疗法。实践证实，饮食疗法在配合肺癌的治疗中发挥了不可低估的作用。食疗注意事项：

（1）减轻或消除患者对肺癌的恐惧感，要千方百计增加患者的食欲，经常更换菜肴品种，注意菜肴的色香味调配。

（2）要让患者保持足够的蛋白质摄入量。肺癌是一种消耗性疾病，特别是蛋白质的消耗很多。经常吃瘦猪肉、牛肉、兔肉或鸡鸭家禽。如果患者厌油腻荤腥，可换些蛋白质含量丰富的非肉类食物，如奶酪、鸡蛋饼、咸鸭蛋等。

（3）要避免吃不易消化的食物。应多吃煮、炖、蒸等易消化的食物，少吃油煎食物。

（4）多吃维生素含量丰富的蔬菜、水果及其他一些有助于抗癌的食物，如芦笋、海带、海藻、洋葱、大蒜、蘑菇等。

（5）适当运用中医饮食疗法：中医药一方面可有效杀伤、抑制癌细胞，缓解病情，另一方面还可对患者进行全身调理、辨证施治，改善临床症状，增强机体免疫功能，从而提高整体疗效。

肺癌术后，人体气阴受损，故常出现乏力、胸闷或心悸气虚；功能下免疫及摄血能力减弱，故容易受外邪侵犯，而出现发热，咳嗽咯痰，或可见痰中带血。故偏于气阴不足的患者宜服用益气养阴，辅以润肺化痰的药膳。

1. 鱼腥鹤草苇茎汤

组成：鱼腥草 30g，仙鹤草 30g，芦根 30g，薏苡仁 30g，冬瓜仁 15g，瘦猪肉 100g。

制法：瘦猪肉切细，其余药物洗净，加入适量水，文火煮 50min，即成。

功效：此汤实为千金苇茎汤加减，原方有清肺化痰、逐瘀排脓的功效，主治肺痈。鱼腥草，《本草经疏》谓其"治痰热壅肺，发为肺痈吐脓血之要药"；仙鹤草，《文堂集验方》用治"虚损，唾血，咯血"。本药膳在原方的基础上鱼腥草之清热排脓，仙鹤草之止血补虚消积而去桃仁之动血，从而加强清热解毒排脓止血的功效，减少术后患者活血动血的不良反应。加瘦肉补益脾胃。此药膳有清肺化痰、止血消积的作用，对术后发热、痰血症状的改善不无裨益。

2. 薯蓣半夏粥

组成：生山药 30g，姜半夏 15g。

制法：上两味，先将半夏用微温之水淘洗数次，煎取清汤约两杯半，去渣调入山药细末，再煎两三沸，其粥即成，和白砂糖食之。若上焦有热者，以柿霜代砂糖，凉者用粥送服干姜细末半钱许。

功效：此方出自张锡纯之《医学衷中参西录》，原方由山药及清半夏各一两组成，用治"胃气上逆，冲气上冲，以致呕吐不止，闻药气则呕吐益甚，诸药皆不能下咽者"。清半夏为白矾炮制过的半夏，张氏认为半夏为降胃安冲之主药，但呕者忌矾味，故这里改之为姜半夏，则止呕之力更优，又与山药做粥煮粥是因"凡呕吐之人，饮汤则易吐，食粥则借其稠黏留滞之力，可以略存胃腑，以待药力之施行"。"山药，在上大能补肺生津，则多用半夏，不虑其燥，在下大能补肾敛冲，则冲气得养，自安其位。且与半夏皆无药味，故用于呕吐甚剧，不能服药者尤宜也"，故与山药合用。此药膳有和胃降逆、温中化饮之功效，用治化疗所致之呕吐甚为适宜。

3. 黄芪灵芝猪骨汤

组成：黄芪30g，灵芝30g，猪骨300g，陈皮10g，生姜5g，红枣10枚。

制法：灵芝先切碎，然后把各种材料洗净，后把全部材料置入锅中，清水适量，武火煮沸后，文火煮2h。

功效：此汤中灵芝，《神农本草经》列为上品，"赤芝，味苦，平。主胸中结，益心气，补中……白芝，味辛，平。主咳逆上气，益肺气"；加上黄芪、红枣益气养血，陈皮、生姜理气和胃止呕；故此汤可用于化疗期间气血亏虚之患者，但服用时，最好少量频服，防止呕吐。

4. 中药协定方

补肾培元方是广东省中西医结合医院老昌辉教授治疗肺腺癌患者的经验方，肺腺癌患者常出现与运动量不相符的神疲乏力、少气懒言、腰膝酸软等肾虚表现，现代医学称之为癌因性疲乏。老教授推崇张景岳阴阳互根互生等立方理论，自拟了补肾培元方。方中主要的成分由熟地、肉苁蓉、核桃仁、冬虫夏草、菟丝子等中药组成。补肾培元方具有提高免疫力、抗肿瘤效果。

参考文献

[1]中国医师协会肿瘤医师分会，中国医疗保健国际交流促进会肿瘤内科分会，石远凯. Ⅳ期原发性肺癌中国治疗指南（2023年版）[J]. 中华肿瘤杂志，2023，45（1）：30.

[2]中国肺癌早诊早治专家组，中国西部肺癌研究协作中心，周清华，等. 中国肺癌低剂量CT筛查指南（2023年版）[J]. 中国肺癌杂志，2023，26（1）：9.

[3]赖斯. 肺癌实用指南[M]. 北京：人民军医出版社，2010.

[4]戴勇，曾崎冈，段晨霞，等. 补肾培元胶囊调控MKP-1/JNK抑制A549细胞增殖及诱导细胞凋亡实验研究[J]. 山西中医，2018，34（12）：42-46，56.

[5]戴勇，曾崎冈，段晨霞，等. 补肾培元胶囊对肺癌小鼠IL-6、IL-8、TNF-α因子表达变化特点[J]. 世界最新医学信息文摘，2019，19（37）：209-210.

[6]曾崎冈，戴勇，段晨霞，等. 补肾培元胶囊对非小细胞肺癌患者化疗后免疫功能的影响[J]. 临床合理用药杂志，2020，13（01）：60-61.

第二十二章

肺动脉高压的防治与康复

肺动脉高压(pulmonary hypertension，PH)是一种血流动力学异常状态，其病因复杂，发病机制主要为肺血管收缩、肺血管重塑、原位血栓形成三者共同作用使肺血管阻力增加及肺动脉压力升高，最终导致右心衰竭，甚至死亡。活动后气促、劳累后气促是肺动脉高压最常见的症状，还可伴见晕厥、胸痛、咯血等。右心导管检查能给临床医生提供更多的血流动力学数据，是诊断和评价肺动脉高压的标准。随着研究深入，肺动脉高压的诊断和治疗逐渐得到规范化，大多数患者通过规范药物治疗和运动康复皆能达到临床治愈，能和正常人一样生活、工作。

在中医方面，肺动脉高压的中医病名尚未有统一认识，大多数医家认为其可归入"心衰""肺胀""喘证"范畴，其病性属本虚标实，病因为外邪侵袭、毒物内侵、年迈体虚、禀赋不足、劳倦内伤，病机为心肺脾虚，痰瘀相结。中医治法主要包括补益、温化、活血、祛瘀、利水和行气法。

肺动脉高压运动康复是治疗肺动脉高压的重要环节。肺动脉运动康复强调心肺康复，即从有氧运动、抗阻运动、呼吸肌训练3个方面综合提升患者运动耐量，提高患者生活质量。由于肺动脉高压疾病的特殊性，即误诊率高，且易延误治疗，当完善各项检查发现该疾病时，患者的心肺功能已明显差于正常人群，因此肺动脉高压运动康复强调从低强度开始，并重视疾病分级和评估，康复团队需根据患者 WHO 心肺功能分级和耐力评估制定个性化的康复训练。中医运动康复如太极拳、八段锦不需要患者负重，适合大多数低风险患者进行日常康复锻炼。

一、肺动脉高压的西医疾病概述

(一)流行病学

肺动脉高压(PH)是一种异质性疾病，与呼吸系统疾病、心血管系统疾病、结缔组织疾病、代谢性疾病、遗传疾病等多种疾病相关，是一种病因多样，机制复杂，误诊率高，死亡风险大的血流动力学异常状态。

全球关于 PH 的流行病学相关文献报道少，已见诸报道的登记注册研究多见于西方发达国家。英国统计显示 PH 患病率为 97/100 万人，即每 100 万人中约有 97 人患此病。美国研究显示美国成人 PAH 和 IPAH/FPAH 的发病率分别为 2/100 万人和 0.009/100 万人。随着诊断意识增强、肺动脉高压诊疗中心增多、超声心动图的普及等，PAH 登记注册研究中患者的入组年龄呈现老龄化趋势，并且随年龄增长，男女发病率比例逐渐缩小，但女性患者比例高仍是重要的人口学特征。女性 PAH 患者 WHO 功能分级更低及住院率更高，男性患者则表现为更严重的右室功能障碍及相对更差的预后。这一性别差异的原因尚不明确。

不同地区 PAH 的流行病学、临床特征具有显著差异。年龄方面，亚洲群体亦呈现老龄化趋势，但相较同时期西方国家研究低。PAH 亚类而言，西方国家研究队列的主要亚类为特发性肺动脉高压，而亚洲人群则以先天性心脏病相关 PAH 为主要亚类。在结缔组织病相关肺动脉高压中，西方国家以系统性硬化最常见，而亚洲国家则以系统性红斑狼疮为主。受人种、经济条件、生活质量、医疗水平的影响，发达地区的研究结果具有参考意义，但无法代表欠发达地区流行病学的真实情况。

（二）病因和发病机制

肺循环始于右心，经主肺动脉、叶和段肺动脉、肺小动脉，最终进入肺毛细血管床，汇入肺小静脉和肺静脉，最终流入左房。不同类型的 PH 具有不同的病理生理特点。

PAH 病变主要累及远端肺小动脉，肺静脉较少影响，病理改变表现为内膜及血管周围炎症反应，外膜增厚及纤维化，中膜肥厚及持续收缩，内膜向心或偏心性改变，以及血栓形成。PVR 增加可能与血管收缩、血管重构、炎症反应和血栓形成相关。此病理改变可令肺动脉收缩和舒张的储备功能受损，引起 PAH 患者肺动脉压力升高。起初，右心室可维持正常心排出量，随着病情进展，右心室为适应不断增加的后负荷发生心室扩大和心肌重构，并压迫左室，引起左室舒张功能受限，导致左室舒张末期压力增加，充盈下降，心输出量降低，外周组织器官灌注减少，组织缺氧加重。

左心疾病所致 PH 由于心脏疾病导致左室充盈压升高，引起肺静脉压力被动升高，造成肺泡－毛细血管壁结构破坏，表现为毛细血管渗漏和肺泡水肿，出现弥散功能下降。持续的肺静脉压力升高也会继发肺小动脉肌化、中膜增厚等病理改变最终导致 PVR 增加。

肺部疾病和(或)低氧所致 PH 与肺实质或间质疾病引起肺组织破坏、慢性缺氧与血管床损害，导致肺血管重构、PVR 增加有关。同时，慢性肺部疾病改变胸腔内压力，对左室和右室功能产生影响。如 COPD 患者过度充气导致右房压力升高，右心回流障碍，左室充盈减少。

慢性血栓栓塞性 PH 和（或）其他肺动脉阻塞性病变所致 PH 与慢性血栓和持续血管收缩反应相关。机化血栓阻塞肺动脉血管首先出现肺血管阻力升高，之后病变逐渐累及未阻塞的肺动脉血管，发生血管重构。

当 PH 进展，临床常表现右心功能衰竭症状，而右心功能衰竭往往预示疾病预后不良，这也是肺动脉高压患者最常见的死亡原因。右心衰竭是指各种原因引起右心室充盈压升高（右心房压力 > 8mmHg）和射血障碍［心排血指数 CI < 2.5L/（min·m²）］，导致心排血量不足以维持机体所需的临床综合征。感染、贫血、手术、妊娠、心律失常等因素可加重或诱发右心功能衰竭。右心室 - 肺动脉耦合失常是肺动脉高压引起右心衰竭的重要机制，表现为右心室顺应性下降，心排出量无法满足静息状态下的氧需求，进一步导致多器官功能衰竭。

综上所述，肺血管收缩、肺血管重塑、原位血栓形成三者共同作用使肺血管阻力增加及肺动脉压力升高，最终导致右心衰竭，甚至死亡。

PH 的血流动力学定义为海平面、静息状态下，经右心导管检查（RHC）测定肺动脉平均压（mPAP） > 20mmHg（1mmHg = 0.133kPa）。按血流动力学分类，PH 可分为毛细血管前 PH 与毛细血管后 PH。为了更好区分两者，2022 ESC/ERS 指南在肺动脉楔压（PAWP）的基础上增加肺血管阻力（PVR）参数。毛细血管前肺动脉高压的定义为 mPAP > 20mmHg 且 PAWP ≤ 15mmHg，PVR > 2WU；毛细血管后肺动脉高压的定义为 mPAP > 20mmHg 且 PAWP > 15mmHg。毛细血管后 PH 又根据 PVR 进一步分为单纯毛细血管后 PH 和混合性毛细血管后 PH。

临床上肺动脉高压分为 5 大类，包括①动脉性 PH（pulmonary arterial hypertension，PAH）；②左心疾病所致 PH；③肺部疾病和（或）低氧所致 PH；④慢性血栓栓塞性 PH（chronic thromboembolic pulmonary hypertension，CTEPH）和（或）其他肺动脉阻塞性病变所致 PH；⑤未明和（或）多因素所致 PH。左心疾病所致肺动脉高压和肺部疾病和（或）低氧所致肺动脉高压在临床工作中较为常见。PH 血流动力学分类与临床分类的关系见表 22 - 1。

PH 患者的发病年龄可帮助临床医师初步判断可能的病因。发病年龄在 0 ~ 10 岁患者，其病因多为先天性心脏病、特发性肺动脉高压、遗传性疾病。10 ~ 30 岁的年轻患者，多见于先天性心脏病、大动脉炎、遗传性出血性毛细血管扩张症、分流性疾病所致肺动脉高压或遗传性疾病相关 PH。30 ~ 50 岁患者考虑结缔组织病相关 PH、严重支气管扩张所致 PH、结节病相关 PH。50 ~ 65 岁及以上患者多见肺部疾病和（或）低氧所致 PH 和 CTEPH。

表 22 - 1　肺动脉高压(PH)的血流动力学分类

血流动力学分类	分类标准	临床分类
PH	mPAP > 20mmHg	
毛细血管前 PH	mPAP > 20mmHg 且 PAWP ≤ 15mmHg, PVR > 2WU	动脉型肺动脉高压
		肺部疾病和(或)低氧所致 PH
		慢性血栓栓塞性 PH 和(或)其他肺动脉阻塞性病变所致 PH
		未明和(或)多因素所致 PH
毛细血管后 PH	mPAP > 20mmHg 且 PAWP > 15mmHg	左心疾病所致 PH
		未明和(或)多因素所致 PH
单纯性	mPAP > 20mmHg 且 PAWP > 15mmHg, PVR ≤ 2WU	
混合性	mPAP > 20mmHg 且 PAWP > 15mmHg, PVR > 2WU	
运动性肺动脉高压	静息和运动之间的 mPAP/CO 斜率 > 3mmHg · L^{-1} · min^{-1}	

注:PH = 肺动脉高压,mPAP = 平均肺动脉压,PAWP = 肺动脉楔压,PVR = 肺血管阻力,CO = 心输出量;1 mmHg = 0.133 kPa。内容引自 2022 ESC/ERS Guidelines for the diagnosis and treatment of pulmonary hypertension。

(三)临床表现

早期肺动脉高压往往没有明显的自觉症状。轻度肺动脉高压无症状,可表现为以下症状:

(1)劳力性呼吸困难:由于肺血管顺应性下降,心输出量不能随运动而增加,体力活动后呼吸困难往往是肺动脉高压的最早期症状。

(2)疲劳:由于心输出量下降,组织缺氧。

(3)晕厥:脑组织血液供应突然减少,常见于运动后或突然站立,也可由肺动脉大栓塞、肺小动脉突然痉挛或心律失常引起。

(4)心绞痛或胸痛:由于右心室冠状动脉灌流减少,心肌供血相对不足。胸痛也可能是肺动脉主干或主分支血管瘤样扩张引起的。

(5)咯血:肺动脉高压会导致肺毛细血管起始部微血管瘤破裂和咯血。

(6)声音嘶哑:肺动脉扩张压迫喉返神经。

肺动脉高压的体征可以表现为:颈静脉 a 波明显,肺动脉瓣增强,右心室提升,肺动脉瓣收缩喷射噪声,三尖瓣收缩反流噪声,右心室第三、第四心音,右心衰竭可出现颈静脉怒张、肝脏肿大、肝颈静脉回流征阳性、下肢水肿。严重的肺动脉高压，心脏输出减少，脉搏弱，血压低。

(四)诊断标准

肺动脉高压人群被称为"蓝唇人"，是因为他们长期缺氧而出现口唇发绀这一临床症状。但 PH 临床症状并不具有特异性。PH 主要表现为活动后气促、劳累后气促，也包括劳累诱发的胸闷、胸痛和晕厥。随着病情进展，右心功能不全加重，症状可在静息状态下发作，甚至出现踝部、下肢、腹部和全身水肿。部分患者可因增大的右室压力使冠状动脉灌注不足而出现急性心肌梗死的表现。严重的艾森门格综合征患者可出现咯血症状。

PH 体征与右心功能衰竭、导致肺动脉高压原发病及伴随疾病相关。在右心衰竭代偿期，可见胸前区抬举样搏动，P2 亢进，三尖瓣反流性杂音，右心室第三心音。当右心功能失代偿，可见颈静脉怒张，肝脏肿大，下肢浮肿，发绀，肢端发凉。部分体征具有提示 PH 病因的意义，如患者头部畸形提示存在 Williasm 综合征；嘴唇、舌尖、指尖见出血点提示遗传性出血性毛细血管扩张征；背部闻及血管杂音提示大动脉炎，股动脉或腹主动脉闻及杂音提示分流性疾病；肺部 Velcro 音提示间质性肺病，固定痰鸣音提示支气管扩张；杵状指提示先天性心脏病，差异性杵状指提示动脉导管未闭，口唇、指端发绀提示先天性心脏病及其他分流性疾病。若患者运动功能减退，肌力下降、无法正常起床提示庞贝病。指(趾)硬皮病、指(趾)溃疡、雷诺现象、胃食管反流症提示系统性硬化症。

PH 症状缺乏特异性，诊断相对滞后。美国 NIH 注册数据显示 21% 的患者从出现症状到明确诊断时间大于 2 年。21 世纪，靶向药物逐渐应用于 PH 诊疗，临床疗效显著，PH 的机制研究、诊疗意识、治疗水平较前显著提高，但法国国家 PAH 注册登记研究数据提示 PH 早期诊断仍任重道远——从出现临床症状到确诊平均延迟 27 个月，并且 80% 的患者在确诊时，心功能已恶化至 Ⅲ～Ⅳ级，提示患者临床预后较差。老年患者多合并心血管疾病和呼吸系统疾病，鉴别诊断难度更大。具有 PH 相关疾病的危险人群，如结缔组织疾病、门静脉高压、HIV 感染等，应重视疾病早期筛查。

根据 PH 症状缺乏特异性的情况，2021 年中国肺动脉高压诊断与治疗指南创新性地提出可基于无创的超声心动图对可疑 PH 进行初筛，有助于临床医师进行早期诊断和早期治疗，提高患者预后。结合患者病史、症状、体征，对怀疑肺动脉高压患者予完善超声心动图评估肺动脉高压可能性。超声心动图可根据三尖瓣环收缩期位移、右室心肌做功指数、左心室偏心指数、右心房面积等指标评估患者右心功能。当超声心动图提示高或中度肺动脉高压可能时，应完善检查判断是否为左心疾病或肺部疾病所致 PH 这两种临床常见 PH 类型。若能确诊，则根据有无肺动脉高压和右心衰竭症状，判断患者应治疗基础疾病或转诊至肺动脉高压专业诊疗中心；若不符合诊断时，予完善肺通气/灌注显像等检查，进一步判断是否为其他类型 PH。若考虑为 PAH 需行特异性检查明确病因是否为结缔组织疾病、先心病、药物/毒素、门静脉高压、HIV、血吸虫病，还是属于机制未明的特发性 PAH、遗传性 PAH、具有明显肺静脉/肺毛细血管受累的 PAH。

右心导管检查是诊断和评价 PH 的标准，可提供所需的血流动力学数据，包括右室压、右房压、肺动脉压力、PAWP、PVR、心输出量等，有助于判断患者是否存在心内左向右分流、评价对肺血管扩张剂的反应性和制定治疗策略。同时，对高度怀疑 PH 患者进行 RHC 有助于鉴别诊断。急性血管反应试验的目的在于筛选对钙通道阻滞剂有效的患者。常用药物有静脉用依前列醇、吸入伊洛前列素、吸入 NO。核素肺通气/灌注显像是判断 PH 患者是否存在肺动脉狭窄或闭塞性病变的重要检查手段，筛查 CTEPH 敏感性高于 CT 肺动脉造影。

其他诊断性检查还包括心电图、胸部 X 线、肺功能、动脉血气、胸部 CT、肺动脉造影、心血管磁共振、血液学检查、腹部超声、基因检测。完善检测的目的在于鉴别诊断和发现病因，并进一步指导肺动脉高压治疗。此外，还应对肺动脉高压患者进行功能评价以及危险分层，有利于评估治疗效果和调整治疗方案（表 22 - 2）。

表 22 - 2　肺动脉高压危险分层

预后因素 （估计 1 年死亡率）	低风险	中风险	高风险
右心衰竭征象	无	无	明显
症状的临床表现进展	无	缓慢	急速
晕厥	无	偶发晕厥	反复晕厥
WHO 功能分级	Ⅰ、Ⅱ	Ⅲ	Ⅳ
6MWD	>440 m	165～440 m	<165m
CPET	peak VO$_2$ >15 mL/ （min·kg） （>65% pred.） VE/VCO$_2$ slope <36	peak VO$_2$ 11～15 mL/ （min·kg）（35%～ 65% pred.） VE/VCO$_2$ slope 36～44	peak VO$_2$ <11 mL/ （min·kg） （<35% pred.） VE/VCO$_2$ slope >44

表 22 - 2(续)

预后因素 (估计 1 年死亡率)	低风险	中风险	高风险
血浆 NT proBNP/BNP 水平	BNP < 50 ng/L NT proBNP < 300 ng/L	BNP 50 ~ 800 ng/L NT proBNP 300 ~ 1 100 ng/L	BNP > 800 ng/L NT proBNP > 1100 ng/L
超声心动图	RA 面积 < 18 cm^2 TAPSE/sPAP > 0.32 mm/mmHg 无心包积液	RA 面积 18 ~ 26 cm^2 TAPSE/sPAP 0.19 ~ 0.32 mm/mmHg 无或少量心包积液	RA 面积 > 26 cm^2 TAPSE/sPAP < 0.19mm/mmHg 中量或大量心包积液
cMRI	RVEF > 54% SVI > 40mL/m^2 RVESVI < 42mL/m^2	RVEF 37% ~ 54% SVI 26 ~ 40mL/m^2 RVESVI 42 ~ 54mL/m^2	RVEF < 37% SVI < 26mL/m^2 RVESVI ≥ 54mL/m^2
血流动力学	CI ≥ 2.5 L/min/m^2 或 SvO$_2$ > 65%	CI 2.0 ~ 2.4 L/min/m^2 或 SvO$_2$ 60% ~ 65%	CI < 2.0L/min/m^2 或 SvO$_2$ < 60%

注：低风险指预估 1 年死亡率 < 5%；中风险指预估 1 年死亡率介于 5% ~ 10%；高风险指预估 1 年死亡率 > 10%。内容引自 2022 ESC/ERS Guidelines for the diagnosis and treatment of pulmonary hypertension。

(五)西医治疗方案

美国胸科医师学院指出肺动脉高压应进行综合管理，由此标志肺动脉高压进入综合管理时代。管理 PH 患者需要全面的治疗策略和多学科护理，除了应用药物，一般治疗措施和其他护理可以使患者得到更好的管理。综合国内外指南，目前肺动脉高压治疗主要包括以下部分：

1. 基础病治疗

某些疾病可引起肺动脉高压，如结缔组织疾病、HIV 感染、慢性阻塞性肺疾病等。针对存在原发病因的肺动脉高压，治疗基础病是改善患者预后的重要措施。高血压、缺血性心脏病、风湿性心脏病等引起的左室舒张功能不全，从而导致 PH，临床以治疗原发左心疾病为主。肺部疾病和（或）低氧所致 PH 主要针对原发肺部疾病治疗，并推荐长程氧疗。未明和（或）多因素所致肺动脉高压涉及多系统疾病，包括代谢性疾病、血液性疾病、系统性疾病以及其他罕见疾病，建议以原发疾病治疗为主。以上 3 类 PH 均不推荐常规使用靶向药。当给予优化原发病治疗方案，患者仍存在肺动脉高压时，建议转诊肺动脉高压中心。在 PAH 中，结缔组织疾病相关肺动脉高压、HIV 相关肺动脉高压建议进行基础病与肺动脉高压双重治疗。CTEPH 患者适合手术者优先行肺动脉血栓内膜剥脱术（PEA）；若不适合行 PEA，可考虑予球囊肺动脉成形术（BPA）治疗或靶向药物。部分 CTEPH 患者可通过手术治疗达到完全治愈，因此不能因药物治疗而延误手术治疗时机。

2. 药物治疗

（1）钙拮抗药：钙拮抗药仅对大约 20% 的特发性肺动脉高压（IPH）患者有效，使用剂量通常较大，如硝苯地平 150mg/d，应用时要特别注意药物的不良反应。急性血管扩张药物试验阳性是应用钙通道阻滞剂的指征。

（2）前列环素：不仅能扩张血管降低肺动脉压，长期应用尚可逆转肺血管改建。但常用的前列环素如依前列醇（epoprostenol）半衰期很短，须持续静脉滴注。现在已有半衰期长能皮下注射的曲前列尼尔（treprostinil），口服的贝前列素（beraprost），口服和吸入的伊洛前列素（iloprost）。

（3）一氧化氮（NO）：NO 吸入是一种仅选择性地扩张肺动脉而不作用于体循环的治疗方法。但是由于 NO 的作用时间短，加上外源性 NO 的毒性问题，从而限制了在临床上的使用。

（4）内皮素受体拮抗剂：多项临床试验结果都证实了该药可改善肺动脉高压患者的临床症状和血流动力学指标，提高运动耐量，提高生活质量和存活率，常用非选择性内皮素受体拮抗剂波生坦（bosenten）62.5～125mg，每天两次。

（5）5 型磷酸二酯酶抑制剂（PDE5）：选择性抑制 PDE5（在肺脏大量表达），增加平滑肌细胞内的 cGMP 浓度，舒张血管平滑肌，扩张肺动脉，降低肺血管阻力，从而降低肺动脉压，增加活动耐力。此类药物包括西地那非（Sildenafil），万艾可；伐地那非（Vardenafil，艾力达）5mg，bid；他达那非（Tadalafil）。

3. 一般治疗

包括预防感染、社会心理知识、避免前往高海拔地区（1500～2000m 以上）、航空旅行吸氧、避孕以及绝经后激素治理，对于妊娠患者需要评估妊娠并发症，以判断是否继续妊娠。

4. 基础治疗

包括抗凝治疗、使用利尿剂、氧疗、强心药物、治疗贫血。

5. 手术治疗

肺移植和心肺联合移植。

6. 姑息治疗

对于经充分药物治疗后，心功能仍为 WHO Ⅲ 或 Ⅳ 级，且不进行肺移植的

PAH 患者建议行姑息治疗。

7. 心肺康复

具体参见物理康复一节。

（六）发展预后

肺动脉高压患者的预后与治疗息息相关，若其基础疾病治疗成功，预后效果也相对较好。反之，其预后效果可能较差。但是患者的预后会因患者的患病原因不同而有所不同。除了常规的临床表现外，WHO 功能分级（WHO－FC）用于评价 PAH 患者功能状态，分为Ⅰ～Ⅳ级，其分级原则与纽约心脏病协会心功能分级相似，但增加了晕厥症状的描述。功能分级恶化是疾病进展的重要警示指标。不仅可以用于诊断时，Ⅰ／Ⅱ级患者的生存期显著高于Ⅲ级或Ⅳ级者，而且可以用于随访。

附：WHO 功能分级

01　心功能一级

我有肺动脉高压，但我的日常生活不受限制。我可以做很多体力活（例如做家务、上班、去购物）和运动锻炼，同时也不会感到呼吸急促、疲劳、胸痛或晕倒。也就是说，这一级的人群虽然患有肺动脉高压，但他们可以像普通人那样去上学、上班，做自己想做的一些事，也没有上气不接下气、胸闷的症状。

02　心功能二级

我有肺动脉高压，我的日常生活轻微受限。我在休息的时候感觉很轻松，我也可以做很多体力活（例如做家务、上班、去商店），但做这些事会让我感到呼吸急促、疲倦、胸痛等，甚至让我感觉我可能会晕倒。这一类人群可以做很多事，比如家务活、外出活动甚至是轻度体育活动，但是做这些事会让人感觉到特别累，往往中途需要休息一下，拖慢完成的速度。

03　心功能三级

我有肺动脉高压，我的日常生活明显受限。我在休息的时候感觉很舒服，但我只能做一些简单的日常活动（例如洗澡、穿衣、做饭），同时它们会让我感到呼吸急促、疲倦、胸痛等，甚至让我感觉我可能会晕倒。这一级别的患者，往往只能做一些普通的日常活动，比如洗澡、穿衣、走路、爬楼梯等，即使是这样一些简单的体力活动，患者也会感觉到疲惫，需要经常休息。

04　心功能四级

我有肺动脉高压，几乎任何日常活动都会让我感到呼吸急促、疲劳、胸痛或几乎晕倒。我的脚踝经常肿。我可能会胃胀。即使在休息的时候，我也会感到呼吸急促或疲劳。任何体力活动都会让我感到不适。此类患者几乎不能独立做任何事情，即使躺着、坐着的时候，也会觉得喘不过气来，而且还有很多明显的症状（下肢肿胀、胃胀等）。

二、肺动脉高压的中医认识

（一）病名及历史源流

古代中医无肺动脉高压病名的明确记载，现代中医根据肺动脉高压的临床症状将其归属到"肺胀""喘证""胸痹"等范畴。中医内科学辨证体系经过多年的临床实践和经验总结，挖掘出"心衰""肺胀""喘证"此类与左心疾病所致 PH 以及肺部疾病和（或）低氧所致 PH 相关的病名，对"心衰""肺胀""喘证"的病因病机也研究得较为透彻。但这种归类方法仅适用于左心疾病所致 PH 以及肺部疾病和（或）低氧所致 PH，而不适用于其他类型 PH。究其原因在于 PH 病因及机制复杂，涉及病种多，并且不同类型 PH 发病时间不同、病程长短不一、临床症状不具有特异性，无法用某种病名一概而论。

（二）病因病机

肺动脉高压的基本病机可归结为气血不平衡，也就是阴阳的不平衡、物质和功能的不平衡。以肺气虚为始动因素，涉及心、脾、肾、肝。

肺动脉高压初起以气虚血瘀证为主，表现为呼吸困难、神疲乏力、口唇发绀等；随着病情进展出现水饮证，表现为下肢水肿、胸腹水、喘悸不得平卧等。其病理过程经历了气—血—水的演变。水气病发生的根本在于阳气功能障碍，气化不利，涉及肺脾肾等脏，与瘀血相互为病。一方面阳竭阴津不化可导致水肿，另一方面，阳气阻遏不通也可形成水肿。表现为全身肿势急迫，水气内犯脏腑致喘咳心悸不得卧等。治疗以温通阳气、化气行水。

水肿与肺脾肾关系密切。肺、脾、肾功能失调，则气化、运化、宣降受阻，水邪停蓄为肿。治疗上要从肺、脾、肾三脏入手，健脾以运湿，宣肺以行水，温肾化气利水，是治疗水肿的治本之法。

"开鬼门，洁净府"即开肺卫之阳和温通肾阳，是治水的两大基本方法。"腰以下肿，当利小便，腰以上肿，当发汗乃愈"；用发汗、利小便的方法宣肺益肾，调理水液代谢。此外，对于重证实证者可用"去宛陈莝"和"缪刺"法通利血脉，即活血化瘀法，对应"血不利则为水"的病机，同时辅以"微动四极、温衣"等，旨在温阳，振奋阳气。

《金匮要略·水气篇》曰："血不利则为水。"清·唐荣川《血证论》："瘀血化水，亦为水肿。"说明水饮证的发生与瘀血关系密切。瘀血作为脏腑功能失常的病理产物，一方面直接瘀阻脉络，导致水液运行障碍；另一方面阻滞气机，影响脏腑气化功能，促使水气病的发生。同时，水液的潴留既是病理产物，又是致病因素，进一步瘀阻血脉，阻滞气机，加重气机阻滞、瘀血形成。气血水三者在病理过程中相互作用，相互影响，形成恶性循环，使得疾病加重，深痛难愈。"去宛陈莝、缪刺"是治疗瘀血水肿的根本法则。去宛陈莝，除攻逐水邪外，还包括祛除体内瘀血污浊，荡涤体内郁积的陈旧之物，通利血脉，调畅气机。《血证论》说："须知瘀水之壅皆由瘀血使然，但去瘀血，则瘀水自消。"通过活血化瘀，可以直接通利血脉，改善水液的运行和代谢，又可改善病变脏腑的机能，恢复脏腑气化，有助于潴留水液的排出，打破脏腑气机失调、血瘀、水停的恶性循环。

（三）治法治则

目前西医多采用改善肺泡通气和氧疗、钙通道阻滞剂以及各种细胞因子和介质拮抗剂，促细胞生长因子阻滞剂等治疗，临床疗效有限，副作用明显。中医根据上述本虚标实、气虚血瘀痰凝的病机特点进行辨证施治，总治则为补气、化痰、活血化瘀。根据辨病结合病程发展用药为：①缓解期治疗以扶正固本为主；②急性发作期以祛邪为主；③活血化瘀治疗贯穿始终。

（四）辨证论治

肺动脉高压气虚血瘀为本，肺气虚为始动因素，心、肺、脾、肾参与致病过程。随着病情进展，伴随水饮证的发生，与肺、脾、肾脏腑气化功能关系密切。治疗上应注重温通阳气，调畅脏腑气化功能，并佐以活血通脉，化气利水，最终达到脏腑气机和调，瘀血去，水饮逐。

1. 急性加重期

1）外寒内饮证

主症：咳逆喘促，胸部膨隆胀满，夜不得卧；痰稀泡沫样，量多；口干不欲饮；或伴恶寒重，发热或不发热，肢体酸楚，身痛无汗；甚时面浮目肿，唇舌发青；舌淡暗苔白滑，脉浮紧。

治则：温肺散寒，降逆涤痰。

方药：小青龙汤加减，麻黄、陈皮各6g，桂枝、白芍各9g，细辛3g，法半夏、茯苓各15g，干姜、五味子、生甘草各5g。

加减：痰多壅盛者，可加紫苏子9g，浮海石12g，白芥子9g，以降气化痰；周身骨节疼痛剧烈者，可加羌活12g，防风、威灵仙各15g，以疏解风寒；痰饮蕴久化热者，兼有烦躁、口苦、口渴、舌苔薄黄不滑等热证，可加石膏18g，淡竹叶 9g，鱼腥草 24g，以清热、化痰、除烦；形寒肢冷、下肢肿甚者，加熟附子 10g，茯苓皮 60g，白术 15g，以温阳利水；肢肿甚者可去白芍、茯苓，改用茯苓皮、冬瓜皮各 15g，以利水消肿。

2）痰热郁肺证

主症：咳逆喘息气粗，胸满烦躁，目睛胀突，痰黄或白，黏稠难咯，口干，口苦，口臭；或伴身热汗出，舌质暗红，苔黄或黄腻，脉滑数。

治则：清肺化痰，降逆平喘。

方药：麻杏石甘汤合苇茎汤加减，炙麻黄 8g，生石膏 20g，杏仁、桃仁各 12g，生甘草 3g，苇茎、薏苡仁、鱼腥草各 30g，冬瓜仁 18g，栝楼皮、法半夏各 15g。

加减：痰黏难出者，可加天竺黄、海蛤壳、浙贝母各 15g，以清肺化痰；咽痛者，加射干 9g，牛蒡子、玄参、岗梅根各 15g，以清热利咽；口干多饮者，加天花粉 18g，黄芩 9g，知母 10g，以清热生津；心烦不寐者，加用竹叶、淡豆豉、连翘各 9g，以清心除烦；若见尿少、浮肿，可加茯苓皮、石韦、车前子各 15g，以利尿消肿；便秘腹满者，加生大黄 10g，以通腑泄热。

3）肺热腑实证

主症：咳逆喘息，痰黄黏难咳，身热，口干口苦，大便秘结，脘腹胀满，纳呆，舌暗红苔黄燥，脉滑数。

治则：通肝泄热，清肺化痰。

方药：宣白承气汤加减，大黄（后下）、胆南星、枳实各 9g，杏仁 12g，生石膏、厚朴、桑白皮各 15g，全栝楼 18g，火麻仁 20g，苇茎 30g。

加减：腹胀甚者，加槟榔行气消胀；口干咽燥引饮、舌苔焦黄起刺者，加玄参 30g，麦冬、生地黄各 18g，以增液通下。

4）痰瘀阻肺证

主症：咳嗽痰多，色白或呈泡沫，喉间痰鸣，喘息不能平卧，胸部膨满，憋闷如塞，面色灰白而暗，唇甲发绀，舌质紫暗或暗紫，舌下瘀筋增粗，苔腻或浊腻，脉弦滑。

治则：涤痰除壅、泻肺平喘。

方药：葶苈大枣泻肺汤和桂枝茯苓丸加减，葶苈子、桃仁各 15g，射干、大枣、桂枝、赤芍各 10g。

加减：痰热甚者，加用栝楼皮、黄芩、浙贝母各 10g，以清热化痰；大便秘结者，加大黄、厚朴各 10g，以泻腑通便。

5）阳虚水泛证

主症：面浮，下肢肿，甚则一身悉肿，腹部胀满，心悸，咳喘，咳痰清稀，脘痞，食欲缺乏，尿少，怕冷，面唇青紫，舌胖质黯，苔白滑，脉沉细。

治则：温阳利水，降逆平喘。

方药：真武汤合五苓散加减。

加减：血瘀甚，发绀明显者，加泽兰、红花、北五加皮以活血利水；水肿较剧，上凌心肺者，加汉防己、川椒目、葶苈子以泻肺逐水。

2. 缓解期

1）肺肾气虚证

主症：呼吸浅短难续，声低气怯，甚则张口抬肩，倚息不能平卧，咳嗽，痰白清稀如沫，胸闷，心慌，汗出，形寒，舌淡或黯紫，脉沉细微无力，或有结代。

治则：补肺益肾。

方药：补肺汤加减。

加减：肾不纳气者，加胡桃肉、沉香以纳气定喘；肺虚有寒，怕冷，舌质淡者，加肉桂、干姜、细辛以温肺散寒；如见喘脱危象者，急用参附汤送服黑锡丹以补气纳肾，回阳固脱。

2）气虚血瘀证

主症：喘咳无力，气短难续，痰吐不爽，心悸，胸闷，口干，面色晦暗，唇甲发绀，神疲乏力，舌淡黯，脉细涩无力。

治则：补气活血。

方药：生脉散合血府逐瘀汤。

加减：若痰多咯吐不利者，加紫菀、款冬花、贝母以润肺化痰；若阴虚肺热，面红者，加沙参、百合、玉竹以滋阴清热。

当前研究中医药治疗肺动脉高压主要围绕肺部疾病和（或）低氧所致 PH，其他类型肺动脉高压研究仅见于部分验案报道并且缺乏高质量临床研究。中医治疗肺动脉高压的优势有待挖掘。鉴于肺动脉高压疾病的复杂性，结合目前中医研究进展，我们认为中医治疗肺动脉高压目的在于缓解患者症状，改善患者预后，治疗上应灵活应用补益、温化、活血、祛瘀、利水和行气法。

（五）中医特色疗法

1. 穴位贴敷

药物组成：主要由白芥子、延胡索、甘遂、细辛等组成，磨成粉，姜汁调敷。

穴位选择：选取膻中、肺俞、脾俞、肾俞、膏肓，或辨证选穴。

操作方法：患者取坐位，暴露所选穴位，局部常规消毒后，取贴敷剂敷于穴位上，于 6～12h 后取下即可。

外敷后反应及处理：严密观察用药反应。①外敷后多数患者局部有发红、发热、发痒感，或伴少量小水疱，此属外敷的正常反应，一般不需处理。②如果出现较大水疱，可先用消毒毫针将疱壁刺一针孔，放出疱液，再消毒。要注意保持局部清洁，避免摩擦，防止感染。③外敷治疗后皮肤可暂有色素沉着，但 5～7d 会消退，且不会留有疤痕，不必顾及。

穴位贴敷每 10d 1 次，视患者皮肤敏感性和反映情况对贴敷次数进行调整。

2. 拔罐疗法

选择背部太阳经及肺经，辨证取穴，运用闪罐、走罐、留罐等多种手法进行治疗，每周 2 次。

3. 穴位注射

可选曲池穴、足三里、尺泽、丰隆穴，或者辨证取穴注射卡介菌多糖核酸注射液，每穴 0.5 mL，3d 1 次，7 次为 1 个疗程。

4. 针灸

根据不同证候选择热敏灸、雷火灸等，辨证取穴或循经取穴，如肺脾气虚证配气海、丰隆，肺肾气虚证配太溪等。

5. 其他中医特色疗法

根据病情可选择中药离子导入、电针疗法、沐足疗法、经络刺激疗法等。经络刺激法可选用数码经络导平治疗仪、针刺手法针治疗仪等设备。

（六）中西医结合治疗

中西药结合治疗肺动脉高压，两者相互促进，相互融合，中医能够降低西药副作用，减少对人体的伤害，能够有效弥补西药带来的不足，从而提高治疗效果，达到满意的治疗目的。

（七）预防调护

主要为二级预防策略。

1. 一级预防

针对普通人群，提倡健康的生活方式，戒烟、限酒、慎用减肥药等。

（1）戒除不良生活习惯，包括孕妇本人及其配偶，如嗜烟、酗酒等。

（2）孕前积极治疗影响胎儿发育的疾病，如糖尿病、红斑狼疮、贫血等。

（3）积极做好产前检查工作，预防感冒，应尽量避免使用已经证实有致畸胎作用的药物，避免接触有毒、有害物质。

（4）对高龄产妇、有先心病家族史、夫妇一方有严重疾病或缺陷者，应重点监测。

2. 二级预防

针对高危人群，特别是患分类表中列举的基础疾病者，如先天性心脏病、结缔组织病、门静脉高压、肺部疾病、慢性肺栓塞、HIV 感染，服用减肥药、中枢性食欲抑制剂，家族中有特发性肺动脉高压或遗传性肺动脉高压病史者，应注意监测，积极控制、治疗原发病，及时发现肺动脉高压。

三、肺动脉高压的肺康复评定方式

运动耐量评估的目的在于评估心肺功能，指导慢病管理、康复治疗以及评估疗效。目前常用的运动耐量评估包括 WHO 功能分级、6 分钟步行试验（6MWT）、心肺运动测试等。

（一）WHO 功能分级

WHO 功能分级是根据纽约心脏协会（NYHA）心功能分级改编而来，更适用于肺动脉高压病情严重程度以及预后的评估。

心功能 I 级：表现为患者有肺动脉高压，但日常体力活动如上班、做家务、购物、运动锻炼不会感到呼吸困难等不适，可以像普通人一样生活。

心功能 II 级：表现为肺动脉高压患者在休息状态感到轻松，也能完成很多日常体力活动，但行动过程中会出现呼吸困难等不适，需要中途停下休息。

心功能 III 级：表现为肺动脉高压患者日常生活明显受限，只能完成简单的日常活动，如洗澡、穿衣、走路、爬楼，并且伴有疲惫，有晕倒的可能，需要经常休息。

心功能 IV 级：表现为肺动脉高压患者无法独立完成任何日常活动，即便是休息也会有呼吸困难等不适，并且有下肢肿胀、腹胀等右心功能衰竭的表现。

（二）6 分钟步行试验（6MWT）

6MWT 是国内外临床上评估肺动脉高压患者心肺功能、运动耐量以及疗效最常用的测量方法，因其无创、简单易行、安全性高、价格低廉而得到广泛应用。在 PAH 临床试验中，经常将 6MWD 作为主要终点、关键次要终点或临床恶化的参数。最近一项调查表明，PAH 患者 1 年死亡率和 1 年生存率的最佳绝对阈值分别为 165m 和 440m，这一临界值也成了肺动脉高压预测生存率的因素。尽管 6MWD 可预测短期风险，但目前仍缺乏 6MWD 预测患者长期风险的研究。

6MWT 应由掌握心肺复苏技术并且完成 6MWT 课程培训的治疗师、医师或护士进行操作。在 PH 患者进行运动耐力测试前应确定患者无测试禁忌证。测试路径选择笔直连续的 30m 长走廊，每 3m 做一距离标记。两端折返处可用圆锥体进行标记，并分别放置椅子便于患者休息。测试开始前应确保患者不存在测试禁忌证，病情稳定，饮食规律，近期无药物调整，并保证能及时获得氧疗设备以及其他抢救设备。测试前2h内应避免剧烈活动，休息5~10min后开始测试。在测试开始与结束时应测量患者的心率、血压和SpO_2，采用 Borg 呼吸困难评分量表评估患者呼吸困难和疲劳程度（表22-3）。在测试过程中应密切关注患者有无出现胸闷、胸痛、呼吸困难、心悸、头晕等症状，记录患者步行距离绝对值，并计算绝对值与预测值的百分比。若出现测试终止指标（表22-4），应停止测试，并给予相应处理。

表22-3 Borg 主观疲劳感知评估量表

级别	疲劳感觉
0	没有
0.5	非常轻微，几乎难以察觉
1	轻微
2	轻度
3	中度
4	稍微累
5	累
6~8	很累
9	非常累
10	最累，达到极限

表22-4 6MWT 测试终止指标

指标	标准
症状	胸痛、不能忍受的呼吸困难、肌痉挛、步态不稳、面色苍白等
心电图	频发室性期前收缩、短阵室性心动过速等严重心律失常
SpO_2	<85%
血压	下降≥10mmHg（1mmHg=0.133kPa）

（三）心肺运动测试（CPET）

CPET 是一种将心血管系统和呼吸系统耦联，在运动中同时对其储备功能进行评价的方法，具有无创、定量和敏感的特点。常用的测试设备有功率自行车和平板跑台。监测指标包括运动状态下摄氧量（VO_2）、二氧化碳排出量（VCO_2）、心率（HR）、分钟通气量（VE）、血压（BP）等。以功率车为例，CPET 一般分4个阶段：静息、空蹬、负荷递增和恢复。连续监测这4个阶段的 HR、VO_2、

VCO_2、BP 等参数，使用 Borg 呼吸困难评分量表评价呼吸困难程度。在负荷递增阶段预估无负荷 VO_2，给予每分钟递增功率，当患者出现递增终止指标时予以停止递增。让患者无负荷缓慢运动 1~2min 后改为静息状态，尽量使患者各项指标恢复至测试前静息状态水平。

欧洲心脏病学会/欧洲呼吸学会（ESC/ERS）指南建议对 PH 患者进行 CPET，因为它不仅可以用于制定治疗方案，并且在 PH 患者中各项参数显示出典型变化曲线模式，可用于早期诊断和鉴别诊断（表 22-5）。通过 CPET 可以得到峰值氧耗量（peak VO_2）、二氧化碳通气当量（VE/VCO_2）与无氧阈（AT），其中 peak VO_2 和 VE/VCO_2 斜率是 PH 重要的预后指标。peak VO_2 是人体在有氧负荷下的最大氧耗，反映了机体细胞氧气吸收和利用的最大能力，是评价有氧运动能力和运动强度的重要指标，正常值一般 >84% 预计值。VE/VCO_2 表示每排出 1L 二氧化碳与所需通气量之间的关系，反映肺通气血流比值状况。VE/VCO_2 斜率对心功能状态更敏感，处于无氧阈时正常值应 <34，处于最大运动量时正常值应 <36。AT 通常用 VO_2 占 peak VO_2 的百分数表示，指有氧代谢供能转化为无氧代谢功能的交界点，反映机体有氧代谢能力及运动耐力潜能，正常值 >40%。

表 22-5　CPET 终止负荷递增指标

指标	标准
症状	表情痛苦，面色苍白，发绀，呼吸窘迫，肌痉挛，大汗，恐惧，眩晕，黑矇，晕厥；新出现或加重的心绞痛
心电图	频发室性期前收缩、短阵室性心动过速等严重心律失常或 ST 段抬高 >1mm，或压低 2mm 或更多
踏车转速	不能维持 40r/min
血压	严重高血压（240/140mmHg）或收缩压下降 ≥10mmHg

注：1mmHg = 0.133kPa。

（四）2 分钟踏步试验（2MST）

2MST 通过计数患者 2min 内单侧膝盖达到指定高度（通常为髌骨与髂前上棘连线中点高度）的次数，常用于肺动脉高压患者门诊和家庭心肺康复及随访时的功能耐力评价，亦可作为无法耐受 6MWT 患者的替代方案。

（五）穿梭步行试验（SWT）

主要有递增穿梭步行试验（ISWT）和耐力穿梭步行试验（ESWT）。穿梭步行试验被纳入多国心脏康复运动指南中，在欧洲部分国家得到应用，但在我国尚未得到推广。试验通常选择 10m 的平坦走廊，并在两端放置锥形路标，让患者按照指令逐渐增加速度并在锥形路标处多次转弯。该试验通过比较步行距离或穿梭次数来评估运动耐量。测试过程较 6MWT 复杂，不适用于步行速度较慢，或听力较差，或有轻度认知障碍的患者。有研究发现该测试结果可信度与 6MWT 等同。

(六)呼吸肌力评估

物理治疗师会使用呼吸肌力测试仪对患者进行最大口腔吸气压(MIP 或 PImax)以及最大口腔呼气压力(MEP 或 PEmax)测量。吸气压与呼气压分别反映吸气肌群和呼气肌群的综合力量。低 MIP 提示吸气肌功能障碍，当 MIP <70% 预计值时可进行吸气肌训练(IMT)。此外，运用膈肌超声检查可以评估膈肌功能。

四、肺动脉高压的肺康复运动处方

在过去由于肺动脉高压诊断时心功能已严重受损，人们担心运动训练伴随的高血流量会引发肺血管重塑使疾病恶化，因而往往不建议肺动脉高压患者进行运动训练。但前瞻性随机对照试验发现，密切监督下进行的 15 周低强度运动训练可以有效改善晚期 PH 患者的 6 分钟步行距离(6MWD)、峰值耗氧量(VO_2)和生活质量，该研究也证实了试验组所使用的间歇自行车测力计训练、60 分钟步行训练、低重量(500~1000g)单肌群哑铃训练以及 30 分钟呼吸训练方案是安全可行的。越来越多的证据表明密切监督下的低强度运动康复可以作为药物疗法的补充，是一种具有潜力的治疗措施，能有效改善患者运动耐量和肌肉功能，提高生活质量。ESC/ERS 指南建议 PAH 患者在密切监测下进行运动康复后，肺动脉高压的心肺康复成了研究热点。目前发现运动训练可以调节 PH 进展过程中的多种机制，如氧化应激、炎症、血管收缩、血管重塑和血栓形成，达到改善心脏、肺和骨骼肌的功能，表现在接受训练的患者在 6MWD、VO_{2max}、心排血指数和心输出量的增加，以及 mPAP、PVR 的下降。

PH 患者可采取有氧耐力训练、抗阻运动训练联合吸气肌训练方案。多项研究已证实该方案的有效性及安全性。相比其他呼吸系统疾病患者，PH 患者进行心肺康复训练时应采取低强度训练方式，逐步提高训练频次达到提高运动耐力的目的。下面具体阐述 PH 患者可进行的心肺康复训练内容。

(一)有氧耐力训练

有氧耐力训练是康复治疗的基石，一是可以提高心肺功能，改善肌肉细胞对某一特定运动水平的适应性，二是能改善摄氧量和心率对有氧运动的动力学反应；三是逆转肌肉细胞形态及生化异常，增加肌肉生物能量。

有心肺运动测试条件的机构可通过心肺运动测试获取患者的 peak VO_2，并根据该值评估并设置个性化的运动强度和运动方案。功率车和跑台可轻松设置患者的运动强度，并能实时监测患者心率等情况，故《中国慢性呼吸道疾病呼吸康复管理指南(2021 年)》推荐使用功率车和跑台作为有氧运动的推荐运动设备。

无条件行心肺运动测试的机构，可通过计算和评估患者储备心率(HRR)设定和调整运动强度。储备心率是最大心率与静息心率之间的差值，最大心率计算公式是 220 − 年龄，比如 30 岁的人静息心率 70 次/min，最大心率就是 220 − 30 = 190 次/min，储备心率是 190 − 70 = 120 次/min。通常设定的训练强度在 40% ~ 80% HRR。

1. 有氧耐力训练运动处方一

(1)设备准备：恒定功率自行车。

(2)训练类型：功率车。

(3)训练强度：40% ~ 70% peak VO$_2$，或 40% ~ 80% HRR，或 10 ~ 60W。

(4)起始强度：40% peak VO$_2$，或 10W，或 40% HRR。

(5)训练频率：每次 10 ~ 60min，每天 1 次，每周 3 ~ 5d，持续 4 ~ 12 周以上。

(6)运动监测：监测心率、血氧饱和度以及 Borg 主观疲劳感知评估量表在 3 ~ 6分为宜。

2. 有氧耐力训练运动处方二

(1)设备准备：跑台。

(2)训练类型：慢跑、快步走。

(3)训练强度：40% ~ 70% peak VO$_2$，或 40% ~ 80% HRR。

(4)起始强度：40% peak VO$_2$，或 40% HRR。

(5)训练频率：每次 10 ~ 60min，每天 1 次，每周 3 ~ 5d，持续 4 ~ 12 周以上。

(6)运动监测：监测心率、血氧饱和度以及 Borg 主观疲劳感知评估量表在 3 ~ 6分为宜。

对于无法像正常人一样进行日常生活活动或职业活动的患者，例如处于术后状态(包括行右心导管检查、经皮肺动脉腔内成形术、经皮肺静脉腔内成形术、球囊扩张房间隔造口术、肺动脉血栓内膜剥脱术等手术)，或评级为高风险的 PH 患者，建议以代谢当量(METs)评估确定患者的安全运动强度来制定运动康复训练。METs 的定义为健康成年人坐位安静状态下耗氧量为 3.5mL/(kg·min)，用于表示各种活动的相对能量代谢水平，可通过计算得到目标运动的总耗氧量(表 22 − 6)。针对患者病情及医疗机构水平，根据日常活动代谢当量表(表 22 − 7)选择 1 ~ 2 METs 有氧运动或 2 ~ 3 METs 有氧运动。

表22-6 目标运动耗氧量计算公式

运动类型	计算公式
步行	Gross VO$_2$ = 3.5 + 0.1 × (步行速度) + 1.8 × (步行速度) × (坡度百分比)
跑步	Gross VO$_2$ = 3.5 + 0.2 × (步行速度) + 0.9 × (步行速度) × (坡度百分比)
固定自行车(下肢)	Gross VO$_2$ = 7 + 1.8 × (功率) ÷ (体重)
固定自行车(上肢)	Gross VO$_2$ = 3.5 + 3 × (功率) ÷ (体重)
上下台阶	Gross VO$_2$ = 3.5 + 0.2 × (上台阶速度) + 1.33 × 1.8 × (上台阶速度) × (台阶高度)

注：Gross VO$_2$单位：mL/(kg·min)；速度单位：m/min；功率单位：kg/(m·min)；体重单位：kg；上阶梯速度单位：每分钟/次；台阶高度单位：m。

表22-7 活动代谢当量表

生活活动	METs	职业活动	METs	娱乐活动	METs
站立	1	秘书	1.6	打牌	1.5~2.0
自己进食	1.4	缝纫	1.6	吹长笛	2
上下床	1.65	织毛衣	1.5~2.0	桌球	2.3
洗手	2	写作(坐)	2	弹钢琴	2.5
穿衣	2	开车	2.8	拉小提琴	2.6
做饭	3	机器组装	3.4	打鼓	3.8
散步(4km/h)	3	砖瓦工	3.4	乒乓球	4.5
淋浴	3.5	焊接工	3.4	游泳(慢)	4.5
骑车(慢速)	3.5	油漆工	4.5	羽毛球	5.5
坐厕	3.6	木工	4.5	网球	6
铺床	3.9	挖掘工	7.8	有氧舞蹈	6
扫地	4.5			游泳(快)	7
下楼	5.2			跳绳	12
骑车(快速)	5.7				
拖地	7.7				
上楼	9				

1~2METs有氧运动：维持体位治疗，在床上被动关节运动，踝背屈、跖屈，辅助转移训练，维持简单的日常生活自我照顾活动。逐渐提高运动量，可床上主动肢体抗重力训练，床边站立和缓慢步行训练，平衡训练，屈膝抗重力训练和低负荷哑铃训练等。每日1~2次，每次10~20min。

2~3 METs 有氧运动：病房内步行训练，阶梯训练，太极拳、八段锦。每日 1~2 次，每次 10~20min。

（二）抗阻运动训练

抗阻运动训练通过改善静息代谢率，促进骨骼肌质量增加以及体脂减少，增加患者体力，改善日常生活活动独立性，对提高生活质量有积极意义。PH 患者由于疾病导致活动耐力下降和疲劳感的产生，使患者通过减少运动来减轻症状，造成骨密度下降、骨骼肌纤维组成改变，表现为股四头肌纤维发力能力下降甚至肌肉萎缩、外周肌群无力。与慢性阻塞性肺疾病、慢性心力衰竭患者相比，PH 患者骨骼肌功能障碍具有特异性，可能与肌节功能障碍、纤维类型转换或毛细血管稀疏等机制相关，其根本原因尚未明确。针对外周肌群，尤其是股四头肌的抗阻运动，可以促进其肌原纤维增生、肌质增生，毛细血管密度和氧化酶活性增加，改善股四头肌等外周肌群的有氧能力。

抗阻运动训练前需进行运动强度评估，建议采用 8~12RM 测试进行评估一次负荷量最大重复次数（1RM）。有条件的机构可使用测力计对部分肌群肌力进行评估。

8~12RM 测试方法：在机体可承受范围内选择某一重量哑铃，用某一肌群进行规范的单一动作直至力竭，所达到的最大重复次数在 8~12 次左右，则该哑铃的重量可视为该测试肌群可承受最大重量的 70%~80%，即为 67%~80% 的 1RM，由此可估算出 1RM。建议每 2 周重新评估 1 次 1RM。

1. 抗阻运动训练运动处方

（1）设备准备：哑铃、弹力带为最常用的抗阻运动训练设备，因其使用便捷、价格低廉而有助于患者长期坚持训练。哑铃可以提供恒定阻力，相较于提供弹性阻力的弹力带而言，增强肌力效果更显著；而弹力带则由于其便携性和弹性特点，可进行弯举、推举、深蹲等锻炼，从而使全身肌群得到充分训练。有条件的机构可以使用气阻式上肢推拉训练器、气阻式腰部旋转训练器、气阻式下肢蹬踏训练器等同时具有实时监测作用的抗阻运动器械。

（2）训练强度：根据个人情况，训练起始强度设置为 60%~70% 的 1RM，机体可耐受的情况下可放宽至 60%~80% 的 1RM。若无条件进行 8~12RM 测试，建议选择最低重量的哑铃（500g）以及最低磅数的弹力带（弹力绳 15~20 磅；弹力圈 10~15 磅；瑜伽带 15 磅）进行训练，并在机体耐受以及专业医师指导下维持低负重逐渐增加每周训练频率或调整训练器械。

（3）起始强度：60%~70% 的 1RM。

（4）训练频率：8~10 次/组，3 组，相同肌群隔天 1 次，训练持续时间至少

6～12周。

（5）运动监测：在确保安全的前提下进行抗阻训练，以患者耐受为度，可让患者每组训练间隔休息时间20～30s。训练过程避免Valsalva动作。选择主观疲劳指数（表22-8）对患者进行评估，控制训练过程中患者RPE值为12～13。

表22-8 主观疲劳指数

RPE	主观运动感觉	对应参考心率(次/min)
6	安静，不费力	静息心率
7	极其轻松	70
8		
9	很轻松	90
10	轻松	110
11		
12	有点吃力	130
13		
14		
15	吃力	150
16	非常吃力	170
17		
18		
19	极其吃力	195
20	精疲力竭	最大心率

针对部分运动耐力较差的患者，可对抗自身重力进行简单的肌群训练。

以股四头肌训练为例，根据患者病情选择以下训练方式：

1）直抬腿

（1）步骤：准备一张平稳的床。患者选取仰卧位，一侧屈髋屈膝，另一侧腿伸直，先足背伸（即勾背），使足背与小腿所成夹角小于90°，充分收缩股四头肌；同时腘窝下压，使膝关节处于主动伸直位，然后缓慢抬起，使腿部成一条直线与水平面形成夹角约30°，保持2s后，缓慢落下，充分放松肌肉。

（2）起始强度：可不设置承重。随着运动耐力的提高，可在下肢远端放置500g的沙袋，逐渐增加负荷至1000g。

（3）训练频率：（一侧下肢）20个1组，每天4～5组，每周5～7次。至少持续6～12周。

2）股四头肌等长收缩训练

（1）步骤：准备一张牢固的无靠背的椅子。患者选取坐位，上半身保持挺拔。使小腿自然下垂，与大腿形成夹角约90°。抬起一侧小腿，使腿伸直，先足背伸（即勾背），使足背与小腿所成夹角小于90°，充分收缩股四头肌；同时腘窝下压，使膝关节处于主动伸直位，保持1min后，缓慢落下，充分放松肌肉。随着耐力提高，可增加如下步骤：以髋关节为圆心，顺时针转10圈、逆时针转10圈、左右平移10次。

（2）起始强度：可不设置承重。随着运动耐力的提高，可在下肢远端放置500g的沙袋，逐渐增加负荷至1000g。

（3）训练频率：（一侧下肢）1次1组，每天5组，每周5~7次。至少持续6~12周。

3）后弓步训练

（1）步骤：患者取直立位，上半身挺直，双脚与肩同宽，腹部收紧。一侧腿向后跨出一步的距离满足大腿与小腿夹角成直角即可，后腿膝盖不可接触地面，注意保持身体稳定，勿左右摇晃。收回跨出的腿，换另一侧腿做弓箭步。

（2）起始强度：可不设置承重。

（3）训练频率：来回10~15次为1组，每天3~5组，每周5~7次。至少持续6~12周。

其他抗重力训练还包括：上肢活动、屈膝抗重力训练、关节活动锻炼、抬离床面的训练等。

（三）吸气肌训练（IMT）

肺动脉高压患者因吸气肌功能下降，导致静息状态及活动时呼吸困难和疲劳感受增加。吸气肌的长期持续用力做功，将导致代偿功能减弱，进展为吸气肌无力。吸气肌包括膈肌、肋间肌、腹肌和其他辅助肌肉。研究发现慢心力衰竭的患者膈肌 I 型纤维含量增加，而 II b 型纤维减少，以降低收缩力为代价适应心脏负荷的增加，使膈肌过于依赖有氧代谢，导致静息及活动状态下做功增加。IMT 是提升呼吸肌肌力最有效的方式之一，通过长期持续锻炼，肺动脉高压患者无氧代谢减少，有氧代谢水平提高，同时减少交感神经驱动，从而改善心脏功能，减少呼吸驱动，减轻呼吸困难症状，提高生活质量。

吸气肌训练处方：

（1）设备准备：阈值负荷呼吸训练器或锥形流阻负荷呼吸训练器。

（2）抗阻方式：靶向流阻负荷、机械阈值负荷、锥形流阻负荷和自主过渡通气法（NCH）。

（3）训练强度：以实测的 MIP 作为 IMT 训练强度的基线标准，强度范围为 30% ~ 70% MIP。

（4）起始强度：根据个人情况，训练起始强度为 30% MIP，每周递增 5%。

（5）训练频率：每次 15min，每日 2 次，每周至少 5 ~ 7d，持续 12 周以上。之后可通过减少每周训练频次（每周 3 ~ 5d）并保持长期锻炼以维持运动效果。

（6）运动监测：采用 Borg 主观疲劳感知评估量表评估患者症状，将症状控制在 4 分左右，避免呼吸肌过度疲劳。

其他呼吸肌肉训练方式：主动训练包括腹式呼吸、缩唇呼吸、全身呼吸操等。

五、肺动脉高压肺康复基本流程

（一）康复目的

PH 运动康复的目的在于提高患者运动耐量和心肺功能，进一步提高患者生活质量。

（二）康复地点

PH 患者康复进程具体分为 3 个阶段：分别是院内康复期、门诊康复期、家庭康复期。

1. 院内康复期

院内康复期也称早期康复期，经综合评估后满足康复条件的患者可尽早开始康复治疗。在该时期，医院及 PH 中心将为患者提供康复和预防服务，包括病情评估、患者教育、早期活动和日常生活指导。目的在于让患者建立运动康复治疗理念，充分做好出院后长期康复的准备，促进日常生活能力的恢复。

PH 患者往往因右心功能障碍、顺应性下降、通气功能异常、呼吸肌无力和骨骼肌功能下降等多种因素受到限制而无法耐受运动康复。健康教育、多学科团队合作、更加完善的康复评估以及对不同类型肺动脉高压患者制定更加个性化的肺康复治疗方案显得尤为重要。在患者住院期间，尽可能全面评估患者病情以制定个性化的康复方案。常用的 PH 患者康复评估内容如下：

临床评估：现病史；既往史；共患病；体格检查。

一般功能检查：心电图、超声心动图、肺功能、血氧饱和度（SpO_2）、血压、BNP 或 NT - proBNP；WHO 心功能分级；检查运动系统、神经系统等影响运动的因素；脑、肾、肝等重要脏器的功能；日常活动水平、兴趣爱好和运动习惯。

日常生活能力评估：包括巴氏指数评定表（BI）或功能独立性评定（FIM）。

体适能评估：握力测试；30 秒坐站试验；计时起立行走测试（TUG）。

心肺耐力评估：mMRC 呼吸困难量表；Borg 呼吸困难评分；Duke 活动状态指数；6 分钟步行试验；心肺运动试验。

营养评估：简易营养评估（MNA）。

心理精神评估：抑郁症筛查量表（PHQ-9）、焦虑症筛查量表（GAD-7）、医院焦虑抑郁量表（HADS）。

睡眠评估：匹兹堡睡眠质量指数（PSQI）。

生活质量评估：肺高血压健康生活质量评分（emPHasis-10）；明尼苏达心衰质量量表。

住院期间康复运动需根据病情及相关评估确定每日训练内容。《成人肺高血压患者运动康复中国专家共识》建议选择 1~2 METs 运动处方 + 吸气肌训练或 2~3 METs 运动处方 + 吸气肌训练，训练强度以患者耐受为宜，并密切监测患者生命体征及症状。当出现以下任意一条指征时应停止训练：①收缩压（SBP）< 90mmHg 或 > 180mmHg 或收缩压/舒张压（SBP/DBP）下降 > 20%；②心率 < 60 次/min 或 > 130 次/min 或静息时增加 > 30 次/min；③呼吸 < 5 次/min 或 > 40 次/min；④SpO_2 < 80%（呼吸系统疾病相关 PH）或 SpO_2 < 85%（非呼吸系统疾病相关 PH）或运动时 SpO_2 下降 > 5%；⑤FiO_2 > 0.6，呼气末正压（PEEP）> 10cmH_2O（呼吸机治疗）；⑥运动时新发心律失常；⑦运动时出现 ST 段改变；⑧运动时出现呼吸困难不耐受；⑨运动时明显疲劳不耐受。

2. 门诊康复期

门诊康复期指对患者进行运动风险评估后进行循序渐进的运动康复训练，一般在出院后 1~6 个月内进行。目的在于强化运动康复的参与率，提高临床治疗效果。包括制定康复计划、健康教育、临床综合评估、危险分层、运动处方和监督与随访 6 个核心部分。

患者需在出院前进行一次运动耐力评估以及危险分层评估，以确定患者是否需要调整运动强度。危险分层评估参考 2022 年欧洲心脏病学会/欧洲呼吸学会《肺高血压诊断和治疗指南》肺动脉高压患者随访期间风险评估表（表 22-9）将 PH 患者分为低风险、中低风险、中高风险、高风险，针对不同危险分层的 PH 患者采用不同强度运动处方，以有氧运动和抗阻运动训练联合呼吸训练为主。

PH 患者门诊运动康复处方中，各类运动的频率相同，有氧训练、抗阻训练、吸气肌训练的运动频率分别为每周 3~5d，相同肌群隔天 1 次、每周 5~7d，建议的运动时间分别为 10~30min、10~20min、10~15min。高危患者可根据病情酌情缩短训练时间。PH 门诊运动处方的不同之处在于不同风险等级的患者，其运动强度有差异。

表 22 - 9　肺动脉高压患者随访期间风险评估表

预后因素	低风险	中低风险	中高风险	高风险
分数	1	2	3	4
WHO 功能分级	Ⅰ 或 Ⅱ	—	Ⅲ	Ⅳ
6MWD，m	>440	320 ~ 440	165 ~ 319	<165
BNP 或 NT - proBNP，ng/L	<50	50 ~ 199	200 ~ 800	>800
	<300	300 ~ 649	650 ~ 1100	>1100

注：6MWD：6 分钟步行试验；BNP：脑利钠肽；NT - proBNP：N - 末端前脑利钠肽。风险的计算方法是将所有等级的总和除以变量数并四舍五入到下一个整数。WHO - FC Ⅰ 和 Ⅱ 被分配 1 分，因为两者都与良好的长期生存相关。越多指标达到低风险，生存率越高。内容引自 2022 ESC/ERS Guidelines for the diagnosis and treatment of pulmonary hypertension。

对低风险 PH 患者，有氧运动强度在 40% ~ 70% peakVO$_2$ 或 70% ~ 80% HRR 或功率车 10 ~ 60W，依评估逐渐增加强度，最大强度不超过 70% peakVO$_2$。抗阻运动强度在 50% ~ 75%1RM。

中低或中高风险患者，有氧运动强度在 40% ~ 50% peakVO$_2$ 或 60% ~ 70% HRR 或功率车 10 ~ 40W，依评估逐渐增加强度，最大强度不超过 50% peakVO$_2$。抗阻运动强度在 30% ~ 50%1RM。

高风险患者应以低强度或恒定强度进行，有氧运动强度在 40% peakVO$_2$ 或 40% ~ 60% HRR 或功率车 10 ~ 20W 维持低强度运动。抗阻运动运动强度 <30% 1RM 或医生建议的低负荷运动。

无论何种风险级别，在运动过程中均应监测血氧饱和度和血压，若呼吸系统疾病相关 PH 患者 SpO$_2$ <80%，或其他类型 PH 患者 SpO$_2$ <85%，或各种类型 PH 患者在运动中 SpO$_2$ 下降 >5%，或出现低血压，应立即停止训练并给予氧疗，调整运动处方。

3. 家庭康复期

家庭康复期的目的是维持已形成的运动习惯，避免运动风险，恢复日常生活，指导患者重返工作岗位。参照门诊康复运动处方运动强度选择适合的日常活动和职业活动，指导患者进行相应强度的运动锻炼。八段锦以及太极拳可作为低中度有氧运动，适合患者进行家庭康复。

（三）康复对象

经专业团队评估后，满足康复指征的 PH 患者方可进行运动康复。

（四）康复团队成员

肺动脉高压心肺康复为新兴领域，需要呼吸科医生、心血管科医生、急诊医生、风湿科医生、血液科医生、护士、康复治疗师、营养咨询师、心理治疗师、社工等多方面的专科人员共同协调。团队成员均应经过系统规范化培训，熟练掌握 PH 专科知识和运动康复知识，可以为患者制定个性化的运动处方，并能处理常见的心血管应急事件和急症抢救。

(五)康复构成要素

1. 患者评估

由于大量的体力活动存在增加肺动脉压，诱发右心衰竭加重的风险，一些患者可能会因运动诱发低氧血症、恶性心律失常、肺动脉夹层、左主冠状动脉受压迫等，甚至可能因过度劳累导致猝死。与稳定的 PH 相比，PH 进展的患者进行运动训练可能会显著降低生存率，并导致不稳定和进行性 PH 患者的活动量减少。训练可能触发该类患者的肺血管重塑并导致右心室纤维化增加，在稳定的 PH 患者中无法观察到这些影响。因此，在运动训练前对 PH 患者进行全面评估是有必要的，同时在运动训练期间也应采取安全措施避免风险。至少监测的指标包括心电图、呼吸、血压、SpO_2。

PH 是一种罕见疾病，患者必须处于稳定状态才能参加运动训练计划，即患者必须满足确诊 PH 且临床稳定，同时满足 2 个月内无 PH 特异性治疗改变。未成年人 PH 运动康复领域研究不足，目前仅有 18 ~ 80 岁且病情稳定的 PH 患者进行肺康复治疗的研究和建议。《成人肺高血压患者运动康复中国专家共识》评估患者临床情况是否稳定需要满足以下条件：①无血流动力学不稳定；②无穿刺部位出血及血肿；③无严重心律失常；④无心绞痛发作；⑤无心力衰竭失代偿；⑥无用于生命支持的血管活性药物应用；⑦无活动性深静脉血栓形成；⑧无静息状态呼吸困难。

并且满足以下条件才启动早期康复训练：①MAP60 ~ 100mmHg；②SBP90 ~ 180mmHg；③静息心率 60 ~ 130 次/min；④呼吸 5 ~ 40 次/min；⑤SpO_2≥80%（呼吸系统疾病相关 PH）；或 SpO_2≥85%（非呼吸系统疾病相关 PH）；⑥FiO_2≤0.6，PEEP≤10cmH_2O（呼吸机治疗）；⑦气道足够通畅和安全（呼吸机治疗）；⑧神志清楚，可睁眼说话。

符合康复条件的患者可进行运动耐量评估，以进一步制定个性化的康复运动处方。

2. 患者管理

运动康复效果受到多种因素影响，包括社会经济因素、对药物治疗的反应、患者的文化程度、年龄、耐受情况、合并症等。这些因素会影响患者运动康复的参与积极性和依从性，进而影响康复运动的获益。因此，对 PH 患者做好患者管理，是康复流程的重要部分。PH 患者管理内容包含运动管理、药物管理、心理管理、营养管理、教育管理，每一部分都需要有专业团队作为主导参与其中。运动管理以康复治疗师和护士为主要管理人员，需要关注患者日常活动情况，建议患者行低强度活动，避免航空旅行或前往高海拔地区或低氧环境；关注患者运动康复对心肺功能以及生活质量的影响，及时调整运动方案；并对患者进行长期跟踪随访与临床评估。药物管理以临床医师为主要管理人员，需要关注靶向药物以及对症支持药物对患者心肺功能及生活质量改善的情况。营养管理以营养师为主要管理人员，针对合并心血管疾病、肺部疾病的 PH 患者进行营养评估并提供合适的营养支持。心理管理以心理医师为主要管理者，需对患者心理情况、社会支持情况以及家庭支持情况进行评估，及时干预患者情绪，加强家属的参与度。教育管理以临床医生为主要管理者，对患者进行病情跟踪以及治疗等指导和教育。

3. 康复教育

由于长期低氧血症，PH 患者运动耐量逐渐受到限制，无法独立完成日常活动，逐渐产生消极、悲观、抑郁、焦虑情绪，以及对运动康复产生恐惧和担忧的心理。因此，对患者进行健康教育，有利于提高患者对疾病的认知，增强对康复的自信。教育内容应包含疾病的诊断、发生发展、危险分层、临床评估、康复治疗等，例如：如何早期识别 PH、疾病演变过程中症状的变化、是否有限制运动的必要、是否有合适的体育运动内容、如何进行运动耐量的自我评估、如何调节情绪、戒烟等。教育形式可多样化，包括但不限于座谈会、病患交流会、视频科普、图文讲解等。除患者以外，家庭成员的教育普及也是重要一环。PH 的康复治疗是一个长期的过程，需要得到家庭成员的有力支持，才能真正有效落实监督与随访工作。

4. 效果评价与随访

对 PH 患者进行长期随访和评估，有利于把握患者病情动态变化和做好患者管理。应有计划地对患者进行评估。评估内容包括：WHO 心功能分级、心电图、6 MWT/Borg 呼吸困难评分、CPET、心脏超声、检验、血气分析、右心导管等。随访时间应设定在每 3～6 个月、每 6～12 个月、调整治疗后 3～6 个月或临床情况恶化时。

PH 运动康复在我国仍处于起步阶段，目前还未研究出不同类型 PH 患者的心肺康复管理模式。未来将进一步对不同类型的 PH 患者的康复效果进行研究分析，有望明确运动训练对该疾病进展和生存的影响情况。

六、肺动脉高压的中医肺康复

采用中医肺康复训练技术，如呼吸操、缩唇呼吸、肢体锻炼等，或选用中医传统气功、引导等方法进行训练。中医传统运动如八段锦、太极拳适合 PH 患者日常运动。八段锦包含八个动作，运动过程中不需要额外负重，运动强度低，适合患者长期锻炼。其强调形神兼养、调理脏腑，调动人体气血运行，合适的伸展有助于提升脏腑调节功能，改善精神和心理状态。太极拳强调阴阳平衡，可颐养性情、强身健体，改善呼吸运动，详细内容可参照前文叙述，在此不再赘述。

七、肺动脉高压的膳食康复

（一）有益于降压的食物

（1）叶菜类：芹菜、茼蒿、苋菜、油菜、韭菜、黄花菜、荠菜、菠菜等。

（2）根茎类：茭白、芦笋、萝卜、胡萝卜、荸荠、马蹄。

（3）瓜果、水果类：西瓜、冬瓜、西红柿、山楂、柠檬、香蕉、水果、红枣、桑葚、茄子。

（4）花、种子、坚果类：菊花、罗布麻、芝麻、豌豆、蚕豆、绿豆、玉米、荞麦、花生、西瓜子、核桃、向日葵子、莲子心。

（5）水产类：海带、紫菜、海蜇、海参、青菜、海藻、牡蛎、鲍鱼、虾皮、银鱼。

（6）动物类及其他：牛奶（脱脂）、猪胆、牛黄、蜂蜜、食醋、豆制品、黑木耳、白木耳、香菇。

（二）软化血管的食物

葡萄干、土豆、红枣、山楂、桃、橘等控制血压。多吃富含矿物质的食物，少吃油脂，玉米油、葵花子或葵花子油、海带、紫菜等均有降胆固醇作用。麦片有助减肥，降低血压及胆固醇。

黑木耳加冰糖能降血压和防止血管硬化。和蒜、葱一起食用，可缓解冠状动脉粥样硬化。

香菇、红枣含有相当丰富的维生素 C 和维生素 P；核桃、蜂蜜含丰富维生素，可防止血管硬化；芹菜叶降血压效果相当明显，用水烫一下，刹碎，拌上蒜泥，几乎相当于服 1 片降压药。每百克芹菜中含钙 160mg，一半可为人体吸收。

茄子：维生素 E 和维生素 P 含量高，增强毛细血管弹性，防治高血压、动脉硬化及脑卒中有较好作用，可明显减少老年斑，降低脑血管栓塞的发生率。

南瓜：具有润肺益气、化痰、排脓、驱虫解毒、止喘利尿、美容等功能。可预防和治疗前列腺肥大、动脉硬化、胃黏膜溃疡等疾病。

生姜：抗肿瘤、防止血小板聚合（血小板聚合导致血栓、心脏病发作或脑卒中）。减轻偏头痛症状，有消炎效用。

玉米：玉米富含脂肪，其脂肪中的不饱和脂肪酸，特别是亚油酸的含量高达60%以上。有助于人体脂肪及胆固醇的正常代谢，可以减少胆固醇在血管中的沉积，从而软化动脉血管。

西红柿：不仅各种维生素含量比苹果、梨高24倍，而且还含维生素芦丁，它可提高机体氧化能力，消除自由基等体内垃圾，保护血管弹性，有预防血栓形成的作用。

苹果：苹果富含多糖果酸及类黄酮、钾及维生素 E 和维生素 C 等营养成分，可使积蓄体内的脂肪分解，对推迟和预防动脉粥样硬化发作有明显作用。

海带：海带中含有丰富的岩藻多糖、昆布素，这类物质均有类似肝素的活性，既能防止血栓又能降胆固醇、脂蛋白，抑制动脉粥样硬化。

茶叶：含有茶多酚，能提高机体抗氧化能力，降低血脂，缓解血液高凝状态，增强红细胞弹性，缓解或延缓动脉粥样硬化。经常饮茶可以软化动脉血管。

大蒜：含挥发性辣素，可消除积存在血管中的脂肪，有明显降脂作用，是高脂血症和动脉硬化的良药。

洋葱：含有一种能使血管扩张的前列腺素 A，它能舒张血管，降低血液黏度，减少血管的压力，同时洋葱还含有二烯丙基二硫化物和含硫氨基酸，可增强纤维蛋白溶解的活性，具有降血脂、抗动脉硬化的功能。

（三）药膳调补

本病病程进展缓慢，患者都有慢性咳嗽、咳痰症状，逐步出现乏力、呼吸困难。在中西医结合治疗的基础上结合药膳治疗，可提高疗效。

1. 党参核桃汤

党参、核桃肉各 15g，生姜 5 片。将党参、核桃肉切碎，与姜片一起加水煎汤，连续煎 3 次，再将 3 次煎液混合均匀，分 3 次服用，每日 1 剂，连服 2 周。具有补肺肾、定喘咳等功效。

2. 莲子百合瘦肉汤

莲子、百合各 30g，猪瘦肉 200g。将莲子去心，与百合、瘦肉一同煮汤，煮至肉熟烂即可，加盐调味服食，每日 1 剂，连服半个月。具有益气养阴的功效。

3. 石斛老鸭汤

石斛 15g，麦冬 10g，老鸭 1 只。将石斛和麦冬放置于鸭腹内，加水炖煮至鸭肉熟烂即可，去药渣，喝汤吃鸭肉，每日 1 剂，连续服食 2～3 周。具有补虚损、益肺肾功效。

4. 薏仁排骨汤

党参、薏仁各 20g，山药 15g，猪排骨 200g。将排骨切块，与党参、薏仁、山药一同煮汤，加盐调味后食用，每日 1 剂，连续服食 2～3 周。具有补肾益肺、健脾祛湿功效。

参考文献

［1］中华医学会呼吸病学分会肺栓塞与肺血管病学组，中国医师协会呼吸医师分会肺栓塞与肺血管病工作委员会，全国肺栓塞与肺血管病防治协作组，等．中国肺动脉高压诊断与治疗指南（2021 版）［J］．中华医学杂志，2021（01）：11－51.

［2］Mandras S A，Mehta H S，Vaidya A. Pulmonary Hypertension：A Brief Guide for Clinicians［J］. Mayo Clin Proc，2020，95（9）：1978－1988.

［3］中国医师协会呼吸医师分会，中华医学会呼吸病学分会，中国康复医学会呼吸康复专业委员会，等．中国慢性呼吸道疾病呼吸康复管理指南（2021 年）［J］．中华健康管理学杂志，2021（6）：521－538.

［4］李圣青．肺血管病及精选病例解析［M］．北京：人民卫生出版社，2020.

第二十三章

间质性肺疾病的防治与康复

间质性肺疾病（ILD）是具有高度致残性、高死亡率且肺病变不可逆转的一组异质性疾病。ILD 严重影响了患者的生存质量，同时高昂的治疗费用也增加了其家庭经济的负担。近年来各国数据都表明，间质性肺疾病患者的数量在逐年上升，其发病率和死亡率不断升高。截至 2017 年，全球死因分析数据显示间质性肺疾病在过去 10 年内总死亡人数上升 49.8%，年龄标化病死率上升幅度达11.4%。即使如此，因为间质性肺疾病所包含的种类太多，且大多数病因不明，目前仍无统一的治疗方案。随着现代康复医学的发展，人们逐渐发现肺康复能明显改善 COPD 患者肺功能，完整的肺康复训练对其他慢性呼吸道疾病的治疗效果也逐渐引起大家的思考和重视，尤其是 ILD 稳定期患者的治疗。越来越多的证据也表明，对稳定期和早期 ILD 患者进行肺康复训练，不仅可以提高患者的生活质量，而且可降低 ILD 患者的再入院率，减轻其经济负担。美国胸科学会（ATS）和欧洲呼吸学会（ERS）联合发表了肺康复的定义和进展，其中指出肺康复对间质性肺疾病患者的治疗虽然对其肺功能不像对 COPD 患者一样有明显改善，但在短期内，尤其是 6 个月内，可以改善患者运动耐力、减轻呼吸困难症状、提高生活质量。

一、间质性肺疾病的西医疾病概述

（一）流行病学

ILD 的发病率和流行率取决于病例计数方法和地理区域。将 ILD 视为一个整体，发病率被认为每年每 10 万人中 20～30 例，患病率为每 10 万人中 60～80例。在大巴黎的一个多民族县进行的法国详尽研究甚至发现总粗患病率为 97.9/10 万。结节病、特发性肺纤维化（IPF）和与结缔组织病（CTD）/血管炎相关的ILD 占所有 ILD 病例的一半以上，其频率取决于年龄、性别和地域起源。目前国内尚无基于人口基数的 ILD 中国大陆全国性流行病学资料。几项较大样本的区域性资料显示，ILD 发病在我国呈明显增加的趋势。

(二)病因和发病机制

大部分 ILD 的特征是炎症和(或)纤维化,另有罕见的 ILD 有其特有的发病机制。不同的发病机制对疾病预后及治疗至关重要。

1. 炎症

炎症可能有多种原因,其中最常见的是自身免疫性疾病(AD)。在类风湿性关节炎(RA)患者中,细胞的结构蛋白异常瓜氨酸化(即用瓜氨酸取代精氨酸)容易激活适应性免疫系统而产生一系列自身抗体。自身抗体反过来激活特异性的巨噬细胞和基质细胞,释放一系列细胞因子,如 TNF、白介素(IL)-1、IL-6 和前列腺素。目前尚不清楚 RA 患者的 ILD 是由于抗体介导的肺细胞损伤还是通过循环细胞因子和生长因子的旁分泌作用引起的。在系统性硬化症患者和特发性炎性肌病患者中,发生 ILD 的可能性及其发生模式(即机化性肺炎、非特异性间质性肺炎和普通间质性肺炎)受特定自身抗体的影响,提示抗体介导的损伤是间质炎症和纤维化发展的重要驱动因素。

炎症性 ILD 患者的另一常见表现是肉芽肿形成,非干酪性肉芽肿性炎症是结节病的主要特征。典型的肉芽肿包含 CD4 + T 细胞,周围有调节性 T 细胞、成纤维细胞和 B 细胞,表明固有免疫和适应性免疫激活参与结节病的发病。

过敏性肺炎的特征也是肉芽肿性炎症,最常见的过敏原是鸟类和真菌蛋白质。该病的非纤维化形式由免疫复合物介导,纤维化形式是肺泡和树突状细胞向 T 淋巴细胞呈递抗原,通过细胞因子(如 IL-12 和 IFN-γ)的极化,向 Th1 细胞转化。

2. 纤维化

在特发性肺纤维化(IPF)患者中,纤维化的发展主要取决于 3 个因素:长期吸入有害物质导致的上皮损伤、衰老和遗传易感性。这 3 个因素共同作用导致肺泡上皮干细胞过早衰老,随后上皮损伤出现异常的创伤-愈合反应。纤维化和抗纤维化生长因子失衡。这些生长因子可激活巨噬细胞、上皮细胞、成纤维细胞和内皮细胞等多种细胞,产生胶原和细胞外基质。最终导致肺泡空间结构渐进性破坏、肺血管重塑。细胞外基质成分的变化和肺硬度的增加导致纤维化的进一步发展。

3. 遗传相关

许多 ILD 有家族性的特点,这可能与单核苷酸多态性和某些基因相关。例如单核苷酸多态性与进行性肺纤维化(PPF)相关,HLA Ⅱ类基因可能与过敏性肺炎和结节病的发生有关。

4. 其他

罕见 ILD，如淋巴管肌瘤病（LAM）目前认为由表达黑色素瘤标志物（HMB45）的平滑肌细胞的 mTOR 信号通路组成性激活引起，mTOR 抑制剂改善了 LAM 的预后。

肺泡蛋白沉积症的特征是巨噬细胞 GM-CSF 信号转导障碍，导致脂质负载的巨噬细胞的积聚。GM-CSF 信号转导障碍可能是由于 GM-CSF 受体相关基因的缺失或抗 GM-CCSF 抗体的出现。雾化吸入 GM-CSF 替代物可降低肺泡蛋白沉积症的发病。

朗格汉斯细胞组织细胞增多症与 BRAF 和 MAPK 基因的体细胞突变有关。BRAF 或 MAPK 抑制剂治疗可能有效。

（三）临床表现

几乎所有 ILD 患者均有不同程度的呼吸困难和咳嗽；约一半的患者可闻及 velcro 啰音；约 15% 的患者有杵状指/趾，且病程长于 6 个月。从出现症状至确诊时间为 1 周至 360 个月，中位时间 13 个月。随着医生对疾病的深入认识，6 个月内确诊的患者比例近些年有很大提高，可达 45.6%。不同类型的 ILD 预后不同，如 EAA、药物相关性 ILD 在停止触发因素接触后可痊愈，结缔组织病相关 ILD 在控制基础疾病后肺部症状多可长期稳定；而以肺纤维化为主要表现的 IPF 则预后差。

总而言之，ILD 的临床表现是非特异性的，应关注肺外症状，如早衰、再生障碍性贫血和肝硬化提示端粒疾病和家族性肺纤维化。皮肤、手、关节或肌肉异常提示结缔组织疾病。肺功能检查常表现为限制性通气功能障碍和弥散障碍。

（四）诊断标准

在过去的几十年里，在更好地理解 ILD 方面取得了相当大的进展。ILD 可分为 4 组：①已知病因的 ILD，例如 CTD/血管炎、过敏性肺炎（HP）、医源性 ILD、尘肺；②特发性间质性肺炎（IIP），例如 IPF、特发性非特异性间质性肺炎（iNSIP）；③结节病和类肉芽肿病；④其他形式的 ILD，例如肺朗格汉斯细胞组织细胞增生症（PLCH）、淋巴管肌瘤病（LAM）、慢性嗜酸性粒细胞性肺炎和肺泡蛋白沉积症（表 23-1）。多学科讨论在诊断决策中是强制性的，高分辨率计算机断层扫描（HRCT）通常是该过程中的基石检查。例如，虽然外科肺活检是确定 IPF 诊断的金标准，但对于临床可能性高（>60 岁，排除 ILD 的其他已知原因）和提示性 HRCT 模式的患者则不需要。

表 23 - 1　特发性间质性肺炎的分类

分类		临床 - 影像 - 病理诊断	相应影像和（或）组织病理形态学类型
主要的 IIPs	慢性纤维化性 IP	特发性肺纤维化（IPF）	普通型间质性肺炎（UIP）
		特发性非特异性间质性肺炎（iNSIP）	非特异性间质性肺炎（NSIP）
	吸烟相关性 IP	呼吸性细支气管炎伴间质性肺疾病（RB - ILD）	呼吸性细支气管炎（RB）
		脱屑性间质性肺炎（DIP）	DIP
	急性/亚急性 IP	隐源性机化性肺炎（COP）	机化性肺炎（OP）
		急性间质性肺炎（AIP）	弥漫性肺泡损伤（DAD）
罕见的 IIPs		特发性淋巴细胞性间质性肺炎（iLIP）	LIP
		特发性胸膜肺实质弹力纤维增生症（iPPFE）	PPFE
未分类的 IIPs		—	

由于本书无法将 200 多种不同亚型的间质性肺疾病都逐一介绍，故以特发性肺纤维作为代表，我国 ILD 的诊断基本参照国际指南。诊断标准参考如下：

（1）排除其他已知原因的 ILD（如环境、结缔组织病和药物毒性）。

（2）HRCT 表现为 UIP 型（此类患者不建议行外科肺活检）。

（3）已进行外科肺活检的患者，根据 HRCT 和外科肺活检特定的组合进行诊断。

（五）自然病程和急性加重

IPF 是一种慢性进行性疾病，肺功能逐渐恶化，导致呼吸衰竭或并发症死亡。IPF 的自然病程具有异质性，大多数患者病程进展缓慢，并在几年内趋于稳定。一些患者进展迅速，而少数患者经历一次或多次急性加重，并发展为呼吸衰竭或死亡。这些自然病程不同的 IPF 患者是否代表不同的临床表型和影响自然病程的危险因素尚不清楚。合并肺动脉高压和肺气肿可能影响 IPF 病程。

NSIP 和 OP 治疗后往往可以逆转或稳定。IPF 患者的临床病程几乎普遍进展。其他 ILD，无论具体诊断如何，15% ~40% 的患者最终都会出现 PPF。目前的临床研究倾向于把 ILD 从基于诊断的治疗转向基于疾病行为的治疗，试图根据症状、肺功能和影像学表现确定与 IPF 进展速度相似的患者。

有临床研究表示 UIP 患者较其他 ILD 患者肺功能下降快，疾病病程和预后与 IPF 相似，而与 ILD 的发病原因无关。

部分患者容易出现急性加重的情况，IPF 急性加重是指在无明确诱因时出现的病情急剧恶化、呼吸困难加重和肺功能下降，导致呼吸衰竭甚至死亡。

IPF 急性加重的诊断标准如下：

（1）有 IPF 病史，或目前临床、影像和（或）组织学符合 IPF 的诊断标准；如果根据诊断标准，既往没有诊断为 IPF，目前的影像和（或）肺组织病理应该符合普通型间质性肺炎型。

（2）近 30d 内呼吸困难加重或肺功能恶化，不能用其他原因解释。

（3）胸部高分辨率 CT 显示双肺网格或蜂窝影，符合普通型间质性肺炎的表现，在此基础上出现新的磨玻璃影和（或）实变影；如果没有既往的高分辨率 CT 做对比，可忽略"新出现的肺部影像表现"。

（4）气管内分泌物或支气管肺泡灌洗液检查没有肺部感染的证据；病原学检查应该包括常规的细菌、机会性病原体和常见的病毒。

（5）排除其他原因，包括左心衰竭、肺血栓栓塞症和其他原因引起的急性肺损伤。急性肺损伤的病因包括脓毒症、误吸、创伤、再灌注性肺水肿、肺挫伤、脂肪栓塞、吸入性损伤、心脏搭桥术、药物中毒、急性胰腺炎、输注血液制品以及干细胞移植等。当临床资料不完整，不符合上述全部 5 项诊断标准时，定义为疑似 IPF 急性加重。其组织病理学通常表现为 UIP 和弥漫性肺泡损伤（DAD）同时存在，可以出现机化性肺炎和显著的成纤维细胞灶。急性加重能够使 IPF 患者的肺功能加剧恶化，缩短生存时间，治疗效果差，病死率高。

（六）西医治疗方案

1. 推荐使用的药物或治疗方案

IPF 是不可治愈的，目前尚无治疗药物可以对其有显著疗效。基本诊断和预期疾病病程决定了治疗预期和治疗选择，不同的病因的治疗方法不尽相同。以急性肺损伤和弥漫性肺泡损伤为特征的急性加重常见于 IPF 患者（但任何 ILD 患者均可发生），90d 内死亡率高达 50%。ILD 急性加重的治疗差异很大，激素是最常用的治疗方法，也有一些研究支持非激素的治疗方法。但一项随机试验显示，IPF 急性加重患者使用环磷酰胺治疗导致 3 个月内死亡率增加。

IPF 从诊断时起就不可逆转地进行，及时治疗是关键，推荐使用吡非尼酮或尼达尼布进行抗纤维化治疗。在自身免疫性或炎症性疾病中何时以及如何将抗纤维化治疗与免疫抑制治疗结合起来，仍缺乏临床试验数据和循证指南支持。

其他治疗方法还包括后期的肺移植、吸入曲前列环素治疗纤维化型 ILD 所致的肺动脉高压、接种针对病毒或肺炎球菌的疫苗、肺康复等。

根据我国《特发性肺纤维化诊断和治疗专家共识》，推荐可以结合患者具体病情，酌情使用以下药物。

（1）吡非尼酮：吡非尼酮是一种多能口服抗纤维化药物，在体外调节重要的粗纤维化和促炎细胞因子级联，同时在动物和体外研究中减少成纤维细胞增殖和胶原合成。服用吡非尼酮可增加 6 分钟步行距离，降低氧饱和度下降的频率和减缓肺活量（VC）及 FVC 的下降速率，可改善无进展的生存期，可能在一定程度上降低死亡率。但需要注意的是，吡非尼酮可增加恶心、消化不良、呕吐、厌食、光敏反应和皮疹的发生率。吡非尼酮推荐用于轻中度肺功能障碍的 IPF 患者，但其对于重度肺功能障碍的患者是否有效，还需进一步探讨和研究。

（2）尼达尼布：尼达尼布是一种能够抑制血管内皮生长因子、成纤维细胞生长因子和 PDGF 等多种生长因子受体的多靶点络氨酸激酶抑制剂。尼达尼布虽无法降低死亡率，但可减少 IPF 患者 FVC 下降的绝对值，使 IPF 急性加重的次数减少，在一定程度上缓解疾病病程。腹泻和恶心是其常见不良反应，其他不良反应不严重，不会发生严重不良事件。尼达尼布推荐用于轻度至中度肺功能损害的 IPF 患者，服用尼达尼布对重度肺功能损害的患者或存在其他合并症的患者是否能够获益，还需进一步研究和探讨。

（3）抗酸药物：有研究表明，高达 90% 的 IPF 存在包括异常胃食管反流，其半数患者临床无症状。异常胃食管反流是误吸或微误吸的风险因素，可能引起 IPF 或使其恶化。定期使用质子泵抑制剂或组胺 2 受体拮抗剂抗酸治疗可降低微吸入相关肺损伤或损伤的风险，接受抗酸治疗可使 FVC 下降幅度显著减小，减少急性加重的次数，降低治疗成本，但对死亡率无明显影响。建议对所有 IPF 患者常规使用抗酸治疗。

（4）N－乙酰半胱氨酸：N－乙酰半胱氨酸能够破坏黏蛋白的二硫键，降低黏液的黏稠度；在高剂量（1800mg/d）时，N－乙酰半胱氨酸在 IPF 患者体内可以转化为谷胱甘肽前体，间接提高肺脏上皮细胞内液中谷胱甘肽水平，起到抗氧化作用。N－乙酰半胱氨酸单药治疗可以改善 IPF 患者的咳痰症状，长期用药安全。在临床试验中，N－乙酰半胱氨酸单药治疗不能改善 IPF 患者的生活质量，对 FVC 无显著影响，对死亡率和延缓疾病进展无明显益处。但 N－乙酰半胱氨酸对部分 TOLLIP 基因表型的 IPF 患者有一定影响。N－乙酰半胱氨酸联合吡非尼酮治疗晚期 IPF 优于单用吡非尼酮。已接受 N－乙酰半胱氨酸单药治疗的 IPF 患者可继续治疗。

2. 不作常规推荐使用的药物或治疗方案

以下药物或治疗方案不建议用于大多数 IPF 患者，应由医生根据临床情况自行决定。

（1）泼尼松、硫唑嘌呤和 N－乙酰半胱氨酸联合治疗：以前，免疫抑制被认为是治疗 IPF 的重要方法。糖皮质激素、硫唑嘌呤和 N－乙酰半胱氨酸联合治疗曾被认为是 IPF 的"标准治疗"。然而，3 种药物联合治疗 IPF 患者不仅不能延缓疾病的进展，还伴有许多副作用，或加重已有的并发症，如糖尿病、心脑血管疾病、骨质疏松症等。因此，对于 IPF 稳定的患者，不建议泼尼松、硫唑嘌呤和 N－乙酰半胱氨酸联合使用。

（2）抗凝药物：研究表明，促凝血状态可能通过细胞表面受体介导的途径参与促进纤维化，为血栓形成和纤维化之间的机制提供了生物学合理性，但目前尚不清楚抗凝药物在预防 IPF 患者的这种效应中可能发挥何种作用。考虑到口服华法林治疗 IPF 可能会增加死亡率和出血，建议临床医生不要在无已知替代适应证的 IPF 患者中使用华法林抗凝治疗，有替代和（或）已知抗凝适应证（如静脉血栓栓塞性疾病或房颤）的患者应遵循这些疾病的治疗指南，与其基础 IPF 无关。

（3）西地那非：西地那非是一种口服磷酸二酯酶－5 抑制剂，口服西地那非虽能使生活质量略有改善，但对延缓疾病进程、降低死亡率和减少急性加重发生频率无明显益处，且不良事件较多，会给患者带来高昂的医疗费用，不推荐使用西地那非治疗 IPF。

（4）安立生坦：安立生坦是一种选择性 ER－A 内皮素受体拮抗剂，用于肺动脉高压的治疗。服用安立生坦不能延缓 IPF 的进展或降低死亡率，考虑到其缺乏获益和潜在风险，建议不要将安立生坦用于 IPF 的患者治疗上，无论是否存在肺动脉高压。

（5）伊马替尼：伊马替尼是肺成纤维细胞－肌成纤维细胞分化和增殖的强效的络氨酸酶抑制剂，它是通过抑制 PDGF 和转化生长因子－b 信号转导产生细胞外基质，从而发挥抗纤维化作用。目前尚无证据表明口服伊马替尼可降低 IPF 患者的死亡率和延缓疾病的进展，鉴于伊马替尼的药价高昂和可能带来的副作用，不推荐用于 IPF 患者。

3. 非药物治疗

（1）戒烟：吸烟是 IPF 发生的一个重要危险因素，大多数 IPF 患者是吸烟者，必须劝导和帮助吸烟的患者戒烟。

（2）氧疗：氧疗可以改善患者的缺氧状况。虽然没有直接证据表明氧治疗可以影响低氧性 IPF 患者的结局，但来自慢性阻塞性肺疾病的间接证据表明，长期氧治疗可以显著改善结局。建议处于静息状态低氧血症（$PaO_2 \leqslant 55mmHg$，或 $SaO_2 \leqslant 88\%$）的 IPF 患者，按照慢性阻塞性肺疾病氧疗的指示，接受大于 15h/d 的长期氧疗。

（3）机械通气：对于预后较差的终末期肺纤维化患者，气管插管和机械通气不能降低死亡率。医生应该权衡利弊，与患者及其家属充分沟通。机械通气可能是极少数 IPF 患者肺移植前的过渡方法。无创正压通气可改善部分 IPF 患者的缺氧状况，延长生存时间。

（4）肺康复：对于一些有症状且日常活动能力下降的慢性呼吸系统疾病的患者，通过肺康复训练可以减轻呼吸症状、改善机体功能、稳定或延缓病情发展，同时减轻患者的经济负担。肺康复的内容主要包括运动训练、呼吸训练、营养管理、健康教育和心理干预。目前，肺康复在呼吸功能障碍的慢性阻塞性肺疾病患者的治疗上应用广泛，肺康复对 ILD 患者治疗的研究虽然有限，在 2013 年美国胸科学会（ATS）和欧洲呼吸学会（ERS）联合发表的关于肺康复的定义和进展指出，在短期内，特别是 6 个月内，肺康复对 ILD 患者可取得短期疗效，提高运动耐力，减轻呼吸困难症状，提高生活质量。特发性肺间质纤维化作为 ILD 的重要类型，在 ATS、ERS 和日本呼吸学会（JRS）联合发布的 IPF 诊断和治疗指南中推荐，大多数 IPF 患者应进行肺康复治疗，IPF 患者的基线功能越差，康复效果越好。法国 IPF 诊疗指南建议对活动能力明显受限的 IPF 患者进行肺康复，但对于处于疾病进展阶段的患者进行肺康复的可行性较差。

（5）肺移植：鉴于 IPF 患者的进行性和不可治愈性，部分 IPF 患者由于药物治疗无效，预后较差，大多数患者在 2～3 年内死亡。对于各种终末期肺病的患者，肺移植技术已经成为其主要的治疗手段之一。肺移植可以提高 IPF 患者的生活质量和生存期，5 年生存率为 50%～56%。器官移植审批制度逐步完善，捐献者捐献和资源共享网络逐步完善。多家医疗机构开展了肺移植，为 IPF 患者筛选、等待肺移植登记和随访提供了可能。建议满足肺移植适应证的 IPF 患者列入移植前评估的等候名单。IPF 肺移植时机及单、双肺移植对 IPF 患者预后的影响有待进一步研究。

4. IPF 急性加重的治疗

由于 IPF 急性加重严重，死亡率高，虽然缺乏随机对照研究，但对于激素休克（甲泼尼龙 500～1000mg/d）或大剂量激素治疗（泼尼松 ≥ 1 mg·kg^{-1}·d^{-1}）的剂量、途径、过程仍未达成共识。免疫抑制剂，如环磷酰胺和环孢素 A，也可以使用。氧疗、机械通气和对症治疗是急性 IPF 加重患者的主要治疗方法。

（七）发展预后

本病预后不良，大部分患者因肺纤维化导致肺动脉高压、肺源性心脏病和右心衰竭，存活时间仅 3～5 年。据欧洲呼吸白皮书报道，特发性肺纤维化（IPF）的 5 年生存率仅为 20% 左右、淋巴细胞间质性肺炎为 60%、隐源性机化性肺炎接近 100%。据英国 1993～2004 年间的调查，过敏性肺炎的 5 年生存率为 82%，而结节病 5 年生存率接近 90%。

二、间质性肺疾病的中医认识

（一）病名及历史源流

IPF 在中医上归属于"肺痹""肺痿"的范畴，《素问·痹论篇第四十三》中记载"皮痹不已，复感于邪，内舍于肺""凡痹之客五脏者，肺痹者，烦满，喘而呕"等相关论述指出了"肺痹"是"皮痹"日久不愈，复感外邪，内传于脏，具有喘息等临床症状；有学者根据该病的临床表现也将其论为"肺痹"，认为本病的病位在肺，与脾、肾等脏腑相关，病理因素有痰、湿、虚、瘀，总病机为本虚标实。其中"肺痿"一词首次见于《金匮要略·肺痿肺痈咳嗽上气病脉治证》篇，有"寸口脉数……口中反有浊唾涎沫者何？师曰：为肺痿之病"的记载，而国医大师王春娥根据临床研究和经验的不断积累认为咳吐涎沫虽不是 IPF 的典型临床症状，但可见于该病引起的并发感染，且 IPF 的病理变化与"肺痿"所述的"肺叶痿废不用"相对应，故可将 IPF 归属于"肺痿"的范畴。

（二）病因病机

现代医学中 IPF 的相关病因尚不明确，吸烟、职业环境污染，病毒感染、遗传等都是其重要的危险因素，而中医学对本病的病因病机有较深入的认识。从古代典籍中归纳本病的病因病机：在《素问》《金匮要略》等中医经典著作中将 IPF 的病因概括为以下：①外邪侵袭，肺脏失调：肺为娇脏，所居高位（五脏六腑中位置最高），肺合皮毛，与天气相通，故外邪侵入，最易犯肺，导致肺脏失调；②情志内扰，肺气受损：肺在志为忧，悲忧易伤肺气，导致肺气宣降失调，引发气滞产生咳喘胸闷等症状，肺气郁闭久则化火，导致津液耗伤，肺失濡养；③房劳酒伤，肺肾亏虚：房劳过度易致肾虚，肺为肾之母，子脏虚损则盗母之气，肾虚则气失摄纳间接导致肺虚气失其主，从而产生咳喘息粗、气短乏力等症状；④失治误治，正气内虚：失治误治导致肺气或肾精受损，气虚则推动无力，肺络瘀阻，发为本病。

《特发性肺纤维化中医药治疗研究进展》一文中提出现代医家关于 IPF 病机的观点主要包括：①肺虚络瘀（主要病机）：其中肺气虚为本，痰瘀伏络为要。其中络瘀是在肺虚的基础上形成的，继而产生痰瘀互结于肺络的病理状态。②气虚血瘀：肺气亏虚为 IPF 的关键病机，血瘀为重要病理因素。③阴虚肺燥：阴虚肺燥的特点为津液损伤，凡外感、热毒等因素均可导致肺脏阴液耗损，继而虚热内生，肺叶灼伤，痰浊、瘀血等病理产物互结，肺络痿闭失用。

（三）治则治法

针对本病的治疗大法，以本虚为主者，当以"补虚"为主；以标实为主者，当以"祛实"为法，而以"益肺肾、化痰瘀、通肺络"为其治疗总则，再针对每一个患者的具体情况，实施个体化治疗。在益肺肾、化痰瘀、通肺络原则指导下，坚持辨证论治，辨证要点为：先析诱因；再辨病期；注意病邪特点；分析邪正主次；证之寒热及其转化。笔者将本病分为以下 3 期。

1. 急性加重期

首先找病情加重诱因，一般多因外感诱发，也有因饮食、情志、劳倦者，凡有外邪者，均当解表祛邪为先，如益气解表、滋阴解表、化痰解表、和解表里等。表证不明显者，当注意痰（寒痰、热痰、风痰、水饮）、气（气滞、气逆及其脏腑病位）、瘀（寒热、轻重）、虚（气、血、阴、阳及脏腑病位）、火（虚、实及脏腑病位）孰轻孰重及寒热转化。就临床所见，急性加重期常见证候有痰热壅肺候、痰瘀阻肺候、气虚风寒犯肺候和阴虚燥热伤肺候。

2. 慢性迁延期

病机为本虚标实，但以本虚为主，临床常见证候有气阴两虚痰喘候和气阴两虚瘀喘候。气阴两虚痰喘候治宜补肺益肾、化痰平喘；气阴两虚瘀喘候治宜益气养阴、化痰活血。

3. 重证多变期

患者不仅喘促气短，动则尤甚，病位从肺、肾渐进累及脾、心、肝，多伴见心悸、水肿、咳血、发热、筋惕肉瞤，甚或抽搐，最后或阴竭或阳脱而亡。临床常见证候为阳虚水泛候和阴阳两虚候。阳虚水泛候治以温补阳气、化瘀利水；阴阳两虚候治宜大补阴阳，佐以活血化痰。

（四）辨证论治

1. 阴虚肺热证

主症：咳喘气逆，咽痛口干，甚则嘶哑，痰少质黏或痰中带血，颧红，潮热盗汗，手足心热，舌红少苔，脉虚数。

治则：滋阴清热，润肺养阴。

方药：麦门冬汤加减。

2. 气虚血瘀证

主症：气逆喘促无力，干咳无痰或咳吐少量浊唾涎沫，面色晦暗，自汗，平素易感冒，舌有瘀斑瘀点，舌下络脉曲张，脉涩或结、代。

治则：补气活血。

方药：扶正化瘀方或补阳还五汤。

3. 痰瘀阻肺

主症：喘息、气粗、胸闷，咳嗽，痰黄黏稠、量多或带血丝；或见喉中痰鸣，重则出现发热、口渴、胸痛等症状，兼见小便短赤，大便秘结，面色晦暗，舌有瘀斑瘀点，舌下络脉曲张，苔黄腻，脉滑数或涩。

治则：补益肺气，逐瘀化痰。

处方：益肺散结方。

此外，笔者在治疗肺间质纤维化时，常在辨证论治的同时选择现代药理中具有明确逆转肺纤维化及具有调节免疫功能的药物。如现代药理学研究证实，益气养阴药物（生脉散、黄芪等）有增强机体抗氧化防御系统（超氧化物歧化酶、过氧化氢酶、谷胱甘肽过氧化物酶）的作用，能改善患者心肺功能；化瘀药物（当归、川芎、丹参等）能够改善肺循环，增加机体抗氧化防御系统作用及抗炎作用；苦参有逆转肺、肝纤维化的作用；生地黄能减轻肺纤维化细胞外基质的重建。

同时，在临床中还应当注意患者体征，并且参考理化检查等结合微观辨证用药。如出现进行性呼吸困难、呼吸浅表，血氧分压、血氧饱和度下降，有肺气阴缺乏表现，应重用补肺阴益肺气的药物，酌情选用西洋参、人参、党参、黄芪、沙参、冬虫夏草、百合、白术、茯苓、阿胶等；如肺部听诊有啰音、胸片双肺磨玻璃影，是痰阻肺络之征象，宜用化痰通络之法，可选用杏仁、炒紫苏子、栝楼、半夏、天竺黄、浙贝母、旋覆花等；如出现发绀、杵状指、蜂窝肺，为痰瘀阻络，可分别选用益气活血、活血化瘀、化痰通络之品，选用当归、桃仁、红花、鸡血藤、水蛭、三棱、莪术等药物治疗。

（五）中医特色疗法

1. 针刺

技术要点：主穴选取肺俞、大椎、膏肓、肾俞、足三里。证候配穴：肺气虚，配太渊；阴虚内热，配鱼际、太溪；肺肾气虚，配关元、太溪；肺肾气阴两虚，配关元、太溪、三阴交。随症配穴：胸闷，配膻中；喘甚，配关元、太溪；咳甚，配尺泽、太渊；痰多，配中脘；汗多，配合谷、复溜；咽干，配鱼际；血瘀，配膈俞、三阴交。

腧穴定位、进针方式、行针手法、针刺是否得气的判断等参考相关国家标准。留针 30min，行针 1 次/10min，3 次/周，1 个月为 1 个疗程。

禁忌证：凝血功能障碍者；皮肤有感染、溃疡等。

注意事项：针具选择上应根据患者年龄、体质、病情、腧穴位置而定。体位选择上常为坐位和卧位，特殊部位的取穴，以患者舒适，术者易于操作为原则。据体质、年龄、疾病等情况选择合适的刺激强度。晕针、滞针、断针等针刺异常情况的处理及预防参考《针灸技术操作规范第 20 部分：毫针基本刺法》。

2. 热敏灸

技术要点：腧穴选择以灸感定位法、辨敏施灸为原则，选择施灸部位。热敏腧穴不拘泥于传统腧穴的标准位置，被灸部位产生6类特殊灸感中的1类或以上即可定为热敏腧穴。操作流程：暴露背部，点燃艾条，距体表3cm，以大椎、肺俞、肾俞、命门等传统腧穴或压痛点部位为中心，采用循经灸－回旋灸－雀啄灸－温和灸的基本顺序在其中心部位的上下左右不断深入探查直至灸感的出现（即寻找热敏腧穴），在探查过程中被灸者产生深透、远传等特殊热敏灸感，此腧穴即热敏腧穴，应通过辨敏施灸的原则，选取最佳热敏腧穴施灸。热敏灸功效：使用热敏灸治疗，能够改善IPF患者肺功能，提高运动耐力，提高生命质量。

应用方法：①辨敏施灸：要对穴位及其周围压痛点等不断进行灸感的探查，选择最优热敏腧穴施以灸法操作。②敏消量足：热敏腧穴的施灸时间要以酸、冷、热、胀、蚁行感等热敏灸感的消失为度，此感觉的消失时间因人而异，临床经验表明，该疗法的平均施灸时间约为40min/次，而与该病症相关的所有热敏腧穴的灸感消失（消敏）为1个疗程的灸量。

禁忌证：高血压危象、肺结核晚期大量咯血等。

注意事项：实施灸法类技术中，若患者出现晕灸立即停止，具体处理办法参考《针灸技术操作规范第1部分：艾灸》。实施灸法类技术中，灸量宜先少后多，火力宜先小后大，程度宜先轻后重。灸量、艾灸时长及疗程可根据患者的体质，艾灸的部位，疾病情况，耐受程度及实际情况等进行调整。操作中热感强度适宜，避免烫伤。实施灸法类技术中，过饥、过饱、过劳、精神紧张等不宜施灸。年老体弱者密切观察情况。灸时注意避寒保暖。实施灸法类技术中，针刺与灸法类技术涉及腧穴的定位参照《腧穴名称与定位》，如能够耐受、无明显不适，行多疗程康复疗法。

3. 穴位敷贴

腧穴选择：主穴常选用肺俞、膻中、天突、定喘、大椎、膏肓、肾俞等，配穴常随证而取。药物选择：常选用细辛、延胡索、甘遂、冰片、白芥子等辛散走窜，温通经络的药物。临床也可根据证候及治疗目的辨证组方而制成相关贴敷药物。操作流程：将药物制成粉末并用鲜姜汁或蜂蜜或米醋调成膏状备用，用75%的乙醇消毒将要贴敷的腧穴后，将药物分别敷于腧穴上并用医用脱敏胶布固定。

应用方法：一般多贴敷4~6h后取下，1个月为1个疗程。贴敷时间多根据药物的刺激强度而定，刺激性小的药物，换药间隔为1~3d，不需要溶剂调和的药物，每次换药间隔可适当延长至5~7d；刺激性大的药物，贴敷数分钟至数小时不等，可待局部皮肤愈后再贴敷，或改用其他有效腧穴交替贴敷。

4. 穴位注射

腧穴选择：主穴为肺俞、肾俞、足三里、定喘等。

药物选择：常用药物有黄芪注射液、当归注射液、喘可治注射液等。

操作流程：①根据患者病情及操作部位选取和准备适当规格的无菌注射器和治疗药物；②操作前对相应部位进行全面消毒；③用无菌注射器抽吸适量的治疗药物，根据注射部位（穴位）和注射器的规格等选择不同的持针、进针的方式、方法、角度，患者有得气反应、回抽无回血，可注入药物，注射过程中随时观察患者反应；④穴位注射功效：使用中成药穴位注射，能够提高 IPF 患者生命质量，提高运动耐力。

应用方法：每穴注射 1～2mL，同一组穴位 2 次注射间隔 1～3d，1～3 个月为 1 个疗程，2 个疗程间宜间隔 5～7d。治疗频次及疗程可根据患者体质、疾病情况和个体差异相应调整。具体穴位注射方式、方法等参考《针灸技术操作规范》穴位注射章节相关内容。

注意事项：操作前询问患者是否对相关药物过敏，注意药物的性能、用法用量、配伍禁忌、不良反应及过敏反应，年老体弱、初次治疗药物注射量应酌情减量等。特殊部位注意进针的角度与深度。

（六）中西医结合治疗

目前现代医学对肺纤维化尚缺乏有效的治疗手段，以糖皮质激素、免疫抑制剂治疗效果不显，并多伴有明显的毒、副作用。中医对肺纤维化的治疗有独特的优势。因此，临床在中医辨证论治的基础上，结合现代医学的最新研究，中西医结合，以中药联合西药治疗特发性肺纤维化获得了可喜的势头。并且，中药可对糖皮质激素起到增效、减毒的作用，如对于激素引起的水钠潴留，可以采用温阳、利水、渗湿等方法治疗；对于激素引起的骨质疏松，可以通过补肾、填精、壮骨、益髓等方法治疗等。临床上，笔者运用中西医结合的方法治疗肺纤维化取得了良好的疗效。针对肺纤维化的病机变化，紧跟现代医学的最新研究成果，在治疗上提出了两个结合，即病证结合治疗、中西药结合治疗。中西医结合可为 IPF 的治疗寻找新的治疗途径和治疗药物，为西医治疗 IPF 增效、减毒，保驾护航。

（七）预防调护

1. 生活预防

（1）以科学的态度，积极平和的心态面对疾病。

（2）规律运动，保持体型：肺疾病和气短使患者活动力下降，易疲劳，缺氧使特发性肺纤维化患者产生了恐惧和心理压力，因此有慢性肺疾病的患者，有时为了避免气短而限制活动。

（3）保持良好的营养和适当的体重：良好的营养对保持理想体重很有帮助，慢性肺疾病的患者，因为怕吃饭时气短，所以进食减少，导致营养不良，低营养使呼吸肌乏力，从而气短加重。

（4）避免感染：感染后会加重特发性肺纤维化症状和病情，但患者往往因为习惯了呼吸不好，容易忽视呼吸上的微小变化及加重的咳嗽，或者认为不重要。

（5）戒烟：停止刺激是阻止肺进一步损害的好方法，因此最重要的就是戒烟。戒烟困难者应该向医生寻求帮助。

（6）学习和练习放松：焦虑和悲观情绪常见于慢性肺疾病患者，病势病情加重，气短、活动力下降及悲观情绪可能会使患者脱离家人和朋友。

（7）氧疗：许多肺纤维化者担心氧疗后会离不开氧，而自行停止，这是完全错误的。

（8）定期随诊：可以使医生了解治疗效果，及时发现病情变化。

三、间质性肺疾病的肺康复评定方式

运动训练时机应选择在 ILD 患者疾病早期、稳定期尽早开始，在肺康复训练计划制定之前，需对所有参加肺康复的 IPF 患者进行呼吸康复评估，以制定规范、个体化肺康复治疗方案（表 23 - 2）。

表 23 - 2　常用呼吸康复评估方式表

分类内容及方法
临床评估：现病史；既往史；共患病；体格检查
检查评估：化验检查；影像学；心电图；超声心动图；电子支气管镜
功能评估：肺功能；咳嗽峰流速。最大吸气压（MEP）；跨膈压；膈肌超声；心肺运动试验（CPET）；6 分钟步行试验（6MWT）；1 分钟坐 - 站试验（1 - minSTST）；徒手肌力检查；等长测力气；等张肌力检查；吞咽功能评估
问卷评估：圣乔治呼吸问卷（SGRQ）；慢性呼吸系统疾病问卷（CRQ）；慢性阻塞性肺疾病评估测试（CAT）；视觉模拟评分（VAS）；改良巴氏指数；工具性日常生活活动能力量表（ADL）；改良呼吸困难指数（mMRC）；Borg 量表；医院焦虑抑郁量表；匹兹堡睡眠质量指数量表（PSQI）；营养筛查（NRS2002）

四、间质性肺疾病的肺康复运动处方

(一)有氧运动训练

运动训练是肺康复训练的核心内容,它可以改善 IPF 患者的肺功能,提高患者的生活质量并且延长患者的生存时间,同时能延缓疾病进程,避免药物带来的不良反应,对患者的全身健康状况及身心健康都能有所改善,其主要以有氧运动训练为主。有氧运动训练需遵循长期、规范、个体化的原则。

1. 有氧训练形式

IPF 患者的运动训练以有氧运动训练为主,部分训练需要借助器械进行,更有利于提高患者依从性,其中侧重于上肢训练的主要包括六字诀、八段锦、简化太极拳、易筋经、五禽戏等,这些古老而经典的康复操动作和缓适中,可以缓解 IPF 患者呼吸困难的症状并改善其肺功能,提高运动耐力,缓解呼吸肌过度紧张,放松全身心,侧重于下肢训练的常见运动方式有平地步行、功率自行车、床上踏车等,可以提高肺部气体交换能力,改善稳定期 IPF 患者的呼吸功能,改善缺氧程度。但在训练过程中要注意必须监测患者生命体征和评估患者状况,确保患者始终维持 $SpO_2 \geqslant 88\%$,以保证患者安全,避免出现憋气等不适症状,若有患者在运动中 $SpO_2 < 88\%$ 或下降超过 4%,应立即停止训练,并补充氧疗。

1)平地步行

运动功效:在全面评估患者的基础上,进行平地步行,能够提高 IPF 患者的生活质量,改善肺功能,缓解抑郁和焦虑状态。

应用方法:每日步行 20min,1 次/d,每周锻炼 5d 以上,6 个月为 1 个疗程。

2)功率自行车

操作流程:①长按"ON"2s。②按下"ENTER"激活模式工作区。③根据 +/- 选择模式,按下"ENTER"确认。④根据不同模式,输入时间、心率、负荷值,通过 +/- 增减数值,选择"ENTER"确认。⑤模式准备启动并由热身训练阶段开始。同时显示器上会显示所需训练时间。

运动功效:在全面评估患者的基础上,功率自行车可以增强下肢量,改善 IPF 患者的心肺功能。

应用方法:每次持续运动 30min,每周 2 次,6 个月为 1 个疗程。

3)床上踏车

操作流程:第一阶段为开始运动的 5min 热身,即 0 功率负荷阶段;第二阶段为恒定运动功率阶段，转速维持在 55~65r/min；第三阶段为恢复阶段，做 3~5min 无功率负荷的恢复。

运动功效：在全面评估患者的基础上，床上踏车可以有效改善肺功能，提高了患者运动耐力。

应用方法：每次持续运动 30min，每周 2 次，12 周为 1 个疗程。

2. 训练强度

每个患者的训练强度不统一，训练强度与患者疾病程度密切相关，需要对不同患者进行评估，根据患者 6 分钟步行试验结果以制定个性化强度的训练方案。步行训练初始速度可采用 6 分钟步行试验测得的最大步行速度的 60% ~ 80%。为不同患者制定个性化的训练强度，不仅可以在短期内缓解稳定期 ILD 患者的呼吸困难，减少呼吸肌做功，提高其运动耐力和活动能力，从而改善缺氧程度并维持肺功能，而且还可以改善 ILD 患者的肺通气/换气功能。但训练强度必须循序渐进地增加，以患者无不适为度。

肺康复有氧运动训练是有计划的、有组织的、重复的，在开始运动训练前，医护人员应向患者说明运动训练的益处，从而提高患者的依从性，并协助患者做好准备工作，同时在训练后指导患者调整呼吸。在运动训练初期，患者自觉性较差，需医护人员给予正确的引导和强有力的督促进行训练，从而提高康复效果。

(二)抗阻力训练

抗阻力训练对通气要求依赖度较低，能缓解患者的呼吸困难，改善 ILD 患者肌肉的质量和力量，是有氧训练的有益补充。IPF 患者多数为老年人，故在呼吸康复治疗中优化患者的肌肉力量可以降低其骨折的风险。抗阻力训练也应遵循长期、规范、个体化的原则。

1. 训练形式

抗阻力训练的主要形式是哑铃或者弹力带，其主要提高的是肱二头肌、肱三头肌、背阔肌、胸大肌的力量。

2. 训练强度

训练强度与疾病严重程度直接相关，对于不同患者需基于评估进行个性化的训练强度。ILD 患者抗阻运动常采用中低强度训练，每次 1~3 组，每组 8~12 最大重复次数(RM)。通常 1~6RM 为高强度、8~12RM 为中强度、10~15RM 为低强度。

3. 训练频率

对于 ILD 患者，推荐的运动频率为至少每周 2~3 次或隔天 1 次。

4. 训练督导

在抗阻力训练过程医务人员应引导患者做规律的呼吸运动，避免在训练过程中憋气。活动后低氧、呼吸困难等症状常导致 ILD 患者难以完成目标强度的运动训练，可采用间歇训练、吸氧、高流量湿化氧疗、无创通气等措施来减少患者在运动中的不适。

（三）呼吸训练

1. 呼吸肌训练

ILD 患者大多数会出现活动时呼吸气促的症状，在这个过程中，呼吸力学、气体交换的改变起着关键作用。通过呼吸肌训练，可以提高呼吸肌力，从而明显改善轻中度 ILD 患者呼吸急促不适的症状，提高其生活质量。

2. 训练形式

呼吸肌训练的主要形式有缩唇－腹式呼吸锻炼、呼吸导引术等。

1）缩唇－腹式呼吸

动作要领：用鼻吸气，用口呼气，但在呼气时，要使口唇缩拢（成鱼口状），用手按压腹部，徐徐呼气，使气呼尽，呼气时切勿用力，采用深而慢的呼吸，8～10次/min，呼气与吸气之比为 2：1 或 3：1。

运动功效：在全面评估患者的基础上，进行缩唇－腹式呼吸锻炼可以改善肺活量和呼吸功能，缓解呼吸困难。

应用方法：空腹时锻炼，每日进行 2 次练习，每次 10～20min，3 个月为 1 个疗程。

2）呼吸导引术

动作要领：包括松静站立、两田呼吸、调理肺肾、转身侧指、摩运肾堂、养气收功 6 个步骤。呼吸导引术是基于中医养生康复理论，结合八段锦、太极拳等传统导引功法特点创编的新的肺康复技术，在安静、轻松、自然的状态下，通过外在导引动作的升降、开合、左右起落运转，结合内在细长缓匀、口吐鼻吸等调气方式，将肢体运动、呼吸节律、精神意念三者紧密结合，以培补肺肾、调理气机，提高呼吸功能、运动能力等。

运动功效：在全面评估患者的基础上，进行呼吸导引康复锻炼，能够提高 IPF 患者的运动耐力，改善呼吸困难症状，提高生命质量。

应用方法：30min/次，1～2 次/d，每周锻炼 5d 以上，3 个月为 1 个疗程。

训练注意事项：训练过程中应控制在症状限制 Borg 评分的 4～6 分，避免患者出现呼吸肌疲劳。

五、间质性肺疾病的其他康复方式

(一)营养支持

ILD 患者营养管理的目标是增加体重和无脂体重，以达到改善肺功能的目的，但应根据 ILD 的严重程度提出个性化建议，营养需求可相应提高。

(1)因为 ILD 患者维持体重所需的能量约为 30kcal/(kg·d)，增加体重则每天所需能量应达到 45cal/(kg·d)，故对于营养不良的 ILD 患者，建议每天达到至少 1.2g/kg 的蛋白质摄入量，高于中国居民膳食指南给普通人的推荐摄入量。

(2)建议补充含有非必需氨基酸或支链氨基酸及其代谢产物的补充剂，这些氨基酸对构建身体蛋白质至关重要。亮氨酸有效地刺激骨骼肌合成代谢，活性亮氨酸代谢物 HMB 可防止卧床休息期间脂肪去除导致的体重减轻，富含维生素 D 和亮氨酸的乳清蛋白营养补充剂与改善功能能力(坐立试验)和肢体肌肉质量有关。因此，建议口服亮氨酸或亮氨酸活性代谢物 β－羟基－β－甲基丁酸(HMB)，剂量为 1~3g/d。

(3)N－3PUFA 可促进 CRD 患者的抗炎能力，还可增强呼吸肌的功能，故可以通过增加鱼肉的摄入补充 n－3 多不饱和脂肪酸。

(4)越来越多的证据表明氧化应激在 COPD、支气管哮喘、ILD 等 CRDS 的病理过程中发挥重要作用；几种维生素具有抗炎和抗氧化作用，如维生素 A、C 和 E，可能在这些疾病的进展中起保护作用，而其他抗氧化剂(维生素 C 和 E、锌和硒等)也被证明可以改善抗氧化缺陷和血清总蛋白，增加患者呼吸康复训练后的肌肉力量和肌肉耐力，建议患者每天至少食用 1500g 水果和蔬菜，为他们提供必要的维生素、矿物质、纤维和植物营养素。

(5)呼吸康复期间，高剂量补充维生素 D 可增加呼吸肌力量和最大运动耐力，结合维生素 D 和呼吸康复干预措施可有效提高股四头肌力量和 6 分钟步行距离，故推荐补充维生素 D 的营养补充剂。

(二)心理干预

1. 心理评估的重要性

对于 ILD 患者，需考虑的主要心理因素包括：缺乏对患者的指导；不适应的认知方式；社会角色边缘化；治疗动机下降；合并精神心理疾病(尤其是焦虑症和抑郁症)。ILD 无法治愈，只能尽可能延缓疾病的进展，提高生活质量，延长生存期，因此，该病被确诊后，部分患者容易有不良情绪，且随着疾病的进展和病程的延长，ILD 患者焦虑、抑郁的发生率较高，焦虑、抑郁的状态容易降低患者的依从性和治疗积极性，进一步降低患者的生活质量，增加患者的消极生活体验，形成恶性循环。因此，医护人员评估和干预这些患者的心理状态就显得尤为重要，尤其是那些计划进行呼吸系统康复的患者。

2. 心理干预措施

有必要评估和干预所有计划进行呼吸康复的ILD患者的精神状态，推荐常规进行患者教育、设计个性化的自我管理计划和动机性访谈；对合并心理疾病的患者，推荐专科医(护)师进行心理干预及药物干预，心理干预包括认知行为治疗(CBT)、正念减压法、放松疗法、催眠疗法、积极身心运动疗法等。针对患者不同心理变化的阶段，以上方法可单独或者联合使用，对计划进行呼吸康复的患者进行患者教育及设计个性化的自我管理计划与单纯接受生活方式相关教育的患者相比，接受动机性访谈干预的患者1个月和2个月后治疗依从性更高。其中现在对CBT的研究较多，对于CBT的应用主要用于慢阻肺及成年哮喘患者，有研究表明，让慢阻肺患者接受CBT治疗3个月以上，可以显著减低其焦虑症状，同时减少慢阻肺急性加重住院和看急诊率。CBT可改善60岁及以上持续哮喘患者的哮喘结局和自我管理行为。CBT的最佳实施方法、形式和目标人群仍需要更多循证医学证据。由于研究设计异质性高等原因，目前国内外尚未建立CBT的统一标准。虽然上述方法在具体病例中具有不可否认的效果，但还需要更多的研究来进一步总结其在ILD中的应用，验证其有效性，以便更好地理解心理干预在ILD中的作用。当患者反复出现依从性差，焦虑、抑郁症状明显，自残等行为异常的，应转诊精神科或临床心理科进行治疗或康复。

（三）健康教育

对ILD患者进行健康教育可以让患者对间质性肺疾病的发生发展及治疗有更加清晰的认识，从而提高患者的依从性，有效地减少患者的就诊次数，提高患者的生活质量。

（1）健康教育应由卫生保健专业人员进行，通常是一个多学科团队。

（2）模式可采用以患者为主导的一对一等模式。

（3）健康教育方式应因人而异，不断改进。常用的工具有印刷材料、多媒体、互联网等。健康教育的主要内容应包括肺的正常解剖、ILD的病因及发病机制、ILD的诊断、IPF的诊断及常规治疗方案、戒烟的重要性、肺康复的益处、营养指导、情绪管理、ILD急性加重的识别和紧急处理等。

（4）健康教育建议课时为60min/课时，共6学时为宜。目前，健康教育内容存在异质性和较大差异，强调健康教育内容与全球倡议指导方针一致。在不同的研究中，持续时间为10~180min/课时不等，平均为60min/课时。总学时也不一致，多集中在1~60学时，平均6学时。

六、间质性肺疾病肺康复的基本流程

(一)康复目的

肺康复以改善 IPF 患者的肺功能，延缓疾病的进程，以达到提高患者的生活质量，延长患者的生存时间为最终目的。

(二)康复地点

前 1 周在医院进行康复训练计划，1 周后患者居家自行按照康复训练计划表进行康复训练。

(三)康复对象

早期或稳定期的 IPF 患者。

(四)团队成员

呼吸科医护人员、营养师、康复治疗师、心理医师、家属。

(五)康复构成要素

1. 患者评估

①根据 ATS/ERS 指南，根据临床放射学标准确诊为 IPF；②患者在入组 3～6 个月前病情稳定；③自愿参加本次研究，并签署知情同意书。排除合并严重的基础疾病，合并康复训练的禁忌证的患者。$SpO_2 \geq 98\%$，心率 ≤ 30 次/min；肺功能 $FEV_1\%$ pred ≥ 47，$FVC\%$ pred ≥ 65，$FEV_1/FVC\% \geq 54$；6 分钟步行距离 $> 350m$；1 分钟坐立试验(STST)$\geq 19.5 \pm 8.7$；Borg 量表评分 ≤ 5 分。

2. 患者管理

前 1 周在医院由呼吸科医生、康复治疗师、营养师为患者制定个体化肺康复计划，在护理人员的指导下进行康复训练计划，在训练时需同时监测患者的血氧饱和度，1 周后在家属督导下，患者居家自行按照康复训练计划表进行康复训练，并每日打卡。医务人员每周日进行电话随访，了解患者康复训练进度及有无其他不适。

3. 康复教育

每月学习肺的正常解剖、ILD 的病因及发病机制、ILD 的诊断、戒烟的重要性、肺康复的益处、营养指导、情绪管理、ILD 急性加重的识别和紧急处理等课程 60min，共授课时间 6 个月。

4. 效果评价与随访

前 1 周在医院在医护人员指导下进行康复训练计划，在训练时需同时监测患者的血氧饱和度，1 周后在家属督导下，患者居家自行按照康复训练计划表进行康复训练，并每日打卡。在训练计划进行到 3 个月时，需检测患者的肺功能、6 分钟步行试验。

在训练计划进行到 6 个月时，需对患者进行胸部 CT、6MW、mMRC、肺功能检测以评估其疗效，若胸部 CT 较肺康复前有所改善，ADL 评分 6MWT 距离上升 $\geq$5m；mMRC 下降；ADL 评分较前升高；FEV_1% pred 上升，FVC% pred 上升，FEV_1/FVC 上升提示肺康复有效。

在康复训练前先对患者进行康复评估，通过对患者现病史的采集以明确诊断和评估患者是否为早期或者稳定期状态，查看患者胸部 CT 以了解患者肺部损害程度、检测其肺功能以明确患者是否存在通气功能障碍和弥散功能评估、通过 6 分钟步行试验评估患者肺康复前的运动耐力、通过圣乔治呼吸问卷以了解患者咳嗽咳痰症状、通过医院焦虑抑郁量表以评估患者的心理状态以及大概估测患者肺康复的依从性。

间质性肺疾病患者一日整体康复模式见表 23-3。

表 23-3 间质性肺疾病患者一日整体康复模式

	早上 7：00~8：30	中午 12：00~1：00	下午 6：00~7：00	晚上 睡前 10：00
周一	早餐：鸡蛋、豆浆。餐后半小时八段锦训练 30min	午餐：鱼肉或其他肉类、蔬菜，饭后 30min 吃水果	呼吸导引术 1 次	补充多元维生素片
周二	早餐：鸡蛋、豆浆。餐后半小时八段锦训练 30min	午餐：鱼肉或其他肉类、蔬菜	呼吸导引术 1 次	补充多元维生素片
周三	早餐：鸡蛋、豆浆。餐后半小时八段锦训练 30min	午餐：鱼肉或其他肉类、蔬菜，饭后 30min 吃水果	呼吸导引术 1 次	补充多元维生素片
周四	早餐：鸡蛋、豆浆。餐后半小时八段锦训练 30min	午餐：鱼肉或其他肉类、蔬菜	呼吸导引术 1 次	补充多元维生素片

表 23 - 3(续)

	早上 7:00~8:30	中午 12:00~1:00	下午 6:00~7:00	晚上 睡前 10:00
周五	早餐：鸡蛋、豆浆。餐后半小时八段锦训练 30min	午餐：鱼肉或其他肉类、蔬菜，饭后 30min 吃水果	呼吸导引术 1 次	补充多元维生素片
周六	早餐：鸡蛋、豆浆。哑铃抗阻力训练	午餐：鱼肉或其他肉类、蔬菜	呼吸导引术 1 次 健康教育 60min	补充多元维生素片
周日	早餐：鸡蛋、豆浆。哑铃抗阻力训练	午餐：鱼肉或其他肉类、蔬菜，饭后 30min 吃水果	呼吸导引术 1 次 健康教育 60min	补充多元维生素片

注：3 个月后呼吸导引术增强至每日 2 次。

七、间质性肺疾病的中医肺康复

（一）中医传统功法

气功存在于我国已经有 2000 年左右的历史。经专家考证出土的公元前 380 年左右论述气功的《行气玉佩铭》为历史实物，我国最早的医书《内经·上古天真论》已对气功有详细的论述，还有《庄子》、老子的《道德经》、汉代张仲景的《金匮要略》等都有关于气功的记录。这些大量的医学著作，奠定了我国传统医学"气功"继承并发扬的基础。也为现代医者、人们学习气功提供了强大的理论依据。

气功康复疗法在于通过深吸气、慢呼气来锻炼肺活量，加快体内水谷之"精气"与自然界"清气"相结合形成宗气，并推动宗气完成肺朝百脉的功能。近年来，笔者逐步把此疗法用于配合间质性肺炎—肺纤维化患者康复养生的一种手段。此疗法是根据中医气功的指导思想，并结合肺部的结构特征所编的一套"养脏功法"，此功需要环境清新、肃静，意在通过深吸气、慢呼气的锻炼来增强肺活量，加快体内精气与自然界清气的结合，形成宗气，来推动宗气完成肺主治节、肺朝百脉的功能。用气功的意念来增强肺纤维化患者战胜疾病的信心。气功康复是古代自然科学和中医学相结合的产物，具有调和阴阳、调畅气血、调理脏腑、调养精气神的作用。

1. 六字诀

动作要领：包括预备势、起势、嘘字诀、呵字诀、呼字诀、呬字诀、吹字诀、嘻字诀、收势，每个动作都配以引导动作。六字诀是将呼吸吐纳与动作相结合的一种导引术，通过嘘、呵、呼、呬、吹、嘻6个字的不同发音口型配合肢体运动，以达到调节脏腑经络气血运行、疏通经络的效果。

运动功效：在全面评估患者的基础上，中医辨证治疗配合六字诀康复锻炼，能够提高 IPF 患者的生命质量，提高运动耐力，改善呼吸困难的症状，改善肺功能，减轻症状。

应用方法：嘘字诀、呵字诀等6式，每式中每字锻炼6遍，锻炼 30min/次，每日 1 次，每周锻炼 4d 以上，3 个月为 1 个疗程。

2. 八段锦

动作要领：包括预备势，两手托天理三焦、左右开弓似射雕、调理脾胃须单举、五劳七伤往后瞧、摇头摆尾去心火、两手攀足固肾腰、攒拳怒目增气力、背后七颠百病消，收势，共 10 式。在练习过程中，需要排除杂念，呼吸与动作协调配合，意念集中在动作部位，是神、气、形一体的锻炼方式，效果优于单纯的肢体运动。

运动功效：在全面评估患者的基础上，进行八段锦康复锻炼，能够提高患者的运动耐力，提高生命质量，改善肺功能，减轻患者的抑郁症状。

应用方法：锻炼 30min/次，每日 1 次，每周锻炼 4d 以上，3 个月为 1 个疗程。

3. 简化太极拳

动作要领：包括起势、左右野马分鬃、白鹤亮翅、左右搂膝拗步、手挥琵琶、左右倒卷肱、左揽雀尾、右揽雀尾、单鞭、云手、单鞭、高探马、右蹬脚、双峰贯耳、转身左蹬脚、左下势独立、右下势独立、左右穿梭、海底针、闪通臂、转身搬拦捶、如封似闭、十字手、收势。目前应用最为广泛的是国家体育总局在杨式太极拳的基础上改编而成 24 式简化太极拳。太极拳动作刚柔兼济，在习练中可以调节和平衡人的形、气、神。

运动功效：在全面评估患者的基础上，使用太极拳康复锻炼，能够提高患者的运动耐力，改善肺功能，改善抑郁症状。

应用方法：30min/次，每日 1 次，每周锻炼 4d 以上，3 个月为 1 个疗程。

4. 易筋经

动作要领：包含预备势、韦陀献杵第一势、韦陀献杵第二势、韦陀献杵第三势、摘星换斗势、倒拽九牛尾势、出爪亮翅势、九鬼拔马刀势、三盘落地势、青龙探爪势、卧虎扑食势、打躬势、掉尾势、收势。易筋经是一种变易经络、内壮脏腑、外强筋骨的锻炼方法。它是通过用"调心、调息、调姿"来锻炼身体，以增强肢体关节的力量性、稳定性、柔韧性和灵活性，改善人体组织器官的生理功能。

运动功效：在全面评估患者的基础上，进行易筋经康复锻炼，能够改善患者的肺功能，提高运动耐力，提高生命质量。

应用方法：30min/次，每日 1 次，每周锻炼 4d 以上，3 个月为 1 个疗程。

5. 五禽戏

动作要领：包括预备势（起势调息）、虎戏（虎举、虎扑）、鹿戏（鹿抵、鹿奔）、熊戏（熊运、熊晃）、猿戏（猿提、猿摘）、鸟戏（鸟伸、鸟飞）、收势（引气归元），共 12 个动作。五禽戏是在中医理论的指导下，模仿虎、鹿、熊、猿、鸟的动作而形成的锻炼方法。五禽戏的 5 个动作分别具有疏肝理气、益气补肾、调理脾胃、养心安神、补肺宽胸的功效。

运动功效：在全面评估患者的基础上，进行五禽戏康复锻炼，能够提高患者的生命质量，提高运动耐力，改善抑郁、焦虑症状，改善肺功能。

应用方法：30min/次，每日 1 次，每周锻炼 4d 以上，3 个月为 1 个疗程。

八、间质性肺疾病的膳食康复

（一）食疗粥品

1. 薏米红枣粥

组成：薏米 50g，粳米 80g，茯苓 10g，红枣 6 枚。

制作方法：将薏米洗净提前浸泡，将红枣、粳米洗净与原料混合，添加适量的清水，一起装入容器内，煮熟即可。

2. 山药红枣粥

组成：山药 50g，粳米 60g，红枣 6 枚。

制作方法：将山药、红枣、粳米洗净与原料混合，添加适量的清水，一起装入容器内，煮熟即可。

3. 莲子百合红枣粥

组成：莲子肉 20g，百合 20g，粳米 80g，红枣 6 枚。

制作方法：将莲子肉、百合、红枣、粳米洗净与原料混合，添加适量的清水，一起装入容器内，煮熟即可。

（二）食疗菜品

1. 参芪炖鸡

组成：生晒参 5g，黄芪 10g，乌鸡肉 75g，香菇等辅料及调味品各适量。

制作方法：鸡肉洗净切块，沸水烫一下捞出，参、芪片洗净，用温水泡至回软；在容器内加入鸡肉、参、芪及参芪浸泡的水、辅料、调味品及适量高汤（或清水），炖至熟即可。

2. 参芪银耳瘦肉汤

组成：生晒参 5g，黄芪 10g，猪瘦肉 75g，银耳 6g，辅料及调味品各适量。

制作方法：猪瘦肉洗净，切成 3cm 的方块，将参、芪片洗净，用温水泡至回软；在容器内加入瘦肉、银耳、参、芪及参芪浸泡的水、辅料、调味品及适量高汤（或清水），炖至熟即可。

3. 参芪鹌鹑蛋

组成：生晒参 5g，黄芪 10g，鹌鹑蛋 5 枚，辅料及调味品各适量。

制作方法：将参、芪片洗净，用温水泡至回软；鹌鹑蛋洗净，去壳；在容器内加入鹌鹑蛋、参、芪及参芪浸泡的水、辅料、调味品及适量高汤（或清水），炖至熟即可。

（三）茶饮

组成：生晒参 5g，黄芪 5g，红枣 5 枚。

制作方法：将原料放入杯中，沸水冲泡，盖杯焖 30min 后即可饮用，参片可嚼服。

参考文献

［1］Raghu G. Idiopathic Pulmonary Fibrosis（an Update）and Progressive Pulmonary Fibrosis in Adults：An Official ATS／ERS／JRS／ALAT Clinical Practice Guideline［J］. Am J Respir Crit Care Med，2022，205（9）：e18 - e47.

［2］世界中医药学会联合会肺康复专业委员会，李建生. 特发性肺纤维化中医康复指南（2021 - 10 - 21）［J］. 世界中医药，2023，18（2）：155 - 162.

［3］中国医师协会呼吸医师分会，中华医学会呼吸病学分会，中国康复医学会呼吸康复专业委员会，等. 中国慢性呼吸道疾病呼吸康复管理指南（2021 年）［J］. 中华健康管理学杂志，2021，15（6）：521 - 538.

［4］中华医学会呼吸病学分会间质性肺疾病学组. 特发性肺纤维化诊断和治疗中国专家共识［J］. 中华结核和呼吸杂志，2016，39（6）：427 - 432.

第二十四章

肺结节的防治与康复

随着社会的发展，人们生活水平的提高，健康意识的增强，检测方法的多样化和检测技术的不断完善，肺结节的检出率逐年提高。由于肺结节早期无明显症状，不易被发现，一旦出现症状，就已经是疾病的晚期或危重期。由于没有有效的治疗方法，早期发现和治疗就显得尤为重要和关键。

本章从中医和西医的角度讨论了肺结节。首先，从中西医2个方面对肺结节的各方面进行了详细的评述，包括肺结节的认识、病因、肺结节发展的预后、肺结节的治疗手段等，指出先进的检测和管理手段是目前早期发现肺结节的关键环节，对其进行早期发现和随访是及时发现严重肿瘤、防止疾病进展、降低发病率和死亡率的关键。随后，对中医肺结节的名称、病因、分类和治疗进行了详细介绍，发现中医对该病没有统一的名称，对该病的病因和治疗也没有统一的看法。病因病机多为虚实夹杂，治疗以扶正祛邪为主。可见，围手术期的肺康复训练至关重要，专业的肺康复训练可以有效加快患者的术后恢复，提高患者的生活质量。

一、肺结节的西医疾病概述

现代医学认为，肺结节是指影像学上直径≤3cm 的局灶性、圆形的实性或亚实性肺部阴影，可以是孤立的，也可以是多发性的，没有肺不张、肺门淋巴结肿大或胸腔积液；根据密度可分为肺实变结节和亚实变结节，后者又分为磨玻璃结节和混合结节；根据结节的大小，直径＜5mm 的结节被定为微小结节，直径 5～10mm 的结节被称为小结节。

（一）流行病学

肺结节呈世界分布，欧美国家发病率较高，东方民族少见，多见于 20～40 岁，女略多于男。一项针对肺癌高风险且无症状人群的筛查发现（北美、欧洲及东亚地区），肺结节发病率分别为 23%、29% 和 35.5%。

（二）病因和发病机制

现代医学发现，肺结节的形成有许多原因：

（1）肺结节的发生与职业有很大关系。经常接触石棉、粉尘或氯乙烯工作环境的人，更容易发生肺结节。

（2）长期吸烟者也更容易引起肺部结节。

（3）感染，如病毒和细菌（尤其是结核病）感染，可导致肺结节和其他肺部疾病的发生。

（4）血管病变也是肺部结节的原因之一，如海绵状血管瘤、肺动脉畸形或肺部血管的毛细血管扩张。

（5）恶性疾病，如恶性肿瘤的转移，也可能引起肺部结节。

另外根据结节的良性和恶性，可分为良性肺结节和恶性肺结节。在恶性肺结节中，大多数是原发性肺癌，其中以肺腺癌最常见，其次是肺鳞癌，肺大细胞癌和肺小细胞癌比较少见。相比之下，良性结节的原因更多，可由良性肿瘤、头颈部恶性肿瘤、黑色素瘤、结肠癌等引起。它们也可以由感染引起，如结核分枝杆菌感染、肺部真菌（如念珠菌、曲霉菌、毛霉菌）感染等。它也可以是一种炎症性病变，如肉瘤病、结节病等。也可以是肺血管异常，如肺动静脉畸形、肺毛细血管扩张等。或者是由于肺部的先天性病变，如肺动静脉畸形和肺毛细血管扩张。

（三）临床表现

肺结节都是无意中检查时或体检时发现，没有临床症状。由于肺部结节较小，对肺部组织结构、功能的影响不大，一般患者多无明显症状。部分患者可出现轻微症状如咳嗽、咳痰、胸痛等。若为肺部感染或结核所致孤立性肺结节，也可能出现相应感染或结核症状。

肺结节可以分为0级、Ⅰ级、Ⅱ级、Ⅲ级、Ⅲa级、Ⅲb级、Ⅲc级、Ⅳ级、Ⅴ级，并以此对肺结节的良、恶性进行评估，主要是根据患者肺部结节的大小、边缘情况、密度、周边肺情况、支气管腔内结节等因素来分类。

0级：无结节或纯钙化结节，含脂肪结节、球形肺不张、叶间裂结节等，属于良性肺结节。

Ⅰ级：一般指小于5mm的任何密度结节，>5mm的实性密度结节随访稳定在2年以上，>5mm的亚实性密度结节随访稳定在5年以上，随访病灶缩小但无密度增高或消失，此类肺结节也属于良性。

Ⅱ级：腺泡结节大小为5~8mm，边缘部分光滑。

Ⅲ级：此类肺结节的大小为8~30mm，包含30mm。部分实性结节有宝石征，其实性成分＜5mm，具有支气管腔内结节，此时肺结节可能属于良性。

Ⅲa级：若肺结节大小为8～10mm，或者结节≤8mm，具有宝石征、空泡征、肿瘤血管征、分叶征等恶性征象升级的结节，此时则可能属于恶性结节。

Ⅲb级：具有大小为10～20mm的中结节，或者结节≤10mm，具有宝石征、空泡征、肿瘤血管征、分叶征等恶性征象升级的结节，此时的肺结节也可能属于恶性。

Ⅲc级：20～30mm的大结节，或者结节≤10mm，具有宝石征、空泡征、肿瘤血管征、分叶征等恶性征象升级的结节，肺结节可能属于恶性。

Ⅳ级：肺结节大小为8～30mm，且伴边缘短棘状突起或具有宝石征、空泡征、肿瘤血管征、分叶征等恶性征象升级的结节，或者部分具有宝石征的实性结节，并且其实性成分＞5mm，此时肺结节属于高度怀疑恶性。

Ⅴ级：肺结节经病理证实为恶性病变。

（四）诊断标准

目前对于肺结节，最主要的检查手段是胸部CT平扫，如果结节较小，细节显示不清，可以加行病灶所在肺叶的靶扫描与重建。它能从各个方向显示病灶形态、边缘、与周围血管支气管的关系等细节。要注意的是非薄层扫描的CT不能准确诊断磨玻璃结节，比如5mm层厚的扫描可能只扫到结节的外围区域，此时可能显示的是磨玻璃影，但薄层扫描后就会显示是实性结节。其他检查诊断方式还有：

1. 增强CT与PET-CT

增强CT与PET-CT对于纯磨玻璃结节没有诊断价值，因为它们都是依病灶血供是否丰富为基础的，但纯磨玻璃结节基本上不大会有明显的足以让造影剂可显示出的丰富血供，混合磨玻璃结节也要实性成分较为明显才可能有意义。PET-CT检查有其适应证，按指南的说法，纯磨玻璃结节或实性成分小于6mm的混合磨玻璃结节均不必行PET检查。实性结节大于8mm才可有必要选择检查。

2. 气管镜检查

普通气管镜一般也到不了磨玻璃结节所在的位置，意义同样有限。而且由于CT扫描诊断肺磨玻璃结节的准确性已经很高，况且若真拿不定主意，适当随访对比并不会影响预后，所以气管镜检查以及气管镜下的磁导航穿刺等更先进的措施意义相对于传统实性肺结节要明确是否恶性来讲，意义更小一些。

3. 血液相关的肿瘤方面化验检查

血液检查肿瘤指标基本上不可能有异常。但如果已经查了肿瘤指标显示正常，却根本不能以此为依据排除该病灶是早期肺癌。近年来有许多血液早癌筛查的项目，部分具有 80% 以上的准确性，但相关的数据许多都是 CT 上典型恶性的，再由化验来认为也是恶性，这种检查就失去了其本身的价值。所以在不能相对于肺部 CT 检查结果进一步明显提高准确性的情况下，也可以考虑此种检验方式。

发现可疑结节后可以采取的措施必定是 CT、PET（正电子发射断层摄影术）、CT 引导下细针穿刺活检、手术或观察随访这五者之一或不同措施的组合。然而 5 种方法各有优劣；CT 的敏感度高而特异性稍差，PET 敏感度及特异性俱佳但价格昂贵，且两者均无法提供病理诊断；细针穿刺常可以确定病理性质，但属于侵入性检查且有时因取材等原因无法获得确诊。胸腔镜下行肿物活检是确诊肺内小结节的有效手段之一，相对创伤较小，又能明确诊断并切除病变。但倾向于良性结节需慎重选择手术；随访观察无疑避免了非必要的手术，但可能延误恶性肿瘤的诊断，付出更大代价。所以应根据患者的病变及实际情况制定最合理、最安全、最经济的诊疗措施。

（五）西医治疗方案

1. 口服抗生素后的短期复查

许多表现为肺结节的肺炎或非典型肺炎病例在短期口服抗生素治疗后消失或明显变小。如果是第一次发现磨玻璃结节，抗生素治疗很重要。对于旧的肺部病变，特别是致密的钙化结节，不需要使用抗生素。

2. 定期复查

在一段时间内做 CT 检查（最好是薄层 CT），与之前的 CT 进行比较，以确定在大小、密度、位置等方面是否有变化。良性结节通常不显示变化，而恶性结节可以在短时间内迅速生长。复查的确切时间应以专家意见为准。大多数结节如果在两年内不增长，可能是良性或低度恶性，但有些结节如磨玻璃结节应再复查几年。

3. 手术切除

对于不能明确诊断、高度怀疑肺部恶性肿瘤的患者，可以考虑手术治疗。常见的手术是经胸腔镜肺楔形切除术，这种手术创伤小，愈合快，对生活影响小。患者一方面不要过分担心手术治疗，另一方面仍要记住大多数肺部结节是良性的，不能因为过分焦虑而过度治疗。

4. 消融治疗

与手术治疗相比，消融术更具有微创性，可以在一次手术中完成诊断和治疗。消融术只针对并杀死肺部结节，对正常肺功能的影响很小，而且可以同时治疗位于不同肺叶的多个肺部结节。然而，手术切除仍然是大多数恶性肺结节的首选治疗方法。

(六)预后及发展

肺结节在早期往往没有症状，如果不定期监测，在合适的时候没有及时手术，很容易导致肺癌的发生。目前，肺癌是世界上主要的致死性恶性肿瘤，发病率和死亡率都很高。由于肺癌早期无症状，发现时多为进展期或晚期，5年生存率低。因此，及时发现病变，准确及时的治疗可以降低肺癌的死亡率。LDCT可以作为肺癌筛查的标准方式，更早发现肺癌。研究表明，肺癌的检出率最初由肺部结节的大小决定，结节大小与肺癌的检出率呈正相关。肺癌的检出率还与结节的性质、是否有毛刺以及结节的位置有关。因此，肺部结节的早期发现和随访是及时发现肺癌、预防疾病进展和降低死亡率的关键环节。

二、肺结节的中医认识

(一)病名及历史源流

肺结节归属于中医"肺积"范畴，认为肺结节的主要病机为"郁"，"郁"有积滞、蕴结、滞而不通之意，初以气机失调为因，无论是六淫外袭，还是七情内伤，必先伤人气机。气机郁滞，气血运行不畅，津液输布失常，则聚而成痰、瘀等病理产物，痹阻肺络，肺络不畅，日久成积。

(二)病因病机

肺为娇脏，肺气通于天。人在自然环境中得气，通过口鼻直接与空气相通，所以外邪最容易随着呼吸进入肺部，损伤肺部，耗损肺气而引起病变。肺结节最容易发生在肺部相对薄弱的部位，原因是先天禀赋不足或失去滋养。

肺结节的外因属于外邪袭肺，发病时无症状，不像风寒、风热、风燥等急于伤肺，立即表现为咳嗽、痰多、哮喘、发热等。雾霾和风、寒、暑、湿、燥、火6种邪气慢慢侵袭肺部，不断消耗肺气，使肺结节积聚在肺部相对薄弱的部位。

肺结节的发生与环境密切相关。过去，人们认为肺结节肺癌在老年人中比较常见，但现在发现在年轻人和不吸烟的妇女中非常常见。现代流行病学研究发现，在工业和交通雾霾高发地区，肺结节和肺癌的发病率增加，并发现空气中的细颗粒物(PM2.5)每增加$10\mu g/m^3$，肺癌发病的风险就会明显增加15%~21%。雾霾是一种有形的环境毒物，雾霾对人体造成的损害是一种"环境毒物"，它既不同于六合病，也不同于杂病，雾霾是一种环境毒物的气毒，雾霾中含有的汞、铅、锡、砷、钒等都是毒物，有形的实邪和无形的虚邪壅塞日久，可产生浊毒损伤肺脏，耗损肺气。

雾霾攻击身体，耗费肺气。它在体内产生四大病理产物：毒、火、痰、瘀。雾霾长期吸入，从口鼻进入人体呼吸道和肺部，雾霾颗粒吸附了很多毒素，进入肺部后很难被完全清除，沉积在肺部，缓慢积累，发病时隐隐作痛，阻滞肺气耗损，可导致肺部结节的发生。

肺结节的内因是肺气虚，机体先天禀赋不足，或因失养而出现肺气虚，或六淫、霾毒等外邪侵袭肺部，耗损肺气，肺气虚，肺的抗邪能力下降，导致肺结节的发生。在同样的环境下，如果受到同样的外邪和吸入雾霾的伤害，并不是所有的人都会发生肺结节。肺气严重不足者，不能抗邪外出或不能消除外邪的损害，肺部相对薄弱的部位发生功能障碍，导致肺部气血津液功能失调，形成肺结节。

总结各大医家的观点可以发现，肺结节的基本病机是气滞、湿阻、痰浊、气滞。肺为五脏之主，具有呼吸之主气司、百脉之主治节、升平之主气、水液之助运等功能。肺主气司呼吸，肺为上焦，主调水道，肺为相傅之官，以调血脉助心行治节。外邪霾毒伤肺，肺气耗损，先是肺气受损，水湿停滞，进而导致痰湿停滞，气血凝滞，日久化毒，演变成肺癌。

1. 气滞湿阻

《灵枢·决气》曰："上焦开发，宣五谷味、熏肤、充身、泽毛、若雾露之溉，是谓气。"肺吸入自然界的清气，呼出体内的浊气，一呼一吸中，气在不断运动。外邪霾毒损伤肺脏肺气亏损，肺气升降不利，肺的宣发吸降不畅，导致水湿内停，上焦宣发如雾露灌注，肺气呼吸宣发吸降促进水的运行，气行则水行，气的宣发吸降调节水道的运行，肺气宣发吸降运行的津液，如雾露散发灌溉，气行则水行，肺气不利，肺气失于灌注则津液代谢不正常，肺气不能散布津液，气不流转津液，津液停滞则转为肺内湿浊。

2. 痰浊内停

气滞湿阻日久不除，郁结成痰浊内停，或肺虚子病及母，脾失健运，加重了痰浊的形成。肺气失养气不畅通，气滞湿浊久了，就会造成痰浊。痰浊重浊黏稠，呈半凝形态，流动性差，若痰浊不化而不能咳出体外，内停凝聚，痰窜肺络，可成为痰浊的顽痰甚至痰核凝聚不散，日久成肺内滞留结节。这种痰浊是黏附在深部的顽痰，与咳出的有形之痰不同，俞昌形容顽痰犹如积聚的窠囊，"痰以居之，痰成即久则阻塞气道，而气奔入复一囊如蜂之营，日久则治之甚难"。

3. 痰浊淤积

肺是动脉的主宰，全身的血管都聚集在肺部。肺通过呼吸的节律性运动促进血液在全身的流动，这意味着心脏充当了动脉的主人。气是血液的主帅，血液在肺部经络中的运动需要肺气的推动。肺气不足，肺气失宣，就会造成血行不畅，血液瘀滞，气不行血，使肺经中的血液瘀滞。气滞、湿浊、痰浊阻滞了肺部的气机，加速了血液的流动，导致了瘀血。肺部的瘀血影响了肺部的空气流通和液体的传输，从而加重了痰的内生和痰的停滞，导致痰的停滞和痰的长期存在。湿、痰、滞等有形的病理物质进一步麻痹了肺经，又影响了肺的宣发和下降，形成恶性循环，使病情不断发展，以致气滞、湿、痰、滞等麻痹凝结，使肺部结节日渐增大。此时患者多无症状，仅在 CT 上表现为磨玻璃或混合磨玻璃样高密度阴影。

4. 积毒化癌

肺部 CT 中的结节图像是气滞、湿阻、痰瘀、痹症等病理状态的表现，单纯的玻璃结节形成主要是由于气滞、湿阻与内瘀、血阻，气滞、湿阻是疾病早期的主要病变，是轻度、浅表的。实质性结节以痰瘀为主，痰瘀凝结，痹症不化，病情较深。混合型的玻璃结节，部分为磨玻璃结节，部分为实性结节，以痰、湿、瘀、血共存为主。肺气虚、气滞、湿阻、痰浊加重而成毒，结节逐渐增大，会迅速发展成肺部肿块，演变成肺癌。痰滞结节成毒，癌毒留于肺而攻于肾，劫夺人体气血、精气、津液，致使血亏气虚而进一步扩散。肺部肿块阻碍了肺部主气的运行和呼吸功能，表现为咳嗽、呛咳、无痰、气短。肺部肿块痰多气滞，瘀毒生热，热灼津阴，导致肺阴不足，久之则气阴两虚，可导致发热，主要是低热。肺部肿块侵袭肺部脉络，瘀血不通，不通则痛，可表现为胸部疼痛，固定不动。如果痰浊和滞留的癌毒发展扩大，侵蚀肺经，就会出现咳嗽和咯血的现象。

（三）治则治法

现代医学对肺结节的发病因素尚不十分明确，虽然有人提出可能与吸烟有关，但临床发现没有吸烟嗜好的女性发病率并不比男性少见。通过临床实践，笔者认为肺结节的主要病机为"郁"，"郁"有积滞、蕴结、滞而不通之意，初以气机失调为因，无论是六淫外袭，还是七情内伤，必先伤人气机。

气机郁滞，气血运行不畅，津液输布失常，则聚而成痰、瘀等病理产物，痹阻肺络。肺络不畅，日久成积。清代沈金鳌所著《杂病源流犀烛》记载："邪积胸中，阻塞气道，气不得通，为痰，为食，为血，皆邪正相搏，邪既胜，正不得制之，遂结成形而有块。"故肺结节以郁为因，先贤虽有六郁之说，但临床观察发现本病以气郁、痰郁较多见。

随着现代社会的飞速发展，人们压力增大、欲求增多，欲而不达，久而成郁，木郁不达，上犯于肺，则肺失清肃，宣降失常，气阻痰滞，肝郁脾虚，运化失司则聚湿生痰，痰气郁久则易形成有形之积。另外，随着生活水平的提高，膏粱厚味的食用已成日常，加之从事脑力劳动者日渐增多，痰湿体质的人群日渐增多，进一步为气郁痰郁提供了温床，鉴于男性与女性的生理特点及生活习性的不同，徐经世认为男性多痰郁，女子多气郁。

气郁多犯于肝，痰郁则侵于肺；气郁有责于肝，而痰郁则责于脾，两者虽各有因果，但从五脏六腑相生相克的关系来看，其根源仍在于肝。因肝主条达，为五脏六腑的气机变化之动力，一旦肝气不达则脏腑气机逆乱，横乘于脾，上刑于肺，则致阴阳失衡，而出现阳不化气，故阴成形而不化，形成积聚性病理变化。简言之，可概括为"肝郁不达，气机逆乱，痰浊壅塞，肺失清肃"。

（四）辨证论治

1. 痰郁：痰浊壅塞，肺失清肃

主症：咳嗽胸闷，痰浊黏稠，舌苔滑腻，舌质暗淡，脉象弦滑等。

治则：清肃痰浊，通络散结。

方药：竹茹10g，枳壳15g，橘络20g，桔梗10g，杏仁10g，浙贝母10g，栝楼皮12g，远志10g，郁金15g，三七粉6g（冲服），皂角刺10g，生藕节10g，荸荠5枚，甘草5g。

方解：本方以甘橘汤、温胆汤、贝母栝楼散三方加减组合而成，具有清肺润燥，化痰通络，开郁散结的功效。方中三七、皂角刺、藕节等是笔者临床常用于散结的对药，中等剂量的三七（6g左右）活血散瘀，皂角刺拔毒祛风，生藕节解热毒、消瘀血，三药合用，力专散瘀解毒以散结。

2. 气郁：肝郁不达，气机逆乱

主症：胸胁不适，间断干咳，情绪烦躁，女性月事失常，大便时秘，口舌干苦，舌红苔薄，脉弦等。

治则：条达木郁，活血散结。

方药：炒栀子10g，淡豆豉15g，香附20g，川芎10g，郁金15g，神曲10g，杏仁10g，桃仁10g，皂角刺10g，枳实15g，生藕节10g，竹茹10g。

方解：方中有栀子豉汤清热除烦，宣发郁热，对于合并心烦懊恼者尤佳；有越鞠丸加减开木郁，郁解则气机得畅，诸症即可顺应转安。

3. 三焦壅滞：肺脾肾虚，痰瘀互结

主症：疲倦乏力，口咽干燥，口渴欲饮，胸闷或有隐痛，咳嗽或痰夹血丝，舌淡或黯，或有瘀点，苔薄，脉细弱。

治则：益气养阴，固本培元，清肃肺气，活血散结。

方药：生黄芪 30g，仙鹤草 20g，山药 20g，麦冬 15g，桔梗 10g，旱莲草 15g，熟女贞 15g，橘络 20g，远志 10g，郁金 15g，三七粉 6g（冲服），皂角刺 10g，生藕节 10g，竹茹 10g，猫爪草 15g，杏仁 10g，桃仁 10g，甘草 5g。

方解：本方补虚固本，清上补下，活血散结。本方可打粉做丸或压制成片徐服，缓以图之。

（五）中医特色疗法

1. 膏方疗法

膏方，又称膏滋，是将多种中药饮片浓缩，将调养与治病结合（治未病、康复、治疗、扶正、祛邪）融为一体，从整体上调节人体气血阴阳、五脏功能、气机升降。膏方在古代常是皇宫达官显贵、上流名伶雅士调补的首选。随着人们生活水平的提高，"旧时王谢堂前燕，飞入寻常百姓家"，进补吃膏方的传统近年来已经渐渐深入人心了。根据"春夏养阳，秋冬养阴"的中医理论，冬季是为进补的最佳时机。如今已是冬季，天气逐渐转冷，有呼吸系统疾病的患者病情多容易加重。此时若运用膏方来治疗，可取得事半功倍的效果。

基于这一认识，笔者将肺结节的治疗分为非手术治疗与手术后调理。这是因为很多非手术患者多表现为气血津液功能紊乱，痰、气、瘀胶结，此类患者治疗以理气散结、祛湿化痰、活血化瘀等祛除病理产物等"攻邪"手段为主，并辅以调补；而很多手术后患者多表现为一派虚象，如反复感冒，咳嗽气短，形寒怕冷，自汗畏风，精神倦怠，肢乏无力，食纳不佳，舌质暗淡、苔白，脉沉细等，其治疗以调补五脏功能固本为主，适时辅以化痰、活血、行气散结之法，防止再发结节。

膏方基于此纳入平补肺脾、行气化痰的六君子汤、活血化瘀的桂枝茯苓丸、行气化痰的四逆散为基础方，根据个人症状、体质，随证加减，合以浙贝、桔梗、木香、牡蛎、昆布等软坚散结类药物化裁，制成膏方。

2. 穴位贴敷疗法

药物：丁香 1g，白芥子 5g，延胡索 10g，吴茱萸 2g，肉桂 2g，细辛 5g，甘遂 20g。

主穴：天突、大椎、肺俞、定喘。

配穴：丰隆、肺俞、足三里、肾俞、足三里、关元、气海、涌泉。

操作：将药物研磨成细粉加入姜汁调匀，制成乳膏剂，将乳膏剂直接涂抹在穴位表面，成 1cm×1cm 的薄层，每穴需要 0.5～1g，再用自粘性纱布固定。每次 4～6h，每日 1 次。

3. 子午流注天灸疗法

药物：白芥子 30g，细辛 15g，甘遂 15g，吴茱萸 15g，延胡索 15g。

主穴：大椎、定喘、肺俞、心俞、膈俞、膏肓、神堂、大杼、风门、膻中、天突。

配穴：痰多加丰隆；肾虚加肾俞；心功能不全加心俞；脾虚体弱加脾俞、足三里。

操作：5 药研末，取适量，加少许生姜汁和水调成糊状密封备用。每次敷贴 5 ~ 6 个穴位。患者取坐位，充分暴露胸背部，用消毒棉签挑取少量药糊，将直径 1.5cm、厚 0.3cm 的药饼，敷贴在所选穴位上，外用橡皮膏固定。于初伏、中伏、末伏的 15 ~ 17 点进行穴位敷贴。

4. 拔罐疗法

药物：生川乌 30g，生草乌 30g，洋金花 30g，生乳香 30g，生没药 30g，血竭 30g，红花 20g，细辛 15g，穿山甲 30g，桂枝 20g，麻黄 20g，威灵仙 20g，白芷 30g。

注意事项：本方为外用方，仅供外用，严禁内服。

取穴：背部膀胱经。

操作：将上药泡于松节油、茶籽油或麻油 5kg 中，浸泡 30 ~ 50d 当走罐介质。将火罐用闪火法吸拔在背部，然后沿背部督脉、膀胱经第 1、2 侧线上下往返推移，火罐吸拔强度和走罐速度以患者耐受为度。10d 治疗 1 次，3 次为 1 个疗程。

5. 耳穴贴压疗法

主穴：肺、气管。

配穴：神门、交感。

操作：常规消毒耳穴部位，左手固定耳郭，右手用磁珠帖对准穴位按压。以拇、食指对捏磁珠 3min，至局部有热麻胀痛等的得气感。每次取单耳耳穴，隔日更换磁珠帖，并换另一侧耳穴，双耳交替做治疗，10d 为 1 个疗程。贴压期间，叮嘱患者每日自行按压耳穴 2 ~ 3 次。按摩时，以按压为主，切莫揉搓，以免搓破皮肤，造成感染。

6. 督灸疗法

药物：鲜生姜、督灸粉（白芥子、附子、肉桂、冰片各等份）。

操作：新鲜生姜研碎成泥，把渗出的姜汁留取备用，姜泥需现打现用。向患者讲解治疗目的以取得合作，患者取俯卧位，露出脊背，从而评估局部皮肤状况。施灸者先在患者督脉、膀胱经上推运 3 遍，手蘸姜汁在背部涂擦 1 遍，以防患者突遇凉的姜泥而感不适，之后沿脊柱撒上一层督灸粉。将宽 10cm、长约 40cm 的桑皮纸覆盖在药粉上面，桑皮纸中央对准督脉。沿脊柱敷设姜泥从大椎一直到腰骶部，宽 6 ~ 8cm，厚度 1.5 ~ 2cm，两端用卷成条的卫生纸围起，以防姜汁溢出。把艾绒捏成三角形放到姜泥上，底宽 3～3.5cm，尖高 3～3.5cm，然后从头端到尾依次点燃。上中下三点，任其自然自灭，待燃尽无烟时，再在原艾灰的上面放第 2 遍，共灸 3 遍。第 3 遍燃尽后把余火压灭，用旧报纸折叠成宽 12～15cm 的长条覆盖在姜灰上。报纸上再用塑料薄膜盖上，而后盖上毛巾被，保温 20～30min。依次揭掉覆盖物，清除姜泥。全部结束后，让患者喝 1 杯热水。术后叮嘱切莫受凉，远离空调、电风扇，莫喝冷水。灸后皮肤红润 4～6h 后慢慢起小水疱。第二天放掉水疱中的液体。灸痂一般在 3～5d 脱落。20～30d 治疗 1 次，3～4 次为 1 个疗程。

7. 药浴疗法

药物：防风 150g，白术 150g，黄芪 150g，山药 150g，淫羊藿 150g，肉桂 150g，肉苁蓉 150g。

用法：上药按照比例配制研末装袋，每袋 1000g 左右，外用棉纱布包装成袋备用，用时将药末连同药袋一并置入约 5000mL 水中煎煮 0.5h，取汁，再将药汁置入消毒后的浴盆内，加入适量温水，水量以能使全身浸入为准。每周洗 6 次，每次用药 1 袋。首次治疗时间 20min，以后逐次增加时间，至 1h 为止，1 个月为 1 个疗程。

8. 推拿疗法

取穴：陶道、大椎、阿是穴。

操作：用大拇指按揉陶道、大椎各 100 下；用拇指找出慢性支气管炎的阳性反应处，在第 1 胸椎至第 8 胸椎两侧及腰部检查出条索状物及压痛处，立即做好标记，用拇指和食指捏住针柄的末端，上下颤抖针头，利用针柄的弹性敲击皮肤，以皮肤微红为宜，每日 1 次，7～10d 为 1 个疗程，疗程之间可间隔 3～5d。

（六）中西医结合治疗

中医药在肺部结节防治中能够发挥重要作用，在中医药防治肺部结节中，提出了"宏观辨体质"与"微观辨结节"相结合的辨治思路，通过中医中药干预与调治，改善患者体质，改良肺部环境，有效防治肺部结节。经过多例临床观察，疗效显著，治愈许多临床患者。应用以上辨证治疗。尤其对那些肺部结节病变较多，咳嗽症状较重，西药治疗效果不佳、病情反复发作的患者取得了较好的临床疗效。

（七）预防调护

一般来说，预防分为三级预防：一级预防指的是病因预防，主要是针对致病因子和危险因素采取的措施；二级预防指的是早发现、早诊断、早治疗，就肺结节来说，主要是随访或动态观察；三级预防就是对症治疗。三级预防就是发现预后不良的肺癌后，尽早规范评估治疗方案。

肺结节的调理方法，主要包括生活调理，如饮食调理、日常调理，还有药物治疗等。

1. 食疗润肺

燥为秋邪，易伤津损肺，耗伤肺阴，因此，秋季应注意食疗以润肺，莲子、芡实、鱼鳔、蜂蜜等有滋阴润肺作用，冰糖银耳汤、黄精秋梨汤、雪梨膏、百合莲子汤、山药莲子汤、芡实山药羹等也有养阴润肺作用，不妨常食。

2. 喝水益肺

秋季每日至少要比其他季节多喝水 500mL，这样才能保持肺与呼吸道的正常湿度。

3. 按摩养肺

端坐，腰背自然直立，双目微闭，放松，两手握成空拳，捶脊背中央及两侧，各捶 30 次。捶背时，要从下向上，再从上到下，先捶脊背中央，再捶左右两侧。这种方法可以畅胸中之气，通脊背经脉，同时有健肺养肺之功效。

4. 运动健肺

强健肺脏的最佳方法是适当的体育锻炼。可根据人们的喜好不同，体质差异，分别选择合适的锻炼方法，如慢跑、散步、打太极拳、门球、练气功等。

5. 欢笑宣肺

笑口常开不仅是治疗百病的"良药"，也是促进体内器官年轻的"灵丹"，对肺尤其有益。笑或唱歌时，胸肌伸展，胸廓扩张，肺活量增加，可促进肺内气体的交换，从而消除疲劳，解除抑郁，去掉烦恼，有助于恢复体力与精力。

三、肺结节的肺康复评定方式

（一）一般情况评估

评估患者相关医疗记录，包括个人信息、既往史、家族史、健康状况、社会史、家庭情况。检查其基本能力，如独立程度、ADL 能力、辅助器具和器械应用、用药、睡眠健康。

（二）体格检查

1. 观察

面部表情，如有无鼻翼翕动；胸廓形状，如前后左右径是否对称、有无畸形；呼吸模式，如胸式、腹式、混合式；呼吸频率；是否吸氧、吸氧方式及吸氧量；皮肤有无发绀；有无杵状指；言语方式等。

2. 问诊

气短情况（呼吸困难分级），咳嗽、痰液情况，有无疼痛及程度，吸烟史等。

3. 触诊

胸廓活动范围和对称性。

4. 听诊

呼吸音情况。

（三）心肺功能评估

1. 肺功能评估

静态肺功能评估，呼吸肌肌力及耐力评估。

2. 运动耐力评估

心肺功能运动试验、6 分钟步行试验等。

（四）其他检查

包括实验室检查、动态血气分析、胸部影像学检查等。

四、肺结节的肺康复运动处方

（一）术前评估

当外科医生决定对患者进行手术时，康复人员可以开始协助医生对患者进行术前评估，包括肺功能、心肺耐力（6 分钟步行试验、心肺运动试验）、运动能力和咳嗽能力。那些肺功能或心肺耐力差的人将需要特别地加强训练。术前训练包括指导患者进行呼吸功能训练：腹式呼吸和缩唇呼吸以增加呼吸肌力量；有效地咳嗽和咳嗽方法。从专业知识上对患者进行健康教育，使患者对自己的疾病有一定的认识和心理准备，减少或消除患者的恐惧和焦虑，激发其主观能动性，调节其心理状态。患者还可以主动锻炼肺部功能，如吹气球、爬楼梯、深呼吸憋气等。

肺结节手术后，患者应在医生的指导下进行一系列的康复训练和锻炼，以提高术后恢复效果，缩短康复周期。

进行呼吸康复训练，特别是要学会深呼吸、有效咳嗽和咳痰。肺部手术后，患者经常会出现切口和胸部的疼痛；而且在咳嗽或深呼吸时疼痛会加重。因此，患者不愿意深呼吸和咳嗽；那么痰液就不能从肺部和支气管排出，继而出现肺不张、胸腔积液和肺部感染，影响患者的术后恢复，甚至危及生命。因此，锻炼呼吸功能对预防术后肺部感染等并发症，促进肺部复张是非常有意义的。

患者在术后应经常被指导进行深呼吸，包括咳嗽、排痰，甚至吹气球。有能力的患者可以购买一个呼吸训练器来进行呼吸训练，这将有助于肺部复张和排痰，以促进术后恢复。

（二）术后

1. 学习腹式呼吸和缩唇呼吸

大多数患者在手术后由于疼痛，呼吸变得浅而快，但这种呼吸模式不利于气体交换，肺活量减少，呼吸肌的肌力和耐力逐渐下降；缩唇呼吸和腹式呼吸可以用来调整这种不良的呼吸模式。教会患者不同的呼吸策略和呼吸练习，肺部压力继续大幅度增加，使肺部充分扩张，塌陷的肺泡再次有效通气。

（1）缩唇呼吸：缩唇的缓慢呼气可以防止小气道过早关闭，更容易排出肺部的残留空气，可以改善氧合，促进肺功能恢复。

方法：坐姿、卧姿、站姿，全身肌肉放松，将嘴唇缩成哨子状，慢慢呼出气体，呼气时默数 1、2、3、4、5、6，然后从呼气结束开始用鼻子吸气 1 次，吸气时默数 1、2、3。锻炼时请注意：呼气时间是吸气时间的 2～3 倍，尽量深吸慢呼；缩小嘴唇的大小可自行调节，以不觉得费力为宜。开始锻炼时，每分钟应做 7～8 次，每次 10～20min，每天 2～3 次。

（2）腹式呼吸：横膈膜呼吸法可以增加横膈膜的活动范围，从而增加肺部通气量，改善肺部功能。腹式呼吸也会促进胸部手术后血液和液体的排出。它还能减少患者的术后疼痛和焦虑。

方法：坐、卧、站位均可进行，全身肌肉放松，双手放在前胸和上腹部，先慢慢呼气，腹部下沉，可以用手轻压腹部尽量将气呼出，此时默数 1、2、3、4、5、6。然后用鼻子慢慢吸气，腹部鼓起，此时默数 1、2、3，吸气时腹部双手向上，同时胸部双手到位。呼气时间为吸气时间的 2～3 倍，可进行缩唇呼吸；开始时每分钟锻炼 7～8 次，每次 10～20min，每天训练 2～3 次，熟练后增加时间和次数，使之成为一种自然的呼吸习惯。

注意：呼吸时间不宜过长，不要用力呼吸，防止憋气和喘息或支气管痉挛。要循序渐进。

（3）吹气球：球囊吹气常用于促进术后肺部康复。吹气球可以打开封闭的小气道，排出肺内残余气体，改善肺部复张，也有利于术后胸腔内残余液体通过胸腔引流管排出。吹气球的要点是：首先深吸一口气，慢慢地吹，直到不能再吹。然后夹住球囊，进行下一轮吹气。吹气球不在于吹得快，也不在于吹得多，只要尽量把空气吹出来就行了。一般来说，一天吹 5～6 次。吹气球可以在手术后的第二天开始。

（4）深呼吸训练器：如果有的话，可以购买呼吸训练器（通常由科室提供）。呼吸训练器是一种主动吸气运动装置。它的作用是：增加呼吸肌的力量和耐力，帮助肺泡气体排空，改善肺泡侧支通气，促进小气道分泌物流向大气道。

它可以帮助患者提高手术耐受性，增强吸气肌力和耐力，提高肺活量，防止失水，改善肺功能，恢复肺功能，防止术后肺部并发症。

适应证：胸腔手术围手术期，肺部感染，肺不张，呼吸肌无力等。

禁忌证：肺气肿、肺泡、支气管哮喘、严重气喘等。

训练方法：第一步：将软管连接到呼吸训练器上，将黄色指示针调整到个人的目标容量（目标容量可以参考手册中的对比表）。第二步：平静地呼气，然后保持抗菌咬合。或者：均匀而持续地吸气，使白色活塞上升到黄色指示针的位置，或上升到患者不能吸气的位置，然后屏住呼吸1~2s。第三步：以均匀的速度连续吸气，使黄球保持在笑脸的位置。第四步：放开抗菌剂的咬合，收缩嘴唇发出哨声，慢慢呼气。吸气和呼气的时间比例为1∶2或更多。

训练的频率是每天5~10组，每组3~5次。完成一次训练后，做几次平静的呼吸，休息1~2min后开始下一次训练。

注意事项：禁止连续吸气训练；不是所有的患者都适合使用呼吸训练器！只有在医护人员对患者进行评估并认为可以使用时，才需要使用它。

错误地使用：不呼气，速度太快，耸肩等。

（三）出院后

在出院前，医生会根据评估结果给患者制定出院训练计划。指导应包括生活方面（如伤口活动和疼痛管理、气道刺激反应等）、训练的具体方案（包括避免肺部并发症的咳嗽和气道塑形技术、肺功能训练、全身有氧活动等）、特殊情况的管理和后续方式。

肺叶/肺段切除术后，肺功能会受到相应的影响，但通过积极的呼吸训练和运动，残余肺功能会得到增强，日常生活能力也会受到较小的影响。术前和术后的肺部康复对于更好的生活是必不可少的。

1. 痰液分泌微弱患者的术后训练

（1）气道塑形技术：当呼吸道内的痰液增多并难以排出时，心肺物理治疗师也会教患者如何使用有效的排出技术来清理痰液。这包括有效的咳嗽、用力呼气技术、自主呼吸循环技术和自主排痰。

（2）翻过身来，敲敲背：双手五指并拢，略微弯曲成弧形，用腕力迅速拍打腋下和背部，由下往上，由外往内，边拍边鼓励患者咳出痰液，并注意呼气时的拍打，使松散的分泌物在呼气气流的冲击下排出，每次呼气时拍打3~5次，持续5~15min，每天3~4次，肺大疱或气胸患者（术前）禁止使用。

（3）抬膝、触脚到位：自然站立，交替抬起膝盖，同时触摸对面的脚踝。注意在练习时保持上身挺直，如果你不能接触到你的脚内侧，就接触你的膝盖。练习时要有稳定的节奏，不要忽快忽慢。呼吸要随着动作的节奏进行。

（4）原地左转和右转：左脚向前跨出一步，呈奔跑状，双手握拳，向左侧腰部一顶，然后回到中间位置，左脚后退，自然站立。左右两侧的动作相同，方向相反。注意不要耸肩，转身时不要屏住呼吸。

（5）上肢拉伸：手靠近墙壁一侧，手心向上，手指向上，每只手坚持10~15s。

（6）下肢拉伸（腿部拉伸）：将双脚放在椅子上，然后身体前倾，胸部对着膝盖，用左手触摸对面的脚，连续10~20次后，用左手抓住右脚，坚持10s。

（7）立桩：双脚打开，两手并拢放在身前，静止，自然呼吸。

五、肺结节的营养康复方式

（一）保证每天所需的卡路里摄入量

人体每天所需的热量是相对固定的，主要靠饮食摄入。如果每日摄入的热量少于每日消耗的热量，就会导致体重逐渐下降、新陈代谢缓慢、肌肉萎缩等恶病质表现，严重时还会导致呼吸肌无力，危及生命。因此，保证每天摄入足够的热量是科学饮食的前提条件。简单计算每日所需热量的公式是：热量（kcal）=［身高（cm）-105］×（25~30）kcal/（kg·d）。如果日常活动少，可以选择25，如果活动量大，可以选择30。例如，刘某身高170cm，体型中等，每天以坐卧为主，活动量较少，我们可以按公式计算（170-105）×25=1625kcal，这就是每天饮食所需的最低热量。

（二）吃高热量、高蛋白饮食

许多肺结节术后患者受到各种原因的影响，可能会出现食物摄入量减少和无欲无求的情况。热量密度和蛋白质，为身体的新陈代谢提供必要的物质。常见的高热量食物主食主要是米、面。高蛋白食物有鱼、肉（如鸡、鸭、瘦肉、羊肉等）、蛋、奶、豆类，可补充人体蛋白质消耗，增加抵抗力。但应避免一次进食过多，否则使横膈膜上升，加重呼吸困难，尽量安排少量进食，饭后不要立即躺下。

（三）高维生素、高纤维饮食

维生素是一组有机化合物，是维持健康所必需的。这些物质既不是身体组织的原料，也不是体内能量的来源，而是一类在物质代谢中起重要作用的调节物质。这些物质不能在体内合成或合成量不足，因此需要少量的物质，但必须由食物定期提供。人体对维生素的需求量很小，每天的需求量通常以毫克或微克计算，但一旦缺乏，就会导致相应的维生素缺乏症，从而对人体健康造成损害。老年患者和慢性肺疾病患者受饮食量的限制，通常吃粥、面条等易吃易消化的食物，这些食物的营养成分比较单一，容易造成维生素的缺乏，影响人体机能。必要时，他们应每天口服含维生素的药物，补充必要的维生素。

很多老年患者由于肠道蠕动缓慢，便秘，排便不畅，导致腹压增加，会进一步加重病情的发生，在饮食上可以适当增加含纤维素的饮食补充。美国国家饮食协会要求每天至少摄入30g纤维，但很多人连一半的要求都达不到。增加纤维素的摄入量其实很容易做到，多吃粗粮、水果和新鲜蔬菜就可以了。

纤维含量高的食物主要包括谷物、豆类、蔬菜、水果和其他几种。大量的膳食纤维能促进肠道蠕动，其中的水分不容易被吸收，因此有通便的作用。另一方面，膳食纤维在大肠中被细菌发酵，直接吸收纤维中的水分，软化粪便，产生通便效果。膳食纤维可以结合胆固醇，促进胆汁循环，从而防止胆结石的形成。此外，适当食用膳食纤维还具有降低血糖、血脂和尿酸的作用。

六、肺结节肺康复的基本流程

（一）康复目的

针对肺结节患者：减轻症状，缩短发病时间，促进康复，改善预后。

（二）康复地点

康复地点在医疗机构、家庭或社区，尽可能减少患者症状，提高生活质量，改善疾病的远期预后。

（三）康复对象

所有诊断为肺结节的患者均可进行肺康复，可根据病情的不同进行不同的肺康复项目，并结合患者自身情况安排适当的训练项目。

（四）康复团队成员

主管医生：负责评估患者的病情及身体情况，制定药物治疗方案，参与拟定患者肺康复方案。

主管护士：负责患者肺康复训练相关的护理指导，对患者进行健康宣教，参与拟定患者肺康复方案。

肺康复治疗师：负责患者肺康复训练内容的具体实施，指导患者自行锻炼方法，对患者肺康复情况进行反馈，及时调整康复方案。

营养师：负责患者饮食方案的安排，指导患者合理的膳食方案。

心理咨询师：负责患者心理情况的评估及追踪，及时疏导患者的不良情绪。

（五）康复构成要素

1. 患者评估

（1）康复前评估：肺康复前需对患者基本情况进行评估，掌握患者当前情况，还需根据患者耐受能力制定合适的肺康复训练方案。

（2）康复时评估：肺康复进行过程中需及时观察患者病情变化，特别是进行运动训练时，需根据患者的耐受情况调整合适的训练方案。

（3）康复后评估：肺康复后对患者再次进行评估，与康复前情况进行对比，检测肺康复是否有效，便于及时调整康复方案。

2. 患者管理

（1）戒烟管理：吸烟是重要的发病原因，也是疾病加重的重要因素，需协助患者尽可能戒烟或减少吸烟。

（2）营养指导：肺结节是慢性疾病，长期的慢性消耗及反复急性发作都可导致营养的缺乏，而饮食不当也会间接加重患者的症状及诱发疾病急性发作，需为患者制定合适的饮食方案，确保营养充足的同时有益于疾病的康复。

（3）运动训练：肺结节患者可能存在慢性咳嗽咳痰，常常因气喘气促、疲倦乏力等原因不愿意活动，缺少锻炼，这反而不利于病情的康复，长期久卧久坐，痰难以排出，肌肉力量下降，造成恶性循环。需为患者安排合理的运动训练方案，提高肌肉的质量和力量，改善患者的长远预后。

（4）心理社会支持：患者病程长，不可避免地给患者自身及其家庭带来心理压力，消极的情绪也不利于患者疾病的康复。需对患者及家属进行心理社会支持，以积极的心态面对疾病，配合治疗。

3. 康复教育

（1）宣教指导：患者就诊时进行宣教指导，告知患者疾病相关的诊疗方案、特点、预后等，使患者对疾病有一个基本的认识。同时对患者进行康复指导，改善患者预后。

（2）健康讲座：定期举办相关的知识讲座，向患者讲解相关的健康知识及一些先进的治疗护理康复方案。

（3）特殊指导：视患者的身体心理等情况对部分患者进行一对一的指导及追踪，比如对有心理负担的患者提供心理支持指导，对难以配合的患者进行定期监督指导及随访等。

4. 效果评价与随访

（1）临床症状：通过患者病情的严重程度，康复所需的时间等观察患者经过肺康复治疗后症状是否有改善。

（2）检查指标：通过化验抽血、肺功能等指标评价患者机体功能是否有改善。

（3）问卷调查：通过进行心理问卷、生活质量问卷的调查随访，评价患者生活质量、心理压力是否得到改善。

七、肺结节的中医肺康复

（一）中医呼吸练习

临床上使用最多的训练方法是"六字诀"呼气法。它是利用唇、齿、喉、舌的不同力量进行呼气发声的方法，主要是通过"嘘、呵、呼、呬、吹、嘻"六个字的发音，通过涉及不同脏腑和经络的气血运行，来增强人体的组织功能，抵抗疾病，调节脏腑经络。因为这六个字对应着五脏六腑，所以也可以单独训练。目前的研究也证实，"六字诀"训练可以明显改善患者的肺部通气功能，减少咳嗽和咳痰，提高运动耐力。

患者坐或站，自然放松，然后两手重叠放在腹部，左手在下，右手在上，内、外劳宫穴（手心、手背二、三掌骨之间）相对，鼻吸气，口呼气，吐气，大声念词，依次念出六个字："吹"读"翠"，"嘘"读"旭"，"呵"读"可"，"呼"读"胡"，"呬"读"思"，"嘻"读"西"。每天2~3次，每次5min。

（二）中医全身训练

1. 呼吸导引运动

呼吸导引运动是以阴阳、五行、脏腑、经络、精气神等学说为基础的新型肺部康复技术。可以提高患者的6分钟步行距离，增强患者的运动耐力；改善患者的呼气呼吸困难程度；改善患者的咳嗽、咳痰、喘息、气短、乏力等症状，安全性好，易学易用，适合推广应用。呼吸引导练习技术分为6个部分：

（1）第一节 松静站立。双脚慢慢分开，与肩同宽，双臂自然下垂；眼睛微闭；舌抵上腭，嘴唇微闭；挺胸收腹，提肛，虚腋，髋、膝关节微屈；摒除杂念，进行腹式呼吸（鼻吸口嘘）5min。

（2）第二节 两田呼吸。并排站立，左脚向左前45°迈出一步，重心移至前腿；双手掌心向后相对，从身体前方慢慢拉起至上丹田（印堂穴）；手掌慢慢翻过来，掌心向外，慢慢打开，同时重心后移，用鼻子吸气；合拢时重心前移，用嘴呼气；双手合十到上丹田，掌心向下，按到下丹田（关元穴）处，慢慢打开，同时重心后移，用嘴呼气。同时重心后移，用鼻子吸气；收手时重心前移，用嘴呼气。这样做3次。收右脚，用右脚向右前方45°迈出一小步，将重心转移到前腿。重复左脚位动作3次。收左脚，两脚并拢站立。

（3）第三节　调理肺肾。并排站立，左脚慢慢向左分开一小步，与肩同宽；双臂从体侧慢慢拉起，掌心向下，向两臂伸平翻掌，掌心向上；双掌慢慢并拢至上丹田，掌心向下，按压；当双掌按至胸前时，上身再慢慢向前倾，继续向下按至膝盖处停住；重心稍前移，至脚心涌泉穴稍着地，再慢慢上升，同时用双手慢慢拉起。当双手拉至与肾脏平行时，掌心向下，慢慢张开；双掌慢慢合拢至体前，掌心相对，继续拉起。当拉到胸部水平时，转掌，掌心向内，慢慢打开，做3次。双手合十至上丹田，沿胸前下压至下丹田，然后自然垂于身体两侧，收左脚，随脚站立；右脚慢慢向右分开一小步，与肩同宽。重复左脚动作3次。收右脚，两脚并拢站立。

（4）第四节　转身侧指。并足站立，左脚向左平移一大步，上体慢慢向左转90°；手掌心向上，抬至腰间，向后伸展如大鹏展翅，重心慢慢移至右腿，同时用鼻吸气；当双手合拢至两耳时，改用剑指，慢慢向左指，重心移至左腿，成左弓状，同时用口呼气。以上动作重复3次；两手落于身体两侧，收左脚，两脚并拢站立；然后右脚向右平移一大步，上体慢慢向右转90°，重复左脚动作3次。收右脚，两脚并排。

（5）第五节　摩运肾堂。并足站立，左脚慢慢向左分开，与肩同宽。双手从体侧向后向上举至肾俞穴；拇指向内扣于掌心，用虎口肌肉丰满处上下摩动肾俞穴36次。做完后，双手自然下垂至体侧；收左脚，两足并立。

（6）第六节　养气收功。双手缓缓从体侧提起，叠放于小腹部，舌抵上腭，静心休息5min。然后将舌体放平，揉搓面部，活动手脚，练习结束。

锻炼时间：每周≥5d，每天1～2次。

注意事项：①久病体虚和严重心功能障碍者慎用；②锻炼场地温度要适宜，不宜过低或过高；③初学者动作幅度不宜过大，防止摔伤或扭伤；④胸闷、哮喘者不宜运动；⑤运动时间每天不少于2次。

禁忌证：①既往有运动后晕厥史、影响运动的骨关节病和影响呼吸运动功能的神经肌肉疾病者禁用；②合并不稳定型心绞痛和急性心肌梗死者禁用；③慢性阻塞性肺疾病急性加重者禁用。

2. 中医功法

中医气功八段锦、五禽戏等，可以调心、调息，促进身体的阴阳平和，对于改善胸闷和不良情绪很有好处。

八段锦是一种强调平和自然、圆融贯通、松紧结合、循序渐进、形神兼备、有气有势的功法。研究表明，八段锦可以增加肺部通气量，减轻呼吸困难症状，改善肺功能和血气分析指标，改善患者的抑郁和焦虑情绪。具体动作：预备式，两手向天管三焦，左右开弓似射鹰，调理脾胃须单提，五劳七伤回头看，摇头摆尾去心火，两手攀足强肾腰，攒拳瞪眼增力量，背后七逆百病消，收式。每天 1~2 次。

五禽戏是东汉名医华佗在总结《庄子》中"二禽戏（熊经、鸟经）"的经验后，模仿虎、鹿、熊、猿、鸟 5 种动物的神韵而创编的一套健身指导操。研究发现，五禽戏可以增强呼吸肌的力量，改善肺部通气和心肺循环，延缓呼吸功能的衰退，改善呼吸道症状。具体动作：虎举、虎扑、鹿抵、鹿跑、熊运、熊摇、猿举、猿摘、鸟伸、鸟飞。每天 1~2 次。

3. 针灸和按摩

根据患者的症状，可在相关穴位进行针灸或按摩，以疏通经络，改善循环，每天 1 次，每次 20min。

4. 穴位贴敷

将药物贴在患者的相应穴位上，可刺激穴位，有活血化瘀、消肿止痛之功，改善术后疼痛或麻木，还可温阳散寒等。贴敷时间为 6~8h，每晚 1 次。

5. 中医音乐疗法

根据患者不同的体质，选择合适的音乐类型，如阳性体质的人选择"阴柔"类型的音乐，即柔和、轻柔、细腻风格的音乐。这种方法可以有效改善患者的焦虑、抑郁和不良情绪。

6. 中药熏蒸足浴

辨证选择合适的中药配方熬成中药水进行足浴，其有效的中药成分能渗透到皮肤中，改善循环，调理身体。每天 1 次，每次 40min。

7. 耳穴压豆

耳部消毒后，将王不留行籽放在穴位上，按压耳穴产生酸、麻、胀、痛感，每天 3~4 次，每次按压 3~5min。此法可调气活血、镇静安神，减少术后疼痛、睡眠障碍等问题。

八、肺结节的膳食康复

民以食为天，《黄帝内经》中提到："上古之人……食饮有节，起居有常，不妄作劳，故能形与神俱，而尽终其天年。"有效开展体育康复锻炼的前提是科学健康的饮食。现代研究表明，热量和蛋白质摄入不足会导致肌肉流失，自身免疫力下降，从而导致肢体力量不足，活动受限，反复感染加重等，严重影响肺功能的康复。

《黄帝内经》认为"五谷为养，五果为助，五畜为益，五菜为充，气味合而服之，以补精益气"。五谷原指粳米、麻、大豆、小麦和黄小米，后泛指谷类食物。"五谷为养"有给人以营养、滋补的意思。谷物性质温和，具有滋养脾胃的作用。脾胃强健，才能更好地发挥其运化水谷、生化气血之源的作用，以供给五脏六腑及全身经络之精气。谷物是日常饮食中热量的主要来源，是日常生活中的主食。"五果为助"，水果有益肺、生津、开胃、消食等作用，辅助五谷滋养身体。"五畜为益"，五畜原指猪、牛、羊、狗和鸡，后指家畜、家禽等，还包括其附属的奶和蛋。"五畜为益"有滋补养生的意思。精血不充，非草木等可益，故须以血之属补之，故精气不足者补之以味。动物肉为血肉有情之品，滋补性强，多有健脾益气、补肾益精的作用。"五菜"原指葵花、韭菜、藿香、大葱、洋葱，后泛指蔬菜。"五菜为充"，有补益、充实之意，蔬菜多多益善，可以补充五谷的不足。《黄帝内经》提出，我们的日常饮食应以五谷为养，以肉为补，以蔬果为辅，使饮食有骨有肉，有果有蔬，食补有道，才能有益于健康，才能达到合理平衡饮食，对肺功能锻炼起到事半功倍的效果。

1. 党参玉竹牛大力猪肉汤

猪瘦肉 100～150g 切片，党参、玉竹、牛大力各 15～30g 洗净切片，共煮汤，加食盐调味食用。有健脾益气、润肺止咳之功。适用于肺结节，伴有咽干易咳、心烦口渴、肺燥干咳、虚咳或长期用嗓者。

2. 五白饮

白木耳 6g，北沙参、玉价、百合各 10g，冰糖适量。水煎服，有养阴润肺、止咳化瘀之功。可用于肺结节阴虚肺燥者，症见干咳痰少、痰中带血、咯血。

3. 猫爪草煲猪肺汤

猫爪草 30g 洗净备用，猪肺 1 只 300～400g，切成片状，用手挤洗去猪肺气管中的泡沫，放入细盐约半茶匙，搓匀，淘洗干净。上二物加入适量清水煮熟，和油盐调味，饮汤食肉。有清肺散结之功效。适用于肺结节无症状者。

参考文献

［1］林强．肺部小结节诊断与治疗［M］．北京：人民卫生出版社，2015.

［2］中华医学会呼吸病学分会间质性肺疾病学组，中国医师协会呼吸医师分会间质性肺疾病工作委员会．中国肺结节病诊断和治疗专家共识［J］．中华结核和呼吸杂志，2019，42（9）：685－693.

第二十五章

睡眠呼吸暂停低通气综合征的防治与康复

睡眠呼吸暂停低通气综合征（SAHS）：是日常生活中常见但诊断不足的疾病；其特征是由于各种原因在睡眠过程中上呼吸道部分或完全关闭而导致呼吸暂停和低通气的反复发作，导致低氧血症和高碳酸血症，从而引起一系列的并发症，例如：高血压、糖尿病、冠心病心律失常等一系列的心脑血管疾病。

其中又以阻塞性睡眠呼吸暂停低通气综合征（OSAHS）最为常见，主要是由于睡眠时反复发作的气道塌陷，导致气道完全或部分阻塞所致，而气道塌陷与气道解剖结构、神经肌肉、肺容积、气道表面张力等关系密切。目前为止现代医学对此无确切疗效的药物，相对有效的治疗方案是经持续的气道正压通气，然而价格高昂以及佩戴时所造成的不适感等一系列因素导致长期依从性较差；口腔矫正器的佩戴需适应证，受众有限；手术治疗对于轻中度患者并不适用，以及潜在的风险性、高复发率长期来看，疗效欠佳。祖国医学将其列为"打鼾""鼾眠""鼾症"范畴，治疗上相对而言有一定优势，本篇在于探索中西医结合治疗策略以及肺康复于 OSAHS 的应用。

一、睡眠呼吸暂停低通气综合征的西医疾病概述

由于阻塞性睡眠呼吸暂停低通气综合征患者睡眠时反复出现咽腔部分或全部塌陷，表现为打鼾，反复的呼吸暂停，导致睡眠结构紊乱和夜间睡眠低血氧，从而继发体内一系列病理生理改变。目前大量报道认为阻塞性睡眠呼吸暂停低通气综合征和肥胖是高血压、心脑血管疾病、糖尿病、中风、胃－食管反流等严重危害人类健康疾病的源头性疾病，所以对此疾病的研究受到国内外学者的广泛关注。

（一）流行病学

OSAHS 的成人患病率在欧美等发达国家为 2% ~4%，而我国多家医院流行病学所示 OSAHS 的患病率为 3.5% ~4.8%。另外有研究对 16 个国家所提供的 OSAHS 的流行病学数据进行分析发现，全球在 30 ~69 岁人群中约有 9.36 亿患

有轻度至重度 OSAHS，4.25 亿患有中度至重度 OSAHS，其中中国受影响人数最多，其次是美国、巴西和印度。

（二）病因和发病机制

1. 中枢型睡眠呼吸暂停综合征（CSAS）

单纯 CSAS 较少见，一般不超过呼吸暂停患者的 10%，也有报道只有 4%。通常可进一步区分为高碳酸血症和正常碳酸血症两大类。可与阻塞性睡眠呼吸暂停低通气综合征同时存在，多数有神经系统或运动系统的病变。神经系统病变，如血管栓塞或变性疾病引起的脊髓病变、脊髓灰质炎、脑炎、枕骨大孔发育畸形、家族性自主神经异常等；或肌肉疾患，膈肌的病变、肌强直性营养不良、肌病。部分充血性心力衰竭经常出现称为 Cheyne – Stokes 呼吸的中枢性呼吸暂停。其发病机制可能与下列因素有关：①睡眠时呼吸中枢对各种不同刺激的反应性减低；②中枢神经系统对低氧血症特别是 CO_2 浓度改变引起的呼吸反馈调控的不稳定性；③呼气与吸气转换机制异常等。

2. 阻塞性睡眠呼吸暂停低通气综合征（OSAHS）

OSAHS 占 SAHS 的大多数，有家庭聚集性和遗传因素。多数有上呼吸道特别是鼻、咽部位狭窄的病理基础，如肥胖、变应性鼻炎、鼻息肉、扁桃体肥大、软腭松弛、腭垂过长过粗、舌体肥大、舌根后坠、下颌后缩、颞颌关节功能障碍和小颌畸形等。部分内分泌疾病如甲状腺功能减退症、肢端肥大症等常合并 OSAHS。其发病机制可能与睡眠状态下上气道软组织、肌肉的塌陷性增加、睡眠期间上气道肌肉对低氧和二氧化碳的刺激反应性降低有关，此外，还与神经、体液、内分泌等因素的综合作用有关。

（三）临床表现

1. 日间临床表现

（1）嗜睡：是最常见的症状，轻者表现为日间工作或学习时间困倦、瞌睡，严重时吃饭、与人谈话时即可入睡，甚至发生严重的后果，如驾车时打瞌睡导致交通事故。

（2）头晕乏力：由于夜间反复呼吸暂停、低氧血症，使睡眠连续性中断，醒觉次数增多，睡眠质量下降，常有轻重不同的头晕、疲倦、乏力。

（3）精神行为异常：注意力不集中、精细操作能力下降、记忆力和判断力下降，症状严重时不能胜任工作，老年人可表现为痴呆。夜间低氧血症对大脑的损害以及睡眠结构的改变，尤其是深睡眠时相减少是主要的原因。

（4）头痛：常在清晨或夜间出现，隐痛多见，不剧烈，可持续 1~2h，有时需服止痛药才能缓解。与血压升高、颅内压及脑血流的变化有关。

（5）个性变化：烦躁、易激动、焦虑等，家庭和社会生活均受一定影响，由于与家庭成员和朋友情感逐渐疏远，可以出现抑郁症。

（6）性功能减退：约有 10% 的患者可出现性欲减退，甚至阳痿。

2. 夜间临床表现

（1）打鼾：是主要症状，鼾声不规则，高低不等，往往是鼾声 - 气流停止 - 喘气 - 鼾声交替出现，一般气流中断的时间为 20 ~ 30s，个别长达 2min 以上，此时患者可出现明显的发绀。

（2）呼吸暂停：75% 的同室或同床睡眠者发现患者有呼吸暂停，常常担心呼吸不能恢复而推醒患者，呼吸暂停多随着喘气、憋醒或响亮的鼾声而终止。OSAHS 患者有明显的胸腹矛盾呼吸。

（3）憋醒：呼吸暂停后突然憋醒，常伴有翻身，四肢不自主运动甚至抽搐，或突然坐起，感觉心慌、胸闷或心前区不适。

（4）多动不安：因低氧血症，患者夜间翻身、转动较频繁。

（5）多汗：出汗较多，以颈部、上胸部明显，与气道阻塞后呼吸用力和呼吸暂停导致的高碳酸血症有关。

（6）夜尿：部分患者诉夜间小便次数增多，个别出现遗尿。

（7）睡眠行为异常：表现为恐惧、惊叫、呓语、夜游、幻听等。

3. 全身器官损害的表现

OSAHS 患者常以心血管系统异常表现为首发症状和体征，可以是高血压、冠心病的独立危险因素。

（1）高血压病：OSAHS 患者高血压的发生率为 45%，且降压药物的治疗效果不佳。

（2）冠心病：表现为各种类型心律失常、夜间心绞痛和心肌梗死。这是由于缺氧引起冠状动脉内皮损伤，脂质在血管内膜沉积，以及红细胞增多血黏度增加所致。

（3）各种类型的心律失常。

（4）肺心病和呼吸衰竭。

（5）缺血性脑血管病或出血性脑血管病。

（6）精神异常：如躁狂性精神病或抑郁症。

（7）糖尿病。

（四）CSAS 和 OSAHS 的临床体征特点

1. 临床特点

由于 CSAS 和 OSAHS 的原发病、发病机制不同，临床表现也各具特点（表 25 - 1）。

表 25 - 1　中枢型与阻塞型睡眠呼吸暂停综合征的鉴别

中枢型（CSAS）		阻塞型（SAHS）
PaCO₂ 增高	PaCO₂ 正常	
呼吸衰竭	白天嗜睡	白天嗜睡
肺心病	失眠（不宁睡眠）	明显打鼾
红细胞增多症	轻度和间歇性打鼾	明显呼吸暂停或憋气
白天嗜睡	夜间醒觉（±喘憋/气急）	多为肥胖体型
打鼾	体型一般正常	

2. 体征

CSAS 可有原发病的相应体征，OSAHS 患者可能有如表 25 - 2 所列的体征。

表 25 - 2　睡眠呼吸暂停低通气综合征的临床体征

肥胖（BMI* > 28）	下颌后缩
颈围 > 40cm	腭垂肥大
鼻甲肥大	扁桃体和增殖体肥大
鼻中隔偏曲	舌体肥大
下颌短小	

注：BMI（body mass index，体重指数）＝体重（kg）/身高²（m²）。

3. 实验室和其他检查

（1）血液检查：病情时间长，低氧血症严重者，血红细胞计数和血红蛋白可有不同程度增加。

（2）动脉血气分析：病情严重或已合并肺心病、呼吸衰竭者，可有低氧血症、高碳酸血症和呼吸性酸中毒。

（3）胸部 X 线检查：并发肺动脉高压、高血压、冠心病时，可有心影增大，肺动脉段突出等相应表现。

（4）肺功能检查：病情严重有肺心病、呼吸衰竭时，有不同程度的通气功能障碍。

（5）心电图：有高血压、冠心病时，出现心室肥厚、心肌缺血或心律失常等变化。

（五）诊断标准

根据典型临床症状和体征，诊断 SAHS 并不困难，确诊并了解病情的严重程度和类型，则需进行相应的检查。

1. 临床诊断

根据患者睡眠时打鼾伴呼吸暂停、白天嗜睡、身体肥胖、颈围粗及其他临床症状可做出临床初步诊断。

2. 多导睡眠图(PSG)

PSG 监测是确诊 SAHS 的金标准，并能确定其类型及病情轻重。其病情轻重的分级标准如表 25 – 3 所示。

表 25 – 3 睡眠呼吸暂停低通气综合征的病情程度分级

病情分度	AHI(次/h)	夜间最低 SaO_2(%)
轻度	5 ~ 14	85 ~ 89
中度	15 ~ 30	80 ~ 84
重度	>30	< 80

3. 病因诊断

对确诊的 SAHS 常规进行耳鼻喉及口腔检查，了解有无局部解剖和发育异常、增生和肿瘤等。根据头颅、颈部 X 线照片，CT 和 MRI 测定口咽横截面积，可做出狭窄的定位判断。对部分患者可进行内分泌系统(如甲状腺功能)的测定。具体病因及危险因素可能为:

(1)肥胖:体重超过标准体重的20%以上，即 BMI 指数≥$28kg/m^2$。

(2)年龄:成年后人群，患病率随着年龄升高而增加，女性于绝经期后患病率增加，于 70 岁之后趋于稳定。

(3)颅面发育异常:小下颌畸形、下颌后缩畸形、舌骨位置异常等。

(4)上气道解剖异常:例如:鼻腔阻塞(鼻中隔偏曲、鼻甲肥大、鼻息肉、鼻部肿瘤等)、扁桃体肿大Ⅱ度以上、腺样体肥大、悬雍垂过长过粗、咽腔狭窄、咽部肿瘤、咽腔黏膜肥厚、舌体肥大、舌根后坠等。

(5)遗传因素:具有 OSAHS 家族史。

(6)长期大量饮酒或服用镇静、催眠、肌肉松弛药。

(7)内分泌疾病:甲状腺机能减退;肢端肥大症;瘦素代谢异常;糖尿病。

(8)其他相关性疾病:如甲状腺功能减退、肢端肥大症、心功能不全、脑卒中等。

一般说来，嗜睡和睡眠呼吸暂停的严重程度直接相关。一个标准的评分系统 ESS(the epworth sleepiness scale)是临床评价嗜睡自我分级的一项有用工具(表 25 – 4)。

表 25 - 4　ESS 评分系统

选择最适合于每种情况的数字：0 = 从不打盹；1 = 轻微打盹；2 = 中度打盹；3 = 高度打盹	
情况	评分
坐着或阅读时	
看电视时	
在一个没有吸引力的公共场合（如戏院或会议）	
在车里作为乘客，1h 没有休息	
在下午躺下休息，当周围情况允许时	
坐着并同某人谈话	
在午饭后安静地坐着，没有喝酒	
在汽车里，若堵车停止几分钟	
一般认为，如超过 10 分则为异常。	

（六）西医治疗方案

1. 中枢型睡眠呼吸暂停综合征的治疗

CSAS 临床上较少见，治疗的研究不多，包括几个方面：

（1）原发病的治疗：积极治疗原发病。如神经系统疾病、充血性心力衰竭的治疗等。

（2）呼吸兴奋药物：主要是增加呼吸中枢的驱动力从而改善呼吸暂停和低氧血症。常用的药物：都可喜（50mg，2 ~ 3 次/d）、乙酰唑胺（125 ~ 250mg，3 ~ 4 次/d 或 250mg 睡前服用）和茶碱（100 ~ 200mg，2 ~ 3 次/d）。

（3）氧疗：能纠正低氧血症，对继发于充血性心力衰竭的患者，可降低呼吸暂停和低通气的次数，对神经肌肉疾病则可能加重高碳酸血症，但若合并 OS-AHS 则可能加重阻塞性呼吸暂停。

（4）辅助通气治疗：对严重患者，应用机械通气可增强自主呼吸，可选用无创正压通气和有创机械通气。

2. 阻塞性睡眠呼吸暂停低通气综合征的治疗

1）一般治疗

（1）控制体重。饮食控制、运动、药物或手术。

（2）睡眠体位改变。睡眠采取侧位，抬高床头。

（3）戒烟酒，避免服用镇静剂以及肌肉松弛药物。

2）药物治疗

目前疗效不确切，可试用乙酰唑胺、甲羟孕酮（安宫黄体酮20mg，3 次/d）、普罗替林(10mg，3 次/d)等。接受 CPAP 治疗后嗜睡症状改善不明显的患者可使用莫达非尼，有一定的疗效。若伴有变应性鼻炎、鼻阻塞等患者，可用缩血管药或非特异性抗炎药喷鼻，能减轻临床症状。

3）器械治疗

（1）经鼻持续气道内正压通气（CPAP）：是治疗中重度 OSAHS 患者的首选方法，采用气道内持续正压送气，使患者的功能残气量增加，从而减低上气道阻力，特别是通过机械压力使上气道畅通，同时通过刺激气道感受器增加上呼吸道肌张力，从而防止睡眠时上气道塌陷。可以有效地消除夜间打鼾、改善睡眠结构、改善夜间呼吸暂停和低通气、纠正夜间低氧血症，也显著改善白天嗜睡、头痛及记忆力减退等症状。然而价格昂贵，长期依从性差。

适应证：AHI≥15 次/h 的中、重度 OSAHS 患者；轻度 OSAHS 患者（AHI < 15 次/h），但白天嗜睡等症状明显的患者；手术治疗失败或复发者；OSAHS 合并慢阻肺疾病。

不良反应：口鼻黏膜干燥、憋气、局部压迫、结膜炎和皮肤过敏等。通过选择合适的鼻罩以及加湿化装置可减轻不适症状。

禁忌证：昏迷，有肺大疱、咯血、气胸和血压不稳定者。

（2）双水平气道内正压（BIPAP）治疗：使用鼻（面）罩呼吸机时，在吸气和呼气相分别给予不同的送气压力，在患者自然吸气时，送气压力较高，而自然呼气时，送气压力较低。因而既保证上气道开放，又更符合呼吸生理过程，增加了治疗依从性，适用于 CPAP 压力需求较高以及 CO_2 潴留的患者；以及合并有 COPD 的患者。

（3）自动调压智能（Auto – CPAP）呼吸机治疗：根据患者夜间气道阻塞程度的不同，呼吸机送气压力随时变化。疗效和耐受性较优于 CPAP 治疗，然而价格昂贵难以推广。呼吸机压力调定：受患者睡眠体位、睡眠阶段和呼吸时相等因素影响，夜间气道阻塞的程度和所需的最低有效治疗压力也随时变化。因此在进行 CPAP 治疗前，应在医院先行压力检测（pressure titration）试验，选出并设定最佳治疗压力后在家中长期治疗，并定期复诊，再根据病情变化调整送气压力。一般来说，使用 CPAP 治疗，压力设置在 6 ~ 11cmH$_2$O 范围，可满足大多数 OSAHS 患者的治疗需要。

（4）口腔矫治器（oral appliance, OA）治疗：下颌前移器是目前临床应用较多的一种，通过前移下颌位置，使舌根部及舌骨前移，上气道扩大。优点是简单、温和、费用低。适应证：单纯性鼾症；轻、中度 OSAHS 患者；不能耐受其他治疗方法者。有颞颌关节炎或功能障碍者、严重牙周炎、严重牙齿缺失患者不宜采用。

4）手术治疗

阻塞性睡眠呼吸暂停低通气综合征外科治疗，首先应明确治疗目标：彻底清除呼吸紊乱、缓解低氧血症，彻底改善睡眠质量，而不是以往的降低呼吸紊乱指数，因单纯呼吸紊乱指数下降，还需要其他治疗。其次是制定合理的治疗方案，选择符合逻辑的手术方法，充分考虑手术的可行性和危险性，分阶段实施手术，最后要做到对每一位手术治疗者进行追踪随访。

鼻手术：适用于鼻息肉、鼻中隔偏曲、鼻甲肥大等患者，可相应地采用鼻中鼻息肉摘除术、膈矫正术、鼻甲切除术等以减轻上气道的狭窄与堵塞。

腭垂软腭咽成形术：为目前最常用的手术方法。适应证：软腭过低、松弛，腭垂粗长及扁桃体肥大患者。并发症有术后出血、术后感染、鼻腔反流等，往往短期疗效好，术后复发率高（50%～70%）。术后即使鼾声消失然而呼吸暂停及低氧血症不一定改善，无鼾声的呼吸暂停更危险，会延误进一步的治疗。因此术后注意随访和监测患者。

激光辅助咽成形术：利用激光进行咽部成形术，局部麻醉，可在门诊进行，手术风险低，疗效和适应证同 UPPP。

低温射频消融术：是一种软组织射频微创手术，利用射频能量使目标组织容积缩小和降低顺应性。优点：创伤小、手术安全性高、可重复治疗、患者接受度高。适应于轻中度 OSAHS 患者或单纯鼾症，对消除打鼾及减轻气道阻塞有短期疗效。

正颌手术：包括下颌前移术、颏前移术、颏前移和舌骨肌肉切断悬吊术、双颌前移术等。适用于各种原因的下颌后缩、小颌畸形与下颌弓狭窄等患者。可单独进行，也可作为 UPPP 治疗失败的后继部分。术前应认真确定阻塞的部位，严格限定于舌根水平狭窄的患者。

（七）发展预后

有关睡眠呼吸暂停综合征患者预后报道甚少。目前预测其预后的主要根据如下：

（1）作为此综合征的基础疾病的性质和严重程度。

（2）综合征本身的严重程度，有无并发症及并发症的严重程度。

（3）诊治的早晚和各种疗法的效果。

可能影响患者预后的具体因素有：

（1）作为此综合征的基础疾病的肥胖症，其严重程度是影响预后的一个重要因素。如果肥胖者伴有糖尿病、高脂血症、心脑血管等疾病，其预后更为不良。

（2）高血压也是影响患者预后的重要因素。阻塞型睡眠呼吸暂停综合征有

50%～60%并发高血压；原发性高血压患者中有20%～30%并发阻塞型睡眠呼吸暂停综合征。所以，高血压既是重要的也是常见的影响预后的因素。

（3）并发肺动脉高压、肺源性心脏病者预后不良。阻塞性睡眠呼吸暂停综合征患者中约20%发生持续性肺动脉高压，而绝大多数伴有慢性阻塞性肺疾病和重度肥胖症。

（4）年龄因素：中年与老年相比，前者的睡眠呼吸暂停综合征死亡率高于后者。因此认为，年龄并不影响预后，而老龄睡眠呼吸暂停综合征多为中枢型，与阻塞型相比其低氧血症较轻。

（5）诊治的早晚是影响预后非常重要的因素。由于此综合征本身的隐蔽性、潜在进行性及人们缺乏认识，有相当数量的病例被长期误诊，造成病情日渐加重、难治。

二、睡眠呼吸暂停综合征的中医认识

（一）病名及历史源流

本病是现代医学的疾病名称，中医古书对此病没有精确记载。依据国家中医药管理局的诊疗规范，本病归属于中医"鼾症"范畴，始见于《黄帝内经》，称为"息有音"。《伤寒论》中"风温为病……鼻息必鼾，语言难出"的记载生动形容了打鼾症状，最早对该病证进行了文字记载。隋代巢元方把鼾症归属于独立存在的病证，并在《诸病源候论》中记录："鼾眠者，眠里咽喉间有声也……其有肥人眠作声者，但肥人气血沉厚，迫隘喉咽，涩而不利亦作声。"同时指出了鼾症发生的病因病机是因为气血失和，气机不畅导致。清代陈修园所写《长沙方歌括》认为"鼾"主要是中气不舒所致升降紊乱，才致多眠鼻鼾。东汉许慎《说文解字》中注"鼾"者"卧息也"。

（二）病因病机

先天禀赋不足，后天饮食不节，以及外邪侵袭、久病体虚，最终所致正气亏虚，痰湿、血瘀、气滞等病理因素交杂，阻塞气道，肺气不利而作"鼾"。病位主要在肺、脾，涉及心、肾，同时与鼻窍、喉部的病变也密切相关。病性多属本虚标实。

1. 先天禀赋

《诸病源候论》中所言"鼾眠者，眠里喉咽间有声也。人喉咙，气上下也，气血若调，虽寤寐不妨宣畅；气有不和，则冲击喉咽而作声也。其有肥人眠作声者，但肥人气血沉厚，迫隘喉间，涩而不利，亦作声"，其人禀赋素盛，体态肥胖，而肥人多痰湿，"气血沉厚"气血不畅，壅滞于喉间，所致气道不利，而作声。

2. 饮食不节

《黄帝内经》指出："不得卧而息有音者，是阳明之逆也。足三阳者下行，今逆而上行，故息有音也。阳明者，胃脉也，胃者，六腑之海，其气亦下行。阳明逆，不得从其道，故不得卧也。"胃为水谷之海，受纳腐熟水谷，以通为顺，以降为用，现饮食不节，胃气不降，气逆而上，壅滞气道"故息有音也"。

3. 外邪侵袭

《伤寒论》曰："风温为病，脉阴阳俱浮，自汗出，身重，多眠睡，鼻息必鼾，语言难出。"成无己《注解伤寒论》中"鼻息必鼾，语言难出者，风温外甚，而气壅不利也"，"鼾"由于太阳病外感风温之邪，风温为阳邪，易袭阳位"温邪上受，首先犯肺"，喉肺为之门户，以及肺开窍于鼻，温热之邪上冲之鼻咽，气血壅滞，故"鼻息必鼾"。

4. 久病体虚

孙一奎《赤水玄珠·肺胀》载："咳嗽气急，喉声如鼾者为虚。"李中梓在《医宗必读》中指出："凡中风昏倒……声如鼾肺绝，即是脱证。"久病损伤肺气，肺失清肃，肺气壅滞，肺气上逆迫于喉间则鼾，抑或脾肾亏虚，土不制水，痰饮停贮于肺，上犯于喉，致使痰浊壅塞气道，病性属本虚标实。

5. 痰瘀阻滞

清代李用粹《证治汇补·卷之二·痰症》曰："痰升于肺，则塞窍鼾睡，喘息有声，名曰中痰。"认为痰升于肺，壅塞鼻窍则为鼾。其发病以脾肾亏虚为本，脾为生痰之源，脾虚不能运化水液，形成水湿，湿聚成痰，痰随气升，蕴结于咽，咽喉经络气血不畅，则发为鼾，素体脾肾亏虚，土不生金致使肺脾气虚，脾主肌肉，咽部肌肉失去气血充养后痿软无力导致气道狭窄，气流出入受阻而发为本病，久病成瘀、化热，以至于痰瘀互结，痰瘀互结为标，肺、脾、肾脏腑虚损为本。

（三）治则治法

睡眠呼吸暂停综合征的主症是痰湿证，患者素体痰湿，加之饮食不当，过食肥甘厚味，以致脾胃损伤，脾虚失健运，传输无权，三焦不通，水液代谢失常，聚湿成痰，痰湿久郁化热或上贮于肺，肺气不得宣发，痰浊阻塞气道上蒙清窍，脑失所养。针对其病因病机应用燥湿理气化痰清窍的药物进行治疗。笔者回顾总结临床 OSAHS 患者的特征性表现及中医证候分型，发现中医痰湿证候与本病的发病有密切关系，且病情的加重及合并症的出现与气虚、阳虚及瘀血证候有关。

（四）辨证论治

1. 痰热内壅型

主症：眠时有鼾声，鼾声响亮，时断时续，兼有气粗，夜寐不安，口渴咽干，咯痰黄而黏稠，烦热，汗出，烦渴欲饮，尿赤，便秘。舌脉象多表现为：舌红，苔黄或黄腻，脉弦滑数。

本证多由外邪入里化热，或痰湿蕴而化热而成；邪热蕴肺，炼津为痰，痰滞肺气，肺失清肃，咽喉气机阻滞，气道不利，故眠时鼾有声，咳痰黄而色黏，热郁积聚胸中所以烦热，热邪迫津外泄故汗出，津液受损故口渴，肺气不降，腑气不通，大肠传导失职故便秘。舌红，苔黄或黄腻，脉弦滑数亦为痰热内盛之征。

治则：清热宣肺，化痰开窍。

方药：清金化痰丸。方中黄芩、胆南星、天竺黄、制半夏、浙贝清泻肺热、散结化痰，栝楼仁清热涤痰、润肠通便，陈皮、茯苓、甘草健脾理气和中。

加减：若身热者，可加石膏知母清泻肺热；便秘严重者可加大黄、芒硝通腑泄热，口渴咽干甚者可加天花粉、芦根益胃生津，痰有浓腥者可加鱼腥草、金荞麦、冬瓜子以清热解毒、化痰泻浊。

2. 痰湿内阻型

主症：眠时有鼾声，鼾声响亮，时断时续，往往兼有形体肥胖，晨起口干不明显，痰多质白稀，渴不欲饮，胸闷脘痞，纳呆，神疲乏力，嗜睡，口黏，睡不解乏，健忘等。舌脉象多表现为：舌淡红边有齿痕，舌苔白或白腻或白滑，脉弦滑或濡缓。

其形成机理多为脾失健运，聚湿成痰，痰浊上犯而成。肥人多痰湿，所见体态为形体肥胖，脾失健运，水湿上泛故晨起口干不明显，痰湿停聚于肺，故胸闷，脾胃不和故脘痞，然痰湿阻滞气机，故渴不欲饮，脾主四肢肌肉，脾气亏虚，肌肉失养故四肢倦怠，痰阻气机，清窍失养故健忘。口黏、舌淡红边有齿痕，舌苔白腻或白滑，脉弦滑或濡缓亦为痰湿阻滞之征。

治则：健脾化痰，顺气开窍。

方药：二陈汤合三子养亲汤。方中姜半夏、茯苓、陈皮理气健脾、燥湿化痰，所谓治疗痰先治气，气顺痰自消。党参、白术、甘草益气补中，燥湿健脾，脾胃之气顺畅，以达到舒布水谷精微，紫苏子、莱菔子、白芥子泻肺行气祛痰。

加减：若失眠健忘者，可加石菖蒲、郁金以豁痰开窍；痰多质黏稠、胸闷、苔腻痰湿较甚患者加苍术、厚朴以增强燥湿化痰行气之功效；若痰涎清稀，怕冷寒饮犯肺者可加细辛、干姜以温肺化饮；脾虚，四肢乏力较甚者，可加白术、人参、黄芪以补气健脾。

3. 痰瘀互结型

主症：眠时有鼾声，鼾声响亮，呼吸暂停往往兼有夜寐不实，时时憋醒，口干但不欲饮，胸闷恶心，痰多，晨起头痛，面色晦暗，健忘，唇甲青紫，舌下青筋暴露，面色紫暗等瘀血表现。舌脉象多表现为：舌质暗红或有瘀斑瘀点，苔薄润，脉细涩，脉滑。

本证多由脾失健运，聚湿成痰，痰湿阻滞气机，日久而致气滞血瘀，痰瘀互结于气道故睡眠时有鼾声，甚者呼吸暂停，气滞血瘀，阻滞胸胁经络，故胸闷；血行不利，故面色晦暗；痰瘀气阻，清窍失养，经络不通故头痛。口干但不欲饮，且多为刺痛为主，唇甲青紫，舌下青筋暴露，舌质暗红或有瘀斑瘀点，苔薄润，脉细涩，脉滑为痰瘀互结之征。

脾为生痰之源，若过食生冷肥甘厚味或嗜酒无度，损伤脾胃，运化失调，则水湿不化壅而生痰，痰浊结聚，咽喉气机阻滞，脉络阻塞，气血运行不畅，易致瘀血停聚，痰瘀互结于气道，迫于咽喉，致气流出入不畅，冲击作声，导致鼾眠，甚则呼吸暂停。

治法：化痰散结，活血化瘀。

方药：导痰汤合桃红四物汤。方中姜半夏、胆南星、陈皮理气健脾、化痰散结；熟地、赤芍、当归活血补血；桃仁、红花、川芎活血化瘀、行气止痛。

加减：若纳差、面色萎黄、神疲乏力者加人参、白术、茯苓、甘草以补气健脾；若舌苔黄腻，恶心欲呕者加黄芩、车前子、胆南星以清热化痰，降逆止呕；若瘀阻症状明显者可加三棱、莪术破血行气；若舌下青筋暴露，苔浊腻者，可用导痰汤加减。

4. 肺脾气虚型

主症：眠有鼾声，鼾声低，甚者呼吸暂停，兼有行动迟缓，神疲乏力，少气懒言，自汗畏风，记忆衰退，小儿可见注意力不集中等，舌脉多表现为舌淡胖有齿痕，脉细弱。

本证多为素体体质亏虚，抑或饮食劳倦伤及脾胃，日久及肺，肺主气司呼吸，肺气不足故鼾声低；肺主皮毛，一身之表，肺气亏虚则卫外不固，营阴外泄，故自汗、畏风；脾主四肢肌肉，脾气虚，所以见神疲乏力；宗气不足故少气懒言；清阳不升，无以滋养脑髓，所以记忆力衰退；脾藏营，营舍意，脾气不足，意志不坚，所见小儿注意力不集中。舌淡胖有齿痕，脉细弱之征亦为肺脾气虚之象。

治则：健脾和胃，益气升阳。

方药：补中益气汤。方中党参、黄芪、白术、甘草补益肺脾之气；柴胡、升麻升举阳气，陈皮行气健脾，当归养血补血。

加减：痰湿明显者，可加茯苓、半夏、薏苡仁、半夏等；兼有血虚者，可加熟地、白芍、枸杞子、龙眼肉以养血补血；头昏、记忆力下降、精力不集中者，可加益智仁、芡实、菟丝子、覆盆子以补肾益精；嗜睡者，加石菖蒲、郁金豁痰开窍。伴有气虚、阳虚如肢寒、脉弱见症者，可加黄芪、桂枝、肉桂、干姜等益气温中；若兼外邪侵袭，恶寒发热、鼻塞、流涕者，可加荆芥、防风、白芷、辛夷等疏风通窍之品。

（五）中医特色疗法

1. 耳穴贴压治疗

耳穴疗法可以为不耐受手术者以及早期预防、早期治疗提供一条新途径。治疗取穴神门、交感、皮质下、心、肺、脾、肾、垂前，按压 3～5 次/d，每穴按压 10～20 下/次，10d 为 1 个疗程。

2. 针灸治疗

1）针刺治疗

（1）主穴：中脘、气海、大横、天枢、梁丘、太溪、廉泉。

（2）配穴：根据不同证型取穴：脾虚湿阻型配足三里、阴陵泉、三阴交、公孙；痰热内蕴型配丰隆、内庭、合谷；肺脾两虚型配关元、足三里、三阴交、照海；心肾两虚型配足三里、三阴交。

（3）治法：留针 30min，留针期间每 10min 行针 1 次，每日 1 次，10 次为 1 个疗程，连续治疗 2～3 个疗程。

2）头针治疗

取运动区、感觉区为穿刺点，沿刺激区在头皮下将针推进 3～4cm，每次留针约 20min，每日 1 次，15 次为 1 个疗程，连续治疗 2～3 个疗程。

（六）中西医结合治疗

对于睡眠呼吸暂停综合征患者，西医治疗通过静脉滴注药物、持续气道正压通气的方式，扩张患者的呼吸道，增强气道张力，进而缓解其低通气或睡眠呼吸暂停等问题。而中医理论认为，睡眠呼吸暂停综合征的发作主要与脏腑失调以及饮食等因素有关，这些因素导致患者肺气不利、气血瘀滞，最终诱发睡眠呼吸暂停综合征。中西医结合治疗在借助西医治疗维持患者通畅呼吸的同时，运用中药方剂祛除睡眠呼吸暂停综合征的病机，实现治疗目的。与单纯西医治疗相比，中西医结合治疗标本兼治，疗效更加显著。

（七）预防调护

1. 生活指导

（1）改变不良的生活习惯可部分改善睡眠。

（2）采取侧卧位睡眠：采取侧卧位睡眠可防止咽部软组织和舌体后坠阻塞气道，减轻颈部和胸部脂肪对气道造成的压力，从而有助减轻鼾声甚至防止睡眠呼吸暂停。

（3）避免饮酒和服用某些药物：酒精、镇静剂、安眠药以及某些抗过敏药物会使呼吸变得浅而慢，并使肌肉比平时更加松弛，导致咽部软组织更容易阻塞气道，这些会加重鼾声和睡眠呼吸暂停。

（4）减轻体重：肥胖会使打鼾加剧。事实上，睡眠呼吸暂停综合征多发生在肥胖人群中。身体定期锻炼有利于减轻体重，增加肌肉并改善肺功能。

（5）保持鼻部畅通：预防感冒，及时治疗鼻腔阻塞性疾病，有助于鼾症和睡眠呼吸暂停的改善。

2. 饮食宜忌

（1）宜吃低脂食物。

（2）宜吃低糖食物。

（3）宜吃含优质蛋白丰富的食物。

（4）避免油腻难消化食物。

（5）避免油炸、熏制、烧烤食物。

（6）避免高盐高脂肪食物。

三、睡眠呼吸暂停低通气综合征的肺康复评定方式

根据目前对睡眠呼吸暂停低通气综合征病因的研究进展，尚无足够的证据以明确其发病因素。在睡眠时，因上气道塌陷阻塞所引起的呼吸暂停往往伴随着通气不足、血氧饱和度下降、打鼾、睡眠紊乱以及白天嗜睡等情况；在此基础上会产生多种并发症诸如：高血压、糖尿病、冠心病、高脂血症等，更有甚者可引发夜间睡眠猝死，因此睡眠呼吸暂停低通气综合征在人口基数庞大的我国日益成为难以忽视的健康问题；因此及时地排除以及筛查出与 OSAHS 风险相关性显得十分有意义；并据此可做出生活习惯改变以及接受治疗。

有多种问卷可对阻塞性睡眠呼吸暂停低通气综合征（OSAHS）做进一步筛查，其中使用较为广泛的分别为 NoSAS 评分量表，根据评分表的数值高低以确定其患睡眠呼吸障碍的相关性；其次是 Epworth 嗜睡量表（ESS）评估患者主观日间嗜睡严重程度的量。

(一)NoSAS 评分量表

目的：旨在通过根据评分的数值高低从而判断出患者罹患 OSAHS 的相关性，以及在经过肺康复训练之后，对比其前后的 NoSAS 评分值，从而验证肺康复的疗效。

NoSAS 评分量表的临床意义：NoSAS 全部得分共 17 分，被试在 NoSAS 评分量表上所得的分数如果在 8 分及以上，提示他们可能患睡眠呼吸障碍。NoSAS 对诊断中度和重度 OSA 有中度以上预测价值，因而 NoSAS 筛查中度和重度 OSA 的效果显著。

(二)Epworth 嗜睡量表(ESS)

ESS 评分量表中，有"0 = 从不(would never doze)""1 = 很少(slightchance of dozing)""2 = 有时(moderate chance of dozing)"，或"3 = 经常(high chance of dozing)"。本量表总得分为 24 分，得分区间 0 ~ 24 分。在量表使用中总分得分大于或等于 9，则可以被认为具有 OSAHS 的风险。

ESS 评分临床意义：在 24 分中评分 >6 分提示瞌睡，>11 分则表示过度瞌睡，>16 分提示有危险性的瞌睡。ESS 评分越高，睡眠倾向或"日间嗜睡"越高。

0 ~ 5 分：低水平正常白天嗜睡；

6 ~ 10 分：高水平正常白天嗜睡；

11 ~ 12 分：轻度白天过度嗜睡；

13 ~ 15 分：中度白天过度嗜睡；

16 ~ 24 分：严重白天过度嗜睡。

操作指南：

(1)评分 >6 分提示嗜睡。

(2)评分 >11 分则表示过度嗜睡。

(3)评分 >16 分提示有危险性的嗜睡。

(4)问卷回答时间不超过 2 ~ 3min。

(三)STOP 问卷(中英文版)

STOP 问卷(中英文版)见表 25 - 5。

表 25 - 5   STOP 问卷(中英文版)

类目(STOP)	项目(中文)	项目(英文原文)
S = Snoring	您的鼾声大吗(高于谈话声或隔着房门就能听到)	Do you snore loudly (louder than talking or loud enough to be heard through closed doors)

表 25 - 5(续)

类目(STOP)	项目(中文)	项目(英文原文)
T = Tired	您经常在白天感觉疲劳、乏力或困倦吗?	Do you often feel tired, fatigued, or sleepy during daytime?
O = Observe	曾经有旁人观察到您在睡眠中有呼吸停止的情况吗?	Observed: Has anyone observed you stop breathing during your sleep?
P = Blood pressure	您患有高血压或目前正在进行高血压治疗吗?	Bloodpressure: Do you have or are you being treated for high blood pressure?
B = BIM	你的 BMI 是多少呢?	BMI?
A = Age	你的年龄是多少呢?	Age?
N = Neck circumference	你的颈围是多少呢?	Neck circumference?
G = Gender	你的性别是什么呢?	Gender?

计分方式:

本量表共有 8 分,每个项目最多得 1 分或得 0 分,得分情况如下区分:

第一题,回答"是"则得 1 分,答"否"得 0 分。

第二题,回答"是"则得 1 分,答"否"得 0 分。

第三题,回答"是"则得 1 分,答"否"得 0 分。

第四题,回答"是"则得 1 分,答"否"得 0 分。

第五题,BMI 大于 35 则得 1 分,小于或等于 35 则得 0 分。

第六题,年龄大于 50 岁则得 1 分,小于或等于 50 岁则得 0 分。

第七题,颈围大于或等于 40cm 则得 1 分,小于 40cm 则得 0 分。

第八题,性别为男性,得 1 分,女性则得 0 分。

临床意义:通过计算总分,总得分合计分数大于或等于 3 分的被试则被认为具有 OSAHS 高风险的存在。

四、睡眠呼吸暂停低通气综合征的肺康复运动处方

如有条件患者应到正规医疗康复机构进行心肺功能的测试,以确定其最大运动负荷量时的心率(最大心率)及最大氧耗量。

康复训练需按照美国心脏病学会提出的《三阶段康复运动方案》进行中等强度有氧运动的康复训练,训练共分为热身期、锻炼期及恢复期。

1. 热身期

低热量热身运动为主,持续 10~15min。

2. 锻炼期

包括快走、关节伸展运动、哑铃、功率自行车、太极拳等,最初强度控制

在 60% 的最大心率或最大氧耗量，每次持续 5min，之后每 2 周调整 1 次，逐渐提高运动量，直至达 80% 并维持，每次持续 5min。

3. 恢复期

放松运动 5 ~ 10 min。每周训练 5 ~ 7 次。也可通过公式估算最大心率：最大心率 ＝220 － 实际年龄。建议合并脑卒中、高血压、糖尿病等动脉粥样硬化性疾病的患者最好在医疗专家监督下进行康复训练。

其他针对性康复训练方式还有：

1. 吹笛式呼吸/缩唇呼吸

肺和支气管失去弹性，管腔的过早塌陷闭塞，肺泡气体滞留，呼出气量减少。采用缩唇徐徐呼气，增加肺内气体排出，减少肺内残气量。指导患者缓慢地深吸气，然后让患者撅起嘴唇轻松地做吹笛式呼气，吸气与呼气时间比为 1：2或 1：3，每分钟 7 ~ 8 次，每天锻炼 2 次，每次 10 ~ 15min。

2. 腹式呼吸锻炼

腹式呼吸要求患者吸气时腹壁向前运动，双肋部下移。腹式呼吸时，患者有意识改变呼吸模式，增加腹部运动，改善血气，增加潮气量，降低呼吸频率。

3. 呼吸肌力量锻炼

（1）横膈肌阻力训练：患者仰卧位，头稍抬高的姿势。首先让患者掌握横膈吸气。在患者上腹部放置 1 ~ 2kg(3 ~ 5lb)的沙袋。

（2）诱发呼吸训练：是一种强调持续最大吸气的低阻力训练方式，可提供患者视觉和听觉反馈：让患者处于放松舒适体位；让患者做 3 ~ 4 次缓慢、轻松的呼吸，之后做最大呼气；将呼吸器放入患者口中，经由吹嘴做最大吸气并且持续数秒。

4. 太极拳

在练习的过程中可以使得全身的各大肌群以及关节充分得到锻炼，其动作要领为静、慢、匀、柔、松、合、连等，要求全神贯注、意识集中、全身放松做，其动作刚中有柔、动中求静，运动强度低、有节奏、非竞争、安全性高，可控性强，持续时间较长，运动过程中不致缺氧，不损伤人体脏器，适宜减肥，降低 BMI 指数，对 OSAHA 患者中肥胖者尤其适宜。

经常练习太极拳，可增强肺的通气功能，在练习过程中多采取腹式呼吸，深长而均匀的呼吸在反复练习中有效地锻炼了腹肌以及膈肌从而增加透气功能；练习过程中随着胸廓的活动度增大，肺组织良好的弹性使得肺通气功能增强。此外太极拳还可以改善患者白天嗜睡、疲倦乏力、注意力不集中的情况。

五、睡眠呼吸暂停低通气综合征的其他康复方式

（一）宣传教育

教育的目的是讲解疾病知识，提高患者自我保护和防治疾病的能力，明确康复对自己的好处和解除对疾病的忧虑。可以利用录像、电视、电影、广播等视听教育法。在讲解呼吸锻炼、体位引流、呼吸疗法或氧疗的仪器使用等内容时，一定要有示范和实际操作。宣传教育的对象还需包括患者的家属，以取得家属的最大支持和配合。

（二）营养评价和调理

患者一般给予低脂、复合碳水化合物饮食，应避免过多的液体量，食欲未恢复前可少食多餐，食欲很差的患者应补充营养。就餐时吸氧有助于低氧血症患者吃得舒适。肥胖患者应设法减轻体重以减少呼吸功。患者的血钾、镁、磷水平应维持正常，以保证肌肉的强度和耐力。

（三）社会心理的评价和调整

焦虑和压抑是患者常见的心理障碍，有些患者伴有各种神经精神症状，如失眠、多梦、记忆力减退、识别不能、谵妄等，这也许与低氧血症导致脑缺氧有关。

处理办法应该是，热情地关心、同情、帮助患者，鼓励患者与疾病斗争的勇气，增强和疾病作斗争的信心，支持其力所能及的各种社会活动和正常的交往。并动员患者的家属、朋友一起来做工作。除以上心理治疗外，也可考虑给予必要的神经精神药物。

六、睡眠呼吸暂停低通气综合征肺康复的基本流程

肺康复是对伴症状和日常活动能力降低的慢性肺疾病患者采用多学科的个体化综合干预。美国胸科协会（ATS）对综合肺康复的最新定义为：以循证医学为基础，综合多学科内容，为慢性呼吸系统疾病患者制定个体化综合干预方案。为患者设计个体化综合治疗方案，旨在减轻患者症状，降低残疾，增加参与社会活动，并提高整体的生活质量。具体而言可通过体育运动训练、心理康复和营养咨询以及中医药疗法，从而针对不同患者的问题和需求进行干预。

肺康复作为一种有效的治疗方法，肺康复训练可以有效地改善运动耐量，改善患者呼吸困难的症状，改善患者日常生活的能力，改善健康相关的生活质量，提高肌肉力量和耐力，降低住院天数，因此肺康复的目的旨在减轻症状，维持理想功能状态，使疾病稳定和疾病逆转。

（一）康复目的

（1）缓解或控制疾病的症状和并发症。

（2）消除疾病遗留的功能障碍和心理影响，开展积极的呼吸和运动锻炼，挖掘呼吸功能潜力。

（3）教育患者如何争取日常生活中的最大活动量，并提高其运动和活动耐力。使其日常生活自理能力提升，减少住院风险。

（二）康复地点

康复训练室、医院住院部、医院门诊、家庭、社区等。其中接受住院康复的患者在运动耐力、生活质量等方面有着明显的改善。门诊康复不仅有效，而且可以进行长周期的康复方案，患者获益更加明显。良好的家庭支持和帮助、个人参加肺康复的愿望强烈者其康复医疗的效果较好。

（三）康复对象

所有诊断为睡眠呼吸暂停低通气综合征的患者均可进行肺康复，可根据病情的不同进行不同的肺康复项目，并结合患者自身情况安排适当的训练项目。

（四）康复团队成员

康复团队以医生为核心，康复治疗师及护士为主干，心理治疗师等辅助开展工作。

主要成员包括有：呼吸科专业临床医生，康复治疗师；精神心理科医生；社会工作者，营养师。然而，在目前经济状况下，一个小的有效的方案仅仅需要 1 名专业的康复治疗师的指导下由护士完成执行即可，若患者存在精神焦虑，以及难以解决的营养问题即可请求心理医生或营养师协助诊治，完善方案。

（五）康复构成要素

1. 患者评估

全面评价患者情况，包括全面的病史、体格检查、胸部 X 线检查、肺功能测定、心电图，必要时做动脉血气分析、痰液检查、血茶碱浓度测定、血电解质和血常规检查。呼吸系统以外的其他伴随疾病，如心脏病、高血压、胃肠道疾病、肾脏疾病等。影响肺康复效果的其他因素还有年龄、智力、职业、受教育水平等。

2. 患者管理

（1）戒烟及不良生活习惯管理：吸烟与不良生活习惯是重要发病原因，也是疾病加重的重要因素，需协助患者尽可能戒烟或减少吸烟。

（2）营养指导：慢性支气管炎是慢性疾病，长期的慢性消耗及反复急性发作都可导致营养的缺乏，而饮食不当也会间接加重患者的症状及诱发疾病急性发作，需为患者制定合适的饮食方案，确保营养充足的同时有益于疾病的康复。

（3）运动训练：常常因气喘气促、疲倦乏力等原因不愿意活动，缺少锻炼，这反而不利于病情的康复，长期久卧久坐，痰难以排出，肌肉力量下降，造成恶性循环。需为患者安排合理的运动训练方案，提高肌肉的质量和力量，改善患者的长远预后。

（4）心理社会支持：慢性支气管炎患者病程长，病情容易反复，不可避免地给患者自身及其家庭带来心理压力，消极的情绪也不利于患者疾病的康复。需对患者及家属进行心理社会支持，使其以积极的心态面对疾病，配合治疗。

（5）排痰：咳痰是慢性支气管炎患者常见的症状，需指导患者排痰的体位、方法等促进痰液的排出，有利于病情的康复。

（6）氧疗：慢性支气管炎严重的患者常会出现气短气促等情况，需要指导患者进行家庭氧疗改善这种症状，同时吸氧也可改善肺部通气情况，有助于疾病的康复及控制。

3. 康复教育

（1）宣教指导：对于慢性支气管炎的患者就诊时进行宣教指导，告知患者疾病相关的诊疗方案、特点、预后等，使患者对疾病有一个基本的认识。同时对患者进行康复指导，改善患者预后。

（2）健康讲座：定期举办相关的知识讲座，向患者讲解相关的健康知识及一些先进的治疗护理康复方案。

（3）特殊指导：视患者的身体心理等情况对部分患者进行一对一的指导及追踪，比如对有心理负担的患者提供心理支持指导，对难以配合的患者进行定期监督指导及随访等。

4. 效果评价与随访

在 OSAHS 合并 COPD 患者中，肺功能检测可以明确其是否存在气流受限，第一秒用力呼气容积（FEV_1）/用力肺活量（FVC）×100% <70%，则表明患者存在气流受限并不完全可逆。单一的 FEV_1 并不能准确地反映患者的全身状态，除此之外，NoSAS 评分、BMI 体重指数、运动能力、ESS 评分、动脉血氧饱和度（SaO_2）、睡眠呼吸暂停低通气指数（AHI）可以更好地体现肺康复患者的预后效果，也可作为康复情况的参考标准。

患者出院后，由专人进行为期 12 周的随访，每周 1 次。具体主要内容为：①询问患者近 1 周的咳嗽、气促情况，若出现有急性加重、咳黄痰、发热等不适症状应告知患者及时就诊。②询问患者在家过程中是否采取正确的给药方式，药物储备是否充足，若药物不足应及时就诊补充。③询问患者是否按规律足时足量地进行康复训练，康复训练动作是否熟练准确，若在此过程中存在问题应予以及时解答。④通过电话沟通，了解患者近期心理状况，若出现焦虑等情况应给予适当的心理疏导。

七、睡眠呼吸暂停低通气综合征的中医肺康复

中医主要通过辨证论治，调整患者脏腑阴阳平衡，缓解患者的临床症状，从而改善患者生活质量，且具有良好的依从性。而随着近年来中西医结合治疗疾病的广泛应用及开展，中西结合肺康复治疗也应尝试推广及应用。

（一）中药治疗

使用中药或中药膏方，或外用贴膏进行穴位敷贴。如在每年三伏天（初伏、中伏、末伏）背部两侧肺俞、心俞、膈俞穴各用冬病夏治穴位贴敷 3 次。

（二）针灸治疗

根据"经脉所至主治所及"即腧穴的近治作用以及远治作用，可就近选取鼻、咽喉附近的穴位及经脉循行于鼻、咽喉部的腧穴进行针灸治疗以宣肺利窍。

主穴：中脘、天枢、梁丘、太溪、气海、大横、廉泉。

配穴：脾虚湿盛者配足三里、阴陵泉、三阴交、公孙；痰热内蕴者配丰隆、内庭、合谷；肺脾两虚者则取足三里、关元、三阴交、照海；心肾两虚者则取足三里、三阴交。

手法：毫针针刺留针 30min，期间每 10min 行针 1 次，每日 1 次，10 次为 1 个疗程，治疗 2~3 个疗程。

（三）耳穴贴压治疗

耳穴贴压根据辨证取穴：多选肺、脾、咽喉、扁桃体、风溪、颈椎、内分泌、肝、交感、皮质下、内鼻等耳穴，用王不留行籽进行贴压，每日按压数次。能提高患者的呼吸控制功能，改善夜间睡眠的低通气、呼吸暂停和呼吸紊乱，提高最低血氧饱和度，改善低氧血症，从而减轻胸闷、憋气、夜尿频，以及白天的头晕、嗜睡、咽干等临床症状，此方法适用于非重度鼾眠患者。

取穴：肺、脾、肾，垂前、神门、交感、皮质下。

方法：取穴时以耳穴部位有酸、疼、胀、热感为度，按压 3~5 次/d，穴位按压 10~20 次，10d 为 1 个疗程，连续 3 个疗程。

（四）推拿治疗

定位：两侧胸锁乳突肌；滚揉法、一指禅推两侧斜方肌、低棘肌。重点穴位：中府、缺盆、天容、天鼎、水突等，配合拿肩井、风池、少冲、合谷穴。

手法：滚揉或一指禅推腰背部足太阳膀胱经、督脉，点揉肺俞、天柱等穴。每日 1 次，每次 25min，20 次为 1 个疗程。

八、睡眠呼吸暂停低通气综合征的膳食康复

鉴于 OSA 患者中多见于一些肥胖的患者，其体质多为偏气虚、痰湿、阳虚，肥胖于中医最早见于《黄帝内经》所载，并且记录了其病因病机以及症状，诸如："肥贵人""喜食甘美而多肥"，分类上"有肥，有膏，有肉"，其病机多因脾胃俱强而多食、脾胃虚弱而食少至肥，气虚日久，津液不行者，水谷不能化为精微而无法濡养形体四肢百骸，聚而成痰，抑或者湿久化热，抑或气虚日久所致阳虚出现形体肥胖，体寒肢冷者。

凡此种种，所致气道不利者皆多因痰湿肥胖所致。然于传统中医整体观中，人与自然本为一体，人所当属自然界一部分，自然界所属的树木山川、鸟兽虫鱼、草木金石俱可入药为我所用，顺应自然，以纠正人体之阴阳偏态，而达到"饮食有节，起居有常，不妄作劳，形与神俱，精神内守，病安从来？"对此可根据患者不同的体质制作相适配的饮食方案。

胃火亢进的患者表现为形体肥胖，易口渴以及饥饿；常伴有口干口苦，喜饮水的表现，大便多为干结或难解，小便多黄；舌质多红，舌苔多黄脉偏数。在饮食上首先应当减少食物的摄取以及减少食用辛辣刺激、肥厚的食物，诸如烧烤、辣椒、煎炸烹饪过的食物，白酒，牛羊肉等红肉，饮食应当以清淡为主，诸如绿豆、西瓜、黄瓜、西瓜翠衣、苦瓜、冬瓜、葛根、白茅根、西洋参等，少食用榴莲、菠萝、芒果、荔枝等性偏湿热之品，除此之外还可用黄连、莲子心、栀子、灯芯草等泡茶以减少食欲。

脾虚痰湿的患者表现为形体肥胖的同时，往往伴有神疲乏力、少气懒言、胸闷脘痞、纳差、身体困重、便溏、舌体胖舌苔苔多为厚腻等；此类人群多是因为嗜食肥甘厚味所致，痰湿阻滞气机所致，在饮食方面应当少时食用偏寒湿类食物，一般而言，性寒偏凉食物诸如，绿豆、西瓜、黄瓜、西瓜翠衣、苦瓜、冬瓜、葛根等；多食性偏温兼有燥湿或健脾行气之品，诸如茯苓、白术、炒山药、莲子肉、扁豆、陈皮等食物。

阳气虚衰的患者多见于老年人，系患者年龄较大，体内阳气渐渐衰，加上饮食不洁等因素所导致，出现形体肥胖然四肢不温，畏寒喜食热饮，大便不成形，小便清长，舌淡胖，脉沉细等表现；为此患者应当多食用温阳之品，诸如韭菜、胡桃肉、红豆、生姜、大枣、肉桂、茴香、羊肉、鸽子等食物，忌食寒凉之品，注意防寒保暖，多晒太阳以及适量的增加运动"动则生阳，阳强则寿"。

睡眠呼吸暂停低通气综合征的食疗方包括：

（1）百合荷叶粥。

材料：干百合 10g，干荷叶 10g，大米 50g。

制作：用清水洗净干百合及荷叶，将干百合浸泡至软，然后把泡软后的百合和大米、荷叶加水一起煮成粥，每晚食用。

功效：百合清心安神，荷叶利湿升阳。适用于打鼾伴有失眠多梦，口腔溃疡，心悸心烦，舌尖红者。

（2）苍术粥。

材料：苍术 10g，升麻 6g，荷叶 10g，大米 50g。

制作：将 4 味材料用清水洗净后一同放入锅中，加水煮成粥。

功效：苍术健脾燥湿，解郁辟秽，升麻、荷叶升阳清热。适用于打鼾伴有白天嗜睡，脾虚身困，脘腹胀满，大便不成形，舌苔白厚腻，体胖者。

（3）山丹桃仁粥。

材料：山楂 10g，丹参 15g，去皮的桃仁 6g，粳米 50g。

制作：将所有材料洗净后，先煎煮丹参，要去渣再取汁，最后放入山楂、桃仁及粳米，加水煮成粥。适应于气滞血瘀型的症状，如打鼾伴有高血压、心脏病、舌紫、唇紫的人服用。

参考文献

［1］中华医学会，中华医学会杂志社，中华医学会全科医学分会，等．成人阻塞性睡眠呼吸暂停基层诊疗指南（2018 年）［J］．中华全科医师杂志，2019，18（1）：21．

［2］陈金辉．睡眠呼吸暂停低通气综合征临床诊治手册［M］．北京：人民军医出版社，2015．

下 篇

个案经验

基于"固本澄源"理论防治
肺结节的中医综合康复疗法

随着社会的发展，人民生活水平的提高，健康意识的增强，检测手段的多样性及检测技术的不断提高，肺结节的检出率逐年增高。据国内研究统计，肺结节检出率为22%～51%，且在随访中每年新增检出率为3%～13%。而其中5%左右体检发现的肺结节是恶性的。由于肺结节早期无明显症状，不容易被发现，一旦有症状则已是疾病晚期或者危重期。因为目前无有效的治疗方法，所以早发现、早治疗尤为重要和关键。

现代医学认为，肺结节是指影像学上直径≤3cm的局灶性、类圆形、密度增高的实性或亚实性肺部阴影，可为孤立性或多发性，不伴肺不张、肺门淋巴结肿大或胸腔积液；根据密度可分为实性肺结节和亚实性结节，后者又分为磨玻璃结节和混杂性结节；依据结节大小将直径＜5mm者定为微小结节，直径为5～10mm者称为小结节。

中医认为肺结节属于"痰核""肺积""咳嗽"等范畴，多为外邪内伤导致，属本虚标实之病。肺五行属金，为娇脏，外邪易侵，气逆而上，痰邪留伏，气机淤滞，虚实夹杂，痰瘀互生，形成积聚。

笔者对于肺结节的治疗积累了相当丰富的经验，构建了具有个人特色的临证方法及辨治思路，现将临床论治肺结节的经验及中医康复疗法应用情况介绍如下，并附医案二则，以供同道参考。

一、"固本澄源"理论在肺结节预防中的作用

"固本"即扶正固本之意，旨在预防结节生长及肿瘤发展进展，因"脾肾不足，及虚弱失调之人，多有积聚之病"，故而脾肾虚损对于肺结节的恶性改变发生具有重要的作用。固本其实体现的就是中医学"未病先防"的思想，除嘱咐患者平时加强锻炼，注意饮食、起居等以外，在肺结节用药方面，应注意调补脾肾为主，临床中多喜用肉桂、附片、炮姜、党参、炙甘草、炒白术等，此类药物对于提高机体的免疫功能有确切疗效，可以达到使机体"正气存内，邪不可

干"的目的，从而抗御肺结节生长及预防结节肿瘤化倾向。

"澄源"即针对患者已经明确的一些导致肺结节发生的某些证候状态的改变，通过调节脏腑气血阴阳，"发于机先"，起到治其未生、未成的目的。临床中观察到许多肺结节患者多有吸烟和（或）间接吸烟史，女性多有长期烹饪油烟接触史以及乳腺结节、甲状腺结节、子宫肌瘤等病史，针对此类有明确不良诱因来源的患者，应积极干预阻止，防止其发展演变恶化，防止其由轻变重，由小变大，由局部向其他脏腑蔓延。

二、"固本澄源"理论在肺结节治疗中的作用

"固本"是治疗肺结节的基础。笔者多年的临床经验总结发现，肺结节于其病机有其自身独特之处，临床中多见气阴两虚、痰瘀内结证型，病变多涉及肝、脾、肾等。《医宗必读·积聚》云："正气不足，而后邪气踞之"。体质决定了正气的强弱和本病的易患性，肺为娇脏，主一身之气，素体虚弱，或年老体衰，或久病伤正，使肺脏受损，影响气的生成，易生气虚；肺失清肃，水液代谢受损，易致阴虚。气虚不足以行血和津液，阴亏不足以润脉，气不布津而痰凝，气结血阻而成瘀。从功能失调进而病及形质，从无形之邪结为有形之物。肺结节的病理因素主要为"痰瘀"，病性则多为本虚标实，以虚为主，因虚致实。

笔者临床辨治肺结节患者时多秉承"凡脾肾不足及虚弱失调之人，多有积聚之病"一法，主张应从温脾补肾入手，把健脾益肾作为扶正培本的核心。肾为先天之本，脾胃为后天之本，人体营养精微的补充，全身水液代谢的平衡，气机的升降以及气血的充盈均与之有着密切关系。脾肾健，则气血调，气血充足调达，机体的抗邪能力方能提高，有利于肺结节的康复。

气虚者多以玉屏风散为主方益气固表，血虚者以当归补血汤为主方补气生血，阴虚者以沙参麦冬汤为主方养阴生津，脾弱者以香砂六君子汤为主方健脾化湿，肾虚者以左右归丸为主方，偏阳虚加补骨脂、枸杞子等温肾助阳，偏阴虚加知母、天冬等滋阴养肾。

"澄源"是治疗肺结节的关键。肺结节多为"痰瘀"胶着，不仅耗伤正气，更易于胶结成形，阻碍经络气血运行，进而导致血瘀、气滞、痰结、湿聚、热结、毒蕴等病理产物产生，与正气亏耗互为因果。外感六淫邪毒包括吸烟、大气污染、油烟、职业因素，以及情志内伤、饮食不节等均是肺结节的常见病因。肺通于喉，开窍于鼻，直接与外环境相通，正气亏虚不能抗邪，六淫或油烟等客邪易久留积聚，脏腑气血阴阳失调，而致血瘀痰凝；情志不遂，气机郁结，久则气滞血瘀，津凝为痰，痰瘀互结；饮食习惯不当及恣食辛辣腌炸海腥发物等，使脏腑功能及气血津液紊乱，进而津伤气结痰凝。

"澄源"的目的在于合理适度祛除"痰瘀"之邪，阻止肺结节生长或截断结节恶化进展，临床中治疗原则大致可分为活血化瘀法、清热解毒法、软坚散结法以及以毒攻毒法4种。

肺结节通常患病日久，病久则"久病多瘀""久病入络"，血脉瘀阻与结节之间有着密切联系。活血化瘀法是祛除结节的重要方法，临床中往往视患者瘀血程度轻重，灵活用药。瘀血较重选用莪术、乳香、没药等，瘀血较轻选用鸡血藤、赤芍、郁金、丹参等。

肺结节因痰湿凝聚而成，故临床中采用软坚散结法必不可少，对于肺结节可采用化之、软之、消之、散之的徐徐渐进之法，临证常用有山慈菇、半夏、夏枯草、玄参、浙贝母等。

三、"固本澄源"理论在肺结节康复中的作用

肺结节患者，尤其是部分手术后的肺结节患者，其机体恢复较为缓慢，尤其肺结节康复治疗包括饮食、运动、心理、用药等方面，亦应该遵循"固本澄源"的原则。

肺结节患者除了临床辨证用药治疗外，合理饮食、科学营养、心神调理、运动健体也是肺结节防治的重要内容，增强人体自身免疫能力和抗病拒邪能力是防治肺结节的最核心内容。

在饮食上，人之气血、津液、精血均来自脾胃的生化。合理饮食则不病或病轻，反之则多病或病重。因此，治病当以食为本，主张"饮食有节"以及主副搭配、荤素结合，宜清淡、新鲜、易消化的健康食谱。

在心理调护方面，肺结节患者更多需要解决的不仅是身病，更有心病，因而心神调理对于肺结节患者尤为重要，经常应用开导、鼓励、暗示、转移等心理疗法，为患者开出可操作的精神疗法处方，使患者最大限度地消除对肺结节的恐惧，更积极地配合治疗，以良好的心理状态对待疾病。

运动方面，应当注重肺结节患者康复中的运动疗法，运动锻炼在结节预防、治疗、康复中的作用是其他方法无法替代的。"运则立，动则健"，机体正气的强弱、血液循环状况的良否、新陈代谢质量的高低、抗病能力的强弱、疾病治疗和恢复的快慢等都与运动息息相关。临床中可以根据患者的具体情况，制定出各种运动处方，包括散步、瑜伽、太极拳、五禽戏、八段锦、中医功法等，既有利于肺结节患者病体素质的增强，又能对药物治疗起到积极的辅助作用。

四、"固本澄源"理论在肺结节康复治疗中的应用验案举隅

临床验案一

李某，女性，46岁。2022年11月23日初诊。

患者以"发现左肺下叶背段见实性结节影2周"为主诉。既往体健，无肺弥漫性纤维化疾病、肺结核及恶性肿瘤病病史，无肺癌家族史，无吸烟史，从事职业工作环境良好，无工业毒物、粉尘、放射性物质接触史。来诊2周前已于同院胸外乳腺科专科门诊就诊，查体：咽（-），双侧扁桃体无肿大；锁骨上、腋窝无肿大淋巴结，双肺呼吸音粗，左肺底可闻及明显细小湿性啰音，右肺未闻及明显干湿性啰音。2022年11月4日行胸部螺旋CT平扫检查提示：①左肺下叶背段结节，性质待定，建议增强检查。②左肺下叶背段、右肺上叶尖段硬结灶，建议定期复查（左肺下叶背段见实性结节影，大小为12mm×8mm，边界清，其内支气管稍变窄并僵直，结节形态不规则；左肺下叶背段、右肺上叶尖段见实性结节影，大小约3～4mm，边界清）。当时胸外科门诊医生结合病史、查体及CT检查，考虑到肺结节较大，形态不规则，建议住院进一步完善检查并系统诊疗，患者表示拒绝，希望寻求保守治疗，遂治疗上予盐酸莫西沙星片0.4g po qd×14d，嘱患者服药观察，定期复查胸部CT。刻下症见：神清，精神稍疲倦，畏寒，偶有咽痒欲咳，咯少量白稀痰，口干，四肢发凉，遇冷加剧，胃纳欠佳，眠可，二便尚调，既往月经规律，月经量中等，颜色偏暗，夹杂血块，舌红，苔薄黄，脉弦滑。

西医诊断为肺诊断性影像异常（肺结节性质待排）。中医诊断：为肺积，证属气阴两虚，痰凝血瘀证。

处方：自拟肺结节固本澄源方。

黄芩15g，百部10g，丹参20g，醋三棱15g，醋莪术15g，蜜麻黄15g，桂枝10g，北杏仁10g，薏苡仁30g，紫菀10g，款冬花10g，玄参20g，北沙参20g，麦冬10g，桔梗10g，盐菟丝子10g，附子20g，陈皮10g，白豆蔻10g，砂仁5g。

用法：每日1剂，加水900mL，煮取400mL，分2次服用，共10d。

嘱患者定期随访，积极治疗，1个月后复查胸部CT。平时可行"宽进徐出"式呼吸方式，即充分打开鼻翼缓缓地吸气至胸廓自然打开，然后举颌张口将气体慢慢呼出，中间可以屏气3～5 s，同时在呼气的同时，配合用力咳，以促进痰液排出，配合练习"八段锦、六字诀"养气功进行锻炼。

二诊：2022年12月6日复诊，上次服药后患者精神好转，食欲改善，畏寒、四肢发凉较前减轻，口干好转，咳嗽明显减轻，现咯白痰较前减少，舌淡

红，苔白腻，脉弦滑。复查胸部CT平扫提示：对比2022年11月4日CT片：①左肺下叶背段结节较前缩小，考虑局灶炎症或炎性肉芽肿，请结合临床（左肺下叶背段见实性结节影，较前缩小，现范围约6mm×4mm，边缘稍模糊；左肺下叶背段实性小结节影较前缩小，现直径约2mm；右肺上叶尖段见实性结节影，大小约3～4mm，边界清）。处方：前方去蜜麻黄、桂枝、薏苡仁、紫菀、北沙参、麦冬、桔梗、盐菟丝子、附子、陈皮、白豆蔻、砂仁，减用量：玄参15g，百部15g，醋三棱10g，醋莪术10g，丹参15g，加黄芪20g，苍耳子10g，麸炒枳壳10g，射干15g，徐长卿20g，辛夷15g，防风10g，甘草10g。共7剂，水煎内服，每日1剂，1次用量200mL。嘱患者服药观察，定期随访，加强锻炼及中医功法训练，12个月（2023年3月）后复查胸部CT。

三诊：2023年3月3复诊，上次药后，前症明显好转，现无咳嗽咳痰等明显不适，舌淡红，苔薄白，脉弦滑。复查胸部CT平扫：对比2022年12月6日CT片：①左肺下叶背段结节已基本吸收消散。②右肺上叶尖段硬结灶，同前相仿，建议定期复查。③肝多发囊肿；脾脏内多发低密度，建议增强扫描（右肺上叶尖段见实性结节影，大小约3～4mm，边界清）。

按语：患者初诊时见口干、舌红苔薄黄等一系列阴虚内热表现，又因肺结节之形成非一日之功，久病多见痰湿，多见瘀血，脉弦滑及既往月经颜色偏暗，夹杂血块表现亦可佐证痰瘀内生之象，此外兼有咳白稀痰、疲倦、畏寒，肢冷阳气中虚征象，因此从总体论治以滋阴清肺，化痰祛瘀为先，稍兼顾温阳除湿，诸药并用消积散结。二诊时患者口干好转，精神稍有改善，舌红苔薄黄转舌淡红苔白腻，为肺阴津液渐复表现，咳白稀痰、疲倦、畏寒、肢冷好转，乃实邪消退，正气来复征兆，故在继续化痰祛瘀基础上，前方去蜜麻黄、桂枝散寒解表攻伐之药，减紫菀、北沙参、麦冬润肺养阴之品，因真阳尚存，引动即可，故可减盐菟丝子、附子温阳之物，去陈皮、桔梗、白豆蔻、砂仁、薏苡仁防止化痰除湿太过，减用量：玄参15g，百部15g，醋三棱10g，醋莪术10g，丹参15g，加黄芪20g，防风10g，苍耳子10g，辛夷15g，麸炒枳壳10g，射干15g，徐长卿20g，甘草10g，清肺化痰，益气固表之功，既可除邪务尽，又可固护正气，增强免疫力，既防止余邪复生，又可防止外邪侵袭。三诊时患者诸症均去，影像学也提示肺结节病灶消散。

临床验案二

沈某某，女性，51岁。2022年8月16日初诊。

患者以"发现双肺多发磨玻璃结节影1年余"为主诉。既往外院发现血红蛋白降低（最低至64g/L），无肺弥漫性纤维化疾病、肺结核及恶性肿瘤病病史，无肺癌家族史，无吸烟史，从事职业工作环境良好，无工业毒物、粉尘、放射性物质接触史。查体：咽（－），双侧扁桃体无肿大；锁骨上、腋窝无肿大淋巴结；双肺未闻及明显干湿性啰音。2022年8月16日行胸部螺旋CT平扫检查提示：①双肺散在磨玻璃结节［左肺上叶上舌段（IM119）、左肺下叶后基底段（IM188）、右肺中叶外侧段（IM162）、右肺下叶后基底段（IM177）见磨玻璃密度结节影，较大者位于左肺下叶后基底段，横截面大小为5mm×4mm］，建议定期复查。②双肺散在纤维灶。③胸椎轻度退行性变。④胆囊结石。刻下症见：精神疲倦，肢体乏力，面色淡白，偶有头晕，午后胃脘不适，睡眠欠佳，胃纳欠佳，二便尚调，既往月经规律，月经量中等，颜色偏淡，无夹杂血块，舌淡暗，边有齿痕，苔白，脉弦滑。

西医诊断为肺诊断性影像异常（肺结节性质待排）、中度贫血。中医诊断为肺积，证属气血两虚。

处方：自拟肺结节固本澄源方。

白术30g，北柴胡10g，炙甘草20g，当归15g，北芪45g，升麻10g，蒸陈皮10g，熟党参30g，鸡血藤30g，龙眼肉10g，广木香10g，制远志10g，盐菟丝子20g，盐山茱萸20g，熟地黄20g，西洋参15g。

用法：每日1剂，加水900mL，煮取400mL，分2次服用，共7d。

嘱患者服药观察，定期随访。建议行八段锦（尤其前三节）、呼吸体操及太极拳锻炼。微动四极：建议以徒步为主，以达到微微汗出即止。6个月（2023年2月）后复查胸部CT。

二诊：2022年8月30日复诊，上次服药后患者精神、肢体乏力、睡眠、头晕较前有明显改善，抽血查血常规：血红蛋白94g/L。处方：前方基础上加用醋三棱10g，醋莪术10g，栝楼皮10g，麸炒枳壳10g，薏苡仁20g。共7剂，水煎内服，每日1剂，1次用量200mL。继续加强中医功法运动训练。

三诊：2022年11月19日复诊，胃纳较前明显改善，近日晨起后出现咳嗽，咯白黏痰，畏寒，四肢发凉，大便稍溏。前方去西洋参、栝楼皮、枳壳，加用白鲜皮15g，地肤子15g，蝉蜕5g，紫苏子10g，款冬10g，桔梗10g，附子29g。

四诊：2023年3月7日复诊，晨起咯痰、睡眠较前明显改善，舌淡，苔白，脉弦滑。复查胸部CT平扫阅片后可见原左肺下叶后基底段磨玻璃结节病灶较前吸收变淡。

按语：患者发现肺结节病1年余，平素常神疲肢倦，四诊合参，追本溯源，其辨证为气血两虚证。脾失健运，水谷精微不达四肢，则见乏力；脾虚则胃亦亏，故纳欠佳；脾虚则清气不升，精神疲倦。气为血帅，血为气母，气虚血虚相互影响，血虚则可见头晕乏力，心血不足则睡眠欠佳，经量偏少，色淡。舌淡暗，边有齿痕，苔白，脉弦滑。予补脾气，升清阳，益气生血，二诊时患者精神、肢体乏力、睡眠、头晕较前有明显改善，血红蛋白也有升高，说明气血滋生，体质得到初步调理，因此，此时予三棱、莪术、栝楼皮、枳壳等破血消积、化痰行气之品来攻克结节。三诊时患者偏阳虚之象，咯白黏痰，畏寒，四肢发凉，稍有便溏，因此去栝楼滑利之物，去枳壳防止理气行滞之力太过，加附子补火助阳，兼解表散寒之品，制成膏方，最终达到调理体质，缓消结节之功。

五、总结

现代医学体检发现不符合手术指征的肺磨玻璃结节，暂时缺乏太多好的针对性治疗方法，只能先服用2周抗感染药物，3～6个月后复查其变化再决定处理方案，在这么长时间的等待过程中，多数患者如身上带着一颗"定时炸弹"，往往寝食难安。中医认为任何疾病"有诸内必形诸外"，可通过四诊合参辨证，扶正祛邪清毒治疗。如《景岳全书》中所讲："痹者为闭也，以血气为邪所闭，血停为瘀，湿凝为痰，壅阻血脉经络使邪留胸肺。"肺结节多为机体正气不足，受外邪侵袭，或劳伤、多食肥甘厚味致肺脾肾三脏虚损，津液失布，血瘀内停，痰瘀互结，或肝郁不舒、气滞痰凝等致肺络痹阻而发病。此外广东地处岭南湿热之地，加之现代人多起居无常，饮食不节，致脾失运化，痰浊内生。气机受阻，肺气壅遏，痰浊常郁久化热，阻滞肺络而易产生肺结节。

中医关注的对象在"病"，但更加关注的是患病的"人"，中医治疗肺结节主要从整体状况来看局部病变，体质分析联合辨证论治，同时加强中医特色康复疗法的应用，以最大限度发挥中医特色优势，以达到症状缓解、体质增强、气血充盛、阴阳平衡的功效，如《伤寒论》所言"阴阳自和者，必自愈"。

从脾肾论治慢性支气管炎康复经验

随着现代环境的污染及人们不良的生活习惯，慢性支气管炎更多发，患者反复地咳嗽发作，生活和工作都受到严重的影响，若治疗不当，反复急性发作，迁延不愈，可发展成慢性阻塞性肺疾病甚至肺源性心脏病。中医认为咳嗽病与肺肝脾肾均有关，笔者根据多年临床经验总结，认为脾肾两脏与慢性咳嗽的发生发展密切相关，久咳患者总离不开脾肾两虚，本虚不足，遇外邪侵袭则易诱发，迁延不愈；故临床治疗慢性支气管炎需注重兼顾脾肾，除使用止咳平喘之药，还常配伍使用补肺益气，温补脾肾之药，以达补虚泻实，标本兼治之效。笔者常用自拟方补肾咳嗽方加减治疗慢性支气管炎，方取止咳平喘，温补脾肾之意，常取得良好的临床效果。

一、从脾肾论治慢性支气管炎理论渊源

慢性支气管炎归属于中医"咳嗽"病范畴，《素问·咳论》有云："五脏六腑皆令人咳，非独肺也。"本病的病位在肺，又涉及肝、脾、肾等多个脏腑。魏成功教授认为本病的发生尤与脾肾两脏密切相关。

《证治汇补·痰证》指出："脾为生痰之源，肺为贮痰之器。"表明脾脏在肺系疾病的发生发展及治疗中起着重要的作用。脾居于中焦，主运化，升清降浊；若脾失健运，水谷精微不能上输于肺，反而聚于中焦，聚湿生痰，清阳不升，浊阴不降，使肺气壅滞，肺失宣降，则发为咳嗽。因脾失健运为本，肺气壅盛为标，若只局限于治肺，则咳嗽反复发作，迁延不愈。

《杂病源流犀烛·咳嗽哮喘源流》云："盖肺不伤不咳，脾不伤不久咳，肾不伤，火不炽，咳不甚。"《景岳全书·卷之三十一·贯集·杂证谟·痰饮》又云："五脏之病，虽俱能生痰，然无不由乎脾肾。善脾主湿，湿动则为痰，肾主水，水泛亦为痰，故痰之化无不在脾，而痰之本无不在肾，所以凡是痰证，非此则彼，必与二脏有涉。"肾为先天之本，肾主纳气，咳嗽日久，肺气受损，日久及肾，肾纳气功能失司，气无所主，则临床见气短喘促，甚者可发展为喘脱危证。

笔者根据多年临床经验发现，咳嗽初期多为外感风邪，或风寒，或风热，外邪从口鼻而入，首犯肺卫，故初期治疗以疏风解表为主，辨寒热不同配合温

肺止咳或清肺止咳。慢性支气管炎患者久咳，且多为老年人，年老体衰，脏腑功能失调，脾肾本虚，治疗上更需补益脾肾。加之现代饮食生活习惯的改变，现代人多饮食不节，嗜食肥甘厚味或酸辣刺激之品，损伤脾胃，更易酿生痰湿；又或劳逸不当，喜熬夜，耗伤阳气，气血不充，肾气不足；若遇外邪侵袭，日久更易累及脾肾，致使肺脾肾三脏皆不足，咳嗽缠绵难愈。故在治疗慢性咳嗽时，需标本兼顾，在宣肺止咳治标的同时，需要注意治本补益脾肾，加用健脾化痰之品；日久夹瘀，需酌情加用活血化瘀之品。

二、从脾肾论治慢性支气管炎理论具体内涵

慢性支气管的发生发展与脾肾不足有着密切的关系，因此笔者临证中辨治慢性支气管炎时，不仅着重治肺，还需兼顾脾肾两脏。

《证治准绳》记载："肺虚则少气而喘。肺虚则少气而喘，若久病仍迁延不愈，由肺及肾，则肺肾俱虚。或劳欲伤肾，精气内夺，根本不固，皆使气失摄纳，出多入少，逆气上奔而发喘。"叶天士在《临证指南医案》中也提出"（咳嗽）在肺为实，在肾为虚"。这均提示慢性支气管炎的治疗须重视补肺益气，补肾健脾；若肺气充足，卫外功能正常，则邪气不得入侵；若脾气旺盛，运化功能正常，则痰湿无以停聚；若肾气充盛，纳气功能正常，则咳、痰、喘不复存在。《医贯》认为治咳之法"不在于肺，而在于脾。不专在脾，而返归重于肾。盖脾者，肺之母，肾者，肺之子。故虚则补其母，虚则补其子也"。脾之运化有赖于肾阳之温煦，肾之盛衰有赖于脾气散精之滋养，脾气充足，肾气旺盛，则肺气不虚，故咳嗽治疗不仅在肺，还需兼顾脾肾，配合补脾温肾之法。人体生命活动的健旺依赖于肾阳的温煦，肾阳温煦脾阳，脾阳、脾气健旺，水谷化生的精微物质才能源源不断地上输于胸中，宗气贯心脉、司呼吸的功能正常。这种通过元气（肾气）—脾气—宗气的循环过程，正是慢性支气管炎中医治疗的根本大法。

在临床辨治本病时，重视对先天之本肾以及后天之本脾的调补，将补肾健脾作为此类疾病的基本治则，对此类疾病多考虑虚实夹杂，病位从脾肾入手，故在辨清病证及兼证后用药多以健脾益气和补肾为主。用炒谷芽、炒麦芽、鸡内金等健脾胃之品助运化和吸收，运化和吸收功能健全，则气血充足，得以充养肌肉。同时对于肾气的补充也很重要，常予杜仲、山药等补肾强筋益髓，激发人体的脏腑功能活动，调节精血津液的代谢。考虑到风、痰、瘀等病理因素，方中常常佐以祛风通络、化痰利湿、活血化瘀之药。本病病程日久，络阻不通，则往往伴随气血不和，在治疗本病的同时，常需和血通络，经络通则血行畅通，遂常加予乌梢蛇等通络之品。经过长时间的临床检验，中医药在提高临床疗效，

减轻患者症状等方面有着独特的优势。重用升阳药，用药灵活辨证虚实，主要根据发病特点及舌脉判定，对此类疾病多考虑从补气升提入手，通常以黄芪为君药，根据患者病情酌次增加剂量，并常配伍柴胡、升麻等升阳举陷药。重视对阳气的调补，阳气充足则可调和全身经络、气血、肌肉骨骼，促进新陈代谢。

针对慢性支气管炎等久咳疾病的以上特点，根据笔者临床经验总结并自拟一方——补肾咳嗽方，临床效果显著；其方药组成包括：蜜麻黄，桃仁，冬瓜子，苇根，辛夷，桔梗，黄芩，苍耳子，法半夏，炙甘草，山茱萸，补骨脂，葶苈子。方中以苍耳子、辛夷祛风解表；蜜麻黄、桃仁、冬瓜子、苇根、桔梗、黄芩、法半夏、葶苈子清肺化痰，止咳平喘；山茱萸、补骨脂、炙甘草温补脾肾。另外笔者喜欢用黄芪一药，取其补肺益气固表之意。《本草备要》言："黄芪生用固表，温分肉，实腠理，炙用补中，益元气。"具有固表益卫、健脾补气、固本培元之功，其同属脾肺两经，为补益肺脾之上品。

三、从脾肾论治慢性支气管炎运动康复

《内经》云："正气存内，邪不可干""阴平阳秘，精神乃治"。日常调摄对于慢性支气管炎患者尤其重要。脾肾两虚多由长期疾病和治疗失败引起，脾主运化水谷，气血生化之源，水谷温化，血气取决于气血，所以脾多为阳虚气虚；肾主藏精，元阴元阳之家，元精亏损，阴虚阳虚多见。肾是先天的基础，脾是后天的基础，因而脾肾不足的患者，更应当通过慢跑、瑜伽、打太极拳或者八段锦等有氧康复运动，激发机体阳气，温煦全身，从而弥补脾肾不足。临床中笔者多采用动静结合的理念，将运动训练形式拓展到中医传统功法太极拳、梅花桩、打坐调息、八段锦、五禽戏等，运用"动"的方法来锻炼患者肢体力量、平衡反应能力及柔韧性；用"静"的方法调整体态姿势、呼吸方法及特定意念活动来进行内部的锻炼和调节。采用中医传统锻炼方法结合现代康复理论基础，适量进行体能及身体协调性等机能锻炼。

四、从脾肾论治慢性支气管炎验案三则

临床验案一

患者，女，55岁，2021年10月26日初诊。

患者以"反复咽痒咳嗽20余年，加重伴气促2年"为主诉。该患者20余年前开始出现咽痒、咳嗽，咽痒而咳，伴咯白痰，曾外院多次就诊后，症状咳嗽反复发作。近2年上述症状加重，伴气促，平卧时明显，闻及油烟味等刺激性气味无明显加重。夜寐一般，胃纳可，二便调。舌红，苔黄腻，脉滑。专科查体：

双肺呼吸音清，未闻及明显干湿啰音。辅助检查：肺通气功能检查＋支气管舒张试验：①轻度肺通气功能障碍。②支气管舒张试验阴性（吸入万托林 400μg，20 分钟 FEV₁ 上升少于 12%，绝对值上升少于 200mL）。胸部螺旋 CT 平扫＋三维重建：①左肺下叶后底段磨玻璃结节影（直径约 6mm），建议定期复查。②双肺部分细支气管炎改变。③胸椎退行性改变。④脂肪肝。

西医诊断为慢性支气管炎。中医诊断为咳嗽，证属痰热郁肺证。

处方：自拟方补肾咳嗽方加减。

蜜麻黄 10g，桃仁 15g，冬瓜子 15g，苇根 20g，辛夷 15g，桔梗 15g，黄芩 15g，苍耳子 15g，法半夏 15g，炙甘草 10g，山茱萸 15g，补骨脂 15g，葶苈子 15g，射干 10g，地龙 10g。

用法：每日 1 剂，加水 900mL，煮取 400mL，分 2 次服用，共 7d。

2021 年 11 月 2 日二诊：患者咳嗽咳痰、气促等症状较前减轻，时有咽痒、咳嗽。舌淡红，苔白腻，脉沉细。处方：蜜麻黄 10g，桃仁 15g，冬瓜子 15g，苇根 20g，辛夷 15g，桔梗 15g，黄芩 15g，苍耳子 15g，法半夏 15g，炙甘草 10g，山茱萸 15g，补骨脂 15g，葶苈子 15g，射干 10g，地龙 10g，黄芪 30g，太子参 30g，五味子 10g。共 7 剂，用法同前。同时指导患者在运动中进行呼吸控制，吸气时伸展，呼气时屈曲，提高运动耐力，促进痰液排出。另外适当结合一定程度的有氧运动，包括踏步、慢走、游泳、太极拳、八段锦等运动形式，餐后 1h 后开始。

2021 年 11 月 9 日三诊：患者无明显气促，痰少，偶有咽痒欲咳。舌淡红，苔白稍腻，脉沉细。处方：蜜麻黄 10g，桃仁 15g，桔梗 15g，山茱萸 15g，补骨脂 15g，葶苈子 15g，射干 10 克 g，黄芪 30g，五味子 10g，太子参 30g，桂枝 10g，枇杷叶 10g，三棱 10g，莪术 10 克 g，陈皮 10g。共 7 剂，用法同前。经随访，患者再服此方 14 剂后无再发明显咳嗽。

按语：患者以反复咳嗽 20 余年，加重 2 年为主诉，结合患者症状、体格检查及辅助检查，考虑诊断为慢性支气管炎。首诊时患者咳嗽咳痰症状明显，伴气促，舌红，苔黄腻，脉滑；考虑患者年过五旬，肾气渐衰，脏腑功能失调，又夹有痰热之象，本虚标实，治宜标本兼治，又因患者咳嗽气促明显，急则治其标，故选用魏成功教授自拟方补肾咳嗽方，另加射干、地龙，加强止咳平喘之功。二诊时患者咳嗽气促症状较前明显缓解，舌淡红，苔白腻，脉沉细；患者标实之象较前减轻，以本虚为主，患者久咳，加之身体渐衰，肺脾肾三脏皆有不足，故在前方基础上加黄芪补肺益气，太子参健脾益气，五味子敛肺止咳。三诊时患者症状已明显缓解，加之患者辅助检查发现肺部磨玻璃结节，故重新调整用方；去冬瓜子、苇根、辛夷、苍耳子、黄芩、地龙等清热化痰，辛温发散之品，取中病即止之意，防止清热或发散太过而伤及阳气，同时加陈皮理气健脾，桂枝温肾助阳，枇杷叶清肺止咳，三棱、莪术活血化瘀散结治疗肺部磨玻璃结节。总的来说，补脾益肾的思路贯穿整个治疗过程，而视疾病的标本缓急轻重，辩证做出方药调整。

临床验案二

患者，女，79岁，2022年5月10日初诊。

患者以"反复咳嗽2年"为主诉。现病史：患者反复咳嗽2年，曾治疗后症状好转，但反复发作。现咳嗽，闻及刺激性气味加重，无明显咳痰，无明显气喘，伴喷嚏流涕，咽痛咽痒。夜寐胃纳可，二便调。舌淡红，少津，边有齿痕，苔薄白，脉细滑。专科查体双肺呼吸音清，未闻及明显干湿啰音。辅助检查：胸部螺旋CT平扫+三维重建：①双肺多发支气管炎。②主动脉及冠状动脉多发钙化。③考虑双侧多发肋骨陈旧性骨折。④胸腰椎退行性改变；腰1椎体压缩变扁。⑤右肾结石。

西医诊断为慢性支气管炎。中医诊断为咳嗽，证属风寒袭肺证。

处方：自拟方补肾咳嗽方加减。

蜜麻黄10g，桃仁15g，桂枝15g，白芍20g，辛夷15g，桔梗15g，黄芩15g，苍耳子15g，法半夏15g，炙甘草10g，山茱萸15g，补骨脂15g，葶苈子15g，岗梅根10g，丹参20g，木蝴蝶10g，干姜10g。

用法：每日1剂，加水900mL，煮取400mL，分2次服用，共7d。

开药完毕后指导患者步行运动技巧，步行中结合上肢扩胸式辅助动作，两臂随步伐节奏做较大幅度摆动，每分钟60～90次，配合呼吸锻炼，采用走四步一吸气，走六步一呼气，每天2次，早晚进行。

2022年5月24日二诊：患者咳嗽明显减轻，咳嗽时伴流涕，咯白稀痰，口干涩。舌淡红，边有齿痕，苔薄白，脉细滑。上方继服7剂。经随访，患者服药后已无明显咳嗽。

按语：患者反复咳嗽2年，结合患者症状、体格检查及辅助检查，考虑诊断为慢性支气管炎。首诊时患者咳嗽，伴鼻塞流涕，咽痛咽痒，舌淡红，少津，边有齿痕，苔薄白，脉细滑。患者年近八旬，久咳不愈，结合舌脉证候，考虑患者年老，脏腑功能失调，肺脾肾本不足，因不慎外感风寒之邪而诱发本次发病。治疗上仍以魏成功教授自拟方补肾咳嗽方进行加减，因其证候以外感风寒为标，肺脾肾不足为本，故去原方的冬瓜子，苇根防止清热太过，而加桂枝，白芍，干姜，联合原方的蜜麻黄、炙甘草取小青龙之意，起辛温解表，温肺化饮之效；又加岗梅根、木蝴蝶利咽解毒。二诊时患者咳嗽症状已较前明显好转，遗留少许咳嗽咯痰及流涕等表证未痊愈的症状，故以原方续服7剂，后痊愈。总的来说，本病例仍以补肾咳嗽方为基础，针对患者本次急性发病的病机有所不同，而对原方进行加减，治以温肺化痰，止咳平喘，兼顾脾肾。

临床验案三

患者，女，43岁，2021年9月14日初诊。主诉：反复咳嗽5年，再发1周。现病史：患者近5年反复出现咳嗽，每次1~3个月方愈。1周前受凉后再发咳嗽咳痰，讲话多或遇刺激气味、冷空气症状加重，气促，鼻塞流涕，夜寐一般，纳可，二便调。舌淡红，苔薄白，脉沉细。专科查体：双肺呼吸音清，未闻及明显干湿啰音。

西医诊断为慢性支气管炎。中医诊断为咳嗽，证属风寒袭肺证。

处方：玉屏风散合金匮肾气丸加减。

黄芪30g，防风10g，白术10g，附子15g，干姜10g，熟地黄20g，山药20g，山茱萸10g，茯苓15g，牡丹皮10g，泽泻20g，菟丝子20g，射干10g，蜜麻黄10g，葶苈子20g，地龙10g，荆芥10g。

用法：每日1剂，加水900mL，煮取400mL，分2次服用，共10d。

开药完毕后指导患者简单易行的腹式呼吸、缩唇呼吸法，每日锻炼2次，每次10~20min，以形成呼吸习惯。痰液黏稠时保证足够的饮水，稀释痰液，并加强有效咳嗽排痰指导。

2021年9月28日二诊：服药后患者咳嗽、气促明显减轻，无明显鼻塞流涕。近2日停药后再发咳嗽咳痰，间伴呼吸不畅。舌尖红，苔薄白，脉沉细。处方：黄芪30g，防风10g，白术10g，附子15g，干姜10g，熟地黄20g，山药20g，山茱萸10g，茯苓15g，牡丹皮10g，泽泻20g，菟丝子20g，射干10g，蜜麻黄10g，葶苈子20g，地龙10g，五倍子10g，北杏仁10g，桂枝10g。共7剂，用法同前。经随访，患者服药后半年无再发咳嗽。

按语：患者反复咳嗽5年，每次发作后缠绵难愈，本次因受凉后再发咳嗽咳痰，气促，伴鼻塞流涕。患者咳嗽日久，气促明显，脉沉细无力，呈肾虚不纳气之象，本虚不足则感受风寒之邪易再发，故证见咳嗽喘促明显，综合考虑以肺肾气虚为本，感受风寒之邪为标。故主方选玉屏风散合金匮肾气丸，取益气固表，温补脾肾之意，以治其本；加射干、蜜麻黄、葶苈子、地龙止咳平喘，以治其标；加荆芥祛风解表散寒。二诊时，患者服药后咳嗽气促明显缓解，表证亦解，停药后再发咳嗽，考虑以本虚为主，肺脾肾不足，肺气不宣，脾失运化，肾不纳气，咳嗽迁延不愈；故予上方去荆芥，加五倍子、杏仁敛肺理气止咳，桂枝补肾助阳，平冲降气；服药后患者咳嗽发作时间及次数较前明显减少。

本病案中主体思路以益气固表，温补脾肾为主，加少许止咳平喘之药，却取得了明显的临床效果，可见对于久咳患者的治疗，并非需要大量的宣肺止咳平喘之药堆积使用，相反需兼顾本虚不足，补益脾肾，稍加止咳平喘之药，咳嗽可愈。

基于肺络理论辨治
支气管扩张症的防治与康复

支气管扩张症是由先天免疫功能缺陷、持续性气道炎症、肺微血管及气道重塑等多种原因共同引起的，由于其反复发作、肺功能呈进行性恶化，长期抗感染治疗使临床获益尚有争议。中西医结合治疗支气管扩张症有广阔的研究前景，中医药在缩减抗生素的使用，减少急性发作次数、延缓肺功能下降及稳定期恢复正气等方面具有一定的优势。"邪伏肺络"是本病的发病机制，痰瘀热（火）等痹阻肺络是支气管扩张症发展的根本原因，在临证中，当重视"祛邪通络"的应用，分清急性期与稳定期，在祛邪通络基础上，辨清脏腑气血阴阳虚实，适当运用辛药等攻伐之品，祛除沉疴宿邪，在已病防变基础上扶正固本，改善体质。对于幼年反复下呼吸道感染患者当重视调养、早祛伏邪，因而早干预至关重要。如能发挥中医"治未病"优势，以"邪伏肺络"理论为指导，通络祛邪，调摄气机，恢复诸脏生理功能，早期干预气道重塑的过程，将为中医药论治支气管扩张症提供新思路，对于防治支气管扩张及其合并症有重要临床意义。

一、肺络辨证理论来源

支气管扩张症属于中医学"咳嗽""肺痈""咯血""肺络张""肺络痈"等范畴，后期可并发"肺痿""肺胀"等重症。中医药治疗本病在减少急性发作次数、缩短急性病程、避免耐药性等方面具有独特优势。

在中医理论中，支气管扩张症的发病机制涉及津络功能障碍，引发水津渗灌流通障碍，进而导致水津停滞，聚而生湿、凝痰。这些痰湿可以随着气周流或阻于气络，引起痰气内滞之证，也可能阻于血络，形成痰瘀之证。痰浊和瘀血作为病理产物，逐渐积聚成微型癥瘕，并且久痹肺络，最终导致气道和微血管重塑。

叶天士在《临证指南医案》中多处指出："初为气结在经，久则血伤入络。"指明了疾病的发生都是由气到血，由轻到重。笔者临证多年后总结其病因病机，认为支气管扩张症因其长期、慢性、进展性病变致使肺有效呼吸容量减少，肺所吸入的清气不能与脾胃所运化的水谷精气结合生成宗气，故而肺之气络空虚，不能充分推动气血运行。故气络自身功能的失调，常常是该病的早期阶段，初期即显出一派虚象。肺脏虚损为疾病内因，肺脏虚损、气津两伤、气虚导致肺之络气生化乏源，气络失养，气络虚滞不能运行津血，造成气络虚滞；肺为娇脏，喜润恶燥，肺脏津液亏损，肺之气络不荣化燥。肺脏虚损，肺之络气宣发功能失职，不能正常将卫气输布体表；邪气干于肺之气络为疾病产生外因，六淫之气、毒邪之气或从卫表或从口鼻入导致肺之气络伤，肺主一身之表，外邪犯于卫表，卫气不能抵御外邪，内传至肺气络伤。

二、肺络辨证理论具体内涵

1. 痰热壅肺当清肺络

肺为五脏之华盖，其位最高，外合皮毛，肺为娇脏，不耐寒热，又为清肃之脏，不容异物，故外感和内伤因素都易伤损肺脏而引起病变。正如《类证治裁·肺痿肺痈》所说："肺痈者……因风热客肺，蕴毒成痈。"外感风热之邪壅滞肺络，络脉愈滞，邪气愈留，久成生热，热蕴成毒。热邪熏之，毒邪腐之，热毒伤之，肺失清肃。《医门法律》言："经盛入络，络盛返经。"邪盛则入络，络中邪长又反侵经脉，因此笔者认为清肺络邪毒是最主要的治疗原则。支气管扩张症急性期常因风邪引动体内伏邪而成，当以风药等辛香之品通络透邪，因势利导，透邪外达。风药具有辛散透达、宣通走窜之性，可发表祛邪、舒畅气机、疏风通络，同时，风药亦可宣导百药，作引药之效，直达病所。临床见咳喘气粗，咯黄脓痰，或痰中夹有血丝，身热面赤，甚则咯血等痰热壅肺之象，笔者处方常以千金苇茎汤、麻杏石甘汤、小陷胸汤为基础化裁使用，以清热化痰止咳，辅以败酱草、黄芩、白花蛇舌草加强化瘀祛痰通络之力，加之路路通、丹参以活血理气通络。若出现咯血，或痰中带血，口苦、口干等，临证加之地榆炭、侧柏叶等凉血止血之品，配以柴胡、枳壳、陈皮、白芍等以条达肝气，柔肝养阴，亦常加入紫苏子、旋覆花等以降气通络。

2. 痰瘀阻络当通肺络

津液行于脉络内外，若痰湿素盛，饮食不节，或久居湿地，或素体脾虚阳弱，痰湿阻络，气血不得运行，津液不得布散，气阻化结，血滞为瘀，津聚成痰，痰瘀胶着，肺络不畅，则肺主气司呼吸之力减退。痰瘀久伏络脉，留而不去是疾病迁延难愈最重要的病因，叶天士言："积伤入络，气血皆瘀，则流行失司，所谓痛则不通也。久病当以缓攻，不致重损。"笔者认为其本质在于络脉不通，治当以通肺络为准则。常以辛温化痰、祛瘀通络为法，常选用法半夏、桃仁、当归、僵蚕、蝉蜕等辛香通络之品。然"络为聚血之处"，叶天士曰"非辛香无以入络"，支气管扩张症病久深重，气血皆伤，痰瘀败血等邪气深伏肺络，非草木之品所能通剔，而"每取虫蚁迅速，飞走诸灵，俾飞者升，走者降，血无凝着，气可宣通"。搜剔经络之诛邪莫如虫类，可直达细小肺络剔透伏邪，使血无凝着、气得宣通、痰凝得散。故于临证常选用如僵蚕、蜈蚣、地龙、全蝎之品，并嘱患者冲服以增强药效，以将深伏于肺络之内的痰瘀久邪驱逐于外。但虫类药攻逐之力竣猛，且病患多久病久虚之体，故以量少、精简为宜，不可滥用攻伐，以免戕伐正气。故祛除内生伏邪，应不限于疾病发作之时，在无明显症状的稳定期，亦要重视祛邪，这也恰恰符合中医"治未病"思想。

3. 久病络虚当补虚通络

肺络内损日久，气血必伤，脉络气血不充，津液输布失常，脏腑失于濡养。叶天士首次提出络虚通补法，言"大凡络虚，通补最宜"。若患者久咳不已，则病不独在肺，《临证指南医案》言："阴损已及阳腑，中宜扶胃，下固肾阴为治。"脾主运化，为生气之源，脾土为母，肺金为子，虚则补其母，补脾益气，土旺则生金。肾主纳气，肾主水，《黄帝内经》曰："肾者，胃之关也，关门不利，故聚水而从其类也。"水液经饮食进入于胃，再经脾、肺、肝、三焦等脏腑的作用而下归于肾，肾主水则能调节水液输布和排泄的全过程，对维持体内水液代谢的整体平衡发挥着重要作用。肺脾两虚者以培土生金，化痰通络为法，予陈夏六君子汤合三子养亲汤加减。同时，针对体内伏痰之阴邪，当以"治肺不远温"之法，以温药和之，常使用温化寒痰等辛温入肺经之药，如旋覆花、紫苑、款冬花、前胡等。见咳嗽痰少，或干咳无痰，或因灼伤肺络而见痰中带有血丝、潮热盗汗、咽干口苦等阴虚火旺之象，当以补脾培元，散火祛邪为法，临证选用升阳补肺汤、升阳散火汤加减，常用升麻、柴胡等辛散味薄之风药助黄芪、人参、白术、甘草等补益之品升阳以敛阴火。久病气阴两虚，正虚邪恋，见咳痰量少，色白，神疲乏力，自汗短气，易感外邪之象，宜益气养阴，清热祛邪，方选三桑肾气汤、沙参麦冬汤、玉屏风散加减，酌加山茱萸、补骨脂、菟丝子滋养肺肾，鹅管石温肺助阳、化痰平喘，亦可配伍干姜、半夏等辛散之品助养阴之品补而不滞，使用当归、桃仁等辛润通络之品活血化瘀，寓通于补。

三、肺络辨证理论与疾病康复

中医学认为，气是维持人体生命活动最基本、最细微的物质。人体的气是不断运动着的具有很强活力的精微物质。它流行于全身各脏腑、经络等组织器官，无处不到，时刻推动和激发着人体的各种生理功能活动。

气的运动形式虽是多种多样，但在理论上可将它们归纳为升、降、出、入4种基本运动形式。气的升降和出入，是对立统一的矛盾运动。从局部来看，并不是每一种生理活动，都必须具备升降出入，而是各有所侧重，如肝、脾主升，肺胃主降等。从整个机体的生理活动来看，则升和降、出和入之间必须协调平衡，才能维持正常的生理活动。因此，气的升降出入运动，又是协调平衡各种生理功能的一个重要环节。《医学实在易》谈道："气通于肺脏，凡脏腑经络之气，皆肺气之所宣。"气的升降出入运动，是人体生命活动的根本，气的升降出入运动之间的协调平衡，称作"气机调畅"，如果升降出入的平衡失调，即是"气机失调"的病理状态。

在临床上看到支气管扩张症患者反复出现胸闷、憋气、气促甚则胸痛等系列症状，均是由于肺络痹阻，肺失于宣降导致肺气壅塞、肺气郁闭、甚则心脉痹阻，历代医家也已注意到胸痹心痛可从肺络、从气治之。在治法、用药方面都十分重视条畅肺络，补气养肺，从肺脏特点选方用药，以达到气充则血畅，肺络通调，无瘀、痰、水阻塞肺络之隐患。

四、肺络辨证理论在支气管扩张症防治与康复应用举隅

临床验案一

赵某，女，65岁，2022年7月8日初诊。

患者以"反复咳嗽咳痰20年，加重1周"为主诉。患者20年前无明显诱因开始出现咯血，近2年症状逐渐加重，曾多次医院就诊，经治疗症状无明显改善（具体不详），近1个月来咳嗽咳痰量多，伴咯血，无胸闷胸痛，无发热恶寒，无盗汗，近期体重无明显下降，口干，平素情绪不畅，纳眠一般，二便正常。舌红，苔薄黄，脉弦滑。自诉幼时有"肺炎"病史，既往体健，否认其他病史。2022年5月6日胸部CT：①双肺支气管扩张并感染，双肺钙化结节。②双侧胸膜局部增厚。2022年7月8日肺功能＋舒张试验：重度混合性通气功能障碍，舒张试验（－）。

西医诊断为支气管扩张症。中医诊断为肺络张，证属痰热壅肺证。

处方：千金苇茎汤加减。

苇茎20g，茯苓20g，桃仁15g，冬瓜子15g，桔梗15g，葶苈子15g，黄芩15g，苍耳子15g，辛夷15g，法半夏15g，山茱萸15g，蜜麻黄10g，陈皮10g，金荞麦10g，盐补骨脂15g，紫苏子10g，炙甘草10g。

用法：每日1剂，加水900mL，煮取400mL，分2次服用，共7d。

同时嘱患者避风寒、调情志、忌辛辣，积极学习并练习有氧肺康复操。

2022年7月15日二诊：药后痰量减少，咳嗽气短较前缓解，自觉头晕恶心，口干，纳可。前方加石膏30g、知母20g、地黄15g。平时调理运动方法同前。

2022年7月22日三诊：上次药后症状减轻，咳淡黄色痰，白天明显，无咯血丝痰，纳可。前方去石膏，加鹅管石10g、百部10g、白花蛇舌草15g。用法同前。门诊随访半年，未再发明显咯血。

按：薛己《外科发挥·卷四·肺痈肺痿》记载："一童子气禀不足，患肺病、唾脓腥臭，皮毛枯槁，脉浮，按之涩，更无力。"小儿脏腑娇嫩，形气未充，肺脾肾常不足，卫表不固，急性期易受外邪侵犯，邪气由表及里首先侵犯在表之络，肺虚卫外不固，机体抗邪之力不能及，加之肺失宣肃，脾失健运，酿湿生痰，则易成"伏痰"。一般情况下，机体正气与伏邪处于相对平衡状态，而风邪作为急性期常见的病理因素，常合热邪侵袭肺卫及肌表，卫外功能降低，正气无力抗邪，则藏于肺络的伏痰可"因加而发"，乘虚而作，邪气入里，郁阻肺络，热盛炼火，又可蒸液成痰，痰火相结，火随气逆，而致痰火气急，肺损络伤，血溢脉外，血滞为瘀，可见咳嗽剧烈，咯吐大量黄黏痰，尤以晨起为甚，甚或咯血或痰中带血等痰热壅肺之象。若因情志过激引动伏邪，肝郁化火，火动于内，气逆于上，横逆犯肺，火热灼伤肺络，可见木火刑金之咯血。方以苇茎清热生津，不破不立，大剂生津使病痰得去，苍耳子、辛夷均入肺经，相须为用，并走于上，散风宣肺，桃仁、冬瓜子祛瘀排脓化痰，蜜麻黄、葶苈子、紫苏子宣降肺气止咳，桔梗载药上行，使升降相宜，茯苓、半夏健脾祛湿，山茱萸、补骨脂补益肺肾，炙甘草调和诸药。二诊患者痰量减少，首方得效，故当守之，患者头晕、口感，恐用药过于辛散之弊，故加用石膏、知母、地黄增强滋阴之力。三诊患者痰液淡黄，诸症减轻，可减少生津之品，加用鹅管石温肺补阳，百部、白花蛇舌草润肺清热。全方以清肺化痰，祛邪通络为主，重在宣降，兼顾健脾益肾。

临床验案二

江某某，女，49岁，2022年11月15日初诊。

患者以"间有咳血丝痰10余天"为主诉。患者10余天前出现咯血丝痰，后于我院门诊就诊，行胸部CT提示支扩伴感染，对症治疗后好转。现咳嗽咳痰，色黄量一般质一般，无气促，口干，周身关节疼痛不适，少许疲倦，胃纳可，睡眠差，易醒。舌淡，苔黄厚腻。脉弦。查体：双肺呼吸音稍粗，左下肺可闻及湿性啰音，余肺未闻及明显干湿啰音。既往有支扩病史、左耳暴聋史，否认其他病史。2022年10月29日胸部CT提示：①双肺多发支气管扩张并感染，右肺下叶背段空洞形成，建议治疗后复查。②考虑双肺肺气肿；双肺局限性纤维化、纤维硬结灶。③左冠状动脉轻度硬化。④胸椎轻度退行性变。

西医诊断为支气管扩张伴感染。中医诊断为肺络张，证为痰热壅肺。

处方：感染后咳嗽方加减。

玄参 15g，黄芪 20g，苍耳子 10g，款冬花 10g，麸炒枳壳 10g，黄芩 15g，射干 15g，徐长卿 20g，三七粉 5g，熟地黄 20g，辛夷 15g，防风 10g，甘草 10g，百部 15g，菟丝子 20g，北杏仁 10g，芦根 20g，冬瓜子 20g，百合 30g，白花蛇舌草 20g。

用法：每日 1 剂，加水 900mL，煮取 400mL，分 2 次服用，共 7d。

嘱咐患者少去有二手烟的地方；适当饮水，减少甜食易于排痰；补充营养，避免辛辣刺激饮食；时刻注意"八分饱"避免增加心肺负担引起呼吸困难；规范使用吸入药物时，需按时按规范吸入。同时每日进行 2 次简易呼吸运动操。

2022 年 11 月 22 日二诊：药后睡眠、关节疼痛较前好转，仍咳嗽，咯黄稠痰，无咯血丝痰，气促，自觉喉间哮鸣音，右下肋轻压痛，腰酸痛，胃纳可，无口干口苦。大便溏，舌暗，苔黄腻，脉细。双肺呼吸音稍粗，左下肺可闻及湿性啰音。前方去三七粉，加金荞麦 10g。

2022 年 11 月 29 日三诊：近来咳嗽加重，伴咳黄痰，咽痒，夜间明显，咳甚时难以入睡，无气促胸痛。前方去枳壳、百合，玄参加至 20g、黄芪加至 30g，加白鲜皮、地肤子各 10g，蝉蜕 5g，附子 20g。

2022 年 12 月 13 日四诊：药后症状好转，少许咳嗽咳黄痰，胃纳睡眠可。前方加党参 20g。后随访 4 个月，间中少许咳嗽咳痰，无再咯血丝痰，门诊随诊。

按：患者为中年女性，既往有支扩病史，间有咯血丝痰 10 余天，现咳嗽咳痰，痰色黄，兼有周身关节疼痛不适，苔黄厚腻，予玄参、黄芩、射干、百部、苦杏仁、白花蛇舌草等清泻肺热，化痰止咳；芦根、冬瓜子清肺化痰；百部、苦杏仁、枳壳理气祛痰，如刘河间所说"治咳嗽者，治痰为先；治痰者，下气为上"；苍耳子、辛夷、防风疏风通络，引药入肺经；周身关节疼痛不适，予徐长卿祛风除湿通络、止关节痹痛；患者眠差、口干，予玄参、百合滋肺阴、清心安神；患者咳嗽日久，曾有暴聋史，予熟地黄、菟丝子益肾补肺；间中咯血丝痰，予三七粉活血止血。二诊，药后无再咯血丝痰，痰较前黏稠、质黄，予加用金荞麦清热祛瘀排脓。三诊，咳嗽加重，咽痒，予白鲜皮、地肤子、蝉蜕祛风通络止咳，咳嗽时间较长，予附子温补肾阳，加黄芪量以益气止咳。四诊，少许咳嗽咳痰，症状好转，守前方，加党参，巩固疗效。全方清肺化痰、通络止咳，兼补肺肾。

运用三调法论治咳嗽变异性
哮喘的治疗与康复经验

咳嗽变异性哮喘（CVA）是以反复咳嗽，气道高反应性为特征的特殊型哮喘，疾病缠绵日久，迁延不愈，久亦会导致胸闷气促，肺功能下降。西医治疗上一般运用吸入糖皮质激素及支气管舒张剂联合治疗，但停用后有疾病反复发作的风险，中医治疗可以三因制宜，精准辨证论治，配合西医治疗可以使得治疗效果更为显著。魏教授结合多年临床经验，总结出"三调法"，注重个体化辨证，选方用药上精准施治，疗效良好，在临床上拥有良好口碑。同时"三调法"丰富和发展了治疗咳嗽变异性哮喘的中医诊疗思路，对精准用药和避免 CVA 反复发作具有重要意义。

一、"三调法"理论来源

在中国古典书籍中我们无法翻阅到该病的准确记载，但据其临床表现及相关古籍的记载，中医内科学家们将 CVA 定义为"咳嗽""风咳""哮嗽""风嗽""顽咳"等。《景岳全书·咳嗽》言："咳证虽多，无非肺病。"肺为华盖，开窍于鼻，在体合毛，故易受外邪入侵。在《杂病源流犀烛·感冒源流》中说道："风邪袭人，不论何处感受，必内归于肺。"这提示肺部疾病常常与风邪入侵相关。同时，《素问·咳论》也说道："五脏六腑皆令人咳，非独肺也。"治疗反复的刺激性干咳，不能仅仅是单从肺入手，亦要考虑其他脏腑，笔者在多年的临床实践中总结得出，CVA 的发病常常源自于患者初始风邪犯肺，失治误治，病情迁延不愈，缠绵日久，导致脏腑功能失调，肺脾肾三脏功能失司，又因风、热、痰、瘀等相互搏结，肺气失宣，肺气上逆而发为此病。

二、"三调法"理论具体内涵

1. 调气血，化痰瘀

笔者临床发现，病久则气血两伤，痰瘀随之而成，诸症丛生，治疗咳嗽应调和气血，贯穿始终，并将其运用在治疗 CVA 患者上。辨治中应当注重调畅气血，使得脉络通畅，痰瘀无以生成是治疗 CVA 的重要方式。《素问·举痛论》中认为百病皆生于气，《医源》曾言："咳嗽之因，大要有三：一由气之滞而不宣；一由气之逆而不顺；一由气之虚而不固。"由此可见 CVA 与气息息相关。笔者结合古人观点及自身经验，认为气机不畅或气之动力不足是咳嗽变异性哮喘发生和发展的重要因素。《素问·调经论》中有提到："人之所有者，血与气耳。""气为血之帅，血为气之母。""血气不和，百病乃变化而生。"笔者指出 CVA 的患者由于气机不畅，气不得载血，血不得运行，停滞而化瘀，而所谓"津液者，血之余也，行乎脉外"，故有"津血同源"之说，气机不畅亦使得津液难以运行，津久而停滞，痰浊随之而生，痰瘀两相搏结，进一步阻滞气机，气病进一步加重，则病情愈发缠绵难愈。

气血痰瘀在发病过程中彼此相关，互为因果，基于此理论，治疗 CVA 不能单单只治"痰"或只治"瘀"，而是应该理气活血，痰瘀同治，既需要调畅气血，也应该化痰瘀。因此在临床治疗患者时，笔者常常灵活运用杏仁、桔梗、旋覆花、款冬花等调理气机之品，配合桃仁等活血之物。杏仁具有苦降之性，长于降泄上逆之肺气，而旋覆花有"诸花皆升，旋覆独降"的特性，亦归肺经，桔梗辛散苦降，上升引经，为诸药之舟楫，三药合用既可宣散又可敛降，使得气机调畅顺达，同时达到宣通化痰之功。在此基础上加入桃仁、红花等活血行血，共达调畅气血之功，使得气血畅通，痰无以得化，瘀无以得生。若患者缠绵不愈，喘促尤甚，咯吐痰液，可加用葶苈子、冬瓜子以泻肺平喘，宣肺化痰。

2. 调肺脾肾三脏

《黄帝内经》言："五脏六腑皆令人咳，非独肺也。"《杂病源流犀烛》中也有记载："盖肺不伤不咳，脾不伤不久咳，肾不伤火不炽咳不甚，其大较也。"由此可见，咳嗽经久不愈常常不能单从肺一脏入手，往往要多兼顾他脏。笔者认为治疗 CVA 由于长期病情发展迁延不愈，脏腑失调，除了肺气虚损，亦会导致脾肾功能失调。所以在治疗过程中，更重要的是调理肺脾肾三脏，正所谓"不扶其土，无以生金，不固其下，无以清上，法当固肾扶土为主"。以往有"脾为生痰之源，肺为贮痰之器"的说法，脾主运化，为后天之本，气血生化之源，脾失健运则不得水湿，水湿久蕴而成痰，痰湿蕴肺，肺失宣肃，咳嗽变异性哮喘则难以好转。此外，在临床观察患者时还发现岭南地区人们常常肺脾两虚明显。何梦瑶曾言："岭南地卑土薄，土薄则阳气易泄，人居其地腠理汗出。"由于特殊的地理环境及气候影响，岭南地区的人们多腠理疏松，肺卫不固，肺气虚损，又加上天气炎热，大家喜食生冷之物，易伤脾胃，久而久之出现脾肺两虚。肾为先天之本，主纳气，患者咳嗽缠绵不愈，脏腑逐渐虚损，肾虚则不得纳气，肺虚不得敛降。

在此基础上笔者常运用玉屏风散进行加减治疗，玉屏风散在治疗慢性呼吸系统疾病辨治中占有重要地位，研究发现玉屏风散加减运用对于治疗小儿慢性咳嗽肺脾两虚具有良好的疗效，并且能够改善患者体质，增强患者的免疫功能。玉屏风散中运用黄芪、白术以补肺脾二气，再佐以防风速达于表，顾护卫表。以玉屏风散为底方，加入党参、白术、炙甘草等，取四君子汤之意补气健脾，再加用附子、吴茱萸、淫羊藿、菟丝子等温补肾阳，诸药合用，共奏补肾培元、止咳平喘之功。三脏共调，肺气足则腠理密，卫表坚固，脾气足则运化有力，痰湿无以生，肾气足则得以纳气，金水相生。正所谓"正气存内，邪不可干"，脏腑功能调顺，则疾病不易迁延不愈，反复发作。

3. 三因制宜

中医注重整体观念和辨证论治，笔者认为，临证面对疾病要注重"三因制宜"，强调人与自然、社会及自身的和谐统一，疾病的发生发展和转归受多种因素的影响，比如季节、气候、个人体质等，所以治疗疾病可以考虑从人、从自然、从社会角度出发。

1）因地制宜

岭南地区位于我国南端，地形复杂，降雨量丰富，河流充沛，同时，岭南处于亚热带地区，年平均气温较高，天气炎热，因此，岭南区域地理环境具有潮湿、湿热的特点，根据天人相应的理论，居住在岭南地区的人体质多夹湿，湿热相蒸又加上现代生活节奏快，体内湿气多从热化，痰热闭肺，肺失宣肃，发为反复的咳嗽。因此在治疗 CVA 时，常常运用五指毛桃、砂仁、党参等化湿理脾，调和脾胃功能。再加入黄芩、百部、丹参以清热泻火，以泻肺热。

笔者也十分注重道地药材的运用，在用药上多使用五指毛桃、岗梅根、白花蛇舌草等岭南药材。五指毛桃又称五爪龙，因其补虚益气，健脾祛湿的功效，又将其称作南芪、土黄芪，笔者认为五指毛桃补而不滞，在健脾益气，祛湿化浊上常有奇效。岗梅根性苦、甘、凉，具有清热解毒、生津止渴之功效，若患者在 CVA 的基础上出现咽喉肿痛，常加入 10～15g 岗梅根以清利咽喉。白花蛇舌草性微苦、甘、寒，具有清热解毒，利湿通淋的功效，《泉州本草》中记载，白花蛇舌草能治疗肺热喘促、咳逆胸闷。对于痰热闭肺所致的 CVA，加入白花蛇舌草能清肺热，止咳喘，同时可治疗咽喉肿痛，减少患者咽部不适。

2）因时制宜

因时制宜，即重视 CVA 的病程病期以及重视气候季节对 CVA 的影响。

CVA 的发病可分作急性加重期和稳定期，急则治其标，缓则治其本。有学者将咳嗽变异性哮喘分作 5 个证型，即急性加重期的寒邪侵肺、热邪蕴肺、肝火犯肺 3 个证型，以及平稳期的肺阴亏耗、肺气亏虚两个证型。笔者认为，若患者受风邪入侵，邪犯于肺，气道不利，肺气上逆出现反复的咳嗽，遇刺激性气味咳嗽加重，可见咽痒不适，甚则出现胸闷气促等，此时为急性加重期，应辨证论治予缓急止咳，宣肺化痰。若患者病情稳定，则处于稳定期，以调理肺脾肾三脏为主，使得肺脾肾三脏各司其职，肺通调水道，宣发肃降气机，脾运化水谷精微，肾纳摄肺吸入之气，蒸腾水液，使得气机调达，水液运化得到，痰湿无以生，外邪难以犯。

《素问·五常证大论》中说到："必先岁气，无伐天和。"张介宾注道："五运有纪，六气有序，四时有令，阴阳有节，皆岁气也，人气应之，以生长收藏，即天和也。"治病应该顺应自然气候，选方用药亦是如此，在不同的季节治疗CVA应调药适度。春夏之季，万物复苏，阳气升发，人体腠理疏松，此时阳气易外泄，因此要慎用温热辛散的药物如麻黄、细辛等，以避免发泄太过，耗伤阳气；秋冬之际，万物收藏，阴盛阳衰，人体腠理紧密，应慎用寒凉药物如石膏、黄连之品，以防过于寒凉，损伤阳气。适度调药，顺应自然，以达到"不伐天和，又防其太过，所以体天地之大德也"的目的。

3）因人制宜

"人之生也，有刚有柔，有阴有阳"，每个人的先天体质不同，临证中笔者尤为注重辨别患者的症状、体征、舌脉征象等综合辨证其体质，注意个体差异和阴阳偏向，以达到精准用药的效果，若是体质不同，用药也应有所不同。若患者较为肥胖，舌脉象显示一派痰湿困阻之象，据"肥人多痰湿"的原则，应注重调理脾胃，运化体内痰湿。再者，CVA的患者症状表现不同，用药也应有所偏颇。若患者除了反复咳嗽的症状，还出现了咽喉不适，若肿痛则加岗梅根、薄荷等清利咽喉，若自觉喉间有物梗阻，则加半夏、厚朴理气化痰，以消无形之痰。CVA发病患者群体广泛，既可见于成人，也可见于幼儿。若是幼儿发病，其脏腑娇嫩，用药更需谨慎，不可用过于寒凉或过于辛散温补之品，也要慎用有毒之品，以防幼儿无以承受。

三、"三调法"理论与传统康复

"三调法"理论在疾病康复中具有极大的指导意义。"三调"之间联系极为紧密，其中调身是基础，调息是中介，调心是主导。针对脑卒中患者，传统运动疗法可以调摄情志、协调脏腑、改善和恢复功能，并依靠其"三调"的整体性来发挥康复作用。

传统运动疗法，是我国古代劳动人民在长期与衰老及疾病作斗争的实践过程中，创造和总结的自我身心锻炼的健身方式，是以肢体活动为主，并与意识、呼吸、自我按摩密切结合，以保养身心、防治疾病和改善功能为目的一种医疗康复方法。传统运动疗法多种多样，如易筋经、八段锦、太极拳等，具有动静结合、刚柔相济、意气相随、内外兼修、身心并重的特点，可培补元气、平衡阴阳、疏通经络、调和气血、调理脏腑，十分注重身、息、心"三调合一"，对本病患者的康复大有裨益。

调身：《素问·脉要精微论》中说："背者胸中之府，背曲肩随，府将坏矣。"从康复角度来看，这句话说明了姿势体态对脏腑健康的影响。临床上，常指导本病患者可以通过练习八段锦，如"双手托天理三焦、五劳七伤往后瞧"等。通过导引之法，能够达到疏经通络、改善体态的效果。端正身形不仅仅是改善姿势体态，调身还是有目的地把自己的形体控制在受意识支配的一定姿势和动作范围内，使机体处在动态的平衡之中。

调息：《庄子·刻意》篇云："吹呴呼吸，吐故纳新，熊经鸟申，为寿而已矣。"古人对呼吸的认识较早，早在先秦典籍中就有记载。战国时期的《行气玉佩铭》就描述了呼吸行气的要领与方法。有专家介绍说，有关呼吸训练的技巧较多，有自然呼吸、腹式呼吸、吐字呼吸法等。一般传统运动疗法呼吸锻炼应结合动作及意念，如六字诀等。

呼吸功法主培脾气，脾主肉，可将水谷精微输送到全身来营养肌肉四肢，使其丰满健壮。另外，呼吸功法在呼吸时气道的内压高，使气道狭窄度减轻，利于中风患者排痰。中医认为，脾为生痰之源，肺为贮痰之器，呼吸功法亦有助于排除黏稠的痰液。

呼吸吐纳，同时还能帮助端正身形。调息中的腹式呼吸有利于膈肌的激活和训练。膈肌属于人体核心肌群，除了呼吸调控外，还能维持腹内压，起到稳定作用。就好比一台挖掘机，其底座不稳定，则无法完成工作，甚至翻车。

调心：《素问·移精变气论》说："得神者昌，失神者亡。"可见心神是人体生理活动和心理活动的主宰。康复训练注重患者的主动参与，但此类慢性肺病患者往往多表现为精神疲惫、情绪异常、注意力不集中等，这极大地削弱了患者康复进程。调心可把意念集中到某一事物或身体的某一特定的部位上，要求意念和运动相结合。

四、运用"三调法"理论辨治哮喘病案举隅

临床验案一

何某某，女，59岁，2022年2月22日初诊。

患者以"间反复咳嗽咳痰2年，加重3周"为主诉。患者2年前无明显诱因出现咳嗽咳痰，闻到刺激性气味或天气变化时咳嗽加重，痰多，咳甚可出现气促，偶可闻及喉间喘鸣音，2022年2月10日至我院住院治疗，行支气管舒张试

验，提示支气管舒张试验阳性，一氧化氮测定：163ppb。西医治疗后症状缓解后出院，但仍稍有咳嗽。患者为减少发作次数，前来就诊求中药调理。症见：咳嗽，以干咳为主，伴有间断性活动后气促，闻到刺激性气味或天气变化时症状加重，无发热恶寒，偶有流涕，时有咽痒。舌红欠润，苔腻，脉沉细。

查体见呼吸稍促，听诊双肺呼吸音粗，可闻及明显呼气相干啰音，未闻及湿性啰音。

西医诊断为咳嗽变异性哮喘。中医诊断为哮病，证属痰热郁肺证。

处方：自拟经验方补肾咳嗽方加玉屏风散加减。

蜜麻黄 10g，桃仁 15g，冬瓜子 15g，苇茎 20g，辛夷 15g，桔梗 15g，黄芩 15g，苍耳子 15g，法半夏 15g，炙甘草 10g，山茱萸 15g，补骨脂 15g，葶苈子 15g，黄芪 20g，白术 15g，防风 10g，木蝴蝶 10g，徐长卿 10g。

用法：每日 1 剂，加水 900mL，煮取 400mL，分 2 次服用，共 7d。

指导患者采用灵龟八法结合洛书九宫选穴进行穴位按摩，结合中医放松冥想训练及五音疗法。

2022 年 2 月 28 日二诊：药后复诊，患者咳嗽、气促症状明显缓解，继续原方服用 7 剂，咳嗽、气促等症状基本缓解，咳嗽气促加重次数较往年减少。

按：本案例患者长期咳嗽咳痰，伴有间断性气促。体查听诊可闻及呼气相哮鸣音，辅助检查见一氧化氮测试结果偏高，支气管舒张试验阳性，提示气道高反应性，CVA 诊断明确。患者盖因风邪外袭，肺失宣肃，肺气上逆而咳，又因病程日久，伤及脾胃，不得运化水液，痰浊内生，郁而化热。舌红欠润，苔腻，脉沉细为痰热郁肺之象。治以清热化痰，补肺益肾。笔者经验方以千金苇茎汤为底，取其清热化痰之效，患者咳嗽多年未予系统诊治，久则伤其脏腑，脏腑功能失调，肺肾失调，出现间断性气促，加入玉屏风散及山茱萸、补骨脂益气而温补肺肾，调理肺脾肾三脏以巩固疗效。患者诉时有咽痒、流涕，予木蝴蝶、徐长卿清利咽喉，苍耳子、辛夷通鼻窍。诸药合用，则痰得以化，热得以清，肺脾肾三脏得以补益。

临床验案二

李某某，女性，28 岁，2021 年 12 月 10 日初诊。

患者以"反复咳嗽 4 年，再发 1 个月"为主诉。患者 4 年前开始出现反复咳嗽咽痒，咳嗽阵作，以干咳为主，遇天气变化或闻及刺激性味道时症状咳加重，至外院就诊，行相关检查确诊"咳嗽变异性哮喘"，间断吸入布地奈德福莫特罗粉雾剂（160ug），西医治疗后症状稍有缓解，但仍反复发作，1 个月前患者再次出现咳嗽，夜间明显，咯白稀痰，咳甚则喘，无发热恶寒，无鼻塞流涕，二便常，眠差，多梦易醒。舌淡红，苔薄白，脉浮紧。

查体双肺呼吸音稍有增粗，未闻及明显干湿性啰音。

诊断：咳嗽变异性哮喘，中医辨证为痰饮伏肺。

处方：玉屏风散加小青龙化裁。

黄芪20g，防风10g，白术10g，蜜麻黄10g，杏仁10g，桂枝10g，干姜10g，细辛5g，补骨脂10g，菟丝子10g，芡实10g，射干10g，葶苈子15g，地龙10g，龙眼肉10g，酸枣仁10g。

用法：每日1剂，加水900mL，煮取400mL，分2次服用，共7d。

指导患者采用"三调法"自我训练，调整身体姿势，调整呼吸，配合放松冥想训练，患者平素不定期进行瑜伽训练，鼓励患者坚持规律的有氧瑜伽锻炼。

2021年12月17日二诊：药后复诊，咳嗽较前明显缓解，未出现气促，继续原方服用7剂，平素感冒、咳嗽加重次数较往年明显减少。

按：本案例患者咳嗽多年，以干咳为主，遇天气变化或闻到刺激性气味时咳嗽明显，既往确诊咳嗽变异性哮喘，运用支气管扩张剂有效，考虑咳嗽变异性哮喘，患者既往咳嗽多年，肺气虚损，又因风寒之邪入侵，引动伏饮，寒饮停聚于肺，肺失宣肃，肺气上逆而出现咳嗽，咯白稀痰，夜间咳嗽明显，甚则出现气促，舌淡红，苔薄白，脉浮紧为寒饮伏肺之象。治以温肺化饮，止咳平喘，补肺益气。选用玉屏风散＋小青龙汤加减。患者咳嗽多年反复迁延不愈，甚则出现气促的症状，且患者胃纳一般，眠差，多梦易醒，考虑肺脾气虚所致，予玉屏风散益气固表，增强免疫力，再加适量酸枣仁、龙眼肉安神助眠，患者咯白稀痰，予小青龙汤解表散寒，温肺化饮，加用射干、地龙以增强平喘之功，予补骨脂、菟丝子温补肾阳，共调肺脾肾三脏。肺为贮痰之器，脾为生痰之源，肾主水，蒸腾汽化水液，肺脾肾三脏之气充盛，则水液得以运化，痰饮难以聚生，病情好转。

论慢性阻塞性肺疾病的
临床辨治与康复经验

　　慢性阻塞性肺疾病简称慢阻肺，是一种常见的、可以预防和治疗的疾病，以持续呼吸症状和气流受限为特征，病情反复，迁延难愈，进行性加重，已严重危害到人类的生命健康，并且给患者家庭和社会造成了重大的经济负担。中医古代文献中并没有慢阻肺病名的记载，但可根据其临床表现将其归属于中医的"肺胀"范畴。肺胀之名出自《灵枢·胀论》："肺胀者，虚满而喘咳。"在《金匮要略》中描述其"咳逆依息，气短不得卧，其形如肿"的肺胀特征。笔者在上海龙华医院进修期间，师从上海市名中医邵长荣教授，认真学习和研究邵长荣教授在慢阻肺中的临床诊治规律，并结合自身长年积累的临床经验，形成了以"冬令膏方"为核心，配合冬病夏治、运动肺康复等中医特色治疗方法，个体化辨证并灵活运用中药汤剂，效果良好。

一、善辨虚实，谨守病因与病机

　　肺位居五脏之华盖，外邪侵袭，肺失宣降，上逆而咳，肺虚日久病及脾肾，脾失健运则不能正常地运化水液，肾气衰微则摄纳无权、动辄气喘，肺脾肾三脏功能失调，易产生痰浊水饮、瘀血等病理产物，使病情进行性加重。痰浊、水饮凌心射肺，进一步引起心阳衰微，甚则出现喘脱危候。

　　肺胀由于肺病日久、伤及脾肾、脏腑正气亏耗、外邪反复侵袭而致反复发作，机体正气不足，无力抗邪，邪气留恋不去，则致疾病迁延难愈。先期多属于气虚、气阴两虚，由肺进而累及脾肾；后期气虚日久，耗伤阳气，以心、肾为主，或为阴阳两虚。笔者临床发现，慢阻肺中医辨证的演变规律为肺气虚发展至肺脾气虚，最终发展为肺肾气虚，病位演变为由肺及脾，最后累及肾。故在肺胀病的治疗中，尤其是临床缓解期、慢性迁延期的治疗中应注重补益正气。临床常依据辨证，肺肾气虚者应用补肺汤、肺肾阴虚者百合固金汤进行治疗。肾主纳气，正如《景岳全书·传忠录》所言："肺出气也，肾纳气也，故肺为气之主，肾为气之本也。"因此，临床辨治中遵从金水相生的中医理论，在治疗慢性阻塞性肺疾病尤其是临床缓解期、慢性迁延期时十分注重补益肾气，临床多应用五味子、杜仲、山萸肉、沙苑子等药物。

二、本虚标实，祛邪与扶正共施

慢阻肺急性加重期偏于标实，多因正气虚弱，外邪入侵所诱发，表现为咳嗽咯痰加重，喉间痰鸣，气促动则尤甚。慢阻肺急性加重期应先以治标，以"宣肺化痰、止咳平喘"为法，对病情危重者，应尽快采取中西医结合疗法以缓解患者的症状，防治进展为喘脱危候。在临床辨证中应注重观察患者咯痰的量、色和质地，若咯痰色黄质黏稠不易咯出属热证者，治宜清热化痰、宣肺平喘，方选邵长荣教授的芩部丹合定喘汤加减；若咯痰色黄质黏量多属痰热者，可加夏枯草、败酱草、鱼腥草、鹿衔草；若咯痰色白质稀量多属痰湿者，治宜降逆平喘、温化寒痰，方选二陈汤合三子养亲汤加减；若咯痰色白夹有黄痰，舌苔腻者，多属寒湿化热，治宜寒温并用，方选小青龙和芩部丹加减；若大便干结者，加火麻仁、丹参、桃仁、厚朴等。

慢阻肺患者常因本虚反复感邪，病程缠绵难愈，肺脾肾三脏亏虚，痰浊水饮、瘀血互阻是最主要的病理特征。表现为咳嗽咯痰间作，咯痰色白质黏稠，素体羸弱。笔者认为临床中辨证需以舌、脉象为主要依据，常表现为舌质淡暗或暗红，苔薄或少苔，脉细弱或沉细，在治疗中应缓则治本，或标本兼顾，治宜多补养肺脾肾三脏、兼以清化痰浊和瘀血，并根据患者不同体质及临床表现临证加减。笔者在临证上常用邵老的三参养肺汤加减；若气虚明显，重用黄芪、防风、白术；若喘咳阵作者，重用麻黄、芍药，酌用栝楼皮、桑白皮、葶苈子、大枣；若喉间痰鸣，咳声重浊者，可加陈皮、姜半夏、海浮石、皂角刺；若见舌红少苔口干者，可加入生地黄、芦根、玉竹、沙参；若见畏寒肢冷者，可加入肉桂、附子、干姜、巴戟天、杜仲、桑寄生等。

三、补虚治病，善用膏方

笔者临床中发现，慢阻肺稳定期患者药补首推膏方。膏方主要用于滋补强身，冬主收藏，冬令膏方进补更有利于精微物质的吸收与闭藏。内服膏方最早记载于东汉末年，随着唐宋、明清的发展成熟，现阶段已形成了两种膏方模式：一是临方膏滋，通过对患者仔细辨证，开具个体化的处方加工而成；二是成方膏滋，选用一些疗效确切的膏方，成批加工而成。

1. 临方膏滋

在个体膏方诊察中，当强调膏方需结合患者体质、病情缓急、季节变化、膏滋口感等因素，制备最适合患者的膏滋，达到调节脏腑之阴阳偏衰、补虚复损、扶正祛邪的作用。在临床上，多以六君子汤、玉屏风散为基础方，全面调补阴阳气血，方药中选用黄芪、党参、白术等健脾益肺，酒黄精、山药、五味子、淮山药等补肾填精，紫菀、款冬花等降逆止咳，川芎、丹参、地黄、桃仁等祛瘀，配伍焦山楂、砂仁等行气助运，再结合患者的证候不同斟酌加减，全方起到健脾益肺、补肾填精、止咳化痰、祛瘀的平补清化功效。

2. 成方膏滋

慢阻肺稳定期患者肺肾两虚居多，在临床治疗上多从肺肾论治，运用补益肺肾之法，但须辨别"肺肾气虚、肺肾阴虚、肺肾亏虚"三证之异同，并分别采用补益肺肾、益肺养阴和温补肾阳之法。通过补益肺肾治疗稳定期患者在文献报道中也屡见不鲜，笔者临床中所创制的三桑肾气汤即是调补肺肾典型代表方剂，研究发现，三桑肾气汤煮散剂联合西药治疗对 COPD 稳定期患者的临床疗效安全可靠，在改善临床症状和肺功能、提高生命质量、减少发作次数及降低气道炎性反应水平方面，优于单纯西药治疗，且相较于传统的中药饮片亦具有降低治疗总费用、节约药材及煎煮时间等明显优势。

1）补肺纳肾膏

此膏方适用于肺肾气虚证患者。临床多表现为咳嗽无力，呼多吸少，动则气促，咯痰不利，腰膝酸软，小便清长，排出无力或夜尿增多。通过补益肺肾之气，使气有所主，统摄有权。笔者在临床治疗中多用邵老三桑肾气汤加减成膏，常用药有桑葚、桑寄生、桑白皮、党参、北沙参、黄芪、防风、白术、茯苓、五味子；麦冬、桑白皮、款冬花、紫菀、山药、陈皮、法半夏、薏苡仁等。诸药合用，共奏补肺纳肾之功。

2）滋阴清肺膏

此膏方适用于肺肾阴虚火旺证患者。临床多表现为咳嗽较剧，痰少而黏，或痰中带血，少寐盗汗，五心烦热，形体消瘦。此法以滋补肺肾之阴以治本，兼以清降阴虚之火以治标，从而使虚火得降，阴液复损。笔者多用百合固金汤加减成膏。常用药有：熟地黄、生地黄、玄参、百合、浙贝母、白芍、北沙参、玉竹、麦冬、桑白皮、地骨皮、当归、鳖甲、合欢花、玫瑰花、甘草等。诸药共用，肺肾同治，共奏滋阴降火之功。

3）温阳膏

此膏方适用于肾阳亏虚证患者。临床多表现为喘促气短，痰稀色白，呈泡沫状，畏寒肢冷，小便清利。该法通过温肾助阳达到痰饮自除的目的。笔者在临床治疗中多用济生肾气丸加减成膏。常用药有：附子、熟地黄、山萸肉、白术、牛膝、车前子、泽泻、茯苓、肉桂、金樱子、芡实、山药、紫苏子、莱菔子、芥子、五味子、焦山楂、麦芽、牡丹皮、谷芽、甘草等。诸药合用，共奏温补肾阳之功。

四、冬病夏治，以从其根

慢阻肺稳定期患者常在冬春交替之际或感寒后诱发，采取顺应自然的冬病夏治疗法，在夏季三伏时令，机体阳气最旺之时，给予温阳补益的方法，从而祛除体内沉积的阴寒之气，达到阴平阳秘，宿疾得以恢复的目的。其源于中医学"春夏养阳，秋冬养阴，以从其根"的思想，其中穴位贴敷疗法在冬病夏治中得到了充分的体现。"冬病夏治"中药穴位贴敷疗法证实具有延缓慢阻肺患者气道通气功能进行性下降和减轻气道阻力，改善慢阻肺患者气道通气功能的效应，亦可通过改善患者体质，调整其免疫功能，减少气道炎症感染的风险。冬病夏治穴位贴敷疗法也因其不良反应少、费用低廉，笔者每逢三伏时令便积极在全院推广与运用开展，获得了患者的一致好评。

五、积极开展中西医结合肺康复

在慢阻肺稳定期患者中提倡早期运动肺康复，八段锦的调形、调息、调心充分体现了肺康复中运动锻炼、呼吸肌锻炼、心理康复等重要环节，全套共 8 个基本动作，相对于其他中医传统功法，更加易学易练，无论是现代医学肺康复抑或传统八段锦功法训练在慢阻肺预后管理上疗效确切，安全可行。笔者临床中所创制的独特中西医结合肺康复疗法，在临床中广泛应用于 COPD 患者，临床观察也证实了该疗法可以有效改善 COPD 稳定期肾阳虚证患者的临床症状、肺功能及运动耐力，提高患者的生活质量，值得临床推广应用。笔者门诊接诊COPD 患者时也常在嘱咐患者接受规范药物治疗的基础上，耐心地教授运动肺康复疗法。

六、慢性阻塞性肺疾病的临床辨治与康复验案举隅

临床验案一

患者王某，男性，60 岁。2019 年 1 月 7 日初诊。

患者以"反复咳嗽咯痰 10 余年，伴气促 6 年"为主诉。有长期吸烟史，多次因慢阻肺急性加重在外院住院治疗，规范使用吸入性糖皮质激素、长效支气管扩张剂，病情仍反复发作。入院症见：精神疲倦，呼吸急促，形体偏瘦，脸色萎黄无泽，咳嗽咯痰，痰色白质黏不易咯出，喉间痰鸣阵作，口干不欲饮，胃纳差，小便清利，大便秘结。舌淡暗边有齿痕，苔白厚腻，脉沉细。

西医诊断为慢性阻塞性肺疾病急性加重期，中医诊断为肺胀，证属肺肾两虚，夹有痰瘀。治疗上应扶正与祛邪并重，补肺纳肾，兼以清化痰瘀。

（1）中药汤剂内服：

蜜麻黄15g，北杏仁10g，桂枝10g，北芪30g，白术10g，葶苈子15g，葶苈子15g，焦山楂15g，丹参20g，厚朴15g，陈皮10g，姜半夏15g 桃仁10g，百部10g，黄芩10g。

用法：水煎内服，每日1剂。

（2）西医常规治疗：健康教育，家庭氧疗，规范使用吸入剂。

（3）运动肺康复：八段锦功法训练配合呼吸肌锻炼。

2019年1月21日二诊：2周后复诊，患者咳嗽咯痰减轻，气促较前缓解，病情稳定好转，中药汤剂改为三参养肺汤加减，增加八段锦运动强度和四肢耐力训练。

2019年3月27日三诊：2个月后复诊，患者偶有咳嗽咯痰，活动后稍气促，6分钟步行距离362m，精神胃纳明显改善。

巩固治疗：每年三伏天，行穴位贴敷疗法5个疗程；冬令进补膏方以补养肺肾，处方：黄芪30g，防风10g，白术15g，陈皮10g，法半夏10g，党参20g，茯苓20g，炙甘草10g，五味子5g，山药20g，酒黄精10g，紫菀15g，款冬花15g，百部10g，焦山楂20g，当归15g，丹参30g，桃仁10g。共15剂。另加天水阿胶120g，鹿角胶60g，桃胶200g收膏。

门诊随访3年，间中咳嗽咯痰，气促未见进行性加重，复查肺功能指标轻度下降，每年因急性加重住院次数减至1次或2次，此外运动耐力、生活质量明显提高。

按语：本案患者咳痰喘久治不愈，反复加重住院治疗，稳定期规范使用吸入剂治疗仍不能控制病情，实乃肺脾肾三脏俱虚，痰浊水饮、瘀血互阻，以致肺失肃降，脾失健运，肾失纳气，方选芩部丹合麻黄汤加减而成，寒热并调，既温化寒痰又兼固肾气，起到扶正祛邪的作用。后期结合穴位贴敷、肺康复运动训练以提高患者的运动耐力，减轻呼吸肌疲劳，疏导患者焦虑抑郁情绪，达到身心同治的目的。冬令膏方本着培土生金、金水相生之法，进一步巩固疗效。

临床验案二

患者刘某，男性，70岁，2020年11月10日初诊。

患者以"反复咳嗽咳痰10余年"入院。患者既往吸烟史，未戒烟，曾至外院就诊，确诊COPD病史，反复发作咳嗽咯痰，每遇天气变化时发作，伴活动后气促，曾外院就诊，予化痰、抗感染、吸入剂等治疗，症状可缓解，但仍有反复。患者为减少疾病发作次数，遂至我院就诊求膏方调理，入院症见：神清，精神可，每遇天气变化时出现咳嗽咳痰，咯痰质稠色稍黄，伴活动后气促，时有双下肢乏力，纳眠可，大小便正常。舌淡，苔薄黄，脉弦滑。

西医诊断为慢性阻塞性肺病，中医诊断为肺胀，治法以补肺益肾，纳气平喘为主。

（1）冬令膏方：

黄芪（黄芪）30g，防风10g，白术10g，蜜麻黄15g，桂枝10g，干姜10g，细辛5g，姜半夏10g，五味子（蒸）10g，紫菀15g，款冬花15g，陈皮（蒸）10g，栀子10克，牡丹皮10g，知母20g，石膏30g，北杏仁（苦杏仁）10g，菟丝子（盐制）10g，丹参20g，桃仁（燀）10g，盐补骨脂10g，杜仲15g，山药（淮山）30g，焦山楂30g，黄芩10g，炙甘草10g，百合20g。共15剂。另加阿胶150g，西洋参200g，龟甲胶135g收膏。

（2）西医常规治疗：吸入剂规律服用，家庭氧疗，加强健康教育，嘱咐务必戒烟。

（3）肺康复：太极拳、八段锦功法训练。

2021年5月23日复诊：6个月后复诊，患者咳嗽咳痰次数较前明显减少，双下肢乏力症状缓解，予复查肺功能指标FEV_1/FVC较前稍有升高，考虑治疗有效，原方去掉石膏、栀子等寒凉之物，余药不变。嘱患者戒烟，继续太极拳、八段锦功法训练。

门诊随访2年，患者未出现气促急性加重，咳嗽咳痰次数较往年明显减少，自觉活动耐力较前明显改善，肺功能指标较前好转。

按语：患者既往COPD病史，咳嗽咳痰反复发作，入院症见活动后气促，双下肢乏力，考虑病情已久，迁延不愈，伤至其他脏腑，导致肺肾亏损，肺失宣肃，肾失纳摄，再加上痰浊水饮，久郁而化热，故见痰质稠稍黄。膏方以玉屏风散＋小青龙汤＋温补肾阳之品为主，再取培土生金之意，加用丹参、山药等补脾气的药物，使得肺气随之而生。患者初诊时见有痰郁而化热之象，遂加入清肺热药物，复诊时患者热象较前明显减少，为避免长期服用膏方，太过寒凉伤及脾胃，遂减少石膏用量。患者一直未戒烟，加强健康教育，嘱患者家属监督戒烟，改善生活习惯，再配合肺康复训练，提高患者运动耐力。

应用中医康复疗法治疗间质性肺病经验

间质性肺病在中医学称之为"肺痿"。病机乃正气不足，肺络痹阻。根据中医理论：肺为气之主，肾为气之根，肺主出气，肾主纳气。若肺气不能下通于肾，肾气不能仰吸于肾，肺气下行而肾不纳气则发病。

中医认为肺痿即肺叶萎弱不用，临床以咳吐浊唾涎沫为主症，为肺脏的慢性虚损性疾病。《金匮要略》指出："痿者萎也，如草木之萎而不荣。"唐·孙思邈《千金要方》将肺痿分为热在上焦和肺中虚冷两类，认为肺痿虽有寒热之分，但无实热之例。历代医家认为肺痿是多种肺系疾病的慢性转归，肺痈、肺痨、久咳、喘哮等皆可转化为肺痿。清·张璐《张氏医通》指出："久嗽劳伤，咳吐痰血，寒热往来，形体消削，咳吐瘀脓，声哑咽痛，其候传为肺痿。"治疗需缓而图之，生胃津，润肺燥，下逆气，开积痰，止浊唾，补真气，散火热。

一、病机纷繁复杂，痰瘀虚方为关键

间质性肺病病因繁多，机制复杂，发展趋势变化多端，难以用单一病机来阐释，不同患者以及同一患者的不同进展阶段病机虚实交结，证候纷繁多变。经过长期的临床实践，笔者发现，虚、痰、瘀是本病发生的病理关键。气阴缺乏，气血不充，络虚不荣为以致"虚"；肺瘀阻络，络气不通，凝而为"痰"，久而成"瘀"。故无论络虚不荣，还是痰瘀阻络，均最终导致络气痹阻，津血失布，肺失濡润，痿弱不用。使虚者更虚，实者更实，交互错杂，恶性循环，从而形成肺间质疾病渐进加重。疾病进展过程中既可有痰浊壅盛、痰瘀内结、痰热内蕴、气滞血瘀等以痰瘀为主的里实证，也可见在此根底上又感风寒、风热、风燥等六淫邪气的兼表证，更可见以气、血、阴阳为纲，五脏为目的各类虚证，以及更多见到的上盛下虚、虚实兼夹证。

二、治法多种多样，中西融会贯通

针对本病的治法，笔者通过多年临床经验开创了从肾论治，调补肺气，调通肺络的独特的治疗理论。通过"遇痰治气、痰兼肺脾、虚痰补肾"之方案，总以"益肺肾、化痰瘀、通肺络"为其治疗总则。临证中再针对每一个患者的具体情况，实施个体化治疗。在益肺肾、化痰瘀、通肺络的治疗原则指导下，笔者将本病分为以下 3 期进行针对性辨证论治。

急性加重期时当解表祛邪为先，表证不明显者，当注意痰、气、瘀、虚、热孰轻孰重及寒热转化。就临床所见，急性加重期常见证候有痰热壅肺候、痰瘀阻肺候、气虚风寒犯肺候和阴虚燥热伤肺候。治疗上，痰热壅肺候治宜清肺化痰，方以千金苇茎汤合漏芦连翘散化裁；痰瘀阻肺候治宜理气化痰行瘀，方选四逆散合苏子降气汤化裁；气虚风寒犯肺候治宜疏风散寒、宣肺平喘，方用止嗽散合玉屏风散加减；阴虚燥热伤肺候治宜清肺化痰、疏风润燥，方用清燥救肺汤或桑杏汤加减。

慢性迁延期以本虚标实，但以本虚为主，临床常见证候有气阴两虚痰喘候和气阴两虚瘀喘候。气阴两虚痰喘候治宜补肺益肾、化痰平喘，方用金水六君煎加减；气阴两虚瘀喘候治宜益气养阴、化痰活血，方用保肺汤加减。

进展重症期患者不仅喘促气短，动则尤甚，病位从肺、肾渐进累及脾、心、肝，多伴见心悸、水肿、咳血、发热等。临床常见证候为阳虚水泛候和阴阳两虚候。阳虚水泛候治以温补阳气、化瘀利水，方用真武汤合补肺汤化裁；阴阳两虚候治宜大补阴阳，佐以活血化痰，方以参蛤散合右归饮加减。

笔者在治疗肺间质纤维化时，常在辨证论治的同时选择现代药理中具有明确逆转肺纤维化及具有调节免疫功能的药物。如现代药理学研究证实部分益气养阴药物如黄芪等有增强机体抗氧化能力作用；化瘀药物如当归、丹参等能改善肺循环，增加机体抗氧化及抗炎作用；苦参有逆转肺、肝纤维化的作用。同时，临床中还参考理化检查等结合微观辨证用药。如出现进行性呼吸困难、呼吸浅表，血氧饱和度下降，有肺气阴缺乏表现，应重用补肺阴益肺气的药物，酌情选用西洋参、人参、党参、黄芪、沙参、冬虫夏草、百合、白术、茯苓、阿胶等；如肺部听诊有啰音、胸片双肺磨玻璃影，是痰阻肺络之征象，宜用化痰通络之法，可选用杏仁、炒紫苏子、栝楼、半夏、浙贝母、旋覆花等；如出现发绀、杵状指、蜂窝肺，为痰瘀阻络，可分别选用益气活血、活血化瘀、化痰通络之品，选用当归、桃仁、鸡血藤、三棱、莪术等药物。

三、康复早期介入，中西多管齐下

间质性肺病患者应当早期积极开展呼吸康复，锻炼缩唇呼吸、腹式呼吸，锻炼呼吸肌耐力，延缓呼吸肌的疲劳。比如住院患者可以加强中频治疗仪进行穴位中药导入，选用肺俞、膈俞、脾俞、肾俞等进行活血化瘀药物导入，对于延缓肺间质纤维化患者进展有一定效果。在辨证的根底上进行中药针剂静脉治疗，如活血、化痰等药物，以增强疗效。在药物治疗的同时，结合膳食康复调理，配合针灸、离子导入、有氧运动疗法、心理干预等多种方法，确实在临床中可以取得较好的临床疗效。肺康复疗法以其不良作用少、持久性好、不易产生药物依赖性等特点，近年来广受患者好评，显示出了中西医结合肺康复从源头基本解决间质性肺炎患者久治不愈、越治越重的问题，在提高患者的生存时间，提升患者的生活质量方面具有无可比拟的优势。

四、间质性肺病辨治与康复临床验案举隅

临床验案一

患者周某，男，60岁，2020年10月19日初诊。

患者10年前无明显诱因出现咳嗽，喘促，活动后加重，于外院诊断为"间质性肺疾病"，给予抗感染、对症治疗（具体不详），症状仍未见明显好转。此后，患者反复求医，来诊前曾采用大剂量激素口服对症治疗2个月后，患者症状仍未见好转，故停用。现因外感后出现咳嗽气促明显再次就诊。现症：低热，咳嗽、咳痰少而不爽，活动后喘促，胸闷、气短，胸胁胀满伴有胀痛，情志易怒，心中烦热，面赤颧红，盗汗，口干咽燥，头晕耳鸣，舌红，苔少，脉弦滑。肺部CT：双肺纹理增强，部分肺野呈磨玻璃样、网格状改变，气管支气管通畅，未见狭窄或阻塞征，肺门影不大。纵隔见肿大淋巴结。双侧胸膜增厚，未见胸腔积液。

西医诊断：间质性肺疾病。中医诊断：肺痿（肺络痹阻，气阴两虚）。

中药汤剂内服：

桂枝10g，生麻黄10g杏仁10g，干姜5g，白芍15g，细辛3g，清半夏10g，五味子10g，生甘草10g，金荞麦30g，鱼腥草30g，黄芩15g，红参片30g，仙鹤草30g，鸡血藤30g，羌活10g。

用法：水煎服，每日3次。共2剂。

10月21日二诊，患者家属反馈，患者精神好转，诉有咳嗽，胸闷，乏力，余症改善，能下地至厨房做简单家务。继以三子养亲汤加减：紫苏子10g，白芥子10g，莱菔子10g，金荞麦15g，鱼腥草10g，杏仁10g，款冬花10g，紫菀10g，浙贝母10g，肉桂5g，知母10g，五味子5g，茯苓10g，山萸肉10g，龙骨120g（先煎），熟地10g，山药10g，南沙参10g。7剂，常法煎服。

10月30日三诊：药后咳嗽渐止，痰稀而少，气喘好转，唯纳谷不香，上方加炒白术、陈皮、焦三仙各10g，以健运脾胃。7剂，常法煎服。

辨证施膳：牡蛎枸杞炖乌龟，原料：牡蛎30g，枸杞子30g，乌龟1只（约300g）。制法：乌龟宰杀去内脏，洗净切块。牡蛎、枸杞子和龟肉一同放入砂锅

内，加清水适量，武火煮沸，再文火隔水炖 3h，调味即成。用法：食用即可。

运动指导：建议太极拳、八段锦等气功导引，运动时可以听语调相对低沉的音乐，有利于纳气补肾。

11 月 10 日三诊：药后诸症蠲除，患者自诉病情明显好转，经过复检各项病证体征明显恢复，运动耐力明显提高。继以膏方调补，以资巩固。

按：本案初诊时患者症状加重明显，如住院治疗，肯定是大量的抗生素等药物使用，反损患者脾肾阳气，加重病情进展，当此患者为外感风寒，入肺化热，本适小青龙加石膏汤，但考虑到患者年高体弱，阳气不足，于是将其换为笔者临床喜用的清肺化痰三板斧：黄芩、金荞麦、鱼腥草。组方宣肺强心，祛风寒清肺热，加杏仁以利平喘，红参片、仙鹤草扶正补气，鸡血藤通络化痰，羌活止身疼，方证对应，故收速效。

后续考虑患者乃痰涎阻塞肺络，肺失宣达，气机被遏所致。脾为生痰之源，肺为气之主，肾为气之根，肺气损伤日久，病及于肾，肾不纳气，故属于本虚标实之象。采用三子养亲汤加减，方中白芥子温肺利气，快膈消痰；紫苏子降气行痰，下气定喘；莱菔子消食导滞，行气祛痰；三者配伍使痰消气顺，喘嗽收自平。浙贝母、知母为"二母散"，有清肺热、化痰饮之功。金荞麦、鱼腥草清热解毒化痰。杏仁味苦，降利肺气而平喘咳。款冬花、紫菀止咳化痰平喘。五味子、肉桂、龙骨敛肺降逆止咳。南沙参养阴润肺化痰。茯苓、山萸肉、熟地、山药健脾益肾。诸药相伍为用，注重补益肺脾肾三脏，共奏清肃肺金、止咳化痰平喘之功，药证合拍，效如桴鼓。